Hellmut Lützner
Aktive Diätetik

Aktive Diätetik

Fasten, Intensivdiätetik, Ernährungstherapie

Hellmut Lützner

62 Abbildungen, 37 Tabellen

 Hippokrates Verlag Stuttgart

Die Deutsche Bibliothek – CIP-Einheitsaufnahme

Lützner, Hellmut:
Aktive Diätetik: Fasten, Intensivdiätetik, Ernährungstherapie;
33 Tabellen / Hellmut Lützner. – Stuttgart: Hippokrates-Verl., 1993
ISBN 3-7773-1030-1

Anschrift des Verfassers:
Dr. med. Hellmut Lützner
Forellenweg 12
88662 Überlingen

Unter Mitarbeit von
Dr. med. Andrea Wülker
Rebweg 8
88048 Friedrichshafen

ISBN 3-7773-1030-1

© Hippokrates Verlag GmbH, Stuttgart 1993

Printed in Germany 1993.
Satz: Fotosatz Sauter, Donzdorf.
Druck: Druckerei Schäuble, Stuttgart.

Inhaltsverzeichnis

Vorwort

Ernährungsmedizin und Adipositasforschung sind im Aufbruch. Sie werden verstärkt Eingang in Wissenschaft und Universitätslehre gewinnen, und das ist zu begrüßen. Die drängenden Fragen einer effektiven Behandlung chronischer ernährungsabhäniger Krankheiten sind damit allerdings noch nicht gelöst. Methodisches und didaktisches Know-how kann nur durch Bewährung gefunden werden. In Jahrzehnten gereifte diätetische Erfahrungsmedizin bedarf der Akzeptanz als gleichgewerteter Partner.

»Aktive Diätetik« meint mehr als Diät oder Ernährungsmedizin. Die Trendwende in der Behandlung ernährungsabhängiger Krankheiten zeichnet sich durch die Bereitschaft engagierter Ärzte ab, wieder hippokratische Basismedizin zu betreiben. Blockiert wird dies zur Zeit noch von einem Vergütungssystem, das vorwiegend sachleistungsorientiert ist.

Eine Wende ist auch im Bedürfnis reifer Bürger zu erkennen, ihre Gesundheit in eigene Verantwortung zu nehmen und sich dabei durch ensprechende Ärzte und deren Mitarbeiter führen zu lassen.

Interdisziplinäres Denken, Langzeitstrategien und Kooperation mit nichtärztlichen Institutionen sind bewährte Motoren bei der Lösung zeitimmanenter Probleme.

Das kann, so hoffe ich, in diesem Buch gezeigt werden.

Ich danke meiner Frau, die das Pech hat, mit einem Mann verheiratet zu sein, der mit zwei ernährungsabhängigen Krankheiten lebenslang fertig werden muß. Sie realisiert aktive Diätetik und hilft mir entscheidend, trotz der Erkrankungen gesund zu sein.

Ich danke meinen Mitarbeiterinnen *Petra Hopfenzitz* (meditatives Bilderleben, Ernährungsanamnese), *Joyce Johnson* (Lehrküche), *Mathy Raaymakers* (Programmgestaltung), *Rosemarie Baur* (Bewegungstherapie) und dem Ehepaar *Helmut* und *Theresia Million* (Küchenleitung und Service) für ihre Fachberatung und Mitformulierung, ferner *Bernhard Isberner* für seinen Beitrag »Massagen«. Dr. med. *Gunzelmann* und *Dr. med. Struck* verdanke ich den Abschnitt »Abrechnungsmöglichkeiten«.

Dem Verlag, insbesondere Frau *Dorothee Seiz* und der Lektorin Frau Dr. med. *Andrea Wülker* sei besonders gedankt für ihren großen speziellen Einsatz für dieses Buch und ihr inneres Engagement.

Es geht in diesem Buch um . . .

. . . klassische Naturheilverfahren

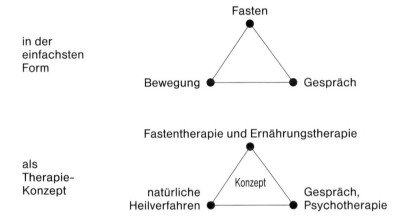

in der
einfachsten
Form

als
Therapie-
Konzept

. . . personotrope Therapie

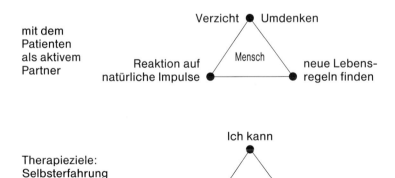

mit dem
Patienten
als aktivem
Partner

Therapieziele:
Selbsterfahrung
und Impuls zur
Veränderung

. . . das therapeutische Team

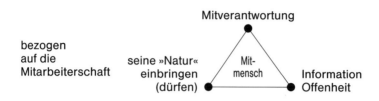

bezogen
auf die
Mitarbeiterschaft

. . . die Position des Arztes

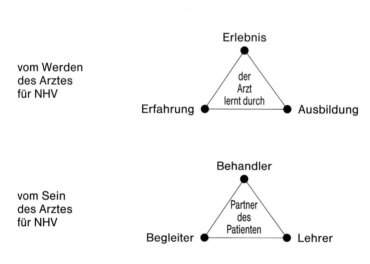

vom Werden
des Arztes
für NHV

vom Sein
des Arztes
für NHV

. . . ein altes/neues Medizinverständnis

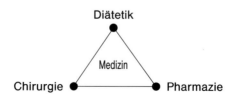

Standortbestimmung

Diätetik steht gleichermaßen für Naturheilverfahren wie für hippokratische
Medizin – anders ausgedrückt: für eine
Basis in der Medizin und für eine Verhaltensweise des Arztes, der an der Basis tätig
ist.

Diätetik

Diätetik ist zu einer Randerscheinung in
der Medizin geworden. Es könnte sein,
daß die Erkenntnis der Grenzen moderner
Medizin uns zwingt, über eine mögliche
zentralere Rolle der Diätetik im hippokratischen Sinne nachzudenken.
Dieses Buch will nicht theoretische, sondern gegangene Wege nachzeichnen. Die
Effizienz der diätetischen Basismedizin ist
wissenschaftlich geprüft. Das therapeutische Konzept ist nachvollziehbar.
Nicht erspart bleibt uns allerdings eine
Positionsbestimmung im Rollenverständ-
nis von Arzt und Patient. Diätetik fordert
mit einer neuen Auffassung von Medizin
auch den alten/neuen Arzt und den
anders eingestellten Patienten, für beide
gemeinsam ein verändertes Arzt-Patienten-Verständnis.
In einer Zeit weltweiten Wandels aller Ver-
hältnisse wundert es niemanden, daß auch
die Medizin davon betroffen ist *(Capra,
33)*. Die für stabil gehaltene Arzt-Patien-
ten-Beziehung wird in Frage gestellt.
»Halbgötter in Weiß« werden vom Thron
gestürzt. Barfußärzte machen von sich
reden. Patienten laufen zu Heilpraktikern
über. Die Zahl der Kunstfehlerprozesse
steigt. Patientenorganisationen zeigen das
Bedürfnis nach Opposition an. Die
Kostenexplosion im Gesundheitswesen
zwingt zum Nachdenken und Handeln.
Die moderne Medizin und mit ihr die Universität laufen der Alltagswirklichkeit
davon. Es gibt zwischen ihrer Exklusivität
und der zu bewältigenden Arbeit an der
Basis kaum noch eine Beziehung. Medizin
ist in Bewegung.

Arzt-Patienten-Verständnis

Sind *wir* in Bewegung – als Ärzte, als
Patienten? Wie verstehen wir uns *selbst*
mitten in einer bewegten Medizin? Oder
bleiben wir starr in einem Selbstverständnis, das uns die »Schule« und die Gepflo-
genheiten des ärztlichen Standes mitteil-
ten? Wer hat uns gelehrt, anders sein zu
können? Wie erklären sich Arzt-Patien-
ten-Mißverständnisse/–Frustrationen zwischen beiden?
Dieses Buch bemüht sich um Verständnis
und Selbstverständnis.
Verständnis hat mit *Standort* zu tun. Es ist
an der Zeit, daß wir Ärzte unseren gewan-
delten Standort gegenüber dem Patienten
überdenken.
Abbildung 1 zeigt die Hausarzt-Patienten-
Beziehung. Ist sie noch so?
Der Hausarzt kennt das soziale Umfeld
des Patienten (Hof, Großfamilie, Dorf)
und die umgebende Natur (Feld, Wald,
Wetter, Tiere), weil er selbst in ihr lebt. Er
ist vorwiegend Helfer in der Not. Sein Einfluß auf den Patienten ist spontan, unmittelbar, offen. Sein Vertrauenskapital beim
Patienten ist direkt abhängig von seinem
vorbildhaften Verhalten und seiner Leistung.
Abbildung 2 zeigt, wie sich das soziale
Umfeld des Patienten verändert hat
(Kleinfamilie, Fabrik, Büro). Es hat nichts
mehr mit dem Stück Natur zu tun, das der
Patient nur noch zeitweise erlebt (Stadt-
park, Urlaubslandschaft). Die Arzt-Patien-
ten-Beziehung hat sich entscheidend
gewandelt, zumindest aufgesplittert. Ich
überzeichne: Allgemeinarzt und Facharzt
in der Poliklinik; der Amtsarzt auf der
Gesundheitsbehörde; der Vertragsarzt der
Renten- oder Krankenversicherung, der
Kurarzt irgendwo und irgendwann.
Mehr Ärzte befinden sich in der Nähe des
Patienten – aber sind sie ihm näher? Sie
sitzen in Institutionen und wechseln häufig, zumindest in den Augen des Patienten. Wer von ihnen kennt noch den

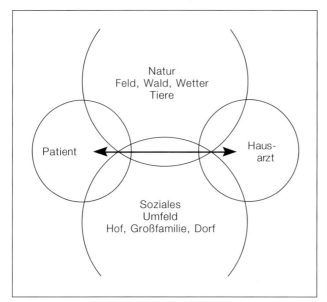

Abb. 1: Das alte Patienten-Arzt-Verständnis

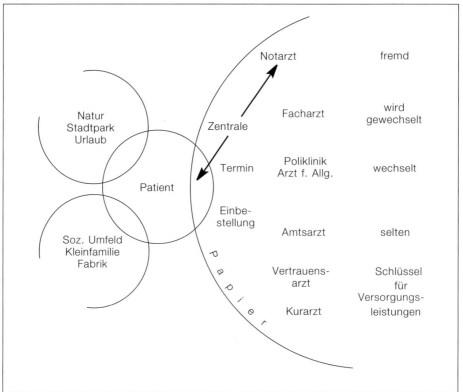

Abb. 2: Das neue Patienten-Arzt-Verständnis

Lebensraum des Patienten? Die Person des Arztes bleibt dem Patienten unbekannt, seine helfende Position undurchsichtig.

Sofern der Arzt Schlüssel für das Füllhorn der angestrebten Versorgungsleistungen ist, gibt es weder Offenheit noch Wärme. Wie baut sich da Vertrauen auf? – Zum Vertrauensarzt etwa? Der Patienten-Arzt-Kontakt ereignet sich hier selten spontan und wenn – wie beim Notruf – dann über eine Zentrale. Im übrigen sind Termine, Einbestellung, Formulare, Einberufung dazwischen geschaltet.

Auf welcher Basis entwickeln sich heute Arzt-Patienten-Verständnisse? Welche Art von Verstehen braucht der Chirurg vom Patienten, der Pathologe, der Internist oder der Arzt für Naturheilverfahren, um seine Arbeit tun zu können? Welche Krankheiten erfordern ein hohes Maß an Einsicht und Mitarbeit vom Patienten, damit sie überhaupt und dauerhaft angegangen werden können? Für welche Krankheiten ist Verständnis der Schlüssel zum Heilerfolg?

Die *Ernährungstherapie* des chronisch Kranken oder der ernährungsabhängigen Krankheiten steht oder fällt mit einem positiven Arzt-Patienten-Verständnis, mit der richtigen Verständigungsebene, mit genügender Zeitausstattung und unter aktiver Mitarbeit des Patienten.

Ganzheitlicher Ansatz

Damit haben wir das wichtigste Fundament einer Diätetik umschritten, die mit der griechischen Sprachwurzel »diaita« mehr als nur Ernährungstherapie umschreibt. Diätetik im klassischen Sinne meint die Ordnung *aller* gesundheitsfördernden Lebensumstände des Menschen im Körperlichen wie im Seelischen und Geistigen. Sie betrifft den ganzen Menschen – den gesunden wie den kranken – und sein psychosoziales Umfeld. Diätetik fordert die Offenheit des Patienten, die Übernahme der Verantwortung für seine

eigene Gesundheit; sie berührt sein Selbstverständnis. Der diätetisch tätige Arzt zeichnet sich durch seine zuwendungsreiche Einstellung, seine Überzeugungskraft und seine Geduld aus.

Wenn die chronischen Krankheiten unserer Zeit zu einem großen Teil in der Dissonanz von Lebensstil und Bedingungen für Gesundheit wurzeln, muß Therapie auch den Versuch zur Veränderung eben dieses Lebensstils enthalten. Wir wissen alle, wie schwer das ist.

Und wenn es richtig ist, daß weit mehr Krankheiten ernährungsabhängig sind als bekannt, dann kann Ernährungstherapie nicht nur ein Nebengleis sein. Daß sie im Zentrum eingreifender Therapie von chronischen, schwer beeinflußbaren Krankheiten erfolgreich stehen kann, wird zu selten bewußt. Wie eine »Operation ohne Messer« lassen sich mit »Intensivdiätetik« überraschende und für den diätetisch tätigen Arzt tief befriedigende Ergebnisse erzielen. Es gilt, ihren Stellenwert neu auszuloten und nach Realisierungsmöglichkeiten zu suchen.

Die historischen Wurzeln

Hippokrates und *Hufeland* sind nicht nur als große Diätetiker, sondern auch als Vertreter eines umfassenden Medizinverständnisses bekannt. Beides heute erneut zu suchen, haben uns *Ivan Illich, Hans Schaefer (148)* und *Heinrich Schipperges (154)* dringend ans Herz gelegt. In einer immer komplizierter werdenden Zeit ist es notwendig, linear-kausales Denken zugunsten eines vernetzten Denkens *(Fridjof Capra, 33)* zu verlassen. Der Diätetiker muß interdisziplinär denken und handeln können, und er hat es mit Ganzheiten zu tun: dem ganzen Menschen und der komplexen Ganzheit einer Ernährungsform. Auch die Opposition gegenüber einem einengenden nur-naturwissenschaftlichen Medizinverständnis ist erlaubt *(Pietschmann, 132)*. Ärzte dürfen sich auf ihre Erfahrungswurzeln Erlebnis,

Begabung, Intuition, Fingerspitzengefühl, Kunst und intersubjektive Wahrheit besinnen *(Buchborn, 25)*.

Große Diätetiker waren gleichzeitig große Arztpersönlichkeiten: *Max Bircher-Benner, Otto Buchinger, Franz Xaver Mayr.* Laien unter ihnen verdienen nicht weniger Respekt: *Johannes Schroth* und *Are Waerland.* Leidenschaftliche, revolutionäre Diätetiker – *Max Bruker* und *J. G. Schnitzer* – sind oft angeeckt, aber sie haben viel bewegt. *Helmut Anemueller* gehört zu den unbequemen Mahnern; er jedoch hat Diätetik verstehbar und akzeptabel gemacht *(2)*.

Im universitären Raum war es *Werner Kollath,* der die Fundamente für Vollwertdiätetik legte *(85)*. *Claus Leitzmann* und seine Schule vertreten sein Erbe und führen es fort *(83)*. Das pathogenetische Verständnis für die Wirkungen der Intensivdiätetik liefern uns die Lebensarbeiten von *Lothar Wendt (175, 176)* und *Alfred Pischinger (136)*. Der Name *Herbert Krauß* steht für die Realisierung von Intensiv- und Vollwertdiätetik im Lehrkrankenhaus und innerhalb der Vorlesungen des Lehrstuhls Physiotherapie *(88)*.

Dieses Buch möchte die Chancen des niedergelassenen Arztes und der Rehabilitationsmedizin im Rahmen einer neuen, zukunftsweisenden Medizin aufzeigen. Es geht letztlich um nichts anderes als um urärztliches, kausales Handeln gegenüber den »Seuchen unserer Zeit«, nämlich den ernährungsabhängigen Krankheiten.

Um der Praxis zu dienen, sollen eher Didaktik und Methodik als Wissenschaft angeboten werden.

Teil I: Grundlagen

Problemfeld: Ernährung und Krankheit
Ernährungsabhängige Krankheiten

Der Ernährungsbericht 1988 der Deutschen Gesellschaft für Ernährung *(39)* läßt erkennen, daß 33 % aller Krankheiten als ernährungsabhängig anzusehen sind. In Wirklichkeit sind es sehr viel mehr: es ist nur kaum möglich, dies quantitativ oder statistisch zu erfassen.

> Eine Krankheit wird als »ernährungsabhängig« eingestuft, wenn nachgewiesen werden kann (modifiziert nach *Anemueller, 2):*
> - daß sie durch Fehlernährung ätiologisch, pathogenetisch und in ihrem Verlauf maßgeblich beeinflußt wird,
> - daß sie epidemiologisch mit Mangel- oder Überflußernährung korreliert,
> - daß sie sich unter Einfluß einer bisher nicht gewohnten Wohlstandsernährung manifestiert,
> - daß ihr häufig Stadien latenter Stoffwechselstörungen vorauslaufen,
> - daß bestimmte Nahrungsbestandteile – entweder deren Fehlen oder deren Vorhandensein – Störungen oder Schäden auslösen,
> - daß Ernährungstherapie im Rahmen der Gesamtbehandlung eine dominierende Rolle spielt,
> - daß Ernährungstherapie im Sinne einer Kausalbehandlung wirkt,
> - daß sie durch Änderung der Ernährungsweise wirksam zu verhüten ist.

Zu den definierten *ernährungsabhängigen* Krankheiten zählen (Ernährungsbericht 1988, *39):*

- Diabetes mellitus,
- Hyperlipidämie,
- Gicht,
- Hypertonie,
- Arteriosklerose und Folgekrankheiten,
- Fettleber/Leberzirrhose,
- Karies,
- Pankreatitis/Cholelithiasis,
- Alkoholkrankheit,
- Vitamin- und Mineralmangelzustände,
- Sauerstoffmangelzustände sollten hinzugefügt werden.

Diabetes mellitus, Hyperlipidämie, Gicht, Hypertonie und Arteriosklerose werden unter dem Begriff »Metabolisches Syndrom« zusammengefaßt. Das Metabolische Syndrom korreliert weitgehend mit Adipositas.

Kosten

Die oben angegebene, sicher nicht vollständige Auswahl an ernährungsabhängigen Krankheiten kann in ihrem Problemumfang nach den Kosten geordnet werden. Dabei werden direkte und indirekte Kosten einer Krankheit zusammengezählt. Alle Krankheiten kosteten 1980 in der BRD 154 Milliarden DM. Davon wurden allein für die definierten ernährungsabhängigen Krankheiten 42 Milliarden ausgegeben, die sich folgendermaßen aufteilten:

- Zahnkaries und Parodontopathien   16,0 Mrd. DM
- ischämische Herzkrankheiten   10,5 Mrd. DM
- andere Herzkrankheiten   3,1 Mrd. DM
- Hypertonie   3,0 Mrd. DM
- zerebrovaskuläre Erkrankungen   2,4 Mrd. DM

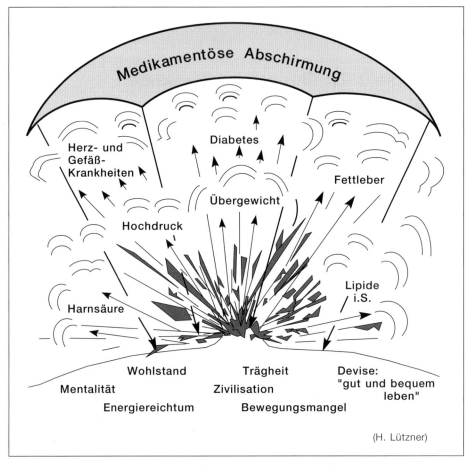

Herz- und Gefäß-Krankheiten

Diabetes

Fettleber

Übergewicht

Hochdruck

Lipide i.S.

Harnsäure

Wohlstand   Trägheit   Devise:
Mentalität   Zivilisation   "gut und bequem
                                              leben"
Energiereichtum   Bewegungsmangel

(H. Lützner)

Abb. 3: Kostenexplosion im Gesundheitswesen. Das Metabolische Syndrom: kausal behandelt?

- Leberzirrhose   2,2 Mrd. DM
- Diabetes mellitus   2,0 Mrd. DM
- Alkoholkrankheit   1,4 Mrd. DM

Mortalität

Die Mortalitätsstatistik zwischen 1950 und 1980 weist trotz leichten Rückgangs bei allen Todesursachen einen wesentlichen Anstieg auf bei:

- Leberzirrhose für Männer um das Zweieinhalbfache, bei Frauen um das Anderthalbfache,

- Diabetes mellitus bis 1975 um das Doppelte, seither eine Verringerung,
- Darmkrebs (Männer und Frauen) um das Doppelte,
- Brustkrebs (Frauen) um fast das Doppelte.

Verzehrsgewohnheiten

Zwischen 1950 und 1985 haben sich die Verzehrsgewohnheiten in folgenden Bereichen entscheidend verändert:

- Schweinefleisch viermal soviel,
- Rindfleisch zweimal soviel,
- Geflügel dreimal soviel,
- Eier zweimal soviel,
- Käse zweieinhalbmal soviel.
- Zucker 50 % mehr, gegenüber 1910 doppelt soviel.

Im Vergleich zu 1810 muß dieser Verbrauch schon als vierfach überhöht angesehen werden (damals wurden jährlich 5 kg, heute 35 kg Zucker pro Person verbraucht).

Man bedenke, daß dies Durchschnittszahlen sind und sowohl Kinder wie Vegetarier

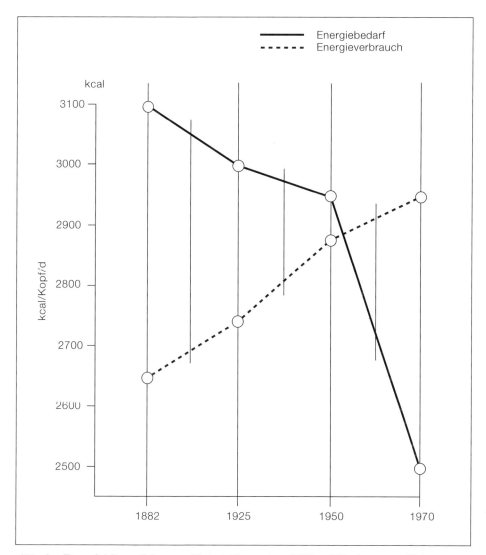

Abb. 4: »Energiebilanz-Schema«. Entwicklung eines Mißverhältnisses von Nahrungszufuhr und Arbeitsaufwand in der Neuzeit *(Wirths).*

mitgezählt werden. Die wirklichen Fleisch- und Zuckeresser konsumieren wesentlich mehr!

Die durchschnittliche Gesamtkalorienzahl hat sich seit 1965 von 3100 kcal weiter auf 3600 kcal erhöht. Gegenüber einer Empfehlung von 2200 kcal sind dies 80 % zuviel. Eigene Ernährungserhebungen bei unseren sozialversicherten Patienten ergaben durchschnittlich 3500 bis 4000 kcal bei Männern und 2500 kcal bei Frauen. Dabei wurden maximale Werte von täglich 5000 bis 10000 kcal registriert – also eine grandiose *Überernährung!* Sie wirkt umso bedrohlicher als ihr ein zunehmender *Bewegungsmangel* gegenübersteht. Die Bilanzschere von Energieeinfuhr und Energieausgabe klafft bekanntermaßen weit auseinander *(Abb. 4)*.

Bemerkenswert ist ferner, daß nur noch ein Drittel der vor 80 Jahren verbrauchten Getreide- und Kartoffelmengen gegessen werden. Gemüse und Obst zeigen einen Anstieg von etwa 20 % gegenüber 1950.

Bedeutsam sind drei Faktoren, die das Problem der quantitativen durch eine qualitative *Fehlernährung* verschärfen:

- der Verbrauch an hochraffinierten Kohlenhydraten (Zucker, Süßigkeiten, süße Getränke, Weißmehlprodukte),
- der hohe Konsum von tierischen Fetten/gesättigten Fettsäuren, besonders in fettem Fleisch, Wurst und Käse,
- der hohe Proteinkonsum.

Täglich verfügbare Menge an Proteinträgern pro Bundesbürger 1980 *(39,* statistisches Mittel):
an Fleisch 223 g, an Milch und Milchprodukten 320 g, an Eiern 40 g. Dies entspricht einem Gesamtproteinverzehr von 98 g täglich. Weltweit werden 50 g Protein täglich empfohlen.

Mittelwerte verschleiern auch hier die Wirklichkeit. Wenn man alle Menschen (z.B. Kinder und Säuglinge) unberücksichtigt lassen könnte, die kein Fleisch essen, keine Milch trinken oder höchstens wöchentlich ein Ei essen, dann würde der tägliche Proteinverzehr als erheblich

höher angegeben werden. Bei unseren ernährungskranken Patienten finden wir einen Gesamtproteinverzehr von täglich 130 g bei Frauen und 150 g bei Männern. In Extremfällen wurde ein Proteinkonsum von 300 g täglich beobachtet – also das Drei- bis Vierfache der Norm – und dies jahrzehntelang!

Bei sehr adipösen Patienten (mehr als 100 % Übergewicht) finden wir außer den oben genannten Krankheiten vermehrt Polyglobulie, Pickwick-Syndrom, Apnoe-Schlaf-Syndrom, Thromboseneigung, postthrombotische Syndrome und Ulcera cruris. Sie lassen sich durch eine intensivdiätetische Therapie vorzüglich beeinflussen und gehören deshalb in die Diagnosenliste der ernährungsabhängigen Krankheiten.

Einfachste Form der Ernährungstherapie

Etwa 70 % aller Ernährungsprobleme werden durch das *Zuviel* verursacht. Sie sollten durch einfache Diätanweisungen lösbar sein, die der Hausarzt gibt:

> - Weniger Zucker und Süßigkeiten jeder Art (Süßgetränke!),
> - weniger Fett in jeder Form,
> - weniger Fleisch, Wurst und Eier,
> - regelmäßige Gewichtskontrolle,
> - Anregung zu mehr Bewegung in frischer Luft.

Sie entsprechen seiner ärztlichen Grundeinstellung: primär kausal behandeln. Der Patient jedoch sähe lieber die Verschreibung einer Pille, mit der die Folgen seines eingestandenen oder verdrängten Konsumstils zu behandeln wären. Obwohl auch auf dem Beipackzettel die Wichtigkeit der Diät betont wird, weiß der Hausarzt nur zu gut, daß seine Anweisungen selten und nur zögerlich befolgt werden. Trotz der vermuteten Noncompliance bleibt die *Therapiestufe I* das, was zunächst und ohne großen Aufwand getan werden kann, getan werden *muß*.

Ernährungstherapie Stufe I
- Diätzettel »Gewicht«, »Diabetes«, »Blutfett« o.ä.,
- Gewichtskontrolle des Patienten: Wiegekarte,
- Gewichtskontrolle durch den Hausarzt/die Arzthelferin,
- Befundkontrolle (Risikofaktoren),
- diätetische Beratung in der Sprechstunde.

Merkmal: Gewichtsreduktion

Der Verlust des Maßes ist kein leichtes Problem. Er wird nicht bemerkt, denn er besteht oft schon seit Kindheit und bleibt gewöhnlich unreflektiert. Die Verführung zur Maßlosigkeit gehört zum Stil unserer Zeit. Deshalb muß zur Korrektur meist ein größerer therapeutischer Aufwand eingeplant werden (Therapiestufe II, s. S. 43).

Bedingt ernährungsabhängige Krankheiten

Die Ernährungsabhängigkeit wurde empirisch gefunden. Konsequente Ernährungstherapie hatte zu bedeutenden Erfolgen geführt, die in hohem Maße reproduzierbar waren. Bedingt abhängig heißt: nicht bei jedem Patienten einer bestimmten Diagnosegruppe und oft auch nur zu 20 % oder 40 % – also im Sinne eines Einflußfaktors. Die Indikation zur Ernährungsintervention ist auch bedingt, weil sie »quer durch alle Diagnosen« geht. Sie seien hier zunächst aufgelistet, wir werden sie an anderer Stelle (s. S. 169) ausführlicher besprechen:

- Krankheiten des rheumatischen Formenkreises (Weichteilrheumatismus, rheumatoide Arthritis, Polyarthritis, M. Reiter, bedingt M. Bechterew, Arthrosen, Spondylarthrosen, Tendinosen),
- chronische Hauterkrankungen (Ekzem, Neurodermitis, Psoriasis, Furunkulose u.a.),
- periphere arterielle Durchblutungsstörungen, insbesondere Mikroangiopathien,
- venöse Durchblutungsstörungen, postthrombotisches Syndrom, Ulcus cruris,
- lymphatische Abflußstörungen, Lymphödem,
- chronischer Kopfschmerz, Migräne,

- Magen-Darm-Erkrankungen wie chronische Gastritis, Gastroenteritis, chronische Obstipation, Divertikulose, Colitis ulcerosa und M. Crohn im Frühstadium (soweit sie nicht in klinisch-gastroenterologische Behandlung gehören) oder in der Rehabilitationsphase,
- Sonderindikationen wie Glaukom, Porphyrie, chronische Hepatitis, rezidivierendes Erysipel u.a.,
- Infektanfälligkeiten (chronisch rezidivierende Tonsillitis und Sinusitis, Bronchitis, Infektasthma).

Hier handelt es sich nicht wie bei den Überernährten um eine »Plus-Dekompensation« *(Brauchle, 22)*, sondern um eine »Minus-Dekompensation«. Es geht nicht so sehr um die Quantität als um die Qualität der Nahrung: um einen Verzicht auf Nahrungsteile, die langfristig oder lebenslang weggelassen werden müssen, und um ein Angebot biologisch aktiver Nahrung, die bisher mangelte. Die Erkrankungen mit chronisch gestörtem Gewebsstoffwechsel haben viel mit »Verschlackung« zu tun und bedürfen der »Entschlackung« (diese Begriffe werden auf S. 203 definiert). Häufiger als angenommen verbergen sich hinter der Diagnose auch larvierte Nahrungsmittelallergien, die eine Allergenelimination und eine Umstimmung der Reaktionslage erfordern, vor allem jedoch das Weglassen einzelner Nahrungsmittel oder ganzer Nahrungsmittelgruppen. Hier findet sich die Domäne von »aktiver Diätetik«, weil die Behandlung niemals ohne die aufmerksame Mitarbeit des Patienten erfolgen kann.

Eßverhaltensstörungen/Suchtkrankheiten

Für Störungen und Erkrankungen wie

- Hyperphagie/Freßsucht,
- Bulimie,
- Alkoholismus,
- Nikotinabusus,
- Zuckersucht,
- Tablettenabusus

ist aktive Diätetik das wirksame Grundmuster einer erfolgreichen Behandlung als wichtige Erlebnisbasis einer problemorientierten Psychotherapie.

Sonderformen ernährungsabhängiger Krankheiten

Folgende Erkrankungen müssen mit Hilfe der »klinischen Diätetik« behandelt werden und gehören damit zu einem Fachgebiet der Medizin, das vorwiegend im Krankenhaus und in der Nähe von Stoffwechsellabors beheimatet ist.

- Malabsorptionssyndrome,
- gluteninduzierte Enteropathien (Zöliakie, Sprue),
- Laktoseintoleranz,
- Phosphatintoleranz,
- klar definierte Nahrungsmittel- und Schadstoffallergien,
- Insulinmangel-Diabetes,
- postoperative Ernährungsprobleme z. B. mit parenteraler Ernährung,
- Nieren- und Leberdekompensationen,
- Ernährung bei Hämodialyse.

Verschiedene Formen der Diätetik/Historisches

Diätetik – eine Vielzahl widersprüchlicher Empfehlungen

Um »Diät«, das ungeliebte, blasse Kind der Medizin, hat sich noch niemand gern gekümmert, weder der Arzt noch der Patient. Man überläßt das Kalorienrechnen und die Eiweiß-, Fett- und Kohlenhydratbilanzen lieber der Diätassistentin. Es gibt wenige Spezialisten, die sich um eine wissenschaftlich fundierte Diätetik bemühen. Unter ihnen gewannen die Epidemiologen wichtige Erkenntnisse.

Eine der großen Aufgaben der letzten Jahrzehnte war es, den Zusammenhang zwischen der Ernährung und den Risikofaktoren für Herz-Gefäß-Erkrankungen herzustellen. Bekannt ist in diesem Zusammenhang die groß angelegte Framingham-Studie (Langzeitstudie), durch die viel Klarheit geschaffen wurde. Präventiv-medizinische Strategien stehen jetzt auf festen Beinen.

Die zweite große Aufgabe der Ernährungswissenschaftler war, aus der Undurchsichtigkeit der seit der Jahrhundertwende üblichen klinischen Diätetik herauszukommen. Allein für Magen-Darm-Leber-Erkrankungen gab es zwischen zwölf und vierzig verschiedene Schonkostformen *(Rottka, 145)*. Jede der vielfältigen Kostformen war diagnosebezogen und widersprach oft einer anderen Diagnose, die sich gleichzeitig beim selben Patienten fand (z. B. eiweißreich wegen Diabetes, eiweißarm wegen der Nierenbeteiligung). Schwer zu überwinden waren traditionsgebundene medizinische Dogmen wie z. B. Quark bei Lebererkrankungen (stammt aus der Zeit der Eiweißmangelernährung); keine Rohkost bei Magen-Darm-Krankheiten, nur Milch und Brei; »Leberzucker«: Fruktose; keine Milch bei Bronchitis, da sie verschleime;

Fleisch und Wurst ohne Einschränkung bei Rheuma, das habe ja nichts miteinander zu tun.

Hinzu kommen die festgefahrenen Vorstellungen in der Bevölkerung. Sie haben irgendwo auch einen Wahrheitskern: »Zucker ist Nervennahrung« – stimmt, aber nur während einer Überforderungshypoglykämie. »Schwangere sollen für zwei essen« – nicht doppelt soviel, aber verantwortlich für zwei, d. h. vollwertiger. »Fleisch gibt Kraft« – wieso eigentlich? Arbeiten Vegetarier weniger hart?

Der Arzt schließlich, der sich um Diätetik bemühen möchte, ist verunsichert und verirrt sich im Dickicht der vielen Diäten, die innerhalb und außerhalb der Klinik empfohlen werden – mit sich überschneidenden Indikationen und oft sich widersprechenden Empfehlungen. *Waerland*kost, Makrobiotik, *Hay*sche Trennkost, milde Ableitungsdiät nach *F. X. Mayr*, *Atkins*-Diät, »Leben ohne Brot« nach *Lutz* usw. – diese Diäten werden mehr oder weniger ausschließlich vertreten und verteidigt. Es ist unmöglich, dafür je eine Indikationsliste aufzustellen, nach der eine bestimmte Diät bei einer bestimmten Krankheit verordnet werden könnte. Die Entstehungsgeschichten der verschiedenen Diäten sind eng mit der persönlichen Erfahrung des jeweiligen Gründers verknüpft. Sie waren hilfreich bei ähnlichen Problemen, vielleicht auch bei sich ähnelnden Menschen. Leider wurden sie später verallgemeinert, oft mißverstanden, unsachgemäß zubereitet oder den falschen Patienten empfohlen.

Einseitige Postulate wie »vegetarisch ist gesund«, »der Mensch ist Vegetarier« führten zur Gegenfront oder zum Ehrgeiz an der falschen Stelle: »wir konkurrieren mit raffiniertester Gastronomie«; zwar richtig und machbar und interessant für Gesunde, jedoch oft zu fett, zuviel durcheinander, ebenso unverträglich wie bei gemischter Kost. »Betont einfach« wäre eine akzeptable Formel für beide Teile.

Diätetischer Nihilismus

Die Folge dieser diätetischen Kompliziertheit war Mitte der 60er Jahre eine Form von Nihilismus, die von Ernährungswissenschaftlern verbreitet wurde:

- »Iß, was dir bekommt« – sympathisch einfach, aber weiß der Patient, was ihm bekommt? Der Diätetiker muß ihn lehren, das zu beurteilen.
- »Du darfst alles essen« – ein Ratschlag z. B. bei chronischer Hepatitis. Darf der Patient das wirklich? Natürlich nicht. So gibt es Patienten, die gern Schokolade essen und nicht bemerken, daß sie ständig eine belegte Zunge haben und dauernd müde sind.

- »Iß, was dir schmeckt und soviel du kannst« – eine Empfehlung z. B. für den Krebskranken. Richtig ist sie vielleicht für denjenigen, den man aufgegeben hat. Falsch jedoch für denjenigen, dessen Lebenszeit durch eine richtige diätetische Führung verlängert werden kann.

Führung jedoch in welche Richtung? Was ist richtig und für wen?

- ernährungsphysiologisch *(Anemueller)*,
- bekömmlich *(F. X. Mayr, Pirlet)*,
- therapeutisch richtig *(Bircher-Benner, Buchinger)*.

Diätetik – geordnet

Anders als die organ- oder symptombezogene Diätetik in der Klinik hatte sich außerhalb der Klinik eine ganzheitsbezogene Diätetik entwickelt. Man sah eher übergeordnete Funktionskreise und den ganzen Organismus als Ziel einer »neuen Ernährungslehre« *(Bircher-Benner* 1904 und *Hindhede* 1923). Der praktische Arzt *Bottenberg* findet in seinem »Lehrbuch der biologischen Therapie« *(21)* zur Frage zurück, die *Hippokrates* formulierte: »Eure Nahrung soll euer Heilmittel und euer Heilmittel eure Ernährung sein« – also zu einem sehr umfassenden Bezug, der die Prävention, die Therapie und die Rehabilitation einschließt.
Seit 1954 formuliert *Anemueller* sein »Grunddiät-System« *(2)*, in dem er sowohl dem ganzheitstherapeutischen Ansatz als auch den differenzierten Bedürfnissen der Klinik gerecht wird. Gleichzeitig gewährleistet sein Grunddiät-System Überschau-

barkeit und Realisierbarkeit in der Großküche. Parallel dazu gelingt es, einen hohen biologischen Wert der Nahrung in die Krankenhausdiätetik zurückzutragen, die in der Gefahr stand, bei größeren Schonbedürfnissen immer mehr biologischen Wert zu verlieren.
Ein ähnlicher Rationalisierungsprozeß fand innerhalb der wissenschaftlichen Diätetik statt. Ein 22köpfiges Autorenteam veröffentlichte 1978 ein wesentlich vereinfachtes Schema für die Ernährung und Diätetik im Krankenhaus *(145)*:

- Vollkost und leichte Vollkost,
- energiedefinierte Diäten,
- eiweiß- und elektrolytdefinierte Diäten,
- Sonderdiäten.

Die Tendenz zur Vereinfachung findet sich auch in der von *Schlierf* und *Wolfram* herausgegebenen »Ernährungstherapie in der Praxis« *(159)*.

Vollkost und Vollwerternährung

Das seit der Jahrhundertwende anhaltende Ringen um die Frage, was dem gesunden und damit auch dem kranken Menschen die »richtige«, »naturgemäße«, seiner Physiologie angemessene und letztlich auch heilsame Ernährung sei, fand seinen ersten Höhepunkt mit den Forschungen *Kollaths* (85) und findet jetzt einen vorläufigen Höhepunkt in der »Vollwerternährung«, die von einer Gruppe von Ernährungswissenschaftlern um *Leitzmann* für gesunde Menschen formuliert wird *(83)*. Sie gewinnt insofern für die Strategie einer Ernährungstherapie Bedeutung, als auch die Dauerernährung für den Kranken nicht anders als vollwertig sein kann; sie muß für ihn nur entsprechend verträglich gestaltet werden *(Pirlet, 133)*.

Anemueller sekundiert die Prinzipien der Vollkost, rückt aber deutlich von »den üblichen Ernährungsgewohnheiten« auf eine Ernährungsreform in Richtung Vollwertnahrung ab. Wir halten uns an die Ernährungsempfehlungen *Anemuellers* und *Leitzmanns,* ohne die Erfordernisse klinischer Diätetik für Schwerkranke zu übersehen. Wir begrüßen im übrigen die umfassende Grundeinstellung zur Nahrung im Zusatz zur Gießener Formel (1991): »Der Vollwerternährung liegt ein ganzheitlicher Qualitätsansatz zugrunde, bei dem die für die Lebensmittelqualität maßgeblichen Faktoren – Genuß-, Gesundheits-, Ökologie- und Kulturwert – und ihre einzelnen Teilaspekte gleichrangig bewertet werden. Auf diese Weise wird mehr Gesundheits-, Umwelt- und Sozialverträglichkeit erreicht.«

Was aber hat dies mit »aktiver Diätetik« zu tun? Der Begriff bedeutet »didaktisch orientierte Ernährungsstrategie« und möchte dem Patienten helfen, Klarheit und Ordnung in seinen Weg der notwendigen diätetischen Eingriffe und der therapeutischen Langzeitführung zu bringen. In diesem Bemühen kommen wir nicht aus ohne den medizinhistorisch

Tabelle 1: Definition der Vollkost und der Vollwerternährung

Vollkost (Autorenteam, *145*)	Vollwerternährung (»Gießener Formel« nach *Leitzmann, van Hollen* und *Männle, 83*)
Eine Vollkost ist eine Kost, die ● den Bedarf an essentiellen Nährstoffen deckt und ● in ihrem Energiegehalt den Energiebedarf berücksichtigt, ● präventiv-medizinische Erkenntnisse der Ernährungsforschung berücksichtigt, ● in ihrer Zusammensetzung den üblichen Ernährungsgewohnheiten angepaßt ist.	Vollwerternährung ist eine Ernährungsweise, in der ernährungsphysiologisch wertvolle Lebensmittel schmackhaft und abwechslungsreich zubereitet werden. Sie besteht vornehmlich aus pflanzlichen Lebensmitteln – Vollgetreide, Gemüse und Obst, möglichst aus kontrolliertem Anbau – sowie Milch und Milchprodukten. Etwa die Hälfte der Lebensmittel wird als Frischkost verzehrt. Fleisch, Fisch und Eier spielen eine untergeordnete Rolle. Vollwerternährung unterscheidet sich von üblicher Mischkost durch das Vermeiden übertriebener Be- und Verarbeitung der Lebensmittel sowie durch das Vermeiden von Zusatzstoffen.

interessanten und noch heute hochaktuellen Ansatz, der mit der griechischen Sprachwurzel »diaita« bezeichnet wird *(154).*

Klassische Diätetik

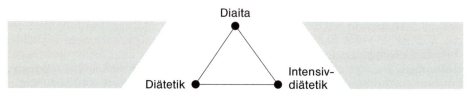

Diätetik hält sich nicht an Fachgebiete. Sie ist interdisziplinär, weil sie jede Zelle, jedes Organ, letztlich den ganzen Menschen betrifft. Diätetik und Intensivdiätetik können sowohl dem Chirurgen wie dem Internisten, dem Gynäkologen, dem Augenarzt oder dem Neurologen dienen. Sie gehören zu den Fundamenten klassischer Naturheilverfahren (s. S. 34) und sind nicht-medikamentöse Basistherapie im Konzept der Gesamtmedizin. Es ist nur bedauerlich, daß diese Basis der Medizin seit Mitte des letzten Jahrhunderts an unseren Universitäten so gut wie nicht mehr gelehrt wurde. Nach *Pirlet (133)* gab es bis etwa 1850 an deutschen Universitäten meist nur drei medizinische Lehrstühle: Physiologie, Pathologie und Diätetik im Sinne von Diaita). Allein die Humboldt-Universität in Berlin-Ost pflegt seit den Zeiten *Bismarck*s einen Lehrstuhl für Physiotherapie, an dem der umfassende Begriff der Diätetik noch vermittelt wird.

Es empfiehlt sich, *Diätetik in drei Ebenen* zu sehen: Diaita, Diätetik im eigentlichen Sinn und Intensivdiätetik. Sie sind für unsere praktische diätetische Strategie wichtig und werden uns durch das ganze Buch begleiten.

> **»Diaita« – Diätetik im weitesten Sinne**
> Ordnungstherapie
> **Diätetik im eigentlichen Sinn**
> Ernährungstherapie
> **Intensivdiätetik**
> Fastentherapie

Diaita

Hierunter versteht man Diätetik im weitesten Sinn: Ordnung menschlichen Lebens und Lehre gesunder Lebensweise mit dem Ziel körperlicher und seelischer Zufriedenheit. Dazu gehören auch Respektierung der Naturgesetze und ein vernünftiger Umgang mit der Umwelt *(Anemueller, 2).* In der Sprache der Berliner Schule der Physiotherapie bedeutet Diaita: Ordnung aller Grundfunktionen des Menschen, z. B. Bewegung, Atmung, Kreislauf, Wärmehaushalt, Schlaf, Hautfunktionen, Sexualfunktion und nicht zuletzt seelische Hygiene *(Vogler, 168; Krauß 89).* Diaita ist nahezu identisch mit dem Ziel der klassischen Naturheilverfahren: der *ganze* Mensch sei Gegenstand ärztlichen Denkens und Handelns samt seinem Gebundensein in Umwelt und Kosmos *(Schipperges, 155).*
Pirlet (133) versteht unter Diaita eine gesundheitsorientierte Lebensordnung, d. h.: Beachtung der Lebensregeln und der Gebote, die der Erhaltung unserer

Gesundheit dienlich sind, die aber dem Kranken auch helfen können, aus eigener Kraft zu seiner gesunden inneren Ordnung zurückzufinden. Die griechischen Ärzte forderten: das Atmen reiner Luft, die disziplinierte Einnahme knapper, bekömmlicher Nahrung, die Pflege der Haut mit Luft, Wasser und Licht, behutsame sportliche Durcharbeitung des Körpers, den angemessenen Wechsel zwischen Arbeit, Erholung und Schlaf und nicht zuletzt den geistigen, philosophischen und zwischenmenschlichen Austausch.

Diätetik im eigentlichen Sinne

Unter diesem Begriff versteht man Ernährung und Ausscheidung, Schon- und Bekömmlichkeitsprinzipien, Pflege des gesunden und des kranken Stoffwechsels, Ernährungstherapie, Sorge für biologisch vollwertige Nahrung. Man unterscheidet Kurz- und Langzeitdiätetik. Namen wie *Bircher-Benner, Kollath, Waerland, Zabel, Krauß, Pirlet, Warning, Anemueller, Bruker, Hay* und *Schnitzer* seien hier genannt.

Intensivdiätetik

Zu den intensivdiätetischen Maßnahmen zählen:

- Das *Fasten* – die strengste Form einer Diätetik. Auf feste Nahrung wird ganz verzichtet, es sollte jedoch reichlich Flüssigkeit (Wasser, Kräutertees, Molke, Saft oder Gemüsebrühe) zugeführt werden, z.B. Heilfasten nach *Buchinger,* Rohsäftekur nach *Heun,* Molke-Trinkkur.
- Die *Rohkost/Frischkost* nach *Bircher-Benner:* Zufuhr eines hohen Anteils unzerstörter Pflanzenfermente, Vitamine und Wirkstoffe, niederkalorisch.
- Die *F.-X.-Mayr-Kur.* Teefasten als Auftakt, danach folgt die Milch-Semmel-Kur. Hauptmerkmale: Kauschulung und Darmpflege.
- Die *Schroth-Kur,* gekennzeichnet durch Trocken- und Trinktage; etwas Trockengebäck; Schwitzpackungen.

Allen Formen gemeinsam ist der *Verzicht.* Der Verzicht auf Nahrung bewirkt katabole Stoffwechselvorgänge, also eine Betonung des Abbaus zugunsten des Umbaus und der Ausscheidung. Die hohe Ausscheidungstendenz des Körpers wird durch Einläufe, Bittersalz, Schwitzpackungen und durch eine hohe Trinkmenge gefördert, durch *Bewegung* in sauerstoffreicher Luft begleitet und aktiviert. Da der Verzicht auf Genußmittel und entbehrliche Medikamente eine herbe Unterbrechung eingefahrener Konsumgewohnheiten bedeutet – bis hin zur Suchtbehandlung – muß das Gespräch ein entscheidendes Element in der Therapie sein.

Intensivdiätetik ist ein kurzzeitiger ernährungstherapeutischer Eingriff in den Stoffwechsel des (chronisch) Kranken, gleichzeitig aber auch ein starkes Erlebnis, das eine Verhaltensänderung einleitet und zur Langzeitdiätetik motiviert. Intensivdiätetische Wirkungen werden von denjenigen gewöhnlich unterschätzt, die nie die Gelegenheit hatten, sie kennenzulernen. Der Wirksamkeitsnachweis kurzfristiger Intensivdiätetik ist anhand gängiger Laborparameter wissenschaftlich erbracht (Literatur bei *Fahrner, 50*). Das trifft auch für langfristige Wirkungen an Stoffwechselkranken zu *(Lützner, 107).* Heilungsverläufe bei schwer therapierbaren chronisch Kranken können besser beschrieben und bezeugt werden, sie entziehen sich der randomisierten klinischen Doppelblindstudie. Ärztliche Erfahrung und gut dokumentierte Beobachtung sollte dem wissenschaftlichen Beweis als gleichwertig zugeordnet werden.

Intensivdiätetik ist
- ein Eingriff in den Stoffwechsel des Menschen, gleichzeitig
- ein Eingriff in die Chronizität seines Leidens, vor allem aber
- ein Eingriff in seine Verhaltensstruktur und schließlich
- eine nicht-medikamentöse interdisziplinäre Basistherapie.

Intensivdiätetische Methoden sind verschieden, ihre Folgen jedoch gleichsinnig. Der Erlebnisgehalt von Essen und Nicht-Essen ist sehr verschieden, deshalb müssen die Begriffe Diät und Fasten getrennt werden.

Fasten ist keine Diät, solange mit Diät irgendeine Form des Essens bezeichnet wird.

Trotzdem kann man Fasten als die strengste Form der Diätetik bezeichnen, nämlich im Sinne der griechischen Sprachwurzel »diaita«. Fasten hat viel mehr mit Verzicht und Disziplin, mit Infragestellung der Gewohnheitsmuster, letztlich mit Besinnung auf die Ordnungsgesetze des Lebens zu tun als mit Kalorien und Inhaltsstoffen. Fragen nach der Bedarfsdeckung, der Nährwertrelation, dem Eiweißminimum und der Wertstoffzugabe erübrigen sich, solange der Körper alles gespeichert hat, was er braucht.

Intensivdiätetik sollte nie ohne *Ernährungstherapie danach* gesehen werden. Ein vorsichtiger, gestufter Kostaufbau leitet über zur Vollwertkost im Sinne *Kollaths/ Bircher-Benners,* aber auch zu den strengeren Varianten der Bruker-Kost oder Schnitzer-Intensiv-Kost, teils oder ganz ohne tierische Produkte – z. B. die Vegan-Ernährung. Auch die *Hay*sche Trennkost oder die milde Ableitungsdiät nach *Mayr* sind geeignet.

Rohkost/Frischkost

Alternativ zum Fasten kann Rohkost als intensivdiätetische Maßnahme angeboten werden.
Bircher-Benner erkannte wohl als erster um die Jahrhundertwende den hohen Wert der »Rohkost« als Heilnahrung. Wir sagen lieber »Frischkost«, weil der Begriff »roh« als »grob – rauh – hart« mißverstanden werden kann.
Frischkost ist »lebendige Nahrung«. Sie besteht aus allen Teilen der Pflanze: Aus Wurzelstengeln, Blättern, Samen und Früchten, Keimen und Sprossen. Zur Frischkost gehören auch Körner, Kräuter und kaltgepreßte Öle. Auch milchsaure und tiefgekühlte Gemüse kann man noch zu den Frischkostprodukten zählen.
Die Vorteile der Frischkost sind:

- optimale Versorgung des Körpers mit allen lebensnotwendigen Wirkstoffen wie Vitaminen, Mineralstoffen und hochwertigen pflanzlichen Eiweißen;
- besonders große Dichte an Fermenten und Enzymen, die für endogene Stoffwechselprozesse wichtig sind;
- reich an Ballaststoffen: Sie regen die Darmtätigkeit an und fördern die Entgiftung;
- hoher Sättigungs- und Geschmackswert bei niedrigem Kaloriengehalt (falls notwendig); hoher Befriedigungswert der Nahrung;
- Frischkost regt zu intensivem Kauen an, aktiviert die Verdauungssäfte und trainiert die Verdauungsorgane.

Wichtige Voraussetzung, größere Mengen von Frischkost zu vertragen sind ein kaufähiges Gebiß und Zeit zum Kauen.
Moderne Ernährungswissenschaftler betonen die Wichtigkeit täglicher Zufuhr von unerhitzter pflanzlicher Nahrung *(83),* da durch die Erhitzung die sogenannten sekundären Pflanzenstoffe zerstört werden, die antioxidativ, antikarzinogen, antibiotisch, immunstimulierend und immunmodulierend wirken.
Frischkost kann nicht nur als Alternative zum Fasten angeboten werden, eine

frischkostreiche Ernährung ist auch sonst empfehlenswert.

Für Langzeitdiäten ergänzt man die Frischkost (70 bis 80 % Rohanteil) mit warmen Beilagen wie Kartoffeln, Reis und Getreide. Durch Zusatz von Ölen mit hoch-ungesättigten Fettsäuren, Nüssen, Hefe und Sojaprodukten werden sie voll-kalorisch gestaltet. Die optimale Protein-versorgung und Kalziumausstattung ist kein Problem beim Zusatz von Roh- oder Vorzugsmilch, Sauermilch, Buttermilch und etwas Käse. Die Frischkost ohne tierische Eiweiße bedarf besonderer Sorgfalt in der Protein- und Kalziumversorgung *(119, 10).*

Fasten und Heilfasten
Kultur des Nichtessens

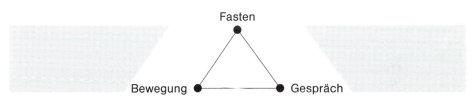

Essen und Nichtessen gehören wie Ein- und Ausatmen, wie Schlafen und Wachen zu den Grundrhythmen menschlichen Lebens. Speichern und Entspeichern von Nahrung in unserem Körper bedeutet Gesundheit, sofern die beiden Vorgänge im Gleichgewicht sind.

Wir Kinder einer Wohlstandsgesellschaft speichern und speichern: wen wundert es, daß die ernährungsabhängigen (Speicher-)Krankheiten zu einem Hauptproblem werden, das die Kostenexplosion im Gesundheitswesen mitbedingt. Der zeitweise Nahrungsverzicht muß von uns geleistet werden, wenn Gesundheit erhalten, Erkrankung vermieden und chronische Krankheit geheilt werden sollen. Die Problemlösung bietet sich in der Erinnerung an die Kultur des Fastens an. Alle Kulturen der Geschichte enthalten diese Möglichkeit der Besinnung auf das Maß und der Korrektur maßlosen Lebens.

Die hippokratische Schule der Diätetik kennt

● die Kultur der strengen Nahrungsenthaltung zwischen den Mahlzeiten des Tages,

● die verlängerte Nahrungspause der Nacht und

● das Fasten in Form tage- bis wochenlangen totalen Verzichts auf Nahrung und Genußmittel als Hygiene des gesunden Menschen und als seine Heilungschance bei Krankheit.

Das menschliche Erbgut enthält die Fähigkeit, aus körpereigenen Depots zu leben; nicht nur, um nahrungslose Zeiten zu überleben, sondern um abzubauen, was wir im Übermaß und an Umweltgiften aufgenommen haben.

Definition des Fastens

> Fasten ist der freiwillige Verzicht auf feste Nahrung und Genußmittel für begrenzte Zeit.
> Unverzichtbar sind:
> - Reichliche Flüssigkeitszufuhr (ursprünglich kalorienfrei),
> - Förderung aller Ausscheidungsvorgänge,
> - Gleichgewicht zwischen ausreichender Bewegung und Ruhe,
> - Lösung vom Alltag, Zeit zur Besinnung und Individuation.

Aus dem Wasserfasten entwickelten sich durch Zugabe kalorienhaltiger Getränke verschiedene Fastenformen: Tee-, Saft-, Molke- und Schleimfasten. Uns hat sich die Zufuhr möglichst naturbelassener vitamin- und mineralstoffreicher Getränke von ca. 200 kcal täglich in Form von Kräutertee, Gemüsebrühe und Obstsaft nach Verträglichkeit als Fasten nach *Buchinger* am besten bewährt *(28)*.

Fasten für Gesunde

Fasten, die freiwillige, zeitlich begrenzte Nahrungsenthaltung, wird von *Gesunden* seit Menschengedenken aus den verschiedensten Gründen geübt *(112, 117)*. Die Fähigkeit zum Leben aus körpereigenen Nahrungsreserven wird begeistert entdeckt und unter steigendem Wohlbefinden erlebt. Sie kann als Lebenshygiene wie zur Prävention genutzt werden; für viele ist sie als schlichte Selbsterfahrung bedeutsam.
Mindestens drei Millionen noch gesunder Bundesbürger haben seit 1976 das Prinzip Fasten kennengelernt. Genaue Handlungsanweisungen liegen in Buchform vor *(112, 181)*. Besonders bewährt hat sich das Fasten in Gemeinschaften – am Wohnort, in den Ferien – organisiert von Volkshochschulen, Familienbildungsstätten, kirchli-

chen Einrichtungen, teilweise subventioniert von Krankenkassen:

> Fasten für Gesunde, eine Sache der Erwachsenenbildung.

Inzwischen gibt es 60 ausgebildete und erfahrene Fastenleiterinnen und Fastenleiter für ein Fasten in Gemeinschaft. Mehr als 250 Ärztinnen und Ärzte haben nach unserer Kenntnis eigene Fastenerfahrung. 140 von ihnen stehen den »Noch-Gesunden« beratend zur Verfügung *(112)*.

Fasten in der Präventionsmedizin

Vorbeugende, krankheitsverhütende Gesundheitspflege sollte zu den vornehmsten Aufgaben eines jeden Arztes gehören. (Sie ist nicht mit dieser oder jener Vorbeugeuntersuchung erledigt.) Der fundierte ärztliche Rat jedoch wird ungleich schlechter honoriert als eine technische Handhabung. Ärzte sind in Präventionsmedizin ungenügend ausgebildet.
Fasten für »Noch-Gesunde« ist eine präventive Leistung im Sinne der Gesunderhaltung, wie sie kaum wirksamer sein kann – und kaum effektiver im Hinblick auf eine Veränderung des Lebensstils. In diesem Buch wird davon noch die Rede sein.
Die verantwortungsvolle Führung eines Menschen durch eine Zeit des totalen Nahrungsverzichts braucht Sachkenntnis und Beratungszeit. Gewarnt werden muß vor leichtsinniger bzw. unkritischer Fastenführung auch im Bereich des Gesunden.
Eine exakte *Ausbildung* ist in jedem Fall notwendig (s. Anhang S. 295):
- zum Fastenleiter, zur Fastenleiterin (dreistufige Zusatzausbildung für in der Erwachsenenbildung Erfahrene),
- Vermittlung von Grundkenntnissen für Mediziner und Ökotrophologen in

einwöchigen Intensivseminaren mit Selbsterfahrung im Fasten.

- Ausbildung von Köchen und Küchenleitern; eine Umstellung auf zeitgemäße Vollwertnahrung ist nach einem Fasten ebenso wie die Korrektur des Eßverhaltens unabdingbar.

Heilfasten

Fasten als therapeutische Methode – *Heilfasten* (syn. therapeutisches Fasten, therapeutische Nahrungsenthaltung, Fastentherapie) – dient seit langer Zeit der Krankenbehandlung. Sie wurde von amerikanischen, französischen und deutschen Ärzten um die Jahrhundertwende wiederentdeckt, von *Buchinger* zur klinischen Methode ausgebaut und durch sein Buch »Das Heilfasten« *(28)* 1935 bekannt gemacht.

Heilfasten ist ein klassisches Naturheilverfahren. Es ist angewandte Physiologie bzw. Pathophysiologie und in der Hand geschulter Fastenärzte und ausgebildeter Fastenschwestern eine ausgereifte therapeutische Methode. Bei *chronischen* ernährungsabhängigen Krankheiten ist das therapeutische Fasten ein potentes, kausales, in Wirkung und Indikationsbreite kaum zu überbietendes Heilverfahren. Die spontane Nahrungsablehnung während akuter fieberhafter Erkrankungen ist ebenso wie das Fieber bereits Therapie und entspricht der physiologischen Selbstheilungstendenz des Organismus. Beides bedarf der Pflege, nicht der Bekämpfung.

Ausbildung:

- zum Fastenarzt (ein Jahr Spezialklinik),
- zur Fastenschwester (ein bis zwei Jahre Spezialklinik).

Physische Wirkungen des Fastens

In seinem Buch »Fasten als Therapie« faßt *Fahrner (50)* zusammen, was über Physiologie und Pathophysiologie des Fastens bekannt ist. Hier soll nur ein kurzer Überblick über die wichtigsten Wirkprinzipien des Fastens gegeben werden.

Bei totalem Nahrungsverzicht schaltet der Organismus auf die »Ernährung von innen« um: die Energieversorgung wird durch körpereigene Depots vorgenommen. Dabei werden die gespeicherten Energieträger nicht nur außen (subkutanes Fettgewebe), sondern auch innen (Serum, Leber, Gefäße u. a.) abgebaut. Der Baustoffbedarf wird aus den Abbauprodukten vorgeschädigter Zellen oder nekrotischen Zellmaterials sowie durch die abgelagerten Proteine oder Amyloid gedeckt (»Entschlackung«). Besonders beachtenswert ist, daß der Körper niemals

funktionierende Substanz abbaut, sondern »streng selektiv« handelt (s. S. 242). Durch die erhöhte Ausscheidungstendenz im Fasten werden die beim Abbau von Proteinen und Lipiden freiwerdenden Toxine rasch eliminiert.

Fasten bedeutet

- Ernährung von innen,
- selektive Katabolie,
- erhöhte Ausscheidungstendenz.

Die Wirkungen des *Heilfastens* können mit folgenden einfachen Begriffen charakterisiert weren: Entlastung, Entquellung, Entfettung, Entschlackung, Entgiftung *(Das, 38)*. Ihr wissenschaftlicher Nachweis ist erbracht: er muß vervollständigt werden.

Psychische Wirkung des Fastens

Fasten ist mehr als Nichtessen, es ist gleichzeitig ein *psychosomatisches* Verfahren. Im Mittelpunkt des Fastengeschehens steht der ganze Mensch mit seiner Persönlichkeit und seinen Entwicklungsmöglichkeiten. Durch die Unterbrechung alltäglicher Kosumgewohnheiten, das Ablösen von verkrusteten Verhaltensnormen und die Konfrontation mit der Frage nach Maß und Ziel kann Fasten Grenzsituationstherapie, Verhaltenskorrektur, Verzichttraining sein und die Erfahrung leib-seelisch-geistiger Ganzheit vermitteln. Das Gefühlsleben im Fasten ist intensiver, und das gesteigerte emotionale Erleben kann den Anstoß für eine psychische Weiterentwicklung geben. Ziel der Selbsterfahrung ist, daß etwas in Bewegung kommt, daß dies bewußt wahrgenommen wird und schließlich zu einer erfüllteren Lebensgestaltung führt *(Fahrner, 50; Buchinger, 28; Wilhelmi 181).*

Essen und Nichtessen

Die schöpferische Gestaltung von Essen und Nichtessen ist Aufgabe unseres Menschseins, ist Lebensaufgabe jedes einzelnen. Wir begegnen den Gesetzen unserer eigenen Natur, indem wir überkommene Ernährungsregeln in Frage stellen, Alternativen suchen und im Selbstexperiment neue Ernährungsweisen finden. Das zeitweise Fasten kann dabei ein entscheidender Impuls zur Veränderung sein. Darüber hinaus wird es von vielen Menschen in den Jahresrhythmus und/oder in den täglichen Alltag eingefügt. Zur hohen Kunst kann werden, wenn es gelingt, körpereigene Signale so gut zu versehen, daß jeden Tag neu zwischen Essen und Nichtessen entschieden werden kann, und zur Disziplin, sich durch nichts und niemanden darin stören zu lassen.

Glücklich der Mensch, der seinen eigenen Rhythmus von Essenszeiten und Nahrungspausen gefunden hat! Gereift ist jener, der sein Maß und seine Nahrungswahl in Freiheit gegenüber den Verführern von außen zu bestimmen weiß.

Es gehört zu den bevorzugten ärztlichen Aufträgen, unseren Patienten in diesem Prozeß der Wegsuche helfend zur Seite zu stehen (wie könnten wir das, wenn wir nicht selbst Suchende wären!).

Dabei kann es wichtig sein, Verunsicherungen abzubauen, die durch die Medien weltweit ausgestreut werden. Allzuoft werden eigene Ängste der Autoren projiziert, die sich vorwiegend mit den negativen Aspekten eines Nahrungsverzichts beschäftigen. Daß aber sowohl Essen wie auch Nichtessen die gleichen Gefahren und die gleichen Chancen anbieten, wird dabei nicht gesehen. In beiden Bereichen sind Dosis und Zeitfaktor die bestimmenden und gleichzeitig trennenden Elemente. Wir können auf *beiden* Wegen unterwegs sein, zu Tod oder Heilung. Die Wahl des Weges und des Maßes haben wir selbst in der Hand. Dies möchte die einfache Skizze *(Abb. 5)* deutlich machen.

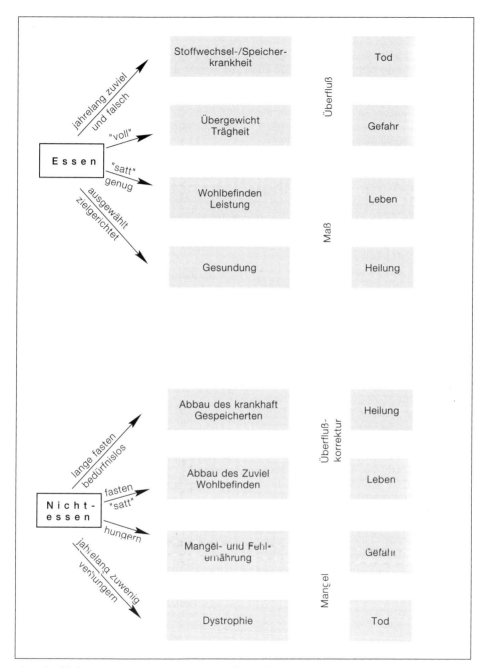

Abb. 5: Zwischen Essen und Nichtessen findet Ernährung statt – im rhythmischen Wechsel von äußerer und innerer Ernährung. Geraten sie aus dem Gleichgewicht, können sie gleichermaßen Gefahr und Tod bedeuten – aber auch heilsam sein. Maß und Ziel bestimmen das Schicksal oder wir selbst.

Diätetik und Naturheilverfahren

Es ist reizvoll zu vergleichen, was eigentlich Diätetik mit Naturheilverfahren zu tun hat. Oder anders gefragt: welchen Stellenwert nimmt Diätetik innerhalb der Naturheilverfahren ein? Dabei werden wir sehen, daß die klassischen Naturheilverfahren nahezu identisch mit der dreigestuften Diätetik sind. Sie haben hier auch die gemeinsame Wurzel in der hippokratischen Medizin.

Im folgenden sollen die Charakteristika der Naturheilverafhren im klassischen Sinn genauer dargestellt werden.

Definition der klassischen Naturheilverfahren

> Naturheilverfahren verwenden heißt: behandeln
>
> - mit den Mitteln der Natur,
> - im Sinne der Natur,
> - angepaßt an die Natur des Menschen,
> - in einer natürlichen Umwelt.

Wer klassische Naturheilverfahren anwendet, behandelt mit *Mitteln aus der Natur:* sie sind einfach, in der Natur vorhanden, unschädlich und stehen jederzeit und jedermann zur Verfügung. Ihre Wirkung entfaltet sich jedoch nur sinnvoll bei genauer Kenntnis der Anwendungstechnik. Licht, Luft, Wasser und Erde (Fango, Moor) sind Behandlungselemente der klassischen Naturheilverfahren, ebenso Pflanzen und Tiere (Blutegel) und tierische Produkte (Quark, Honig). Weitere bedeutende Mittel sind Bewegung, Atmung, Rhythmus und Entspannung sowie Ernährung, Fasten und Ausscheiden. Die Behandlung im eigentlichen Sinn, nämlich Be-hand-lung durch die menschliche Hand, spielt ebenfalls eine wichtige Rolle.

Aus diesen Grundelementen der klassischen Naturheilverfahren haben sich folgende *Therapieformen* entwickelt:

- Heliotherapie, Klimatherapie,
- Hydrotherapie, Balneotherapie, Packungstherapie,
- Bewegungstherapie, Atemtherapie, Entspannungstherapie,
- Ernährungstherapie (Schon- und Vollwertdiätetik), Fastentherapie (Intensivdiätetik),
- Manuelle Therapie: Massagen, Segmenttherapie, Chirotherapie, Reflexzonentherapie,
- Phytotherapie (Frischpflanzenauszüge, Kräutertees, Extrakte, Packungen).

Die Behandlung erfolgt *im Sinne der Natur,* das heißt, die Handlungsvorlagen entstammen der Beobachtung an der Natur und der wiederholbaren Erfahrung am Menschen.

> Dabei sind folgende *Wirkprinzipien* zu unterscheiden:
>
> - Ableitung, Ausleitung, Ausscheidung,
> - Entstauung, Entlastung, Entschlackung, Entgiftung,
> - Umstimmung nervaler Steuerungsmechanismen, geweblicher Reaktionsweisen und zentraler Regelkreise,
> - Provokation körpereigener Abwehrfunktionen (»Erstverschlimmerung«, Fiebererzeugung),
> - Reiz-Reaktions-Prinzip,
> - Funktionstraining,
> - Lebensordnung.

Es gibt spezifische und unspezifische Therapieansätze, symptomatische und kausale Behandlungen. Wichtige Voraussetzungen für den wirksamen Einsatz spezifischer Heilmittel ist oft die unspezifische, auf Organsysteme und Regelkreise gerichtete Therapie, die *Basistherapie*. Sie wirkt über die Ordnung und Pflege der *Grundfunktionen* (Bewegung, Atmung, Kreislauf, Ernährung, Ausscheidung, Wärmehaushalt, Haut- und Schleimhautfunktionen). Die Basistherapie kann aber auch *Regulationstherapie* sein: sie kann gestörte Funktionskreise deblockieren (Herd, Störfeld, psychosomatische Hemmungen), Impulse für unterwertige Regulationen geben oder überschießende Reaktionsweisen dämpfen *(Krauß, 89)*. Basistherapie in diesem Sinne zeichnet sich durch einen meist unterschätzten weiten Wirkungskreis aus. Ihre Grenzen sind durch Schädigung oder Blockade natürlicher Reaktionen und Regulationen gezogen.

Klassische Naturheilverfahren sind an die *Natur des Menschen angepaßt* und erfassen den ganzen Menschen in seiner leib-seelisch-geistigen Einheit. Die Therapie ist organübergreifend (»Ganzheitstherapie«) und deshalb streng individuell (Reaktionsdiagnose, Funktionsdiagnose bei jedem einzelnen Patienten). Sie macht sich phylogenetisch vorgeprägte Reaktionsweisen auf Umweltreize, eingespielte Abwehrreaktionen und Selbstheilungstendenzen sowie Selbststeuerungsvorgänge zunutze. Diese Behandlungsart entspricht den natürlichen Bedürfnissen des Menschen nach zunächst einfacher Hilfe mit natürlichen Mitteln. Sie fordert seine aktive Mitarbeit und sein Verständnis. Die Heilprinzipien werden durch Selbsterfahrung und Übung in die Hand des Patienten übergeben, der schließlich zum Partner im Heilplan wird.

Klassische Naturheilverfahren sollten in einer *möglichst natürlichen Umwelt* stattfinden. Die Behandlungsstätten sollten sich durch eine intakte Landschaft, günstiges Klima, sauerstoffreiche, schadstoffarme Luft und durch frisches, nicht belastetes Wasser auszeichnen. Die Umgebung sollte lärmfrei, das Umfeld geeignet für jede Art von Bewegung sein.

Arzt für Naturheilverfahren und Diätetik

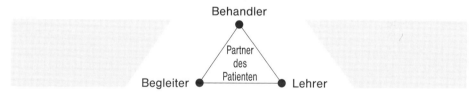

Wenn Sie sich mit Naturheilverfahren beschäftigen möchten, müssen Sie sich über das Selbstverständnis des Arztes, das Selbstverständnis des Patienten und über den Sinn von Krankheit und Therapie Gedanken machen. Es genügt keineswegs, die vorgeschriebenen Kurse und Hospitationen zu absolvieren, um Arzt für Naturheilverfahren zu werden. Nicht jeder Arzt ist geeignet, mit natürlichen Heilweisen zu behandeln, und nicht jeder Patient kann mit Hilfe von Naturheilverfahren gesund werden.

Rollentausch zwischen Arzt und Patient

In der üblichen Arzt Patienten-Beziehung sind die Rollen klar verteilt: der Arzt ist der Handelnde, er entscheidet, »was für den Patienten am besten ist«, er verschreibt, injiziert, operiert. Der Patient ist der passive, manchmal resignierte Dulder. Der zivilisationskranke Mensch, der beginnt, die Zusammenhänge zwischen seinem Verhalten und seiner Krankheit zu verstehen, muß selbst aktiv werden und sich aus seinem Leiden zu befreien suchen. Er allein kann die notwendige

Verhaltenskorrektur bewirken, indem er fastet, sich bewegt, seine Ernährung umstellt. Der Arzt übernimmt jetzt eine eher »passive« Rolle; er greift nicht ein, sondern regt zum Handeln an, führt, lehrt und sichert ab, aktiv in seiner beratenden Funktion.

Rollenwechsel des Arztes

Ob jemand die Rolle des Arztes für Naturheilverfahren übernehmen kann, hängt von seinen Vorerfahrungen, von seiner inneren Einstellung und von der Ausbildung des brauchbarsten Handwerkszeuges ab: seiner sieben Sinne. Vielleicht muß er das Zuviel an Technik und an Gelerntem vergessen, um sich auf das ihm zur Verfügung Stehende, aber Wichtigste besinnen zu können: auf Hören, Sehen, Riechen, Schmecken, Tasten, Fühlen und Spüren. Diese Fähigkeiten bedürfen nicht minder der Ausbildung und Übung.

Primär finden wir den Arzt für Naturheilverfahren dichter am Patienten mit Hilfe seiner sieben Sinne, dicht »an sich selbst« mit möglichst viel Selbsterfahrung und dichter an der Natur, die ihm Wege und Ziele weist (Garten, Wandern, Tiere). Seine Behandlungsverfahren stammen aus dem reichen Schatz derer, die vor ihm Erfahrungen gemacht haben; sie sind deshalb eher als konservativ denn als fortschrittlich zu bezeichnen. Sie wurzeln im Urmenschlichen und im Urnatürlichen. Das gilt besonders für Diätetiker.

Erst sekundär ist er Wissenschaftler, wobei ihm Wissenschaft mehr als Erfahrungswissenschaft denn als Naturwissenschaft liegt. Die Überbewertung der letzteren mag ihm heute den Zugang zur Universität erschweren und eine Ursache sein, warum er in der Bundesrepublik einen Lehrstuhl für Naturheilverfahren bzw. Physiotherapie noch nicht vorfindet (außer in Berlin).

Seit je gilt als Prämisse ärztlichen Tuns die *Kunst* der Behandlung. Und Kunst konnte man noch nie nach naturwissenschaftlichen Regeln erwerben – höchstens ihr Handwerkszeug. Man möge sich also bitte nicht schämen, auf dem Weg zur Ausübung ärztlicher Kunst zu sein. Hier befinden wir uns übrigens in guter Gesellschaft mit den Kollegen anderer Disziplinen, die es neben ihrem Fachwissen zur Kunst der Ausübung bringen müssen, wenn sie gute Ärzte werden wollen.

Änderung im Verständnis von Krankheit und Therapie

Sind Symptome einer akuten Erkrankung die Krankheit selbst oder der Ausdruck einer erfreulichen Gesundheit und Abwehrstärke? So kann man Durchfall und Erbrechen als Katastrophen interpretieren, die zu bekämpfen sind, oder aber als sinnvolle Einrichtungen zur Abfuhr von Unverträglichem. Fieber muß nicht unbedingt bekämpft werden, es kann hilfreich und zu pflegen sein. Schweiß muß nicht immer nur ein lästiges Symptom sein und damit unterdrückt werden; er kann heilsam sein und sollte dann gefördert werden.

Auch bei der Behandlung chronischer Krankheiten wird sich zeigen, ob mit natürlichen Heilmitteln therapiert wird. Der Arzt für Naturheilverfahren wird ein Ekzem nicht nur mit Salben, sondern auch mit einer Verbesserung der Ausscheidungsmöglichkeiten behandeln, er wird eine Hypertonie erst dann medikamentös therapieren, wenn die Möglichkeiten über Bewegung, Gewichtsabnahme, Entspannung und Problemlösung erschöpft sind. Diese Behandlungswege setzen allerdings den Patienten voraus, der nicht unbedingt Medikamente haben will, sondern bereit ist, über längere Zeit aktiv an sich zu arbeiten.

Der Arzt für Naturheilverfahren wird schließlich nicht nur die Diagnose der Krankheit stellen, er wird daneben auch feststellen, welche Fähigkeiten zur Überwindung der Krankheit verblieben sind

(Reaktionsfähigkeit, Ausscheidungsfähigkeit, Verzichtbereitschaft, Bewältigungsmöglichkeiten).

> Naturheilverfahren brauchen einen neuen Arzt *und* einen neuen Patienten.

Wer kann Fastende führen?

Wer fastet, ist bereit, seinen Lebensstil zu verändern und damit verantwortlich an seinem Gesundheitsschicksal zu arbeiten, Fastende sollten auch Anleitung zu Bewegung und Beratung über eine Ernährungsumstellung nach dem Fasten erhalten.

Als Fastenleiter brauchen Sie Selbsterfahrung im Fasten, in Bewegung und Ernährungsumstellung. Sie müssen pädagogisch befähigt und entsprechend ausgebildet sein. Ein Fasten für Gesunde kann auch von Nichtmedizinern geleitet werden. Die Fähigkeit, Fastende zu führen, entspricht der Fähigkeit, Menschen zu führen, und dafür sind andere Berufe oft besser als ausgebildete Ärzte.

Fastenleiter können sein:

- Ärzte, Ärztinnen, Arztfrauen,
- Schwestern, Pfleger, Arzthelferinnen,
- Gesundheitslehrerinnen,
- Ökotrophologen, Sozialpädagogen,
- Pfarrer, Seelsorger,
- Laienhelfer, Hausfrauen, Mütter.

Pädagogisches Geschick, das Wissen um Lernstrategien und gruppendynamische Erfahrungen wiegen im Bereich der Erwachsenenbildung – hier der Gesundheitsbildung – schwerer als medizinische Grundkenntnisse. »Diätetisch« führen heißt nicht nur, durch eine Diät führen, sondern im Sinne der Diaita führen: der Gesundheit verpflichtet, dem Leben zugewandt, mit dem Ziel, innere Ordnung gestalten zu helfen. Der Einstieg zum Fastenleiter und das Training dazu erfolgen am besten am Gesunden (auch für den Arzt). Zunächst sollte jeder Fastenleiter selbst gefastet haben. Wer nicht mehr gesund ist, vertraut sich für ein Erstfasten einer Fastenklinik an.

Selbsterfahrung

Wer nicht selbst gefastet hat, kann nicht durchs Fasten führen. Je mehr persönliche Erfahrung ein Fastenleiter hat – jedes Fasten ist anders –, umso besser kann er Fastende anleiten. Für das Erstfasten können Sie unter verschiedenen Möglichkeiten wählen:

- Selbständiges Fasten zu Hause mit einem Ratgeber in Buchform,
- Erstfasten in der Klinik oder in einem Fastenheim,
- Fastenwoche in den Ferien, geführt durch einen ausgebildeten Fastenleiter (Kontaktadressen s. Anhang),
- Seminarwochen für Ärzte und ihre Angehörigen »Selbsterlebnis Fasten und Naturheilverfahren« (Kontaktadresse s. Anhang)
- F.-X.-Mayr-Ausbildungswochen für Ärzte (Kontaktadresse s. Anhang).

Jeder Fastenleiter wird ab und zu eine Fastenzeit von fünf bis sieben Tagen in seinen Jahresrhythmus einfügen und weitere Entdeckungen machen, vor allem an Selbstsicherheit gewinnen. Die Fastenerlebnisse sind allein schon Impuls für eine große oder kleine Ernährungsumstellung: nach jedem Fasten wächst das Bedürfnis nach einfacher, aber qualitativ hochwertiger Nahrung. Damit wachsen auch die Neugier, mehr über Nahrung zu wissen, und der Wunsch, Wissen und Erfahrung weiterzugeben. *Vorangehen* – das ist das erste Geheimnis wirksamer Führung durch aktive Diätetik.

Befähigung

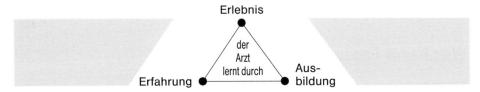

Selbsterfahrung hilft Ihnen, andere zu führen, besonders dann, wenn Sie sich selbst im Prozeß einer Veränderung Ihres Lebensstils befinden. Sie sind besonders befähigt, wenn Sie eigene Krankheit durch Fasten und Ernährung einmal aktiv umgestaltet haben. Sie erlebten vielleicht, daß Sie sich dadurch besser helfen konnten, als andere das hätten tun können, und Sie werden Ihr Wissen weitergeben können. Vielleicht haben Ihnen die Eltern schon als Kind solche Wege gezeigt. Fieber und Fasten, Klistier und Prießnitz-Wickel: wie einfach und komplikationslos war Krankheit zu überwinden! Sollten Sie ein chronisches Leiden haben, das Ihnen gestattet, durch die für Sie richtige Ernährung gesund zu sein, dann werden Sie anderen am besten helfen können. Dabei werden Sie sich strikt versagen, Ihr eigenes Erfolgserlebnis oder Ihre eigene Ernährungserfahrung anderen als allgemeingültig aufzudrängen. Ernährungsabhängigkeiten und die dazu passenden Ernährungsempfehlungen sind so vielgestaltig, wie es verschiedene Menschen gibt. Kurz: ein Fastenleiter wird sich hüten zu missionieren.

Pädagogische Fähigkeiten sind von großem Nutzen, gruppendynamische Erfahrungen sind eminent wichtig. Sie sind im Rahmen einer psychotherapeutisch geleiteten Selbsterfahrungs- oder Balintgruppe zu gewinnen. Bewußt Mutter (gewesen) zu sein, birgt soviel Kenntnis im Umgang mit Menschlichem, daß davon auch an Erwachsene abgegeben werden kann.

Wissen/Weiterbildung

Innerhalb der Weiterbildungswochen für die Zusatzbezeichnung »Naturheilverfahren« wird Diätetik in vielfältiger Form angeboten. Die sehr praxisnahe *Kurswoche* »Fasten und Naturheilverfahren im Selbsterlebnis« in Freudenstadt ist für die ärztliche Weiterbildung anerkannt. Sie eignet sich besonders zum Einstieg in die klassischen Naturheilverfahren (s. Anhang S. 295).

Die *Akademie für Ernährungsmedizin* in Freiburg (s. Anhang S. 295) bietet ein vielfältiges Stufenprogramm an. Sie ist aus der Erkenntnis entstanden, daß das Thema Ernährungsmedizin an den Universitäten und Kliniken unterrepräsentiert ist.

Eine *Hospitation* in einer diätetisch orientierten Klinik bringt besonders dann brauchbare Kenntnisse, wenn Sie dort möglichst wenig am Schreibtisch und möglichst mitten unter den Patienten sein dürfen. Ohne Titel und ohne Kittel werden Sie selbst als »Patient« an der Gymnastik, am Mittagstisch, am Wandern und am Gruppengespräch teilnehmen. Die Hospitation in der Küche/Lehrküche, später auch bei den Mitarbeitergesprächen und schließlich in der Sprechstunde beim erfahrenen Kollegen (jetzt mit Kittel) bringt reiche Erkenntnis.

Voraussetzungen für eine Hospitation sind:

- gute allgemeinmedizinische Kenntnisse, d. h. zwei Jahre praktische Erfahrung in einer Klinik oder in einer Praxis,
- theoretische Vorkenntnisse in Kursen und Vorträgen über die Themen Ernährungstherapie, Fasten, klassische Naturheilverfahren und

• Literaturkenntnisse.

Unabdingbar für einen Arzt, der Diätetiker oder Fastenarzt werden will, ist die autodidaktische Weiterbildung. Im Anhang (S. 302) ist eine Auswahl wichtiger Bücher zusammengestellt.

Die *Weiterbildung zum Fastenarzt* erfordert eine einjährige Ganztagtätigkeit als Assistenzarzt in einer anerkannten Fastenklinik. Auch hierfür ist eine mindestens zweijährige Tätigkeit in allgemeiner Medizin Voraussetzung. Wie bereits erwähnt, sind eine umfangreiche Selbsterfahrung und ein erweitertes Literaturstudium notwendig. Der Fastenarzt ist berechtigt, Heilfasten stationär oder ambulant zu leiten. Informationen erteilt der Ärztliche Arbeitskreis Heilfasten (s. Anhang S. 295). Geplant ist eine Ausbildung zum Diätetiker, die es ambulant tätigen Kollegen ermöglichen soll, Patienten mit Adipositas und Risikofaktoren – also potentiell Kranke – durch ein ambulantes Fasten und die anschließende Ernährungsumstellung zu führen. Genaueres ist ebenfalls beim Ärztlichen Arbeitskreis Heilfasten zu erfragen.

Die Ausbildung zur *Fastenschwester* bedarf nach Bewährung als Krankenschwester in üblichen Krankenhäusern einer mindestens ein- bis zweijährigen Mitarbeit in einer Fastenklinik, wobei sie selbständig eine Station geleitet haben sollte.

Über die Ausbildung zum *Mayr-Arzt* erteilt das Gesundheitszentrum Wörth-Dellach Auskunft (s. Anhang S. 295).

Die Ausbildung zum *Fastenleiter* wird von der Deutschen Ferienakademie (s. Anhang S. 295) in Zusammenarbeit mit dem Verband für unabhängige Gesundheitsberatung e. V. (s. Anhang S. 295) organisiert. Sie gliedert sich in drei Seminare von je einer Woche Dauer und schließt mit einer Prüfung ab (Diplom). Gleichzeitig vermittelt sie das Grundlagenwissen in Ernährung und Didaktik. Voraussetzung: Erfahrung im Fasten und in Erwachsenenbildung. Diese Ausbildung ist ideal für alle, die Gesunde durch ein kurzes Fasten und zu gesunder Ernährung führen wollen. Sie berechtigt *nicht* zur Therapie, also weder zum Heilfasten noch zur Ernährungstherapie. Für den diätetisch tätigen Arzt ist die Fastenleiterin die ideale Helferin. Sie wird neben dem »mittleren medizinischen Personal« die entscheidende Person für die Realisierbarkeit von Ernährungstherapie in der Praxis sein.

Stellung der Diätetik innerhalb der Medizin

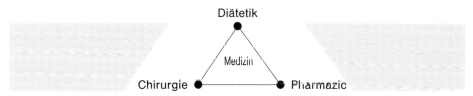

Wir können uns heute kaum noch vorstellen, daß die Diätetik seit *Hippokrates* bis ins 19. Jahrhundert hinein eines der drei großen Fächer der praktischen Medizin war:

Chirurgie – Pharmazie – Diätetik

Basis der älteren Medizin waren die sechs Elemente der klassischen Naturheilverfahren *(Abb. 6, Schipperges [156], Groh/Brauchle [56], Pirlet [133])*. Diese Ordnung hat sich im Bewußtsein der modernen Medizin entscheidend geändert. Wir sind dabei, diese Ordnung und ihre Wertigkeit angesichts der unbewältigten Probleme unserer Zeit neu zu verstehen *(Nüssle, 128)*.

Wo ist die Basis ärztlichen Handelns geblieben? Wer verhilft uns zu einem neuen Medizinverständnis? *Schaefer (149), Schipperges (156)* und viele andere weisen den Weg.

»Aktive Diätetik« ist ein Beispiel integraler Basismedizin innerhalb der Gesamtmedizin. Sie ist:

- interdisziplinär orientiert,
- angewandte Physiologie,
- nicht-medikamentöse Therapie,
- psychosomatische und soziale Medizin,
- ein partnerschaftliches Therapiemodell zwischen Arzt und Patient,
- sowohl der eingreifenden Therapie wie der Prävention und der Rehabilitation verpflichtet.

Ihre Position kann zwar auch innerhalb des Akutkrankenhauses gesehen werden *(Krauß, 91),* findet derzeit aber vorwiegend ihren Platz in der kurklinischen Rehabilitationsmedizin und ist wichtiges Instrumentarium einer Langzeitdiätetik in der Hand des diätetisch tätigen praktischen Arztes. Ihn nennt *Hippokrates* den »kybernetes«, den Steuermann einer humanen Lebensführung und ganzheitlichen Daseinsstilisierung *(Schipperges, 156).*

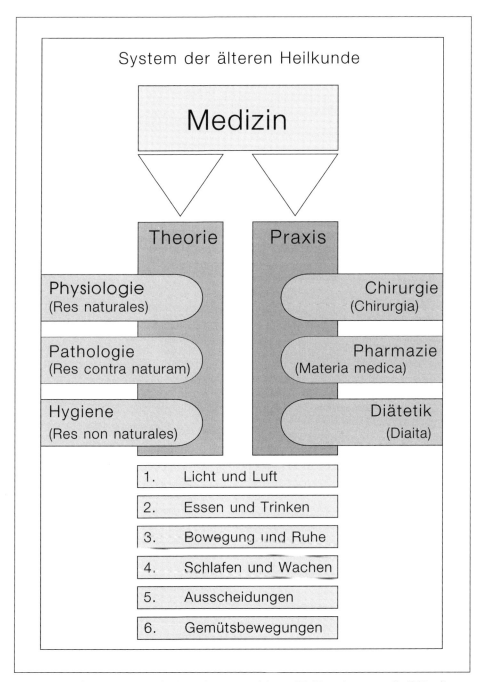

System der älteren Heilkunde

Medizin

Theorie

Praxis

Physiologie
(Res naturales)

Pathologie
(Res contra naturam)

Hygiene
(Res non naturales)

Chirurgie
(Chirurgia)

Pharmazie
(Materia medica)

Diätetik
(Diaita)

1.	Licht und Luft
2.	Essen und Trinken
3.	Bewegung und Ruhe
4.	Schlafen und Wachen
5.	Ausscheidungen
6.	Gemütsbewegungen

Abb. 6: Im Selbstverständnis der »älteren«, zeitlosen Heilkunde waren die Diätetik und die sechs natürlichen Fundamente menschlichen Lebens integriert (aus *Schipperges, 156*)

Teil II: Organisationsformen und Didaktik aktiver Diätetik

Der Faktor »ernährungsabhängig« geht quer durch alle Diagnosen. Ebenso »quer durch viele Berufe« finden sich die Qualifikationen »Fastenleiter« oder »Ernährungsberater«, bzw. »Gesundheitstrainer«. Mehrdimensional sind auch die Zielgruppen an Patienten und die Schweregrade ihrer Stoffwechselstörungen. So gibt es nicht nur viele Organisationsformen aktiver Diätetik und Orte der Handlung, sondern auch verschiedene Gewichtungen des therapeutischen Einsatzes (Tab. 2). Wir möchten vier Beispiele von Organisationsmodellen zeigen, die sich seit 15 Jahren vorzüglich bewähren. In leicht abgewandelter Form werden sie in deutschsprachigen Ländern vielerorts realisiert. Sie werden aus ärztlicher Sicht geschildert; jedoch wird leicht erkennbar, daß sie auf die Kooperation mit nichtärztlichen Berufen angewiesen sind. Eine Übersicht soll die Möglichkeiten partnerschaftlicher Zusammenarbeit bei der Ernährungstherapie auf verschiedenen Ebenen zeigen (Tab. 3). Der Arzt ist der Koordinator. Er muß erkennen und steuern, welcher Patient in welcher Hand mit welcher Therapiestufe wann am besten behandelt werden kann. Der Arzt wird sich auch überlegen, welche Therapiestufe er selbst anbieten oder vermitteln kann. Wenn hier von »Therapie« gesprochen

Tab. 2: Übersicht über die verschiedenen Stufen der Ernährungstherapie

Therapiestufe I: in jeder Praxis üblich
Merkmal: Gewichtsreduktion/erster Versuch

● Diätempfehlung vor Medikament (»Diät ist Nr. 1«)
● Diätzettel »Gewicht«, »Blutfett«, »Hochdruck« o.ä.
● Gewichtskontrolle
● Einzelsprechstunde

Therapiestufe II: aktive Diätetik in der Praxis
Merkmal: Hilfe zur Selbsthilfe zusätzlich zu Stufe I:

● vertiefte Ernährungsanamnese, vertiefte biographische Anamnese, Differentialdiagnosen? Eßverhaltensstörung? psychosomatische Krankheit? Allergie?
● Gruppengespräch in der eigenen Praxis
● Überweisung an Fachleute; Nachsorge in der eigenen Hand

Therapiestufe III: kurklinische Diätetik
Merkmal: Heilverfahren, fern vom Alltag
● begleitende Diätetik (Reduktionskost, diätetische Beratung, Essenserfahrungen, Diätvortrag)
● erster Schritt: Vollwertigkeit
● Nachsorge: Therapiestufe I (II)

Therapiestufe IV: Fachklinik für ernährungsabhängige Krankheiten
Merkmal: Intensivdiätetik, ernährungstherapeutischer Eingriff

● Fasten, Verzichttraining
● differenzierte Vollwertkost
● Lehrküche
● psychosomatische Intervention

Therapiestufe V
Merkmal: Langzeitdiätetik

● Etappenheilverfahren, wiederholt IV
● diätetische Nachsorge durch den Hausarzt/Stoffwechselambulanz (II)

wird, dann bedeutet das nicht nur Behandlung von Krankheiten, sondern nach
der griechischen Sprachwurzel auch

»begleiten« oder »führen« durch eine
Schwierigkeit, Krankheit oder Gesund-
heitsfrage.

Tab. 3: Unterscheidung von Ernährungstherapie und kooperativer Gesundheitsbildung

Ernährungs-therapie-Stufen	Krankenbehandlung Prävention und Therapie		Erwachsenenbildung für Gesunde Prävention
I	Hausarzt	Diätetische Beratung	Ernährungsberaterin
II	Aktive Diätetik in der ärztlichen Praxis	Vertiefte Diätetik	Ernährungsseminar am Wohnort, Fastenwoche am Wohnort
III	Kurklinik, stationäres Heilverfahren	Diätetische Begleitung	Fasten-, Ernährungs-wochen in den Ferien
IV	Fachklinik für ernährungs-abhängige Krankheiten/Fastenklinik	Intensivdiätetik	Nachsorge sowohl in der Hand des Haus-arztes
V	Langzeitdiätetik: Etappenheilverfahren (2x IV) und ambulante diätetische Nachsorge (II) oder Stoffwechselambulanz (I und II)		als auch bei seinen ernährungs-beratenden Partnern am Wohnort

Prävention und Therapie ernährungs-
abhängiger Stoffwechselstörungen.
Vier Modelle

Es sei daran erinnert, daß der Begriff »ernährungsabhängig« die Folgen von Überernährung, Fehlernährung und toxischer Belastung durch Genußmittel, Medikamentenabusus und Umweltgifte umfaßt. Im Frühstadium sind sie einer Ernährungsbehandlung ideal zugänglich – je früher, desto erfolgreicher. Hier fließen Prävention und Therapie ineinander. Sie werden schließlich zur Rehabilitation, wenn erwerbsgefährdende Stoffwechselkrankheiten zur »Norm«, zur Erwerbsfähigkeit, sprich »Gesundheit« zurückgeführt werden sollen. Für diese breitgefächerte Aufgabe ist die Zusammenarbeit von Arzt und Gesundheitshelfern notwendig. Krankenbehandlung und Erwachsenenbildung gehen Hand in Hand.

Gemeinsame Ziele des Trainings sind:

- Ernährungsumstellung
- Eßverhaltenstraining.

Training ist nur denkbar, wenn die *Person* des Stoffwechselkranken im Mittelpunkt unserer Bemühungen steht und bereit ist, aktiv zu handeln. Nicht allein die Stoffwechselkrankheit oder der Symptomenkomplex von Risikofaktoren können Gegenstand eines Trainingsmodells sein, sondern der Betroffene als der, der allein Risikofaktoren für seine Gesundheit überwinden kann. Die Trainingsmodelle können in der Arztpraxis zu Hause am Wohnort, in den Ferien oder in der Rehabilitationsklinik durchgeführt werden. Die angesprochenen Zielgruppen sind ebenso verschieden wie die Trainingsorte, das Begleitangebot und die Kostenträger.

Tab. 4: Vier bewährte Modelle aktiver Diätetik zur Prävention und Therapie von ernährungsabhängigen Stoffwechselstörungen

Erstes Modell: **in der** **ärztlichen Praxis**	Kursangebot phasenhaft. Treffen einmal wöchentlich. Themenzentriert: Gewicht, Hochdruck, Diabetes etc. Ca. 10 Teilnehmer. Diät- und patientenorientierter Gesprächsstil. Kursleiter: der Arzt, Hilfe durch Arztfrau oder Arzthelferin. Abrechnung über Krankenkasse.
Zweites Modell: **Ernährungsseminar** **am Wohnort**	Vier Wochen intensiv. Treffen viermal wöchentlich abends für 1,5 bis 3 Stunden beim Kochkurs. Eine Fastenwoche für Gesunde, dann Vollwertkost mit 1200 kcal und eingestreute Entlastungstage mit 800 kcal. Ein halbes Jahr lang monatlicher Treff, Erfahrungsaustausch. Trainer im Wechsel: Arzt, Koch, Psychologin, Sportlehrer. Kostendeckung über Teilnahmegebühr, Teilerstattung durch die Krankenkassen. Organisation: Volkshochschule o. ä.

Drittes Modell: Fastenwoche für Gesunde	Findet in den Ferien statt. Fünf Tage fasten, zwei Tage Kostaufbau. Sport: Wandern, Skilaufen, Schwimmen, Gymnastik, Autogenes Training. Kreatives Gestalten. Gesprächsrunde: Fasten/Ernährungsverhalten. Kostendeckung durch Teilnahmegebühren. Teilerstattung durch die Krankenkassen, Teilnehmerzahl: 10 bis 20. Betreuung durch Fastenleiter, Gruppenleiter, Sportlehrer.
Viertes Modell: Heilverfahren in der Rehabilitationsklinik	Vierwöchiges Heilverfahren. Fastentherapie (10 bis 21 Tage) Gestufter Kostaufbau über Rohkost zur Vollwert- nahrung (800 – 1200 – 2000 kcal). Aktive, dosierte Bewegungstherapie. Kneipp, Sauna, Massagen. Mehrstufige Gesundheitsbildung und Lehrküche. Problemorientierte Psychotherapie. Anregung zur aktiven Freizeitgestaltung. Kostenträger: Rentenversicherungsträger, Krankenkassen, private Versicherer.

Gemeinsames Handlungskonzept

Das Grundkonzept der verschiedenen Modelle ist einfach, logisch und entspricht kausaler Therapie bzw. gezielter Prophylaxe.

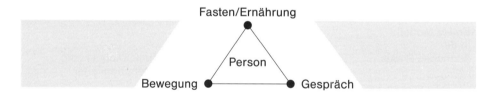

Der Mensch in seinem psychologischen Umfeld, nicht die Bekämpfung von Symptomen oder die Veränderung von Stoffwechselparametern sind als zentrale Therapieziele gemeint; sie dienen allenfalls der Verlaufsbeobachtung. Medikamente werden nicht gebraucht (für den Bedarfsfall stehen sie zur Verfügung). Ihre Entbehrlichkeit zeigt die Wirksamkeit dieser einfachen Basisbehandlung an. Sie ruht auf den fundamentalen drei klassischen Naturheilverfahren. »Gespräch« steht hier für lebendige Gesundheitsbildung. »Ge-sundheitsbildung« kann doppeldeutig sein: Bildung von Wissen um Grundbedingungen für Gesundheit und Bildung von Gesundheit oder Überwindung von Krankheit. Das eine ist Lernen, das andere Tun. Interessant mag übrigens auch sein, daß das einfache Grundkonzept sowohl für die Krankenbehandlung als auch für die Erwachsenenbildung Gesunder Gültigkeit und Effizienz besitzt.

Wenn »Therapie« auch führen und geleiten heißt, dann geht es beim therapeutischen Gespräch um die heilsame Auseinandersetzung mit dem eigenen Lebensstil – nützlich für Gesunde wie für Kranke. *Bergis* ruft für die Behandlung des Typ-IIb-Diabetikers aus: »Schulung ist Therapie« *(13)*. Die jahrzehntelang diskutierte und heißumstrittene Frage nach effektiver Gesundheitsbildung fand für uns eine Antwort in der Formel

Lernen durch Erlebnis und Gespräch

Fasten ist ein starkes Erlebnis, und es ist mit jedem wiederholten Fasten anders, tiefergehend, neu, erstaunlich, oft überraschend. Bewegung kann zum Erlebnis werden, wenn sie nicht schematisch angeboten, nicht als Pflicht verlangt und wenn ihr Sinn nicht mechanistisch oder kalorisch definiert wird.

Fasten, Ernährungs- und Bewegungserlebnisse werden im Gespräch reflektiert und gemeinsam aufgearbeitet, auch mit Informationen unterlegt. Wir werden dem Grundkonzept und der Effizienzformel in diesem Buch immer wieder begegnen. Wir wollen sie von jeweils anderen Standpunkten aus betrachten.

Erstes Modell:
Das Gruppengespräch in der ärztlichen Praxis

Die vielschichtige Problematik der Ernährung, des Verhaltens und der psychologischen Bedingungen braucht das vertiefte Gespräch, und das braucht mehr Zeit, als im gerafften Alltag einer Praxis zur Verfügung steht (und honoriert wird). Die Lösung ergab sich aus guten Erfahrungen mit der Gruppengesprächstherapie in psychologischen Encountergruppen. Sie wurden im kurklinischen Rahmen für die Bedürfnisse eines Nichtrauchertrainings und später der Ernährungstherapie übersetzt und schließlich von jungen Kollegen als Strukturelement in die eigene Allgemeinpraxis eingefügt. Wer immer das Gruppengespräch pflegte, hat damit vorzügliche Erfahrungen gemacht. Gewiß, ein therapeutisch effektives Gespräch will gelernt sein. Warum aber sollten Sie nicht zunächst einmal testen, ob Sie begabt genug sind, mit Menschen einer Gruppe ins Gespräch zu kommen? Es ist nicht schwierig, Probleme zu bündeln und sich gemeinsam Gedanken über eine Lösung zu machen. Sie brauchen nur ein wenig Zeit für ein Experiment, von dem Sie nicht wissen, wie es ausgeht. Beginnen Sie einfach mit einem »Kurs« oder »Gesprächskreis« für Diabetiker, Hypertoniker, Übergewichtige – was Ihnen am meisten liegt.

Setzen Sie einen Termin fest und lassen Sie alles weitere Ihre Helferin organisieren. Sie brauchen zunächst nicht zu führen, sondern es genügt, einfach zum Gespräch zur Verfügung zu stehen. Lassen Sie sich nicht hinreißen, einen Vortrag zu halten! Hören Sie zu, was Ihre Patienten über ihr Problem wissen, befürchten, wissen möchten, ob sie geführt sein wollen oder sich besser gegenseitig helfen können. Sie werden in der Achtung Ihrer Patienten enorm steigen, wenn Sie sich Zeit nehmen, Verständnis zeigen und nicht mit Ratschlägen kommen, sondern einfach »nur« Gesprächspartner sein wollen. Bald werden Sie selbst erkennen, ob Ihnen dieser Therapiestil liegt und ob er Ihnen Freude machen könnte.

Eine eigentliche Befriedigung werden Sie wohl erst nach einer Weiterbildung in der Kunst des Gruppengesprächs erlangen. Methodisch-Didaktisches kann man lernen. Vorzüglich geeignet sind die Teilnahmen an Balintgruppen oder Selbsterfahrungsgruppen; die Psychotherapiewochen in Lindau und Lübeck bieten eigens nicht psychotherapeutisch tätigen Ärzten geeignete Kurse an. Manche Unternehmen der pharmazeutischen Industrie bieten Trainingsseminare zur Diabetes-Gesprächstherapie an. In unseren Seminaren »Fasten und Naturheilverfahren im Selbsterlebnis« (Freudenstadt) ist das Gruppengespräch Strukturelement der Weiterbildung für Ärzte (s. Anhang S. 295). Einige »Spielregeln« finden Sie auf S. 51, mehr im Heft »Arzt und Naturheilverfahren« der Schriftenreihe des Zentralverbandes der Ärztes für Naturheilverfahren *(104)*.

> Die Sentenz des Modells:
> Das Gruppengespräch ist der Kern effektiver Ernährungstherapie.

Zweites Modell:
Fasten am Wohnort und Ernährungsberatung

Im Bodenseekreis fanden bis 1983 Ernährungsseminare mit 500 Teilnehmern statt. Die Frage nach immer neuen Seminaren hat bisher nicht nachgelassen. Allerdings muß gesagt werden, daß sich nicht jeder Arzt, nicht jede Psychologin, nicht jeder Koch oder jede Diätassistentin eignen. Voraussetzungen sind pädagogische und didaktische Fähigkeiten. Die Betreuer der Ernährungsseminare waren Fachleute aus unserer Klinik, die ihren Feierabend zur Verfügung stellten. Inzwischen gibt es methodisch gut ausgebildete Ernährungsberaterinnen und Fastenleiterinnen (s. S. 54), kooperative Gesundheitsbildung).

Die Späterfolge dieser Ernährungsseminare wurden 1986 im Rahmen der Diplomarbeit zweier Ökotrophologinnen getestet *(57)*. Aus der Nachbefragung von rund 500 Teilnehmern aus 25 Seminaren nach zwei Jahren ergab sich folgendes Bild: Während des Seminars fasteten etwa 58 % der Teilnehmer, davon 70 % zehn und mehr Tage. 42 % hielten Vollwertreduktionskost ein. Nach Beendigung des Seminars fasteten zu späteren Zeiten 54 % der befragten Personen selbständig zu Hause. Die langfristige Gewichtsabnahme der Teilnehmer liegt signifikant über der jener Teilnehmer, die nicht fasteten. Etwa ein Drittel der Seminarteilnehmer stellte nach eigenen Angaben die Ernährung auf Vollwertkost um und konnte damit eine signifikant bessere und langfristige Gewichtsabnahme erreichen.

Inzwischen (seit 1990) ist es zu einer Kooperation von niedergelassenen Ärzten und der AOK Bodenseekreis gekommen. Diese beschäftigt eine diplomierte Ernährungsberaterin, die zu 60 % Patienten durch Überweisung des Hausarztes bekommt, zu 20 % durch Empfehlung des Vertrauensarztes. 20 % kommen aus eigenem Antrieb.

> Die Sentenz des Modells:
> ● Kurzzeitfasten ist ein wichtiger Impuls zur Ernährungsumstellung.
> ● Die langzeitig geführte Gruppe stabilisiert die Ernährungsveränderung.

Drittes Modell: Fastenwoche in den Ferien

Fastenwochen – ob am Wohnort oder in den Ferien – sind nach dem gleichen »Fahrplan« organisiert (s. »Die ambulante Fastenwoche« S. 55). Die Woche in den Ferien – also nicht zu Hause – fügt nun aber Wesentliches hinzu: das Wohnen der Fastengruppe unter einem Dach, die sich bildende Fasten- und Erlebnisgemeinschaft, das »Sitzen um einen Tisch« mit einer breiten Palette von Gesprächen und vielerlei Anregungen zu einem neuen Lebensstil. Die Gruppenleiter leben in dieser Gemeinschaft, zum Teil fasten sie mit. Ihr ganztägiges Engagement wird durch die Begegnung mit interessanten Menschen belohnt. Jährlich werden etwa 100 Fastenwochen mit ca. 1600 Teilnehmern durchgeführt. Nach diesem Modell sind auch Weiterbildungsseminare für Ärzte gestaltet, die sowohl Selbsterfahrung anbieten, als auch über Physiologie, Pathophysiologie und Methode des therapeutischen Fastens informieren (S. Anhang S. 295).

Auch *auf eigene Faust* kann eine Fastenwoche realisiert werden – von Gesunden bzw. Noch-Gesunden. Genaue Handlungsanweisungen finden sich in Buchform *(112)*. Nach grober Schätzung sollen bisher zwei bis drei Millionen Menschen zu Hause oder in den Ferien selbständig gefastet haben. Die Frage nach dem Wesen des uralten Begriffs »Fasten« ist heute bemerkenswert groß. Die Neugier nach seinem Erlebnisgehalt scheint überall wach zu sein. Fast ist es eine europäische Bewegung geworden. Gemeinsames Fasten verbindet ungemein.

Die Sentenz des Modells:

● Fasten in den Ferien bedeutet Freisein von Alltagszwängen.
● In aktiv-fröhlicher Gemeinschaft gelingt Nahrungs- und Genußmittelverzicht leichter.

Viertes Modell:
Heilverfahren in der Kur- oder Rehabilitationsklinik

Die an den Stoffwechselparametern, dem Blutdruck und dem Gewicht ablesbaren Erfolge dieses Modells können sich sehen lassen: sie wurden anderweitig publiziert *(Fahrner 50, Lützner, 103–108)*. Das Heilverfahren in der Klinik ist wesentlicher Inhalt dieses Buches und wird im Kapitel »Aktive Diätetik in der Klinik« (S. 60) mit seinen didaktischen Anteilen geschildert. Das Modell enthält die Fundamente, die *Buchinger* seit 1920 in die Sanatoriumsmedizin schrittweise eingeführt hatte und auf denen deutsche Fastenkliniken heute aufgebaut sind. Seit 1975 existiert die Kurparkklinik Überlingen/Bodensee, von der hier berichtet wird. Sie darf sich die erste

Fastenklinik für Sozialversicherte in Deutschland nennen. Nicht anders als andere Kurkliniken für chronisch Kranke war sie konzipiert. Zum Modell wurde sie erst durch die anspruchsvolle Therapieform, den ganzheitlichen, psychosomatisch orientierten Therapiestil, eine Reihe von bisher unüblichen Betreuungsberufen und nicht zuletzt durch die hier geschilderte Didaktik aktiver Diätetik.

Die Sentenz des Modells:

● Fasten ist elitär im Anspruch an den einzelnen Menschen, es kennt aber keine sozialen Schranken.

Didaktik der Patientenführung

Die Bedeutung des Gesprächs

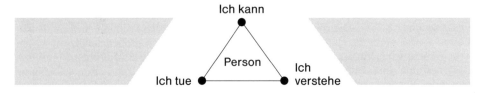

Sie brauchen das Gespräch, wenn Sie *aktive Diätetik* betreiben wollen. Es geht nicht um Diätratschläge, die in einer Verbotsliste münden. Gleich, ob Sie den Patienten durch eine Zeit totalen Nahrungs- und Genußmittelverzichts (Fasten) führen, ob Sie ihn in einer strengen Diätform wie Rohkost nach *Bircher-Benner* oder die Milch-Semmel-Kur nach *F. X. Mayr* begleiten oder ob Sie ihn zu einer Ernährungsumstellung von der Zivilisationskost zur Vollwertnahrung bewegen wollen: immer sind Sie aktiv am Patienten tätig, dessen aktive Mitarbeit Sie herausfordern. Ob ernährungstherapeutischer Eingriff oder kurzfristige Fastenwoche – es ist immer eine Unterbrechung alltäglicher Ernährungs- und Konsumgewohnheiten. Die Nachfastenzeit kann ein wichtiger Impuls zur Ernährungsumstellung sein, letztlich ist es eine Auseinandersetzung mit dem »alten Adam«, oft genug mit dem eigenen »Schweinehund«.

Die Instrumente für diese »Operation ohne Messer« sind seit uralter Zeit das Vorbild des Arztes, die Zuwendung und das Verständnis seiner Helfer und als Medium zwischen allen das Gespräch.

> Ernährungstherapie ist ohne Gespräch zum Scheitern verurteilt.

- Das Gespräch bewirkt mehr als jeder Diätzettel – der individuelle Rat kommt vor der pauschalen Empfehlung.
- Das Erlebnis bleibt, die Theorie wird rasch vergessen – das eine ist lebensnah, das andere lebensfern.
- Kontakt motiviert besser als Verordnung – zwischenmenschliche Wärme verbessert die Compliance.

Kurz: Mit »Herz und Hand« geht es besser als nur mit dem Kopf.

Wer übrigens ist besser geeignet, Ernährungswissen zu vermitteln, als die Mitarbeiter, die ständig mit Nahrung zu tun haben und praktische Lebenserfahrung mitbringen? Also die Arztfrau oder die Arzthelferin, die auch Familienmutter ist, in der Klinik der Koch, die Diätassistentin oder die Lehrküchenleiterin. Oft genug kann die Psychologin besser helfen als die Diätberaterin.

Spielregeln des Gruppengesprächs

Wir werden im folgenden versuchen, Grundregeln und Chancen des themenzentrierten Gesprächs für Klinik und Praxis aufzuzeichnen.

- Gespräch ist *Sprechen und Zuhören.* Auch wenn einer spricht und viele zuhören, ist dies kein Gespräch. Und wenn einer hört, aber nicht zuhört, dann braucht er das Wort, das ihn trifft. Ob sich aus dem Sprechen ein Gespräch entwickelt, ist immer eine spannende Angelegenheit und nie von vornherein ausgemacht.
- Ob eine Gespräch entsteht, hängt weitgehend vom *Gesprächsleiter* ab. Er muß aus der Einbahnstraße ein Verkehrsnetz machen, in dem jeder Teilnehmer zu seinem Recht und seinem Anliegen kommen kann. Er ist es auch, der die reine Befriedigung von Sprechbedürfnissen an die Zügel nehmen muß, um das Gespräch nicht zu gefährden. Je öfter er dabei schweigen kann, desto besser gelingt das Gespräch. Je mehr Patienten sich mit ihren Problemen einbringen, desto fruchtbarer wird das Sprechen. Vereinbart werden muß, daß alles hier Gesprochene nicht nach außen gelangen darf. Der Gesprächsleiter leitet das Gespräch, er führt es nicht.
- Ohne *Thema,* das alle interessiert, wird dies schwerlich gelingen. Wenn das Thema Ernährung heißen soll, müssen die Menschen zum Gespräch versammelt werden, die dieses Thema interessiert. Es reicht nicht aus, wenn der Arzt weiß, daß beim Diabetes, beim Hochdruck, bei der Fettleber oder der koronaren Herzkrankheit Diät von größter Bedeutung ist. Der Patient vermutet das höchstens bei der Fettsucht. Gesprächsbereitschaft ist erst dann zu erwarten, wenn der Patient den Zusammenhang zwischen seiner Erkrankung und seiner Ernährung versteht. Diese Motivation muß in der Sprechstunde vorab geleistet werden.

- Wie *organisiert* man das Gespräch? Das Einzelgespräch am Schreibtisch kostet zuviel Zeit und ist weniger fruchtbar als das Gruppengespräch. Bündeln Sie Ihre Hochdruckkranken zu einer Hochdruckgruppe, Ihre Diabetiker zu einer Diabetesgruppe. Ihre Patienten mit Adipositas, Hyperlipidämie und Fettleber zu einem Treffen der (Ge-)Wichtigen.
Die Gruppengesprächstermine sind vorgeplant. Jetzt erhält der einzelne Patient seinen Termin nicht für die nächste Sprechstunde, sondern für die nächste Gesprächsrunde.
- *Wo* trifft sich der Gesprächskreis und *wie groß* darf er sein? Zehn Teilnehmer können in einem Raum gesammelt miteinander sprechen, wenn ihr Gespräch geleitet wird. Mit 15 oder 20 Teilnehmern findet höchstens noch ein Wechselgespräch mit dem Leiter statt; dies kann zwar sehr lebendig gestaltet werden, ist aber kein eigentliches Gruppengespräch mehr. Der Raum muß ungestört sein und eine Sitzrunde von zehn bis zwölf Teilnehmern zulassen. Der Gesprächsleiter sitzt in der Runde; er sollte von allen gesehen werden, also nicht im Gegenlicht sitzen. Ob ein Tisch in der Mitte stehen soll, hängt von der Mentalität Ihrer Patienten ab – ob sie gesprächsgewohnt sind oder nicht. Unsere einfacher strukturierten LVA-Patienten lieben ihren Stammtisch; auf ihn kann man sich aufstützen, sich an ihm festhalten; an ihm wurde Rede und Offenheit trainiert. Oft genügt ein kleiner Beistelltisch mit einem Blumenstrauß als Sichtmittelpunkt. Zum Ablegen von Schriften sind kleine Tische günstig. Soll eine Nahrungsbilanz erarbeitet werden, sind höhere, feste Tische notwendig; dies aber ist eine Arbeits- und keine einfache Gesprächsgruppe mehr.
- Welche *Ernährungsstrategie* soll eingeschlagen werden? Wenn Sie Ihren

Patienten zunächst dabei helfen, das Zuviel an Salz, Fett, Zucker und Eiweiß abzubauen, dann haben Sie mehr als 50 % der Stoffwechselprobleme unserer Zeit gelöst. Der zweite Schritt ist wünschenswert; von der biologisch entwerteten Zivilisationskost zur sogenannten Vollwertkost. Damit führen Sie Ihre alimentär kranken Patienten zu einer machbaren Ernährungsform, die dem menschlichen Organismus seit Jahrtausenden angemessen ist und ihm auch noch zur Gesundung hilft. Individuell zu prüfen bleibt die Verträglichkeit einer zu groben Kostvariante; auch Vollwertkost kann sehr fein und bekömmlich sein.

Einfachste Ernährungstherapie:

- Abbau des Zuviel: Salz, Fett, Zucker, Eiweiß.
- Erste Schritte zu mehr Vollwertigkeit.

Ob ein Fasten als Auftakt zur Ernährungsumstellung in Frage kommt, ergibt sich aus den Gesprächen, aus Signalen des Arztes, daß er Erfahrung besitzt und führen kann, und aus der Indikation im Einzelfall. Die Offenheit der Bevölkerung gegenüber Ernährungsfragen ist heute bemerkenswert groß. Die Akzeptanz des Arztes wird sich im gleichen Maße verbessern, in dem er sich ernsthaft um Ernährungsfragen bemüht. Gut eingeführte Ernährungstherapie löst ein hohes Maß an Befriedigung auch beim Therapeuten aus.

Aktive Diätetik in der ärztlichen Praxis

Ambulante Ernährungstherapie

Es erscheint uns tragisch, daß Zeitmangel und ungenügende Gebührenziffern (s. S. 299) ausgerechnet den praktisch tätigen Arzt von der Ernährungstherapie auszuschließen scheinen – ihn, in dessen Praxis sich rund 70 % aller Erkrankungen drängen, die mehr oder weniger konsumbedingt sind. Nicht nur Symptome behandeln, sondern führen heißt es dann. Lassen Sie sich hier jedoch Mut machen: aktive Diätetik ist allemal eine Bereicherung für die Praxis, verleiht ihr Akzente und findet Zustimmung bei der Bevölkerung.

Strategie in der Praxis

Das *Einzelgespräch* wäre ideal. Es braucht eine viertel bis eine halbe Stunde mindestens und das wiederholt. Es ist unverzichtbar, so knapp die Zeit auch sein mag. Das *Gruppengespräch* ist viel eher realisierbar. Es führt acht bis zehn Patienten mit demselben Problem zusammen, also beispielsweise Hypertoniker, Diabetiker, Adipöse. Der Gesprächskreis trifft sich an einem bestimmten Wochentag in regelmäßigen Abständen (alle ein bis vier Wochen). *Problemgruppen* kann man *bündeln*. Die Gruppe ermutigt, stabilisiert sich gegenseitig, läßt das Gefühl von Schicksalsgemeinschaft wachsen und erlaubt dem Arzt sogar, die Leitung des Gespräches in andere Hände zu geben. Gruppenmitglieder helfen sich gegenseitig. Als Informationshilfe und tägliche Handlungsanweisung kann das Buch »Richtig essen nach dem Fasten« *(114)* dienen. Hier geht es nicht nur darum, das Richtige zu essen, sondern auch um eine neue Eßkultur: »richtig essen lernen«.
Je mehr Krankheiten als ernährungsbedingt erkannt werden und je mehr Sie verstehen, daß ähnliche Ursachen zu sehr verschiedenen Krankheiten führen kön-

nen, desto einfacher wird es für Sie. Alle als »Metabolisches Syndrom« zusammengefaßte Krankheiten brauchen die gleiche Ernährungstherapie. Begriffe wie Grunddiät-System, Intensivdiätetik, Vollwertnahrung haben entschieden zur Klarheit und Vereinfachung diätetischer Therapie geführt. Niemand muß heute noch Angst vor der Vielzahl von diätetischen Empfehlungen haben.

Didaktik in der Praxis

Sie brauchen nicht mehr als Ihr Wartezimmer. Es bietet Raum für etwa zehn bis zwölf Personen; es ist warm, unaufdringlich, sachlich genug. Stellen Sie die Stühle in eine Runde, sorgen Sie für einen Blickpunkt in der Mitte. Sie, Ihre Frau oder Ihre Arzthelferin sitzen mit in der Runde. Sie beginnen das Gespräch mit einer gegenseitigen Vorstellung und einer Klärung des Vorverständnisses: »Hat meine Krankheit etwas mit meiner Ernährung zu tun?«
Sie, der Gesprächsleiter, werden Ihr Wissen um die Zusammenhänge weitgehend zurückhalten, höchstens »tropfenweise« Information anbieten, auf gar keinen Fall dozieren. Entscheidend ist, daß Sie die Patientenprobleme herauslocken können, positive Erfahrungen zur Sprache bringen und mit den Patienten gemeinsam nach konkreten Lösungen suchen. Sie arbeiten themenzentriert, z. B. »der Bluthochdruck« und patientenorientiert: z. B. »wie werten Sie Ihren Hochdruck? Haben Sie Sorgen?« Sie nehmen den Patienten die Angst vor der Krankheit und die Scheu, ihre Probleme auf den Tisch zu legen und Sie versichern Ihnen, daß alles in der Gruppe Gesprochene nicht nach außen gelangt.
Am Schluß werden Merksätze festgehalten, vielleicht auch in Zettelform mitgege-

ben, und der nächste Gesprächstermin vereinbart. Die Befundkontrolle und die individuelle Beratung bleiben der Einzelsprechstunde vorbehalten.

Kooperative Gesundheitsbildung

Die Kooperation mit Ihren Mitarbeiterinnen in der Praxis richtet sich nach der Eignung. Gönnen Sie ihnen die Weiterbildung in Ernährungsseminaren oder in Gruppendynamik-Kursen.
Halten Sie Kontakt zu den Ernährungsberaterinnen des Ortes, z. B. auch mit einer guten Fachberaterin im Reformhaus. Sie können Ernährungsberatung verordnen!
Seit dem Gesundheits-Reform-Gesetz 1988 (§ 20) gibt es immer mehr Krankenkassen, die eine Ernährungsberaterin angestellt haben.
Volkshochschulen, Familienbildungsstätten u. a. organisieren Ernährungsseminare. Sie bedürfen der Unterstützung und des Hinweises durch den Arzt, vielleicht auch seiner Mitarbeit in Form eines Referates. Die Teilnehmergebühren dieser Kurse werden heute gegen Vorlage einer Teilnahmebescheinigung zu 50 % von der Krankenkasse übernommen, manchmal auch voll erstattet. Unterstützen Sie Laienverbände, Kneipp-, Wander- oder Sportvereine in ihren Bemühungen um Gesundheit durch Ihr Wohlwollen und Ihre Offenheit. Fördern Sie die Bildung von Selbsthilfegruppen, die oft aus ärztlichen Gesprächsgruppen entstehen. Neben den Koronar-Gruppen und den Anonymen Alkoholikern entstehen Stoffwechsel- und Übergewichtigen-Gruppen. Junge Familien interessieren sich für gesunde Ernährung. Diese aus der Bevölkerung kommende Bewegung braucht die Förderung und Würdigung durch den Arzt; man wartet auf sein zustimmendes oder klärendes Wort. Es ist beeindruckend, wie wach sich gesunde Menschen Gedanken um Verzicht oder Ernährung machen. Sie suchen kompetente Gesprächspartner. Wir Ärzte sollten hier eher unsere Bereitschaft als unsere Flucht vor diesen aktuellen Fragen anbieten. Scheuen Sie sich bitte nicht, in öffentlichen Vorträgen der Bevölkerung Zusammenhänge zwischen Krankheiten und Ernährung aufzuzeigen. Bitten Sie Fachleute (Bäcker, Metzger, Köche), Praktisches zu zeigen (Modell Eberbach-Wiesloch, *12).*

Abrechnungsmöglichkeiten

Die zuwendungsintensiven, verbalen Behandlungsformen wurden 1988 durch höhere Punktanteile besser gewürdigt. Die Vergütung einer intensiven Beratung in den Gebührenordnungen bleibt so schlecht bewertet, daß kaum jemand mit beratungsintensiver Ernährungstherapie »Zeit vergeuden« kann. Im Anhang (s. S. 299) wird im einzelnen dargestellt, welche Ziffern für die verschiedenen Beratungsformen abgerechnet werden können. Empfehlenswert ist es, vor der Eröffnung einer betont ernährungstherapeutisch ausgerichteten Praxis das Gespräch mit den Krankenkassen und der Kassenärztlichen Vereinigung zu suchen und Offenheit für diese spezielle Therapieeinrichtung zu erwirken. Dabei wird man festzustellen versuchen, ob Sie eine genügend tragfähige Ausbildung in Psychosomatik, Ernährungstherapie und Gesprächstherapie haben. Auch wenn die zuwendungsintensive Ernährungstherapie oder Fastenführung für den sorgfältig arbeitenden Kollegen selten angemessen vergütet wird: bedenken Sie, daß Sie Ihr gesamtes Verordnungskonto mit den Positionen »Medikamente und Spritzen« zugunsten einer vermehrten Beratungstätigkeit entlasten werden. Auch dies sollten Sie mit Ihrer Kassenärztlichen Vereinigung besprechen. Selbstverständlich werden Sie Fasten- und Ernährungstherapie durch Zwischenuntersuchungen und Labortests begleiten und damit absichern.

Die ambulante Fastenwoche

Klären wir zunächst die Kompetenz: nicht jeder Arzt kann und darf Fastende führen (s. S. 37). Sofern Sie *Fastenarzt* sind – ein Jahr spezialklinische Ausbildung! – werden Sie ambulant Fastende verantwortlich führen, einzeln oder in Gruppen. Sie werden das, was Sie in der Fastenklinik gelernt haben, in die Praxis übersetzen. Trotzdem könnte Ihnen bei der Organisation einer Gruppe dieser oder jener Rat von Leitern der Erwachsenenbildung vielleicht helfen.

Als *fastenerfahrener* Arzt haben Sie »nur« eigene Fastenerfahrung. Damit können Sie gesunde, risikofreie Faster beraten, die selbständig zu Hause fasten. Für diese ist es unerhört hilfreich zu wissen, daß sie mit einer Fastenfrage oder -angst zu Ihnen kommen dürfen und daß Sie Verständnis haben. Der Fastende weiß auch, daß er die Verantwortung für das eigene »Experiment« selbst trägt und damit nicht den Arzt belasten darf. Das Gefühl, den Arzt anrufen zu können, reicht zu 90 % allein zur Sicherung aus; tatsächlich werden Sie sehr selten bemüht werden (Adressenliste in *112*).

Der *Hausarzt* eines Fastenwilligen wird ihm helfen zu klären, ob eine stabile Grundgesundheit vorliegt, so daß ohne Bedenken ein Kurzzeitfasten für Gesunde selbstverantwortlich übernommen werden kann. Er wird auch bereit sein, ein Risikoprofil vor und nach einem selbständigen Fasten seines Patienten abzunehmen – interessant ist, was bei dem vermeintlichen Gesunden an Laborwerten herauskommt (cave: Die Serumharnsäure ist während und kurz nach einem Fasten physiologischerweise hoch, dies bedarf keiner Therapie! Auch Eiweißgaben beim Kurzzeitfasten sind *nicht notwendig*, wie es gelegentlich zu lesen ist; sie schaffen eher Probleme).

Wer auch immer Fastende berät – es gilt, die drei wichtigsten Punkte zu fordern:

- Der Fastende muß sich exakt an die schriftliche Anweisung halten. Ich zeichne verantwortlich für die von mir formulierte »Fastenfibel« *(112);* jeder Teilnehmer einer Fastenwoche braucht sie als Leitlinie. Für Sie ist sie eine wichtige Praxishilfe, da sie Ihnen lange Erklärungen erspart. Jährlich wird sie auf den neuesten Stand gebracht.

- Kurzzeitfasten ist kein Heilfasten. Um Risiken gar nicht einzugehen – schlafende Hunde sollte man nicht wecken – werden nicht mehr als fünf Fasten- und drei Aufbautage geplant, also acht Tage, maximal zehn Fastentage für erfahrene Faster.

- Medikamenteneinnahme paßt nicht zu einem »Fasten für Gesunde«. Sie muß kritisch beurteilt werden.

Organisation

Fastenwoche – wozu?

- Zur Gesundheitsförderung für Noch-Gesunde,
- zum Einstieg in eine Ernährungsumstellung,
- zur Gewichtsabnahme,
- als erster Teil einer Mayr-Kur oder anderer Ernährungstherapien,
- um das Wissen um Gesunderhaltung zu vermitteln,
- als regelmäßiges Gesundheitstraining.

Wo?

- In der Praxis des Arztes, »ambulant«. Treffen zum Beispiel in seinem Wartezimmer,
- an anderen geeigneten Orten, falls die Organisation nicht in Ihren Händen liegt: Nebenzimmer eines Gasthofes, in den Räumen der Volkshochschule/Familienbildungsstätte, im Pfarrhaus oder in einem kirchlichen Raum.

Wann?
- Von Samstag bis zum nächsten Sonntag,
- Termin festlegen,
- Teilnehmer rechtzeitig sammeln, z.B. aus der eigenen Praxis,
- Aushang im Wartezimmer.

Mit wem?
- Mit dem eigenen Team,
- in Kooperation mit der Krankenkasse: Erst- oder Zweitprävention,
- oder mit einer anderen Gesundheitsbildungsinstitution als vorbeugende Gesundheitspflege.

Wichtig: der Hinweis »Fasten für *Gesunde*« darf nicht fehlen. Ein Heilfasten kann nicht Aufgabe der obengenannten Institutionen sein. Es muß geklärt sein, wer die Verantwortung trägt: der Arzt für eine Krankenbehandlung, der Gesunde für seine eigene Gesundheit. Der Gruppenleiter ist für die exakte Führung einer Fastenwoche verantwortlich. Eine ambulante Fastenwoche sollte gemeinsam mit einer geschulten *Fastenleiterin* (dfa/UGB, s. Anhang S. 295) durchgeführt werden, die Ihnen die Organisation und Leitung der Gruppe abnimmt und auf die Verantwortungsfrage mit einem schriftlichen Haftungsausschluß verweist.

Zeitplan

Zunächst sollte ein Informationsabend zur Erstmotivation stattfinden, bei dem auch die Kostenfrage besprochen wird. Zur weiteren Information wird geeignete Literatur *(112)* empfohlen. Am Donnerstag oder Freitag vor Fastenbeginn treffen sich die Teilnehmer zum *Einstiegsgespräch,* bei dem der genaue Ablauf der Fastenwoche erklärt und Ängste abgebaut werden. Samstag ist der Entlastungstag, er wird auch zum Einkauf der Fastenutensilien genutzt. Der eigentliche Fastenbeginn ist dann am Sonntag, wobei der betreuende Arzt abends telefonisch erreichbar bleiben sollte. Am zweiten Fastentag werden sich einige der Teilnehmer eher »labil« fühlen, deshalb ist ein *»Auffanggespräch«* zu diesem Zeitpunkt besonders wichtig (Wie war der bisherige Verlauf? Geht es gut?). Am Mittwoch oder Donnerstag (vierter oder fünfter Fastentag) trifft sich die Gruppe zum *Erfahrungsaustausch,* gleichzeitig sollen das Fastenbrechen und der Aufbau besprochen und über Essensschulung und Kauschulung informiert werden. Am Freitag wird das Fasten gebrochen, es ist gleichzeitig der erste Aufbautag. Am darauffolgenden Montag soll das erste *Ernährungsgespräch* stattfinden. Insgesamt sind neben dem Informationsabend also mindestens drei, eher vier Gruppengespräche notwendig. *Tabelle 5* zeigt Ihnen den Fahrplan durch eine Fastenwoche, sie enthält in Kurzform, was an anderer Stelle *(112, 117)* detailliert beschrieben wird.

Gesprächsinhalte

Im folgenden soll stichwortartig aufgezeigt werden, welche Fragen bei den Treffen der Fastengruppe unbedingt besprochen werden sollten.

1. Abbau von Vorurteilen und Angst
- *Hunger?* – Fasten ist nicht Hungern.
- *Eiweiß, Vitamine, Mineralstoffe* – sind mehr als genug gespeichert.
- *Kraft* – kommt von innen; nach zwei Tagen der Umstellung wie bei vollem Essen.
- *Denk- und Reaktionsfähigkeit* – können vorübergehend verlangsamt sein. Dies ist harmlos, muß aber im Beruf und beim Autofahren beachtet werden.
- *Kreislaufstörungen/Schwindel* – höchstens an den beiden Tagen der Anpassung; ungefährlich!

2. Arbeitsfähigkeit
- Normalerweise sind Fastende arbeitsfähig.

- Es kann jedoch empfehlenswert sein, am Montag (dem zweiten Fastentag) freizunehmen.
- Bei Berufen wie Lok-, Bus-, Taxi- oder Lkw-Fahrern, bei Präzisionsarbeitern, bei Fließband- oder Streßarbeiten kann Arbeitsunfähigkeit gerechtfertigt sein, auch bei Labilen, Überlasteten, Prämorbiden.

3. Fragen/Probleme während des Fastens

- Der Arzt oder die Fastenleiterin sind immer erreichbar.
- Ein erfahrener Teilnehmer kann eventuell weiterhelfen.
- Telefonkette, dazu Telefonnummern austauschen.

4. Finanzierung

- Den Dienst an der Gesundheit Ihrer Patienten rechnen Sie über die ärztliche Gebührenordnung ab.
- Die Leistung der Fastenleiterin wird über eine Teilnehmergebühr vergütet, diejenige eines anderen Leiters oder Referenten ebenfalls.

Das vierte Gruppengespräch – am günstigsten am Montag nach der Fastenwoche, also am vierten Aufbautag bzw. ersten Nachfastentag – ist bereits das erste *Ernährungsgespräch.* Ihm werden vielleicht monatlich weitere folgen, sofern die Gruppe zusammenbleiben möchte. Dieses erste Ernährungsgespräch ist ungemein wichtig, weil Sie so aufgeschlossene Menschen kaum sonst als nach einer Fastenwoche finden werden.

Bedeutung der Fastenwoche für den Patienten

Machen wir uns noch einmal die Bedeutung dieses kurzen Fastens klar:

Fasten schafft starke Erlebnisse.

Das Einfache hat seinen eigenen Witz. Wir verstehen und lernen besser durch Erleben. Starke Erlebnisse schaffen – das scheint das Geheimnis für den Erfolg des Konzeptes zu sein. *Fasten* ist nicht einfach Null-Kalorien-Diät und nicht nur der schnellste und ungefährlichste Weg, ein paar Kilogramm loszuwerden, sondern vor allem ein starkes Erlebnis, das täglich neue Erkenntnisse bringt.

Für uns Heutige, allzeit von Nahrung Umgebene ist das Fastenerlebnis gleichbedeutend mit der Entdeckung einer neuen Dimension des Lebens. Leben aus körpereigenen Nahrungsdepots ist eine naturgegebene Form menschlicher Existenz. Der freiwillige totale Verzicht auf Nahrung und Genußmittel in Verbindung mit Bewegung und Gespräch führt zu überraschenden Erkenntnissen:

- daß Fasten alles andere als Hungern ist,
- daß Verzicht nicht Einbuße, sondern Gewinn von Leistungsfähigkeit und Wohlbefinden bedeutet,
- daß Impulse zu einer Änderung des Lebensstils wie von selbst kommen,
- daß der Körper weniger braucht; er ist viel schneller satt.

Es gibt Bücher, die als Leitlinie für die Ernährungsumstellung Gesunder dienen können. »Richtig essen nach dem Fasten« *(114)* wurde dafür geschrieben. Sie sind für Sie eine weitere Praxishilfe und können Ihrer »gesunden« Ernährungsgruppe als »Lehrbuch« oder dem einzelnen Patienten zum Selbststudium dienen.

Bedeutung der Fastenwoche für den Arzt

Auch für Sie selbst wird die Begegnung mit fastenden Menschen, ihrer Wandlung schon in einer Woche, die auftretenden Fragen und das Phänomen einer rasch zusammenwachsenden Fastengemeinschaft ein starkes Erlebnis sein. Sie werden Ihr Arztsein anders verstehen. Dann wird Ihnen auch deutlich werden, was wir mit dem »Rollentausch des Arztes« meinen (s. S. 35), der nötig ist, um ein Arzt für (klassische) Naturheilverfahren zu sein. Sie sind mit der Führung von Fastenden oder Fastenwochen auf dem besten Wege – wenn Sie es nicht längst schon waren – uralte, moderne Therapie zu treiben.

Tabelle 5: Die Fastenwoche auf einen Blick *(Lützner, 112)*

	Aufnahme	Ausscheidung	Bewegung/ Ruhe	Körperpflege	Bewußtes Erleben
Entlastungstag	Zum Beispiel so:	weiche Darmfüllung durch Ballaststoffe in der Nahrung, Leinsamen oder Weizenkleie, reichliches Trinken	Auslaufen – frische Luft genießen, zur Ruhe kommen	Bad nehmen, Wäschewechsel, entspannen	Ablösen vom Alltag
Früh	Obst und Nüsse oder Birchermüsli				
Mittag	Rohkostplatte, Kartoffeln, Gemüse, Quarknachspeise				
Nachmittag	1 Apfel, 10 Haselnüsse				
Abend	Obst oder Obstsalat (mit Leinsamen oder Weizenkleie), 1 Joghurt, Knäckebrot, reichliches Trinken				
1. Fastentag					
Früh	Morgentee Glaubersalz (mit Zitrone) oder Einlauf	Auftakt zum Fasten: <u>gründliche Darmentleerung</u>	gewohnte Morgenbewegung, zu Hause bleiben	ausschlafen, Füße warm	Ausfuhr statt Einfuhr, wohlige Wärme genießen
Vormittag	Wasser oder Tee nachtrinken				
Mittag	Gemüsebrühe oder Gemüsecocktail	Leber entgiftet besser im Liegen	Mittagsruhe, kleiner Spaziergang	Leibwärme Leberpackung	
Nachmittag	Früchte- oder Kräutertee (½ Teel. Honig)				
Abend	Obstsaft, Gemüsesaft oder Gemüsebrühe			früh zu Bett	
2. Fastentag					
Früh	Morgentee (½ Teel. Honig)	Nieren und Gewebe durchspülen: mehr trinken als sonst, Urinfarbe hell? sonst mehr trinken	dehnen, strecken, Morgenspaziergang	Kaltreiz fürs Gesicht, Luftbad und Haut frottieren, Leibwärme, Leberpackung, warme Hände und Füße? weder Vollbad noch Sauna	müde sein dürfen, loslassen, frei fühlen von Hunger
Vormittag	Wasser zwischendurch				
Mittag	Gemüsebrühe oder Gemüsecocktail		Mittagsruhe		
Nachmittag	Früchte- oder Kräutertee (½ Teel. Honig)		zügiger Spaziergang am Nachmittag		
Abend	Obstsaft, Gemüsesaft oder Gemüsebrühe				
3. Fastentag					
Früh	Morgentee (½ Teel. Honig)	Abführen! <u>Einlauf</u> jeden zweiten Tag (notfalls Bittersalz). Spontanen Stuhlgang fördern durch Molke oder Sauerkrautsaft	Teppichgymnastik, Bewegungsdrang nachkommen, aber maßvoll	Wechseldusche, Bürsten und Ölen	die Lebensgeister erwachen, was braucht mein Körper? wonach hungert meine Seele?
Vormittag	Wasser zwischendurch				
Mittag	Tomatenbrühe		Mittagsruhe	Leibwärme, Leberpackung	
Nachmittag	Früchte- oder Kräutertee				
Abend	Obstsaft, Gemüsesaft oder Gemüsebrühe		die Nacht »positiv gestalten«		

	Aufnahme	Ausscheidung	Bewegung/ Ruhe	Körperpflege	Bewußtes Erleben
4. Fastentag					
Früh	Morgentee	Stuhlgang spontan? (dies ist selten), Urinfarbe hell? sonst mehr trinken, Schweiß- und Mundgeruch übel – ist normal	aktiv werden, Wandern, Sport treiben und körperliche Arbeit im Wechsel mit Entspannung und Ruhe	Tautreten oder Schneelaufen, Schwitzen – Duschen – Ölen – Entspannen im Liegen, stabil genug für Sauna oder Vollbad; Nachtruhe einplanen!	den Morgen genießen und die frische Luft, Bewegung sättigt und befriedigt, wohlige Wärme durchgearbeiteter Glieder
Vormittag	Wasser zwischendurch				
Mittag	Karottenbrühe				
Nachmittag	Früchte- oder Kräutertee				
Abend	Obstsaft, Gemüsesaft oder Gemüsebrühe				
5. Fastentag					
Früh	Morgentee	Darm reinigen: Einlauf (notfalls Bittersalz), eventuell Molke oder Sauerkrautsaft)	Bewegungsbedarf sättigen, Tempo an die Fastensituation anpassen, Behinderungen nicht überspielen	Bürsten – Duschen – Ölen, warme Füße, Leberpackung, Vorbereitung auf die Nacht, Schlafhilfen	»stolz wie ein König«, Einkaufen für den Kostaufbau, freuen am Nicht-haben-müssen
Vormittag	Wasser zwischendurch				
Mittag	Selleriebrühe				
Nachmittag	Früchte- oder Kräutertee				
Abend	Obstsaft, Gemüsesaft oder Gemüsebrühe				
1. Aufbautag					
Früh	Morgentee	behutsam an Nahrungsaufnahme gewöhnen, Ausscheidung ist weiter wichtig: Darm mit Quellstoffen füllen, reichlich trinken	Morgengymnastik oder -sport vor dem Fastenbrechen, Spaziergang, Mittagsruhe, »Schongang«	Kneipp: Kaltreiz ist Lebensreiz 1–2 x täglich liegen! Leberpackung, bei Völlegefühl: Prießnitz-Leibauflage	Essen: heute wichtiger als alles andere! der Apfel und alle Mahlzeiten im Mittelpunkt meiner Aufsamkeit – weniger ist viel
Vormittag	Fastenbrechen: 1 gut gereifter Apfel (oder Apfel gedünstet)				
Mittag	Kartoffel-Gemüse-Suppe				
Nachmittag	trinken wie bisher				
Abend	Tomaten- oder Spargelsuppe, Buttermilch mit Leinsamen, Knäckebrot; Trockenobst einweichen				
2. Aufbautag					
Früh	Morgengetränk Backpflaumen, Weizenschrotsuppe	Gewichtsanstieg in Kauf nehmen (ist normal), Darmentleerung spontan? Leinsamen und trinken! ½ Einlauf bei vergeblichem Stuhldrang, sonst warten bis zum dritten Aufbautag	Aufbauflauten in Kauf nehmen. Spaziergang »nach dem Essen ruhn oder 1000 Schritte tun.« Anstrengungen meiden	Kreislauf in Gang bringen: bürsten und frische Luft, Wechseldusche, gegen Kopfleere hilft Liegen, weder Sauna noch Vollbad	»satt«? »voll«? zufrieden, befriedigt, gesättigt
Vormittag	Wasser zwischendurch				
Mittag	Salat, Kartoffeln, Gemüse, Bioghurt				
Nachmittag	Kräutertee				
Abend	Rohkost, Getreide-Gemüsesuppe, Dickmilch, Leinsamen, Knäckebrot				

Aktive Diätetik in der Klinik

Mit »Klinik« ist hier nicht das Akutkrankenhaus gemeint; dies hat ganz andere Aufgaben als sich um Ernährungsstrategien für chronisch Kranke zu kümmern. Gemeinsam ist »stationäre Aufnahme«. Dies hat den Vorteil, daß der Patient ganztags zur Verfügung steht – im Krankenhaus vorwiegend für Diagnostik und eingreifende Interventionen, in der Kurklinik für ein den Tag füllendes Therapieprogramm.

Das Wort »Kur« sagt nichts anderes, als daß die Heilmaßnahme zeitlich vorgeplant und auf vier oder sechs Wochen begrenzt ist. Es geht weder um Sofortaufnahme noch um möglichst kurze oder lange Liegedauer, nicht um hoch spezialisierte Akutmedizin, sondern um ein zeitlich gestuftes und breit angelegtes Heilverfahren für chronisch Kranke.

»Heilverfahren« ist der bessere Ausdruck als »Kur«, obwohl sie beide dasselbe sagen: kurieren, heilen. Heilverfahren (HV) kennzeichnet die Bemühung eines differenzierten Mitarbeiter-Teams um die Rehabilitation des chronisch Kranken. »Rehabilitation« bedeutet mehr als Kur. Über die Verbesserung der Gesundheit oder des Befindens hinaus zielt sie auf die Wiederherstellung gesellschaftlicher Funktionen, z.B. der Lebensführung und der Berufsausbildung. Rehabilitation beinhaltet den sozialmedizinischen Auftrag, der während eines kurklinischen Aufenthaltes erfüllt werden soll *(60)*.

Rehabilitationsmedizin

Es gibt keinen besseren Ort für aktive Diätetik als eine Kur- oder Rehabilitationsklinik.

Sie bietet die Chance, Diätetik im weiten Sinne zu verwirklichen. Klassische Naturheilverfahren brauchen den kurklinischen Rahmen, um mit dem notwendigen Zeitaufwand sachgerecht und gezielt angewendet zu werden. Und der chronisch Kranke braucht den kurklinischen Rahmen, um gesammelt, diszipliniert und angeleitet etwas wesentliches für sich tun zu können. Da er bei dieser Gelegenheit auch Zeit hat, über sein Leben und seinen Lebensstil nachzudenken, ergibt sich für die Kurklinik eine erweiterte Aufgabenstellung. *Wie können wir dem Kranken helfen, sein Leben zu Hause anders zu gestalten?* Diese Aufgabe wird keineswegs von allen Kurkliniken gesehen *(46)*.

Die Vorteile von Kur- oder Rehabilitationskliniken liegen in den folgenden sechs Punkten.

Geplantes Zeitangebot von vier, sechs oder auch zwölf Wochen

Dies bedeutet: Intensiver Kontakt des Behandlerteams mit den Patienten.

Spezialisierung auf eine ausgewählte Klientel

Die Konzentration auf z.B. neurologisch, urologisch oder Magen-Darm-Kranke bedeutet hohe Fachspezifität in Diagnose und Therapie, birgt aber auch die Gefahren der Einseitigkeit.

Konzentration fachspezifischen Behandlungspersonals

Für Herz-Kreislauf-Kranke bedeutet dies z.B. die exakt dosierte Bewegungstherapie im Gelände unter Langzeit-EKG-Überwachung, für psychosomatisch Kranke die verstärkte psychotherapeutische Begleitung, und für Patienten nach operativen

Eingriffen am Bewegungsapparat bedeutet dies eine Verdichtung des Angebots an Krankengymnastik. Hierbei gerät leicht der interdisziplinäre Ansatz in den Hintergrund.

Ganzheitliches Vorgehen

Der Vorteil eben nicht nur organspezifischer Diagnostik und Therapie macht sich besonders dann bemerkbar, wenn es darum geht, Behinderungen psychosozial aufzuarbeiten oder den frisch Behinderten in die Gemeinschaft der erfahrenen Behinderten aufzunehmen.

Abschirmung

Der Schutz vor inkompetenten und störenden Einflüssen ist ein zentrales Anliegen, besonders in der Suchtbehandlung. Die Herausnahme aus dem sozialen Umfeld und genügend Zeit sind erkennbar die Voraussetzung für eine erfolgreiche Therapie.

Möglichkeit genauer Begutachtung

Die Beurteilung eines Patienten durch den Rentengutachter ist im unkomplizierten Fall das Ergebnis einer einstündigen Beschäftigung mit dem Patienten. Vier Wochen Zeit lassen bessere Antworten auf Fragen einer Wiedereingliederung in die soziale Gemeinschaft oder der Berentung finden. Die Beobachtungen *aller* Behandler führen zu einer gerechteren Beurteilung durch ein mosaikähnlich zusammengefügtes Bild aus Befunden, Verhalten und Motivation.

Vorteile aus Patientensicht

Von der Warte des Patienten stellt sich ein kurklinischer Aufenthalt etwa so dar:

- Er darf sich für vier Wochen aus dem Alltag lösen.
- Da ist endlich Zeit für Behandlungen, für die nie Zeit war.
- Er erfährt eine dichte ärztliche Betreuung. Sein Arzt hat ganz persönlich Zeit für ihn.
- In der Klinik versucht man, ihn zu verstehen, zu bergen und anzunehmen, wie er ist.
- Er darf mitreden, mitdenken und mitentscheiden. Er wird in kleinen Gruppen mit anderen sprechen, die das gleiche Problem haben wie er.
- Es wird ihm manches bewußt werden, was falsch war, und er wird lernen, wie man es zu Hause anders machen kann.
- Er wird zwar »straff herangenommen«, aber er lernt den Sinn sehen, und er erlebt schließlich, daß das sogar Spaß macht (auch mit Fasten, Bewegung und Vollwerternährung).
- Im autogenen Training lernt er, Kontakt mit sich selbst aufzunehmen und zu entspannen sowie formelhafte Vorsatzbildungen zu finden.
- Neue, hilfreiche Gewohnheiten werden eingeübt, damit gute Vorsätze nicht verrinnen. Sie sollen helfen, die Krankheit selbst in den Griff zu bekommen.

Fachklinik für ernährungsabhängige Krankheiten

In ihr sammeln sich Patienten, die zwei großen Krankheitsgruppen zuzuordnen sind:

- Verhaltensabhängige Zivilisationserkrankungen: Folgen von Überernährung, Fehlernährung und toxischer Belastung durch Genußmittel, Medikamentenabusus und Umweltgifte (s. S. 17).

- Chronische Krankheiten als weit weniger verhaltensabhängige Krankheitsschicksale, hinter denen aber die Folgen pathologischer Speicherung von Fett-, Eiweiß- und Immunkomplexen zu finden sind (s. S. 21).

Beide Gruppen sind ernährungsabhängig (s. S. 17).

Eine Fachklinik für *ernährungsabhängige*

Krankheiten wäre ein Unsinn in sich selbst, wenn sie nicht Diätetik und Gesundheitsbildung in den Mittelpunkt ihres Therapiekonzepts stellte. Die folgenden Kapitel werden davon handeln.

Zu berichten ist aus 30jähriger Erfahrung kurklinischen Alltags in zwei Fastenkliniken. Wir konzentrieren uns jedoch auf die letzten 17 Jahre Erfahrung mit einem Modell, das den Vorzug hatte, in eine neu gebaute Klinik installiert zu werden.

Ihr Name »Kurpark-Klink Überlingen/Bodensee« resultiert aus der Tatsache, daß sie neben dem Kurpark liegt, in einer Ruhezone, nicht weit vom Kern einer lie-benswerten Kleinstadt, in bevorzugter Landschaft. Sie hat 126 Betten in Einzel- oder Doppelzimmern. Hauptbelegerin ist die LVA-Baden, dann die LVA-Berlin, schließlich Krankenkassen bzw. Krankenversicherer aus dem gesamten Bundesgebiet. Das Haus gilt als private Krankenanstalt. Jedes Zimmer/Doppelzimmer hat Dusche, Innentoilette und Balkon. Kein Hotel, aber auch kein Krankenhaus. Die Wohnatmosphäre muß zum Wohlbefinden des Patienten in den vier Wochen seines Aufenthaltes beitragen; entbehrlich ist nicht-sachdienlicher Komfort.

Aufgaben einer Rehabilitationsklinik für Stoffwechselkranke

Das Wort »stoffwechselkrank« ist ein dehnbarer Begriff; er läßt sich als eng oder sehr weit begreifen. Gemeint sind chronisch Stoffwechselkranke zwar mit den üblichen Symptomdiagnosen, hinzuzudenken aber sind die ernsthaften Folgen einer Entgleisung des Stoffwechsels oder auch nur des Gewichts. Hier einige Beispiele:

- die Überlastungsinsuffizienz des Herzens durch Adipositas und Hypertonie,
- der chronische Sauerstoffmangel des Gewebes und des Gehirns,
- die Überlastungsschäden am Bewegungsapparat durch Adipositas und Bewegungsmangel,
- die diabetische Mikroangiopathie an den Extremitäten, an den Augen und an der Niere durch die Kombination von Diabetes Typ IIb und Rauchen,
- die Fettleberhepatitis des übergewichtigen Alkoholtrinkers, die zur Zirrhose oder zur hepatischen Porphyrie führen kann,
- die Hyperlipidämie des fehlernährten Rauchers am Schreibtisch mit Gefäßschäden, die zum Herzinfarkt oder zum Schlaganfall führen,
- die Hyperurikämie oder Gicht mit den vielerlei Erkrankungen des rheumatischen Formenkreises, die nicht nur purin-, sondern allgemein konsumabhängig sind.

Kurz: *Das Metabolische Syndrom* mit seinen vielfältigen Folgeerkrankungen. Gemeinsames und äußeres Kennzeichen ist die Übergewichtigkeit.

Wichtiger sind die gemeinsamen Ursachen, nämlich die Abhängigkeit von Ernährung, Genußmittelkonsum, Medikamentenabusus – also vom Lebensstil, von der Zivilisation und dem Wohlstand. Didaktische Probleme sind es in der Hauptsache, die von einer Rehabilitationsklinik bewältigt werden müssen, wenn sie erfolgreich sein soll.

Der *chronisch Stoffwechselkranke* ist ein Ärgernis für den Hausarzt, wenn auch sein treuester Kunde. Er kostet die Krankenkassen sehr viel Geld, und er sieht nicht einmal ein, daß er krank ist, braucht er doch nur ein paar Pillen, um die einen oder anderen Beschwerden verschwinden zu lassen. Er bemerkt nicht, daß sein Diabetes schon zehn Jahre vorher begann. Seine Leber schmerzt nicht, obwohl sie

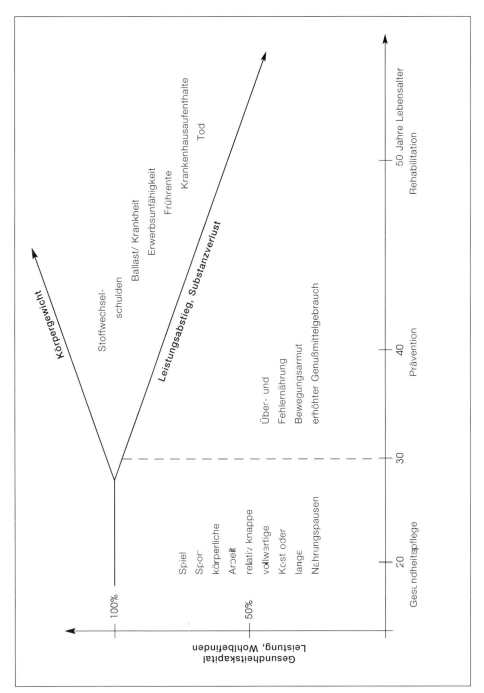

Abb. 7: Standort der Rehabilitationsmedizin für Stoffwechselkrankheiten (Metabolisches Syndrom). Erlebnishorizont positiv; Rehabilitation aussichtsreich.

täglich geschädigt wird, und der Leistungsabstieg geht langsam wie ein Uhrzeiger. Ein wirklicher Leistungsdruck setzt erst dann ein, wenn der Schaden fast irreparabel wurde und lange Krankenhausbehandlungen notwendig werden.

Der Stoffwechselkranke, der sich selten als Kranker empfindet, wird chronisch krank und existenzbedroht, solange er sein Leben nicht verändert. Seine Situation wird dadurch erschwert, daß er am »normalen Leben« erkrankt, fühlt er sich doch mit »den anderen« einig, unreflektiert zu gebrauchen, was angeboten wird. Man hat, man nimmt, man trägt, man kauft.« Auch gegenüber seiner Stoffwechselentgleisung wird eher gefragt »Was nehme ich gegen . . .?« als »Was lasse ich weg?«; gegenüber dem Arzt: »Was verschreiben Sie mir?« als »Was raten Sie mir, das ich tun soll?«

Wenn die therapeutische Aufgabe, nämlich die Änderung des Lebensstils, wirklich erfolgreich bewältigt werden soll, dann muß neben dem medizinischen Instrumentarium das didaktische Rüstzeug einen hohen Stellenwert haben. Davon soll in den kommenden Kapiteln berichtet werden. Hier eine knappe Skizze des erweiterten Aufgabenbereichs:

Kennzeichen einer Rehabilitationsstrategie für Stoffwechselkranke

- Neben Diagnosestellung und Verlaufskontrolle Krankheits- und Erwerbsrisiko bewußt machen, Daten mitteilen und in Form eines Nachsorgepasses langfristig dem Patienten wie dem Hausarzt übersichtlich darstellen.
- Den notwendigen ernährungs- und verhaltenstherapeutischen Eingriff dem Patienten einsichtig machen.
- Verzichte ermöglichen, Verzichtfähigkeit trainieren.
- Ernährungsumstellung im Sinne einer Korrektur der Über- und Fehlernährung individuell und sozial anpassen.

- Aktivierung zur Überwindung von Trägheit bis zur Freude an Bewegung.
- Nicht-medikamentöse Begleitbehandlung mit physiotherapeutischen Mitteln.
- Anregung zur Selbsthilfe mit einfachen, natürlichen Mitteln.
- Erlebnisse schaffen und Grenzsituationen überwinden helfen: bedeutsame Motivationshilfe für später.
- Gespräche in Gang bringen, Gewohntes in Frage stellen, neue hilfreiche Gewohnheiten einüben.
- Konfliktbearbeitung (40 bis 70 % Psychosomatosen!).
- Alternativen zur Freizeitgestaltung (Langeweile kann wirklich »tödlich« sein).
- Ordnung von Belastung und Ruhe, Spannung und Entspannung, Tag und Nacht.

Korrektur falscher Gewohnheiten

Ernährungsgewohnheiten werden an der Mutterbrust, mit der Flasche, am Familientisch geprägt, von den Großeltern, den Schulkameraden, schließlich von der Konsumgesellschaft beeinflußt. Nahrung ist jederzeit und in jeder Menge zur Verfügung, bequem zu erreichen, fertig verpackt und billig. »Man kann sich was leisten« wird zum Statussymbol. Unangefochten fahren wir auf inzwischen alt eingefahrenen Gleisen: Bequem ja, aber in welcher Richtung?

Konsum statt Auseinandersetzung mit Maß und Ziel menschlichen Lebens. Die Kostenexplosion im Gesundheitswesen wurzelt nicht zuletzt in dieser Einstellungsveränderung.

Eine *Kurskorrektur* ist notwendig. Das weiß jeder, inzwischen auch der Patient. Da sind aber unüberwindbar scheinende Hindernisse:

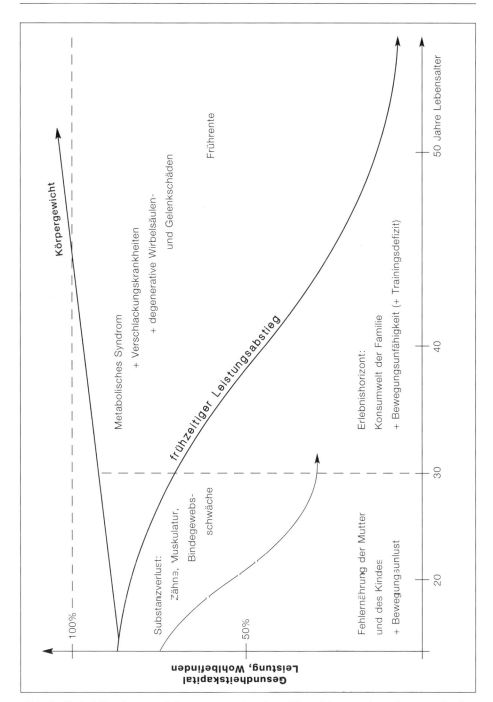

Abb. 8: Rehabilitationsmedizin unter ungünstigen Vorzeichen und erschwerten Bedingungen. Etappenheilverfahren dringend indiziert; frühzeitige Einweisung.

- ungenügende körpereigene Warnsignale gegenüber dem schleichenden Beginn der Erkrankung,
- fehlender Leidensdruck (siehe oben),
- Bequemlichkeit eines genußreichen Lebens. Es ist schwer, mit Zivilisation und Wohlstand sinnvoll umzugehen,
- Versorgungsdenken; die passive Konsumentenhaltung läßt Gesundheitsgüter »von oben« erwarten und
- die kausale Therapie ist unbequem und mühsam.

Wer vermag da etwas zu ändern? Unter welchen Bedingungen könnte sich etwas ändern? Konsumverzicht ist unpopulär, Trägheit verbal nicht zu überwinden, Fehlernährung durch Rezepte nicht zu beeinflussen.

Behandlungskonzept (Fünf Säulen)

Unser Behandlungskonzept ruht auf fünf Säulen:

- Intensivdiätetik: Fasten und Vollwerternährung,
- Bewegungstherapie,
- Naturheilverfahren im Sinne von Behandlung,
- Gesundheitsbildung/Freizeitgestaltung,
- Psychotherapie/Verhaltenstherapie.

Medikamentenverzicht ist möglich, sobald diese Basistherapie wirksam wird. Die Erfahrung zeigt, daß etwa 80 % der vorher genommenen Medikamente entbehrlich werden.

Selbstverständlich stehen alle medikamentösen Möglichkeiten zur Verfügung, vom Antibiotikum, Kortison bis zum Antidepressivum. Bevor stärker wirksame oder mit Nebenwirkungen belastete Medikamente eingesetzt werden, wird zunächst der Versuch mit bewährten Phytotherapeutika oder Homöopathika unternommen.

Adjuvante Therapie steht je nach mitgebrachten Fähigkeiten eines Kollegen zur Verfügung: Neuraltherapie, Akupunktur, Symbioselenkung, Chirotherapie o. a.

Ohne Frage bleibt, daß jeder hier tätige Arzt/Ärztin in der Notfallmedizin und in allgemein üblichen Behandlungsverfahren praktische Erfahrung von mindestens zwei Jahren nach Abschluß seiner Hochschul-Ausbildung haben muß.

Ernährungstherapie in zwei Schritten

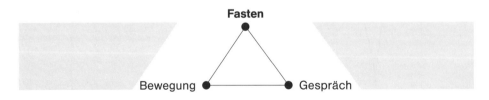

Der *erste Schritt* des therapeutischen Konzepts ist kontrastreich und erscheint hart bis unzumutbar.

Fasten: Unterbruch alles Gewohnten
- Totaler Nahrungsverzicht. Die Mahlzeiten werden zwar im Speisesaal eingenommen, aber durch Getränke ersetzt: Kräutertees mit oder ohne etwas Honig, mittags Gemüsebrühe, abends vitaminreiche Obstsäfte, zwischendurch reichlich Wasser (steht zur freien Verfügung: Mineralwasser in Flaschen).
- Verzicht auf Tabak, Alkohol, Kaffee, Süßigkeiten wie Kuchen, Schokolade, Eis, Bonbons, auch künstliche Süßstoffe.
- Stufenweiser Verzicht auf entbehrliche Medikamente, auch der Abführ-, Schlaf- oder Entwässerungsmittel. Auch hier ist die Freiwilligkeit des Patienten oberstes Gebot; das Loslassen gelingt dem einen schneller als dem anderen.
- Gründliche Entleerung des Magen-Darm-Kanals, anfangs mit Glaubersalz, später zweitägig mit einem Einlauf.

Dies entspricht der Methode *Buchinger*s, die sich uns am besten bewährt hat. Andere Fastenstrategien werden auf S. 27 besprochen.
Fasten von 7, 14 oder 21 (gelegentlich auch 32 Tagen) ist der konsequenteste und intensivste ernährungstherapeutische Eingriff in den Stoffwechsel des chronisch Kranken. Es geht um Abbau, Entspeicherung, Umkehr des Stoffwechsels in Richtung Ausscheidung (s. S. 31). Seine therapeutische Potenz liegt nicht nur im Einschnitt in die Chronifizierung des Leidens, sondern auch im Unterbruch alt eingefahrener Lebensgewohnheiten. Didaktisch hat es besondere Vorteile. Fasten bedeutet einen tiefen Umbruch im Körperlichen wie im Seelischen, es betrifft den *ganzen* Menschen, nicht nur jede seiner Zellen, jedes Organ und seine verbindenden Gewebe, sondern auch sein Selbstverständnis. Insofern ist Fasten interdisziplinäre und somatopsychische Therapie.

Die *Begleittherapie des Fastens* ist die folgerichtige Fortsetzung einer Ganzheitstherapie:

Bewegung im Sinne von Training verbliebender Funktionsmöglichkeiten. Erhalt der vorhandenen Muskulatur, gleichzeitig als Erlebnis von Beweglichkeit.

Physiotherapie (Massagen und Hydrotherapie) zur Förderung des Entschlackungs- und Abbauprozesses, zur Verbesserung geweblicher Durchblutung und zur Entschmerzung.

Gesundheitsbildung nicht nur im Sinne von Wissensvermittlung, sondern auch im Sinne von »mentaler Entschlackung«: das Infragestellen von Klischeevorstellungen, Werbesprüchen, Pauschalregeln und von Kollektivnormen.

Lebensordnung: Der Versuch, Rhythmus und Ordnung in den Tagesablauf zu bringen; das heißt: früh zu Bett, zeitig aufstehen; Bettruhe nach jeder Anwendung; Entspannung nach jeder Belastung; sparsamer Gebrauch von Zeitung, Fernsehen und Radio.
Im tiefsten Sinne bedeutet Fasten »Gang in die zivilisatorische Wüste«; es bietet Gelegenheit, sich mit sich selbst zu beschäftigen, nach Maß und Ziel des eigenen Lebens zu fragen, Einsichten zu gewinnen wie z. B.

> Leben besteht nicht nur aus Speichern/Haben-müssen,
> sondern auch aus Entspeichern/Geben-können.

Fasten schließt Verzichttraining, Engagement, Individuationsprozeß ein.

Eine Alternative zum Fasten ist die strenge Rohkost/Frischkost nach *Bircher-Benner* (s. S. 28).

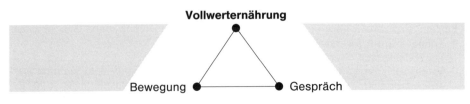

Vollwerternährung

Bewegung — Gespräch

Der *zweite Schritt* der Ernährungstherapie geht von der Intensivdiätetik zur *Vollwerternährung*, die intensive Kauschulung beinhaltet.

Die Überleitung vom Fasten zum Essen erfolgt behutsam durch einen stufenweisen Kostaufbau (s. S. 279) bis zu einer Reduktionskost von 1200 kcal/8300 Joule oder weiter bis zu 2000 kcal/8300 Joule. Die Aufbauzeit beträgt ein Drittel der Fastendauer, bei 21 Fastentagen also 7 Aufbautage.

Planung der Intensivdiätetik:
2 Drittel der Zeit Fasten,
1 Drittel Eßverhaltenstraining
    mit Vollwertnahrung.

Vollwertnahrung ist die Voraussetzung dafür, daß ein Organismus mit verminderter Kalorienzahl noch richtig ernährt und gleichzeitig befriedigt sein kann. Vollwertig ist die Nahrung nicht nur im Hinblick auf die von der Deutschen Gesellschaft für Ernährung quantifizierten Nahrungsbestandteile, sondern auch im Hinblick auf Wertstoffe, die man nur durch unerhitzte oder sehr schonend bereitete Gerichte bekommen kann und die noch keineswegs alle bekannt sind (wie ein Großteil der Vitamine noch vor zwei Generationen).

Die biologische Wirksamkeit einer solchen Vollwertnahrung ist nur von Analytikern umstritten, nicht jedoch von erfahrenen Diätetikern, die seit Jahrzehnten damit umgehen.

Wir zeigen zwar die Idealform einer vielgestaltigen Vollwerternährung (s. S. 271). Nach Wahl gibt es eine vegetarische Form oder eine gemischte Vollwertkost mit Fleisch und Fisch. Wir möchten damit Muster zeigen, Beispiele geben, Erlebnisse vermitteln. Wir werden aber niemals den Anspruch erheben, der Patient müsse das nun zu Hause nachvollziehen. Wir sind froh, wenn er die eine oder andere Anregung mit nach Hause nimmt und seine Ernährung schrittweise verändert (s. S. 280).

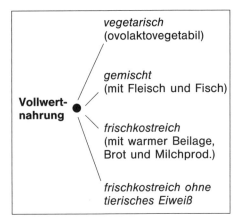

Vollwert-
nahrung

vegetarisch
(ovolaktovegetabil)

gemischt
(mit Fleisch und Fisch)

frischkostreich
(mit warmer Beilage,
Brot und Milchprod.)

*frischkostreich ohne
tierisches Eiweiß*

Das bewegungstherapeutische Konzept

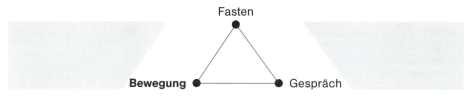

Fasten

Bewegung   Gespräch

Das Grundelement *Bewegung* enthält mehr als nur eben Bewegung in irgendeiner Form. Bewegung gehört wie Nahrung zu den Urbedürfnissen des menschlichen Lebens. »Diaita« verlangt von uns eine sorgfältige Pflege dieser wichtigen Grundfunktion, deren Bedeutung viele Dimensionen hat. Zunächst die physiologische Dimension. Unsere Organe sind phylogenetisch auf Bewegung angelegt. Machen wir uns klar,

- daß Bewegung plus Belastung die notwendigen Impulse zur Ernährung und damit Erhaltung von Knorpel und Knochen sind,
- daß Bewegung und Kräftigung eng zusammenhängen: daß der Gebrauch der Muskulatur ihr Schutz vor Abbau ist, Sport bewußt am Aufbau von Muskulatur ansetzt und letztlich nicht nur die Leistung, sondern auch das Selbstbewußtsein des Menschen stärkt,
- daß Kreislaufstabilität nicht ohne Training des Kreislaufs erreicht werden kann,
- daß die Sauerstoffsättigung des Blutes und damit des Bindegewebes und der Organe nur in Verbindung mit Bewegung und Atmung in frischer Luft verstanden werden kann: die Sauerstofftherapie der klassischen Naturheilverfahren!

Die Frage ist immer nur, mit welcher Bewegung für welchen Menschen in welchem Alter das physiologische Optimum erreicht werden kann; auch dies ist eine Frage der Organisation und der Didaktik. Die seelisch-geistigen Bezüge von Bewegung seien nur in groben Strichen skizziert:

- Den urmenschlichen Bewegungsdrang zu sättigen heißt gleichzeitig: zufrieden sein, sich wohlfühlen und das Bewußtsein haben dürfen, ein lebendiger Mensch zu sein.
- Beweglichkeit ist nicht nur Flexibilität im Körperlichen, sondern auch in Form seelisch-geistiger Beweglichkeit; sie mündet schließlich in Bewegungsfreude.
- Fortbewegung heißt nicht nur einen Ruhepunkt, sondern auch alte Bindungen aufgeben, Freiheit gewinnen, neue Standpunkte beziehen – eine entscheidende Voraussetzung für effektive Gesundheitsbildung.
- Im Rhythmus gehen, seinen Atemrhythmus finden,»in seine Mitte kommen« bedeutet Weite und Harmonie und ist damit immer gleichzeitig Überwindung von Streß, Atemlosigkeit, Angst und Enge.

Damit wird der physiotherapeutische Ansatz des gesamten Konzepts deutlich: mit einfachen Grundelementen – richtig dosiert – lassen sich bedeutende und komplizierte therapeutische Wirkungen erreichen. In jedem der vorher genannten Bewegungselemente war das therapeutische Ziel ebenso enthalten wie das prophylaktische, das hygienische oder das rehabilitative.

Fastentherapie bedarf der begleitenden Bewegungstherapie in besonderer Weise mit den drei Zielen

- Ausscheidungs- und Stoffwechselanregung,
- Sauerstoffsättigung und
- Entschlackung durch Verbrennung.

Je mehr Bewegung mit Anstrengung verbunden ist, desto höher wird der Energiebedarf; dies erfordert den Abbau eingelagerter, remobilisierbarer »Nahrungsbestandteile« aus Gefäßsystem und Bindegewebe zur Energiegewinnung. Die Leistungsverbesserung durch Fasten und Sport ist nicht nur eine Funktion des Trainings, sondern auch eine Funktion verbesserter Sauerstoffutilisation und innerer Ernährung, weil sich die Transportgeschwindigkeit von Sauerstoff und Energieträgern in einem »entsorgten« Grundgewebe (Kapillaren und Bindegewebe) verbessert hat.

Bewiesen werden konnte bei Patienten im Fasten mit täglich 30 Minuten Kraftsport und täglich einer Fahrradtour von steigender Belastung *(74, 184)*

- eine signifikante Leistungsverbesserung,
- eine Senkung des systolischen Arbeitsblutdrucks,
- eine verbesserte Arbeitsökonomie des Herzens,
- ein Kraftzuwachs verschiedener Muskelgruppen und
- ein erhöhter Gewichtsverlust mit Begünstigung des Fettabbaus.

Verteilung der Körperzusammensetzung

Die Gewichtsabnahme sagt nicht, wieviel an Wasser, Salzen, Zellmaterial oder Fett abgenommen wurde. Erreicht werden sollen sowohl Entwässerung, Entsalzung als auch Entfettung, nicht jedoch die Abnahme der Muskelmasse.

Die Adipositasforschung bemühte sich in komplizierten Verfahren, den Fettanteil von der fettfreien Masse und diesen wieder vom Wassergehalt zu trennen *(43)*.

Therapeutisches Ziel kann nur sein, bei einer gewollten Gewichtsabnahme möglichst viel Fett aber wenig funktionierende Substanz zu verlieren. In heftige Kritik sind »Crash-Diäten« geraten, auch das Fasten, weil als Erfolg die möglichst große

Gewichtsabnahme, nicht aber die verbesserte Leistungsfähigkeit angestrebt wurde. Erwiesen ist *(163, 164)*, daß man durch einen täglichen Ausdauersport von mehr als 60 Minuten mit dem Gewicht vor allem die Fettmasse senken und die »Lean body mass« vergrößern kann. Gleichzeitig verbessert man die Lipolyse und die Thermogenese, erreicht eine verbesserte Sättigung und in jedem Fall ein steigendes Selbstwertgefühl.

Wie wird »Bewegung« verordnet und organisiert?

Eine Bewegungsdiagnose wird zunächst nur vorläufig aus den Angaben des Patienten und der Abschätzung des Arztes gestellt. Danach wird der neu aufgenommene Patient einer der vier Stufen der Bewegungstherapie zugeordnet. Eine wirkliche Bewegungsdiagnose kann eigentlich nur die Krankengymnastin oder Bewegungstherapeutin (vielleicht auch der Arzt) stellen, wenn der Patient in Aktion gesehen wird. Dann läßt sich die Erstdiagnose rasch korrigieren. (Fahrrad-Ergometer-Testungen mit Angabe der Wattzahl hat uns keine besseren Erkenntnisse geliefert, so daß wir sie fallen ließen.)

Stufe I   Minimalprogramm

Für ältere Patienten, Ungeübte oder Erschöpfte oder auch Faster während einer Flaute. Verordnung: 3 x täglich Gehen, Ziel: In Gang kommen und in Gang bleiben. Z.B. ruhiger Morgengang an der frischen Luft. Vormittags- und Nachmittagsspaziergang in der Sonne, im Regen (es gibt kein schlechtes Wetter, höchstens unangepaßte Kleidung), evtl. Abendspaziergang in der abendlichen Kühle.

Dosis: 2 x eine halbe Stunde (mit oder ohne Absitzen) oder 5 x 10 Minuten gehen.

Angebot: Durch Krankengymnastin geführtes Gehen von Sitzbank zu Sitzbank für Behinderte oder Ängstliche, für Bettlägrige Übungen im Zimmer (bei offenem Fenster oder gelüftetem Raum).

Stufe II   Bewegungs-»Sättigung«

Ziel: Kondition wiedererwerben und erhalten.

Verordnung: Morgengang oder leichte Gymnastik, vormittags eine halbe Stunde Gymnastik/Wassergymnastik, nachmittags eine Stunde Spaziergang.

Dosis: 1 x täglich atemlos sein oder 1 x täglich ins Schwitzen kommen; man darf angestrengt sein, muß sich jedoch nach kurzer Zeit erholen.

Die momentane Belastbarkeit ist subjektiv erfahrbar (Sprechstunde: »Ich habe genug«, »Ich bin überfordert«).

Die bevorzugte Bewegungsart ist vom Patienten zu finden: Gehen, Schwimmen oder Radfahren, Wandern oder Gymnastik.

Das Thema Bewegung sollte ins Gruppengespräch eingebracht werden.

Stufe III   Training

Ziel: Verbesserte Kondition, Leistungssteigerung.

Verordnung: Frühgymnastik, Einführung in den Langlauf oder vormittags eine halbe Stunde Sport und Spiel, nachmittags einhalb Stunden Wandern.

Dosis: Täglich mindestens 1 x bis zur Grenzbelastung. Die Belastungsfähigkeit ist überzogen, wenn mehr als eine halbe Stunde Erholungszeit nötig ist oder wenn schmerzhafter Muskelkater auftritt.

Stufe IV   Sport

Ziel: In Hochform kommen, Freude an der Leistung.

Verordnung: Frühsport, Langlauftraining, eine halbe Stunde Sport und Spiel oder eine Stunde Tennis, nachmittags 2 Stunden straffes Wandern, abends Fahrrad-Ergometer-Training.

Dosis 2 bis 3 x täglich Grenzbelastung erreichen, nach einer halben Stunde erholt sein.

Cave: Erholungsverzögerung, übler Muskelkater, Bänderzerrungen, Periostitiden.

Eine Patienteninformation »Aktive Bewegung – richtig dosiert« finden Sie im Anhang auf S. 276.

Alle Bewegungsarten sind auch im Fasten durchführbar – ein Beweis dafür, daß der Körper total aus gespeicherten Nahrungsreserven leben kann. Diese werden nicht so schnell mobilisiert wie Glykogen; Fettsäuren brauchen länger. Deshalb sind die allgemeinen Trainingsregeln besonders sorgfältig zu beachten: Nichts erzwingen! Langsam beginnen, Leistung kommen lassen, Tempo an die Fastensituation anpassen, die täglich anders sein kann. Faustregel: Keine Sprints, günstig hingegen Ausdauerleistungen.

Tab. 6: Bewegungsübungen und Sportarten im Fasten

günstig	ungünstig
Spazierengehen	Gewichtheben/ Liegestütz
Bergwandern	Klettern
Laufen	Sprinten
Radfahren	Motorradfahren
Schwimmen	Tauchen
Rudern	Surfen
Skiwandern	Abfahrtslauf
Schlittschuhlaufen	Eishockey
Spiele	Wettkämpfe/ Leistungssport
Tanzen	

Fasten und Leistung

Niemand, der es nicht erlebt hat, kann glauben, was Fastende von ihren Leistungen berichten. Da ist der gesunde Mann, der sechs Wochen fastet und dabei sein Haus baut, d. h. Schwerarbeit verrichtet. Eine Hausfrau fastet vier Wochen, bewirtet dabei acht Angehörige mit Essen und versorgt ihren ganzen Haushalt. Eine Gruppe von Lehrern und Lehrerinnen fastet regelmäßig im Gebirge und besteigt dabei Gipfel von drei- bis viertausend Metern Höhe.

Ich erinnere mich gut jenes 50jährigen Schweizers, der am 49. Fastentag seine Bestzeit im 10 000-m-Lauf registrierte. Oder ich denke an jenen Bauern, der aus dem Heilverfahren regelmäßig zum Wochenende nach Hause fuhr, um seinen Kuhstall mit 20 Stück Vieh per Hand auszumisten (weil der Knecht frei haben sollte). »Ich hatte Kraft wie immer«.

Dies sind sicher extreme Leistungen. Sie sind Anlaß zu unterstreichen, was alle Faster berichten, die regelmäßig trainieren: »Wir sind lange nicht mehr so fit gewesen wie während und nach dem Fasten«.

Faulpelze klagen über das Gegenteil: »Wir sind schlapp, haben keine Lust zu gehen, geschweige denn, Sport zu treiben; die Arbeit fiel uns nach der Fastenkur schwer«.

Wir haben es mit der bekannten Tatsache zu tun: Auch Muskulatur wird, wie andere Organe ständig auf- und abgebaut. Bei Inaktivität verläuft der Umbau in Richtung Abbau und bei Training in Richtung Aufbau. Nicht immer ist uns bewußt, daß dies ganz unabhängig von der Nahrungszufuhr oder dem Nahrungsverzicht geschieht.

Mit Recht zweifelt man an diesem physiologischen Grundgesetz, wenn man an der Ausscheidung von 3-Methyl-Histidin – das durch Proteolyse von Aktin und Myosin entsteht – erkennen kann, daß es im Fasten einen Muskeleiweißabbau geben muß.

Nicht feststellbar ist, aus welchen Muskelgruppen das 3-Methyl-Histidin stammt. Sicher ist, daß immer Muskelgruppen abgebaut werden, die im Augenblick nicht gebraucht werden. Wenn ein Schulter-Handarbeiter im Urlaub ist, dann wird er trotz voller Verpflegung einen Teil seiner Schultergürtelmuskulatur abbauen – nicht mehr und nicht weniger als während eines Heilverfahrens mit Fasten oder Reduktionskost: die bekannte Inaktivitätsatrophie; glücklicherweise ist sie durch die wieder aufgenommene Arbeit rasch rückgängig zu machen.

Nachgewiesen wurde der Aufbau von Muskulatur auch im Fasten durch Ergometrie der oberen und unteren Extremitäten (*Abb. 9*). Die regelmäßig trainierenden Faster haben gegenüber den nicht trainierenden meßbar an Leistung gewonnen. Aber auch durch Kreatininmessungen im

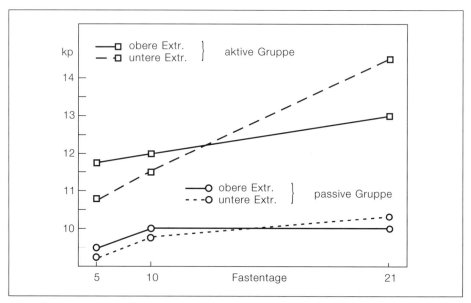

Abb. 9: Leistungsgewinn trotz Fastens bei einer trainierenden Gruppe gegenüber einer »normal« bewegten Patientengruppe (Krauß, *89*).

24-Stunden-Sammelurin, durch die muskelspezifischen Laborparameter Myoglobin und Kreatinkinase und durch die bioelektrische Impedanz-Analyse läßt sich zeigen, ob Muskulatur auf- oder abgebaut wird 76).

Sehr gut untersucht wurde der berühmt gewordene 500-km-Fastenmarsch von Göteborg nach Stockholm in zehn Tagen. Die zwölf Teilnehmer berichten von einem Leistungsgewinn; ein Verlust an Muskulatur wurde nicht festgestellt *(Aly, in 50)*.

Weitere Befunde mit verbesserten Methoden wird ein im Juni 1991 erfolgtes Großexperiment erbringen, das wissenschaftlich begleitet wurde: ein 1000-km-Fastenmarsch. 21 Teilnehmer marschierten in 20 Fastentagen von Lübeck nach Überlingen am Bodensee und berichteten, daß sich ihre Leistung von Woche zu Woche gesteigert habe und das Marschtempo spontan beschleunigt wurde. Wir erlebten sie als fröhliche, blendend aussehende und sportlich straffe Menschen im Alter zwischen 18 und 75 Jahren (einige wurden nicht durch Hunger, aber durch Fußprobleme zu kurzen Fahrstrecken gezwungen).

Halten wir fest:

- Ausdauerleistungen sind im Fasten ebenso gut möglich wie bei Nahrungszufuhr.
- Muskulatur wird ständig auf- oder abgebaut – je nach Anforderung. Dies ist unabhängig von Essen oder Fasten!

Zwei weitverbreitete Vorurteile dürfen ruhig ad acta gelegt werden:

- man könne durch Eiweißzufuhr Muskulatur »anessen«; ohne hartes Training gibt es keinen Zuwachs an Muskulatur.
- Fasten müsse doch wohl mit Schwächung einhergehen.
Tausende von Fastern bezeugen jedes Jahr das Gegenteil.

Dies bedeutet nicht, daß es im Fasten keine Schwächen gäbe; diese aber haben wenig mit den Trainingsgesetzen zu tun (siehe Fastenliteratur).

Fasten und Bewegungskultur

Neben Training und Kondition können dem Faster ganz andere Ziele einer Bewegungstherapie wichtig werden:

Gewinn von Körpergespür, Akzeptanz der eigenen Körperlichkeit (Dicke hassen oft ihre Figur), Finden der eigenen Mitte, größere Selbstsicherheit, Orientierung im Raum wie im sozialen Umfeld, Freude am freigestalteten Tanz oder an der Disziplin und Form eines Volkstanzes oder schlicht konventioneller Tanz in festlicher Kleidung.

Namen wie »konzentrative Bewegungstherapie« nach *Gindler, Stolze* und *Goldberg,* »Lösungstherapie« nach *Schlaffhorst-Andersen* seien hier genannt, um Bewegungstherapie – weg von Übung und Leistung – im Dienst von Individuationsprozessen zu sehen. Alle, besonders aber *Feldenkrais* haben deutlich gemacht, daß es sich um große Therapie handelt.

Naturheilverfahren

Unser physiotherapeutisches Angebot enthält nahezu alle Formen klassischer Naturheilverfahren.

Sie sind die wichtigste Ergänzung der Diätetik. Wir kommen damit aus; komplizierte Apparaturen werden nicht gebraucht. Wir dürfen bezeugen: so unscheinbar und einfach die Verfahren auch sein mögen – sie leisten mehr als sich der Unkundige vorstellen kann, wenn die wichtigste Voraussetzung für Physiotherapie gegeben ist: gute Mitarbeiter und Mitarbeiterinnen, die mehr als die Durchschnittskollegen ihres Berufes können müssen, begabt sind und ihre Fähigkeiten in Kursen ständig ausbauen.

Kennzeichen eines guten Physiotherapeuten ist aber nicht nur sein Wissen, sondern seine innere Einstellung zur Sache; beide machen ihn zum Künstler seines Fachs. Um sich vom Durchschnittsbehandler zu unterscheiden, bedarf es auch für ihn eines *Rollenwechsels.*

Physiotherapie ist nicht Thema dieses Buches. Sie wird von *Krauß (89,90)* ausführlich besprochen.

Aufbau neuer Gewohnheiten für das Leben im Alltag

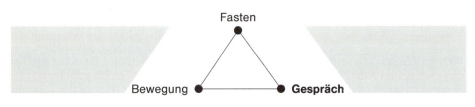

Fasten und seine Begleittherapie sind der erste Schritt in unserem therapeutischen Konzept. Ebenso wichtig ist der zweite Schritt, nämlich das Einüben neuer Gewohnheiten, mit deren Hilfe der Patient sein Leben zu Hause bewältigen kann.

Mit der *Ernährungsumstellung* sollen zwei Ziele erreicht werden: Änderung von Über- und Fehlernährung. Meist ist es ein Zuviel auf allen Gebieten und ebenso ein Falsch im Sinne der Ernährungsphysiologie. Das *Zuviel – Resultan*te aus dem Gefühl des »Habenmüssens«, aus welchen Gründen auch immer – wurde durch die Fastenphase bereits abgebaut. Jetzt stellt man fest, daß der Körper weit weniger verlangt, braucht und viel früher satt und zufrieden ist, sofern ihm eine schmackhafte Vollwertnahrung angeboten wird. In fünf Tagen, besser aber in acht oder vierzehn Tagen des Essenstrainings läßt sich das neue Nahrungsmaß finden. Das Erkennen des *»Falschen«* läßt sich niemals nur theoretisch, sondern ungleich besser durch positive, alternative Essenserlebnisse fördern. Nach einem Fasten erlebt der Patient sensibler als je zuvor, was ihm schmeckt und was sich an Geschmacksqualitäten neu entdecken läßt. Die früher gewohnte »gut bürgerliche Kost« wird als zu salzig, zu fett oder zu süß nunmehr abgelehnt.

> Fasten und Vollwerternährung
> = Therapie der Eßverhaltensstörungen.

Die begleitende *Ernährungsberatung* übernehmen Fachleute: z.B. der Chefkoch mit Vorträgen »Was ist Vollwertnahrung?« und »Versteckte Dickmacher« mit viel Praktischem, Vorzeigbarem; der zweite Koch mit einer Demonstration »schnelle Salate«; die Lehrküchenleiterin vermittelt »handgreifliche« Zubereitungskünste und das Wissen um Nahrung beim Einkaufen und Bearbeiten (s. S. 260). Im »Diätstammtisch« (s. S. 261) wird im geschlossenen Gruppengespräch vermittelt, was man über den Zusammenhang zwischen Ernährung und Krankheit für sich und allgemein wissen sollte.

Das *Gespräch* – auch das Arzt-Patienten-Gespräch – ist bei uns das wichtigste Medium, Erlebnisse bewußt zu machen; Gespräch auch über realisierbare Denk- und Lebensmöglichkeiten.

Ohne *Konfliktbearbeitung* lassen sich rund 30 % aller chronischen Stoffwechselerkrankungen nicht, auch nicht mit Ernährungstherapie angehen. Der Prozentsatz der tiefsitzenden *Verhaltensstörungen* im Hinblick auf Eßkultur und Essensstil ist weit höher anzusetzen, wahrscheinlich bei 80 %. Hier finden wir ein Defizit vor, das wir weder in vier Wochen noch mit unserer personellen Besetzung aufarbeiten können.

Stoffwechselentgleisungen entstehen sehr häufig in Zusammenhang mit nicht bewältigter *Freizeit:* am Feierabend, an den Wochenenden, im Urlaub, bei der Bundeswehr, im Krankenhaus und im Krankenstand. Dieser Tatsache tragen wir Rechnung durch eine Anregung zur aktiven Freizeitgestaltung.

Sie wäre mißverstanden als »Ablenkung vom Hunger« – den es ja im Fasten nicht gibt, wie jeder Erfahrene weiß – oder mit dem bloßen Füllen langer Abende. Freizeitgestaltung gehört zum therapeutischen Programm.

Fassen wir das Behandlungskonzept zusammen und erinnern uns an die einfache Formel:

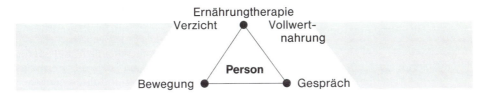

Es gehört zum Fundament der klassischen Naturheilverfahren und trifft den ganzen Menschen.

Ernährungstherapeutisches Konzept im zeitlichen Ablauf

Tabelle 7 zeigt den zeitlichen Verlauf der Ernährungstherapie im Überblick. In der Klinik können nur die Intensivdiätetik und eine Einführung der Langzeit-Ernährungstherapie gezeigt werden. Die Fortführung letzterer muß vom Patienten unter häuslichen und Arbeitsbedingungen geleistet werden. Nur eine vorzügliche Gesundheitsbildung und ein positives Erlebnis der Nahrung können ihn dazu motivieren.

Akzeptanz des Konzepts

Wird diese Ernährungsstrategie vom Patienten tatsächlich positiv aufgenommen? Um dies zu erfahren, haben wir 925 Patienten am Ende des Heilverfahrens (HV) mit Hilfe eines anonymen Fragebogens nach ihrer Meinung über das Fasten und seine Folgeernährung gefragt *(105)*. Hier ein Ausschnitt:

Tab 7· Zeitliche Abfolge der Ernährungstherapie

Fasten oder	0 bis 200 kcal	7 bis 21 (32) Tage/Intensivdiätetik
Frischkost	ca. 800 kcal	1 bis 3 (6) Wochen/Intensivdiätetik
Vegetarische Vollwertkost	1200 kcal	Anregung zu einer Reduktionskost (3 bis 6 Monate)/Langzeiternährungstherapie, Dauerernährung
Gemischte Vollwertkost	1200 kcal	
Vollwertkost	1800 bis 2500 kcal	Beispiel für die normale Ernährung in der Familie

Tab. 8: Gute Akzeptanz des Fastens

		n =	%
Haben Sie gefastet?	ja	887	96
	nein	28	3
Wie lange?	7–14 Tage	23%	
	15–21 Tage	58%	
	mehr als 21 Tage	14%	
Würden Sie noch einmal fasten?	ja	843	91
	nein	34	4
	ohne Angaben	48	5

Die Mitarbeit im Heilverfahren (HV) ist bei 60 % der Patienten gut bis sehr gut, bei 30 % mäßig, bei 10 % so dürftig, daß die Aufwendungen besser gespart worden wären. Die Chance, seine passive Rolle zu ändern, bekommt jeder; das ist ein großzügiger Standpunkt der Versicherungsgesellschaft. Permanent negative Geister und notorische Faulenzer schicken wir vorzeitig nach Hause.

Wem ein zweites oder drittes Heilverfahren gewährt wurde, kam trotz der Strenge der Methode gern wieder und verlangte erneut zu fasten.

Therapiesicherheit/ Nebenwirkungen des Fastens

Es gibt wohl kaum ein ähnlich wirksames Verfahren der inneren Medizin im Hinblick auf das Metabolische Syndrom, das so sicher zum Ziel führt wie das therapeutische Fasten in einer Fastenklinik und unter Leitung von erfahrenen Fastenärzten. Dem »Fasten« – was auch immer man darunter verstand – sind so viele schädliche Wirkungen und Gefährdungen nachgesagt worden, daß erfahrene Kollegen sich fragen, wer da wohl aus welcher eigenen Erfahrung urteilt und welche der möglichen Fastenmethoden er damit wohl gemeint haben mag. Wir (der Ärztliche Arbeitskreis Heilfasten) haben jedenfalls in der Durchführung des Buchinger-

Fastens an über 300 000 Patienten in deutschen Fastenkliniken ungewöhnlich wenig Zwischenfälle gesehen, und die waren am wenigsten dem Fasten als der Grunderkrankung oder dem falschen Verhalten des Patienten anzulasten (d. h. sie wären auch ohne Fasten aufgetreten). Die Infarkthäufigkeit zum Beispiel ist trotz einer hohen Verdichtung von Risikofaktoren bei unserem Klientel etwa zehnmal geringer (geschätzt) als in der Durchschnittsbevölkerung.

Schlaganfälle gehören zu den extremen Seltenheiten. Dies mag wie Hochstapelei klingen, hängt wahrscheinlich aber mit der Tatsache zusammen, daß die freiwillige Nahrungsenthaltung und ihre endogenen Wirkmöglichkeiten auf physiologischen Grundfähigkeiten des Menschen beruhen. Fasten ist zwar ein Eingriff, aber kein Kunstgriff. Der Organismus ist aufgrund seiner Phylogenese auf den katabolen Stoffwechselweg vorbereitet.

Nebenwirkungen gibt es genügend, aber letztlich harmlose:

- Die Fastenflaute, häufig morgens oder nur während einiger Stunden des Tages; Lustlosigkeit, Müdigkeit, Hypotonie.
- Die Fastenkrise; Gefühl, als wäre man krank; der Patient sucht das Bett auf und erlebt Kopf- und Gliederschmerzen, depressive Verstimmungen, vielerlei Körpersensationen, oft genug das Aufflackern früher gehabter Beschwerden. Der Körper signalisiert durch Leistungsabfall die Notwendigkeit der Ruhe zugunsten von resorptiven oder reparativen Leistungen in sich selbst. Am nächsten Tag ist die Fastenkrise komplett verflogen, als wäre nichts gewesen.
- Veränderungen des Schlafs: er wird oberflächlicher, oft unterbrochen, in jedem Fall verkürzt. Ein mittelalterliches Sprichwort kennzeichnet das so: »So du fastest, wirst Du wachen – murre nicht, nutze die Zeit«.
- Kopf- und Kreuzschmerzen beim Einstieg ins Fasten: ein Phänomen disso-

nanter Entwässerungsgeschwindigkeit in verschiedenen Geweben.

Der erfahrene Faster akzeptiert diese gelegentlichen Nebenwirkungen. Er hat gelernt, sich entsprechend sinnvoll zu verhalten und natürliche Selbsthilfen einzusetzen.

Fasten will gelernt sein.

Dem Gesunden dient die mehrfach angegebene Fastenfibel *(112)*. In der Klinik ist es Aufgabe des gesamten Behandlungspersonals, die Nebenwirkungen zu kennen und Soforthilfen anzubieten.

Kurzzeitergebnisse

Die Ergebnisse eines vierwöchigen Heilverfahrens – gemessen am Gewichtsver-lust und der Veränderung der Stoffwechselparameter, am Befinden und am Leistungszuwachs – sind ausgezeichnet. Sie werden von keinem Medikament und keinem anderen Verfahren übertroffen. Fasten und Ernährungstherapie ist tatsächlich »ein königlicher Heilweg«, wie *Buchinger* sagt. Die Kurzzeitergebnisse werden in der Fastenliteratur ausführlich geschildert *(50, 87)*. Die Stoffwechselparameter finden Sie im Kapitel »Metabolisches Syndrom« dargestellt (ab S. 101).

Die »Verluste« im Fasten zeigt *Abbildung 10*. Eine immer wieder neu zu erwägende Frage bleibt, ob die sogenannten Verluste im Sinne der Gesundung dienlich sind und deshalb angestrebt werden oder ob sie für bestimmte Menschen vermieden werden sollten.

Verluste wie Gewinne sind übrigens keineswegs nur mit dem Buchinger-Fasten,

Verlust im Fasten:

	täglich, 2. Woche		nach 14 Tagen			
	N♂	S♂	N♂	N♀	S♂	N♀
Gewicht	315 g	416 g	5 kg	4 kg	8 kg	5,7 kg
Wasser	65 g	160 g				
Fett	180 g	230 g			2,5 kg	3,2 kg
Energiegewinn (85%)	1600 kcal.	2000 kcal.				
Zellen + Zwischengewebe	70 g	120 g			0,980 kg	1,680 kg
Eiweiß	90 g ↓ 15 g	120 g ↓ 35 g	Spareffekt: N:18 g ↘ 3 g		0,210 kg	0,490 kg

Abb. 10: Verluste im Fasten, täglich und nach 14 Tagen bei Normalgewichtigen (N) und bei Schwergewichtigen (S).

sondern mit allen Formen der Intensivdiätetik erreichbar.

> Die Normalisierungstendenz von Labor- und Meßdaten entspricht der Tendenz des Körpers zur Selbstkorrektur.

Es gibt zwei Ausnahmen von der Regel: Serum-Harnsäurewerte steigen während des Fastens an – auch beim Gesunden – und erreichen pathologische Werte. Sie zeigen den überhöhten Zellumsatz, die Entleerung von Harnsäuredepots und die erschwerte renale Ausscheidung der anflutenden Harnsäure aufgrund der azidotischen Stoffwechsellage an.

Das Phänomen, daß SGOT und SGPT in der ersten bis zweiten Fastenwoche zunächst ansteigen, um später die gleiche Normalisierungstendenz zu zeigen, stellt sich in den letzten Jahren verstärkt dar. Wir sehen häufiger Fälle, in denen die Transaminasen erhöht bleiben, ohne daß klinisch eine Lebererkrankung festgestellt werden kann. Wir fragen uns, ob dies mit der erhöhten toxischen Gesamtsituation unserer Zeit und Bewältigungsschwierigkeiten der Leber zu tun hat.

Als *Internist* möchte ich das Fasten als Therapeutikum niemals missen. Ich habe kein besseres Antihypertonikum, Antidiabetikum, Diuretikum, keinen besseren Lipidsenker, kein wirksameres Lebermittel oder Analgetikum kennengelernt.

Für den *beobachtenden Fastenarzt* allerdings sind Labor- und Meßdaten weniger wichtig, als das, was sich mit und im Patienten verändert.

Immer wieder eindrucksvoll ist zu erleben, wie sich z. B. das Gesicht eines Fasters verändert. Dafür drei Beispiele:

- Das gedunsene, blaurote Gesicht des Plethorikers beginnt sich bereits nach der ersten Fastenwoche zu entspannen und die eigenen Konturen zurückzugewinnen. Die trüben Augen werden klar, der unstete Blick wird fest.

- Die vom Tabakteer braungraue Haut des Rauchers hellt sich auf und bekommt frische Farben. Die schwammige, großporige und gerötete Haut des Alkoholikergesichts strafft sich und blaßt ab. Aus den Zügen ist zunehmendes Selbstbewußtsein zu lesen.

- Das übermüdete, resignierte und blaßgraue Gesicht des Erschöpften kehrt sich zunächst nach innen, fällt ein wenig in sich zusammen, um sich dann aber aufzufüllen, Frische und Zartheit zu bekommen, und die Augen beginnen zu leuchten. Nach dem Aufbau fällt die straff-elastische, leicht glänzende Haut auf; Unreinheiten sind verschwunden, Fältchen geglättet.

Die *tastende Hand* erlebt nicht nur ein Verschwinden muskulärer Verspannungen, sondern vor allem die Auflösung von kutanen und subkutanen Verquellungen und schmerzhaften Einlagerungen, von Verklebungen der Verschiebeschichten und lymphatischen Stauungen. Die Haut wird elastisch, abhebbar, verschiebbar, schmerzfrei.

Ein ganz erstaunliches Phänomen: die Stütz- und Bindegewebe straffen sich, gewinnen ihre alte Funktion zurück, sofern sie nicht gealtert oder überdehnt waren.

Der *Fastende* selbst berichtet begeistert von wachsendem Wohlbefinden und sich steigernder Leistung. Er kann wieder schlafen, verliert Schmerzen, fühlt sich nach überstandenen Fastenkrisen besser als vorher.

Er kann sich wieder freuen, sein Leben genießen, erlebt erstaunt die zunehmende Unabhängigkeit von der Nahrung und vom Medikament. Er kann wieder klar denken und wird jetzt andere Entschlüsse fassen als dies vor dem Fasten möglich schien.

Dies alles läßt sich nur skizzenhaft andeuten, schon gar nicht recht beschreiben. Jeder, der solche Veränderungen an sich oder an anderen erlebt hat, weiß, wovon ich spreche. Kehren wir zurück zur Frage, was aktive Diätetik zu leisten vermag, und erinnern zunächst unser Ziel, um dann nach der Dauer eines solchen Erfolges zu fragen.

Therapieziel

Eine befriedigende Gewichtsabnahme und eine Verminderung der Risikofaktoren bzw. Stoffwechselparameter allein genügt nicht. Die beste Therapie kann nicht in vier oder sechs Wochen korrigieren, was vor zehn oder zwanzig Jahren begonnen und sich dann schleichend zur Krankheit entwickelt hat. Therapieziele sind:

- die stufenweise Reversion der Krankheit und
- die Veränderung des Lebensstils des Patienten, der allein für die Erhaltung des Heilerfolges zuständig ist.

Dies zu begreifen fällt nicht nur dem Stoffwechselkranken schwer. Auch die Behandler müssen ihre Rolle überdenken. Therapie muß von der passiven Hilfe zum verstehbaren Helfen und schließlich zur Selbsthilfe werden. Neben der ärztlichen Diagnose der Krankheit muß die Diagnose der Ernährungssituation des Patienten und des sozialen Umfeldes stehen. Wir rekapitulieren, daß der Fastenarzt nicht nur Helfer bei Beschwerden sein soll und Serumkosmetik betreibt, sondern er ist Führer durch die aktiv zupackende Therapie und Gesundheitspädagoge im Hinblick auf das Leben zu Hause. Der Patient soll nicht nur verstehen, was da geschieht, sondern auch, wie es gekommen ist und was man in Zukunft anders machen kann.
Die Effizienz der Gesundheitsbildung – der Bildung von Gesundheit und der Ausbildung zum »Spezialisten für die eigene Gesundheit« – kann erst später gemessen werden, frühestens nach ein oder zwei Jahren. Das gleiche gilt für die Frage, welche Behandlungsstrategie einige Aussicht auf Dauererfolge erwarten läßt.

Langzeitergebnisse

Behandler wie Patient haben kummervoll erfahren, wie frustrierend auch nur der Kampf ums Gewicht sein kann. Weil die Schwere der Stoffwechselbelastung sich etwa proportional mit dem Gewicht verändert, kann man das Gesundheits- oder Krankheitsschicksal des Stoffwechselgestörten recht gut am Körpergewicht ablesen.
Wir registrierten die *Gewichte von 844 Patienten,* die ein Wiederholungsheilverfahren bekommen hatten *(Abb. 11).* Beim ersten Heilverfahren waren im Durchschnitt 10 kg verloren worden. Der Satz »das ist doch bald wieder drauf« kennzeichnet die resigniert geäußerte Erfahrung. Die meisten unserer Patienten jedoch berichteten, daß sie ihr erreichtes Gewicht etwa ein halbes oder dreiviertel Jahr halten konnten, fast 50 % ein ganzes Jahr und immerhin noch 20 % drei Jahre lang *(Tab. 9).*
Keine geringe Zahl von Patienten hatte das Entlassungsgewicht um mehr als 3 kg weiter vermindern können, in Einzelfällen um weitere 10 bis maximal 23 kg!
Die Versagerquoten (mehr als 6 kg Zunahme) steigen mit der zeitlichen Entfernung vom ersten Heilverfahren von 12 % nach einem Jahr bis auf 71 % nach vier bis sechs Jahren.
Die *Analyse der Versagerfälle* ergibt folgende Begründungen:

- Mangelnde Intelligenz; Infantilität;
- mangelnde Motivation des Patienten und seiner Angehörigen;
- gestörter sozialer Frieden im Elternhaus, in der Ehe oder am Arbeitsplatz;
- lange Krankenhausaufenthalte;
- mangelnde Kontrolle durch den Hausarzt;
- Arbeitsunfähigkeiten; Arbeitslosigkeit;
- bei Frauen häufig postpartale Zeiten und postklimakterische oder postoperative Situationen;
- beruflich bedingter Bewegungsmangel oder Körperbehinderung.

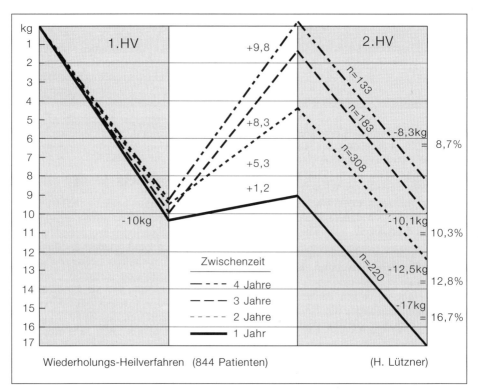

Abb. 11: Gewichtsverlauf bei adipösen Patienten, die nach verschiedenem Intervall erneut zu einem Heilverfahren eingewiesen wurden.

Abbildung 11 läßt deutlich erkennen:

Je länger man den Patienten mit sich allein läßt, desto schlechter sind die Dauererfolge.

Die »Ehrenberg-Formel« (keine Kurwiederholung vor Ablauf von drei Jahren) erweist sich als unrationell im Hinblick auf chronisch Stoffwechselkranke.

Tab. 9: Gewichtskonstanz nach einem Heilverfahren *(Lützner, 7)*

Entlassungsgewicht		nach 1 Jahr	2 Jahren	3 Jahren	4–6 Jahren
Gewicht weiter vermindert	> -3 kg	12%	5 %	4%	2%
Gewicht gehalten	+/− 3 kg	47%	32%	20%	14%
Versager	$> +6$ kg	12%	44%	56%	71%
Patientenzahl n = 844:		220	308	183	133

Etappenheilverfahren

Eine Lösung des Problems wurde gemeinsam mit der LVA Baden gesucht und vor 15 Jahren ein Modellversuch begonnen. Inzwischen sind es 450 Patienten, von deren Stoffwechselentgleisung man annahm, daß sie in vier oder sechs Wochen nicht befriedigend in den Griff zu bekommen sei. Das Heilverfahren wurde bei diesen Patienten nicht verlängert, sondern unter bestimmten Bedingungen bereits nach einem Jahr wiederholt.

- Medizinische Indikation: Schwere der Erkrankung.
- Sozialmedizinische Indikation: Bedrohung der Erwerbsfähigkeit.
- Erwiesene Mitarbeit während des Heilverfahrens.
- Akzeptanz des Vorschlags durch den Patienten, z. B. durch die Frage: »Wäre Ihr Arbeitsplatz durch ein zweites Heilverfahren gefährdet?«
- Didaktisch günstig ist oft der Verzicht auf eine Verlängerung des ersten Heilverfahrens zugunsten eines Etappenheilverfahrens (Training zu Hause!).

Der ausgewählte Patient bekommt folgende *Auflagen:*

- Entlassungsgewicht halten oder weiter vermindern.
- Genußmittelkonsum einschränken.
- Körperliche Bewegung vergrößern.
- Erste Schritte einer Ernährungsumstellung durchführen.

Jeder der zum Etappenheilverfahren vorgeschlagenen *Patienten* erhält neun Monate nach Entlassung einen Brief vom Behandlungshaus mit folgenden Inhalten:

- Nachfrage nach Gesundheit, Arztbesuch, Lebensqualität, Leistung am Arbeitsplatz und in der Freizeit.
- Anregung zur Selbstkontrolle: Wiegen, Gewicht? Genußmittel?
- Motivation zum Weitermachen.
- Entscheidungshilfe für ein zweites (drittes) Heilverfahren, denn der Antrag stellt der Patient selbst.

Der *Hausarzt* erhält im Entlassungsbericht die begründete Empfehlung der Reha-Klinik; auch er kann motivieren oder verweigern – je nach Sachlage.

Der *Vertrauensarzt* (medizinischer Dienst) prüft, ob die Bedingungen für ein Etappenheilverfahren eingehalten wurden: Gewichtskonstanz und erwiesene Mitarbeit an der eigenen Gesundheit. Er hat so eine wichtige Filterfunktion.

Das zweite Heilverfahren verlangt mehr. Es geht bei der Aufnahme dann nicht nur um die Frage nach Zwischenerkrankungen sondern um anamnestische Fragen wie: »Wodurch haben Sie Ihr Gewicht halten oder weiter vermindern können?« – »Was ist Ihnen gelungen?« – »Was war, als das Gewicht wieder anstieg?« – »Welche Schwierigkeiten haben Sie zu Hause oder am Arbeitsplatz?« und »Was ist jetzt noch notwendig?«

Schließlich: »Was möchten Sie jetzt essen oder zunächst nicht essen?« Neunzig Prozent der Patienten wünschen sich ein nochmaliges Fasten, weil sie rasche kardiopulmonale Entlastung und körperlich-seelisches Wohlbefinden neben der optimalen Gewichtsabnahme erlebt haben. Einige möchten essen lernen; sie bekommen eine frischkostreiche Vollwertkost von 800 bis 1200 kcal mit ein oder zwei Entlastungstagen pro Woche. Die meisten kombinieren beide Möglichkeiten.

Die Wiederholbarkeit positiver Verzichtserlebnisse, verbunden mit steigendem Wohlbefinden, und die Akzeptanz des Patienten entscheiden über die weitere Arbeit an der eigenen Gesundheit.

Das Modell »*Etappenheilverfahren*« hat sich aus drei Gründen bewährt:

- Die Stoffwechselkrankheit besteht seit zehn oder zwanzig Jahren; sie kann unmöglich in vier oder sechs Wochen eines Heilverfahrens allein korrigiert werden. Man muß also stufenweise vorgehen und die soziale Umgebung zu Hause als Trainingsfeld einbeziehen.
- Eine gewollt positive Auslese – nur gut mitarbeitende Patienten werden vorge-

schlagen – soll das Prinzip »Selbstverantwortung für die eigene Gesundheit« fördern. Diese Patienten sind dann auch bereit, ein strenges und unbequemes Heilverfahren zu wiederholen. Gleichzeitig wird der Standpunkt des Arztes klar ausgedrückt:»Ich bin nur bereit, Dich weiterzuführen, wenn Du mitarbeitest«; dies ist ein selbstverständliches therapeutisches Grundprinzip (Gesundheitsgüter mit der »Gießkanne« zu verteilen, dürfte ohnehin wenig sinnvoll sein).

● Fortführung des Lernprozesses, besonders dann, wenn es um eine Veränderung von Gewohnheiten und Verhaltensweisen geht. *Konrad Lorenz* weiß um die Schwierigkeiten eines solchen Lernens:

»Gehört ist noch nicht verstanden, verstanden noch nicht behalten, behalten heißt noch nicht getan und getan noch nicht durchgehalten.«

Das Etappenheilverfahren mit möglichst kurzen Zwischenzeiten (ein Jahr) ist das bisher wirksamste Angebot einer stufenweisen Rehabilitation schwer Stoffwechselkranker.

Eine Kosten-Nutzen-Analyse des Etappenheilverfahrens dürfte positiv ausfallen. Unsere Patienten konnten nach dem ersten Heilverfahren ihr Entlassungsgewicht bis auf plus 1 kg halten *(Abb. 12)*. Mit der weiteren Abnahme von 8 bis 10 kg im zweiten Heilverfahren konnte ein

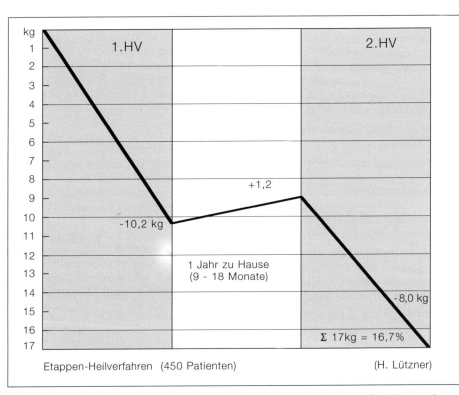

Abb. 12: Gewichtsverlauf bei adipösen Patienten mit Metabolischem Syndrom, mit denen das zweite Heilverfahren nach einem Jahr vereinbart worden war und die zur konstruktiven Mitarbeit bereit waren.

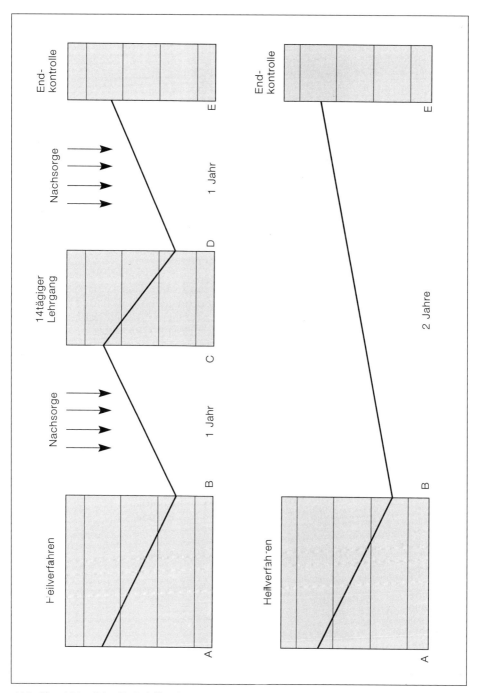

Abb. 13: Ablauf der Rehabilitationsstudie Baden (Patienten, die an einem Nachsorge-
programm teilnahmen: obere Grafik, und Kontrollgruppe: untere Grafik).

Gesamt-Gewichtsverlust von 17 kg erreicht werden. Damit waren bei den meisten dieser Patienten alle begleitenden Stoffwechselentgleisungen überwunden. Nicht nur das: ein Etappenheilverfahren bringt hohen psychologischen Gewinn.

Rehabilitationsstudie Baden

Die andere Möglichkeit, Langzeitergebnisse zu verbessern, besteht in der kombinierten ambulant-stationären Nachsorge. So sollte in der Rehabilitationsstudie Baden, einer kontrollierten Zweijahresstudie, geklärt werden, ob Nachsorgebemühungen die Versagerquote senken können. Die Studie wurde gemeinsam mit zwei weiteren Kliniken unter Federführung der Landesversicherungsanstalt Baden mit wissenschaftlicher Sorgfalt und hohem finanziellen Aufwand in den Jahren 1978 bis 1981 an insgesamt 900 Patienten durchgeführt *(Abb. 13)*. Im Gegensatz zu einer Kontrollgruppe wurden die Patienten der Nachsorgegruppe zu Hause durch ihre Hausärzte, Sozialarbeiter der LVA Baden und eine Briefaktion unseres Hauses weitergeführt. Die Nachsorgegruppe wurde nach einem Jahr zu einem

14tägigen Lehrgang in die Kurpark-Klinik mit dem Ziel einbestellt, das Gelernte zu erinnern, zu festigen und die häuslichen Schwierigkeiten im Gruppengespräch zu diskutieren. Beide Gruppen hatten das gleiche vierwöchige Heilverfahren erlebt und wurden nach zwei Jahren zur gleichen Endkontrolle in die Kurklinik gebeten. Die Parameter für Harnsäure-, Zuckerstoffwechsel und Blutdruck verhielten sich gleichsinnig, so daß sich konstatieren läßt:

> Parallel mit der Verminderung des Gewichts vermindern sich Stoffwechselparameter und Blutdruck.

Gemessen am Gewicht waren 72 % der Patienten, die eine Nachsorge erhielten, erfolgreich, gegenüber 60 % der Patienten, die zwei Jahre lang keine spezielle Zwischenbehandlung erfuhren. Offenbar war auch für diese Patienten das Heilverfahren eindrucksvoll *(Tab. 10)*.

Zusammenfassend kann festgehalten werden:

● Langzeitstudien lassen Bedingungen erkennen, unter denen ernährungsabhängige Stoffwechselkrankheiten trotz

Tab. 10: Veränderungen des Aufnahmegewichts zwei Jahre nach dem Heilverfahren (A → E); Reha-Studie Baden *(Lützner, 107).*

Gewicht vor HV	% Übergewicht	Nachsorge-gruppe	Kontroll-gruppe	
Vorzügliche Gewichts-abnahme	(max. − 55 %) > − 20 %	15 % } zus. 72 %	10 % } zus. 60 %	erfolgreich
Gewichts-abnahme	− 20 %/− 3 %	57 %	50 %	
Gewicht unverändert	+/− 3 %	20 %	25 %	Toleranz-zone
Weiter zugenommen	+ 3 % → 15 % (max. + 50 %)	8 %	15 %	Versager
	n =	130 Pat.	139 Pat.	

ihrer Chronizität erfolgreich und kausal behandelt werden können.

- Therapeutisches Fasten ist wahrscheinlich der bewährteste Auftakt für eine langfristige Veränderung des Lebensstils.
- Fasten – Vollwerternährung – Bewegung und Gespräch als Ausdruck aktiver Diätetik können festgefahrene Konsumgewohnheiten entscheidend und langfristig beeinflussen. Sie haben ausstrahlende Kraft in Richtung Familie und soziales Umfeld.

Didaktik eingreifender Ernährungstherapie in der Klinik

Worauf kommt es an? Welche Elemente erfolgreicher Rehabilitationsmedizin sind wichtig für die langfristige Effizienz des Heilverfahrens?

Information und Erstmotivation

Der Patient möchte angenommen sein; er fürchtet, reglementiert oder manipuliert zu werden, »Nummer« zu sein, Objekt unangenehmer Diagnostik und Behandlungsmethoden. Der »Neue« wird bereits zu Hause informiert, was ihn erwartet; er wird in der Klinik freundlich empfangen, von der Schwester durchs Haus geführt und mit den Räumlichkeiten und dem, was am ersten Tag geschieht, vertraut gemacht: Essen, ärztliche Aufnahmeuntersuchung, Kurplan, Labor (s. S. 255).

Am Abend findet er sich mit den anderen Neuen zusammen und wird mit dem Gebrauch des Kurplanes, mit der Hausordnung und der Eigenart des Heilverfahrens bekannt gemacht. Dieser Prozeß des Sichhineinfindens setzt sich während der ersten Woche des Heilverfahrens fort, er wird in Gang gehalten durch die erfahrenen Mitpatienten und die Informationsbereitschaft der Behandler. Später sind es die Gruppengespräche und Vorträge, auch die Lehrküche, die das »Bescheidwissen« fördern (siehe Schaubild).

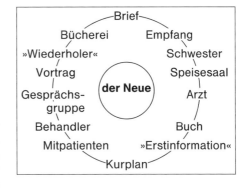

Zweitmotivation

Der angenommene Patient ist bereit, sich *fordern* zu lassen. Wir verlangen von ihm Ungewöhnliches: Verzicht, Anstrengung, Überwindung und Umlernen. Die Grenzen des bisher Gewohnten werden bewußt überschritten, damit Neues entdeckt werden kann. Der Erstfaster unternimmt ja eine »psychologische Mondlandung« mit der Zumutung, eine Zeitlang nichts, gar nichts zu essen.

Vom Patienten gefordert:

- Verzicht
- Anstrengung
- Überwindung
- Umlernen

Der Träge muß sich sehr und oft überwinden, bis er hinter den Mißgefühlen seines Trainingsdefizits entdeckt, daß Bewegung

Freude machen kann. Der Verweichlichte wird vom kalten Wasser schockiert, bis er herausfindet, daß der kurze Reiz warm macht und nicht nur seine Durchblutung, sondern auch sein Wohlbefinden fördert. Der Gewinn solchen Tuns sollte nicht allzulange auf sich warten lassen. Es ist unsere Aufgabe, über Erlebnisdurststrekken hinwegzuführen und Erfolgserlebnisse in Ermutigung zum Weitermachen umzumünzen (siehe Schaubild).

Starke Erlebnisse schaffen

Ich erinnere an die alte Weisheit:

> Man versteht und lernt besser durch Erlebnisse als durch Worte.

Nicht die große Medizintechnik, sondern ausgerechnet die einfachen, unscheinbaren Mittel bewähren sich hier:

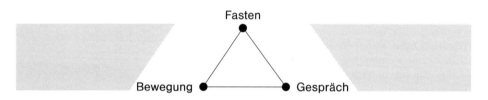

Fasten, der freiwillige, totale Verzicht auf Nahrung und Genußmittel ist für jeden ein starkes Erlebnis. In Verbindung mit Bewegung und Gespräch führt es zu überraschenden Erkenntnissen und einer kaum bekannten Art von Wohlbefinden (s. S. 32).
Für die Änderung des Lebensstils ist viel gewonnen, wenn erlebt werden kann:

> Fasten ist nicht Hungern.

Wenn außerdem die Erfahrung gemacht wird:

- daß ein Glas Wasser ausreicht, um Hungerreste und Gelüste zu vertreiben,
- daß Verzicht nicht Einbuße, sondern Gewinn von Leistungsfähigkeit, Frische und geistiger Lebendigkeit bedeutet,
- daß Genießen und sich Freuen sich nicht auf Nahrung und Genußmittel beschränken,
- daß überwundene Abhängigkeit frei und stolz macht,
- daß es lohnt, sich zu aktiver Gestaltung seines Lebens aufzuraffen.

Beim nachfolgenden stufenweisen Aufbau einer biologisch *vollwertigen Ernährung* stellt man erstaunt fest:

- Der Körper braucht weniger als man bisher wußte.
- Übersteigerter Appetit ist einem gesunden Verlangen nach einfacher, biologisch vollwertiger Nahrung gewichen.
- Sättigung und Befriedigung werden schneller und mit kleineren Nahrungsmengen erreicht; der Kalorienbedarf sinkt erheblich.

> Der Körper braucht weniger.

Nicht ganz unwesentlich ist die Ermutigung des Patienten durch den ausgiebigen Gewichtsverlust und die rasche Korrektur der meßbaren Risikofaktoren. Beide – der Erlebnisgehalt des Fastens und die normalisierenden, reparativen Vorgänge im Körper – ergeben ein Wohlbefinden, das wir als einen der stärksten Motivatoren zur Umkehr schätzen; jetzt weiter!
Bewegung in Form von Gymnastik, Wandern, Schwimmen, Skilaufen, Tanz, Spiel und Sport sollten auch für den Stoffwechselkranken niemals nur durch die Brille des Kalorienverbrauchs gesehen werden (zweimal eine halbe Stunde täglich bis dreimal eine Stunde täglich, leistungsabgestuft). Bewegung ist immer auch Überwindung von Trägheit, Wiedergewinn von

Körpergespür und Erinnerung an früher erlebte Wahrheiten: Bewegung sättigt – Spiel macht Spaß – Sport hält fit.

Bewegung sättigt.

Auch das *Gespräch* sollte nie nur diätzentrierte Information, schon gar nicht Belehrung anbieten. Es findet in kleiner Runde statt (höchstens 15 Teilnehmer, viermal wöchentlich), läßt das Erlebte bewußt werden und führt zu Offenheit und Ehrlichkeit, wenn es wertfrei und mit Wärme geführt wird (siehe Schaubild).
Das Morgengespräch auf der Waage mit der Schwester, die vielfältigen Gespräche mit den Behandlern und den Mitpatienten im Speisesaal, auf der Wanderung, in der Sauna, in der Massagekabine: sie führen zu einer positiv orientierten Gemeinschaft.
Die Erlebnisgemeinschaft vermittelt das Gefühl sozialer Geborgenheit. Selbstwertverschiebungen des Übergewichtigen werden im Spiegel des Gesprächspartners korrigiert. Man erfährt Schicksalsgemeinschaft; in der Gruppe ist man stark; gemeinsam kann man den Kampf aufnehmen. Diese Gesprächsgruppen sind ein wichtiges Muster für die Bildung von Selbsthilfegruppen zu Hause.

Gesprächsstil
● nie überheblich und belehrend,
● ohne Moralität, ohne Vorwurf,
● mit menschlicher Wärme und Zuwendung,
● Achtung vor dem Einfachsten,
● Solidarität, »im gleichen Boot sitzen«,
● sachlich, aufrichtig

Tab. 11: Selbstkontrolle mit Hilfe der Wiegekarte. Nicht nur die Gewichtsabnahme ist wichtig, auch Verzichtserfolge motivieren den Patienten.

Gewichtserfolge – Verzichtserfolge		
Datum	Kilo	Darauf konnte ich heute verzichten

Hilfe zur Selbsthilfe

Nur wenn unsere Hilfen zu Erfolgserlebnissen führen, können wir erwarten, daß der motivierte Patient mit Selbsthilfe beginnt. Damit schaffen wir in der Klinik die Voraussetzungen, die ihn befähigen, in einer Selbsthilfegruppe am Wohnort teilzunehmen oder selbst eine Gruppe aufzubauen. Hilfe zur Selbsthilfe gehört zu den Aufgaben einer Kurklinik. Skizzenhaft sei angedeutet, in welcher Weise wir versuchen, über das Heilverfahren hinaus in den Alltag hinein wirksam zu werden. Unsere Forderung: Verordnung und Kontrolle (Kurplan) sollte über die Selbstkontrolle (Wiegekarte, Stoffwechselpaß,

Schrittzähler) zur Selbstforderung führen (Zielgewicht, Vorsatzliste, siehe Schaubild).

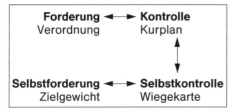

Gelernt werden sollen für zu Hause auch einfache Elemente des Lebensstils, z.B. *»Sauerstoffsättigung«:* Schlafen bei offenem Fenster (soweit möglich) – auch im Winter – wenn nötig, eine Wolldecke aufs Bett legen. *»Kältereiz ist Lebensreiz«:* die tägliche Wechseldusche, der kalte Gesichtsguß, die nächtliche Kaltwaschung wurden als wohltuend erlebt und haben deshalb die Chance, zu Hause fortgeführt zu werden. Jeder soll seinen eigenen Bewegungsstil und sein tägliches Bewegungssoll finden (siehe Schaubild).

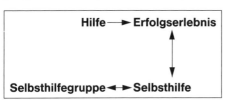

Die *Gesundheitsbildung* ist nicht eine Sache von Gesundheitslehrern, sondern liegt in den Händen der Fachmitarbeiter, die »an der Front« stehen: der Schwestern, Köche, Masseure, Krankengymnastinnen, der Psychologin und Freizeithelferin, die Freude und Begabung haben, sich da zu engagieren.

Dies allein genügt jedoch nicht. Es sind weitere helfende Hände notwendig: des Partners, der Familie, der Arbeitskollegen, der behandelnden Ärzte, der Politiker. Wir versuchen, Partner und Familie einzubeziehen, indem wir sie zur Teilnahme an den diätzentrierten Gruppengesprächen und an der Lehrküche einladen, vor allem aber eine Woche lang Vollwertkost genießen lassen. Dieses »Paket« heißt *Ernährungslehrgang für Angehörige«* und kostet einen zumutbaren Preis (s. S. 278).

Personotrope Dimension

Im Mittelpunkt solchen therapeutischen Bemühens stehen nicht der Erfolg, die Befunde oder die wissenschaftliche Ausbeute, sondern der Mensch. Wozu diese Bemerkung? Der Faster bedarf in besonderer Weise mitmenschlicher Zuwendung und Annahme im wechselnden Spiel seines Befindens. Und nicht wir, sondern er ist es, der fastet, sich bewegt und sich im Gespräch ganz persönlich einbringt. Hier ist Achtung auch vor dem Einfachsten und Ungeschicktesten vonnöten. Überheblichkeit, Moralität oder Überredungskünste würden die Kraft personotropen Verhaltens zerstören. »Mit der Verminderung des Leibes wächst die Person« – ein alter Satz. Der Stoffwechselgestörte leidet häufig an einer »Unterernährung des Ich«. Die Erfahrung lehrt: Richtig verstandenes Fasten ist letztlich eine *»Ich-Ernährung«* und damit weit mehr als eine Gewichtsmechanik.

> Fasten: Ernährung des »Ich«.

Es ist zu vermuten, daß erst die personotrope Dimension des Konzepts den Ernährungsgestörten befähigt, sein Krankeits- bzw. Gesundheitsschicksal selbst in die Hand zu nehmen. Einfacher sind Langzeiterfolge oder »Heilungen« wahrscheinlich nicht zu haben.

Solche Ernährungstherapie ist auch »Entwicklungshilfe« in der Reifung der Person:

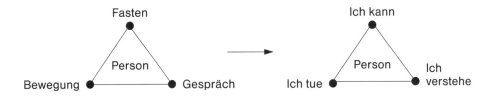

Arbeit am therapeutischen Team

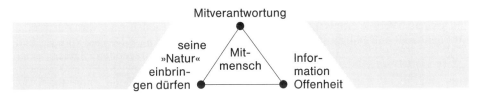

Eine Fastenklinik braucht Menschen, die selbst gefastet haben, sachlich und ideell hinter der Therapieform stehen und mit dem Herzen dabei sind. Das erscheint selbstverständlich, ist es aber nicht. Weder Intensivdiätetik noch Naturheilverfahren werden an Fach- oder Hochschulen gelehrt. Erfahrungsheilkunde scheint allgemein zum vergessenen Bestand der Medizin geworden zu sein. Uns bleibt nichts anderes übrig, als selbst auszubilden. In diesem Bereich gibt es keine bessere Information als das *Selbsterlebnis.* Wer Fastende führen will, muß selbst gefastet haben; wer eine Ernährungsumstellung empfiehlt, muß seine eigene Ernährung umgestellt haben; wer Wandern verordnet, muß erlebt haben, wovon er spricht.

Jedem neuen Mitarbeiter wird angeboten, zunächst als Patient alles mitzumachen, was in der Klinik geschieht. Erst dann wird er von erfahrenen Kollegen in die Patientenbetreuung eingeführt. Permanente *Mitarbeiterschulung* ist notwendig, ergänzt durch Fortbildungskurse, deren Kosten vom Haus hälftig getragen werden. Wer hinter der Therapieform stehen soll, muß gelernt haben, natürliche biologische Abläufe zu respektieren, muß sich Ernährungstherapie und Naturheilverfahren wie ein zweites Studium angeeignet haben

und Einsichten in psychosomatische Zusammenhänge gewinnen.

Aktive Diätetik braucht eine aktive, engagierte Mitarbeiterschaft.

Jeder neu hinzukommende Arzt wird in die Kunst des Gruppengesprächs und des Vortrags eingeführt. Das ist etwas, was er normalerweise nicht gelernt hat. Manchem fällt es schwer, vom Podest der Akademikersprache und des Mediziners auf die Sprachebene des einfachen Patienten herunterzukommen. Wem dies nicht gelingt, wird an der Aufgabe scheitern. Zeit für Information und Gesundheitsbildung wird erübrigt durch Verzicht auf entbehrliche Diagnostik, unnötigen Papierkrieg und frustrierende Visiten.

Die Psychologin ist zur Konfliktaufarbeitung unentbehrlich geworden. In unserer Klinik sind zwei Psychologen angestellt. Die psychosomatischen Probleme Stoffwechselkranker wären einer eigenen Betrachtung wert.

Geführte Bewegungstherapie im Gelände (Wandern, Radfahren, Sport und Spiel), Anleitung zum Werken und Gestalten sowie differenziertere Gesundheitsbildung machten es notwendig, einen neuen Beruf zu schaffen: den Koordinator, die *Programmleiterin:* das vielgestaltige

Wochenprogramm bedarf einer genauen Planung und Steuerung, die einzelne Veranstaltung der geduldigen Animation, Plakation und der Mikrophon-Durchsage.

Die *Küche* ist eine der *wichtigsten Behandlungsabteilungen;* der Küchenleitung fällt damit eine besondere Verantwortung zu. Die schmackhafte Zubereitung biologischer Vollwertkost und eine differenziertere Diätetik setzen ein eigens geschultes, selbstbewußtes Team voraus, das personell und finanziell gestützt werden muß. Ein knapper Verpflegungssatz kann nur zur Fließband- und Billigkost führen (s. S. 251).

Die *Geschäftsführung* verabschiedete mit dem alten Personalstellenplan veraltete Sanatoriumsmaßstäbe und sorgte für Mitarbeiter und Mitarbeiterinnen, die bisher nicht üblich waren: die Freizeitberaterin, die Lehrküchenleiterin, eine Programmgestalterin, Wanderleiterinnen. Auch mußten genügend Gruppen- und Werkräume, ein Mehrzwecksaal, die Lehrküche und mehr Arbeitsräume zur Verfügung gestellt werden.

Reger *Informationsfluß* ist wichtig. Auch wenn Chefarzt, Verwaltungsleiterin, Küchenleiter, Programmleiterin und Oberschwester naturgemäß kontroverse Positionen im Ökonomischen einnehmen, ist für das Wohl und Wehe eines 120-Betten-Hauses (übrigens die ideale Größe!) entscheidend, ob sie im Dienste der zentralen Aufgabe zum Team geworden sind in dem jeder am »gemeinsamen Strang« zieht. Daß die Leitungsebene nicht einfach »oben« und die Ausführenden »unten« angesiedelt sind, wird durch eine Gleichwertung aller Dienste zu erreichen versucht. Die tragenden Säulen einer Fastenklinik finden sich keineswegs nur in den Schlüsselpositionen. Quer durch alle Berufe gehören Mitarbeiter zum *inneren Kreis* des therapeutischen Teams. Sie bejahen mit ihrer ganzen Person die Therapieform, entwickeln sie weiter und sind damit schöpferisch tätig. Die Ausstrahlungkraft dieser oft stillen Mitarbeiter vermittelt dem Patienten den Eindruck von Geschlossenheit, gemeinsamer Aussage und klarer Zielrichtung. Gefördert wird

Tab. 12:   Feste Zeiten zum Informationsaustausch/für Fortbildung

Zeit	Montag	Dienstag	Mittwoch	Donnerstag	Freitag	Samstag
8.00	Ärzte und Schwestern Bericht des Wochenenddienstes		Küchenbesprechung: Chefkoch, Ärzte, Serviceleitung, Lehrküchenleiterin		Schwerpunkt-Visite	
10.00			Patienten-Arzt-Gespräch			Patienten-Arzt-Gespräch
11.30		Ärzte und Psychologen	Bewegungstherapie, Ärzte und Badeabteilung	Ärztliche Fortbildung		

dieser Prozeß durch regelmäßigen Informationsaustausch. Für letzteren muß Zeit geplant und zur Verfügung gestellt werden: einmal wöchentlich für jede Behandlergruppe *(Tab. 12)* einmal monatlich für die Abteilungsleiter, selbstverständlich täglich spontan. Jeder Mitarbeiter hat übrigens das Recht zu erfahren, was im ganzen Haus geschieht und geplant ist. Nur dann kann er sich mit seiner Sachkompetenz und seinem Mitspracherecht voll einbringen.

Gefährdet wird die Ausstrahlungskraft des therapeutischen Teams durch Personalmangel und Überlastung. »Mit dem Herzen dabei«: wer personotrope Therapie leisten soll, muß selbst als Person angesprochen werden. Eine *Aufwertung* der Person des Mitarbeiters wird erreicht durch Delegation von Verantwortung, Mitbestimmung, Achtung vor seiner Sachkompetenz. Selbstverständlich ist, daß Konflikte nicht gespeichert, sondern ausgetragen werden.

Ganzheitstherapie – ein oft mißbrauchtes Wort – heißt für uns: den Versuch unternehmen, den einzelnen Menschen und seine gesundheitlichen Probleme als Ganzes zu sehen, die Teilaspekte zu einem Bild zusammenzufügen und von da aus sinnvoll zu therapieren. Das kann nur in der Beteiligung aller Therapeuten und ihrer Sichtweisen gelingen.

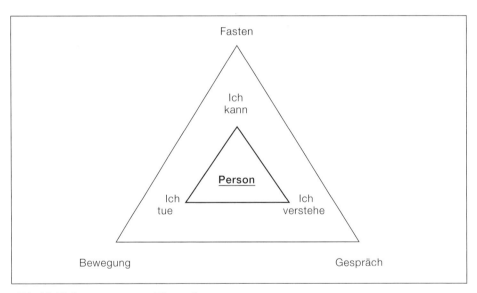

Abb. 14: Ziel personotroper Therapie.

Der ärztliche Dienst

Der Fastende in der Sprechstunde braucht mehr Zuwendung als manch anderer Patient. Nach üblichem Patienten-Arzt-Verständnis käme er erst, wenn es ihm nicht gut geht. Ich aber will ihn führen, nicht nur behandeln. Dies bedeutet: feste Ordinationstermine, z. B. zweimal wöchentlich in meiner Sprechstunde. Visiten – das Merkmal des Akutkrankenhauses – kollidieren mit den Behandlungsterminen des Vormittags. »Wie-geht's«-Visiten haben wir uns als ineffektiv abgewöhnt. Sobald jemand akut erkrankt und behindert ist, wird er gemeinsam mit der Schwester im Zimmer besucht.

Jede Fastenphase hat so ihre eigenen Gesetze in der Arzt-Patienten-Begegnung. Der Neuling darf zunächst noch essen, muß satt werden, sich wohl fühlen: nach Wunsch bekommt er vegetarische oder gemischte Vollwertkost von 1200 kcal (die er meist als ausreichend empfindet). Die erste Umstellung muß geleistet werden: noch ein wenig Fleisch zur Erinnerung an das gewohnte Steak, etwas Wurst zum Abschied, die »Beilagen« dominieren: reichlich Salat, Gemüse und Kartoffeln oder Getreidegerichte. So werden »Entlastungstage« vor einem Fasten oder zu Beginn einer langzeitigen Reduktionskost gestaltet.

Vor dem Fastenbeginn muß noch *Motivationsarbeit* geleistet werden: letzte Bedenken ausgeräumt, Ängste abgebaut, Vorurteile beseitigt werden – falls die Indikation fürs Fasten spricht.

Der Entschluß zum Fasten sollte *»freiwillig«* sein. Das heißt aber: sich freiwillig zu etwas entschließen, das man nicht kennt. Wer schon Fastenerfahrung hat, entschließt sich leicht, kann den Beginn oft nicht erwarten. Für den Erstfaster reicht ein Vorvertrauen, das er sich im Kontakt mit Kurkollegen, durchs Fastenbuch, durch das schwesterliche oder ärztliche Gespräch aufgebaut hat. »Wenn die alle das tun – und denen geht's offenbar gut – warum dann nicht . . .«.

Am »Glaubertag« früh sitzt er mit den anderen »Einsteigern« zusammen und wird von der Fastenschwester freundlich, aber sicher in den ersten Fastentag eingeführt.

Fastensprechstunden

Der Dialog zwischen Arzt und Patient hat seine fastentypischen Besonderheiten.

Erste Fastensprechstunde (2. oder 3. Fastentag)
»Ja, Mensch, Doktor, wenn ich gewußt hätte, daß das so leicht ist . . .! Ich habe ja null Hunger! Na klar faste ich weiter. Schreiben Sie mal die nächsten sieben Tage auf. Dann sehen wir weiter«.

So, der fastet freiwillig. Bei 80 % unserer Patienten läuft es so; bei 20 % gibt es noch Beschwerden: Kopf- und Kreuzschmerzen, Kreislauflabilitäten, Unsicherheiten. Es muß behandelt oder nachmotiviert werden.

Standard-Ritual

○ Zunge?	Belegt sich. Enterale Ausscheidung beginnt.
Trocken?	Trinkt genug? Mehr als der Durst verlangt!
○ Blutdruck	Niedrig. RR-Medikamente weiter reduzieren, meist absetzen. Diuretika sind längst abgesetzt.
○ Puls	Gut gefüllt, aber bradykard (cave: Digitalis reduzieren, später Pause).
○ Labor	Risikofaktoren werden mit dem Patienten besprochen – Drittmotivation fürs Fasten – Kontrollen werden im Kurplan festgelegt, erhöhte BSG-, Leber- oder Kreatininwerte

schon nach sieben Tagen kontrolliert. Harnsäureschutz medikamentös oder/und diätetisch? (Mehr trinken, Saft von zwei Zitronen pro Tag, vermehrt abführen.)

○ Behandlungs-
   plan
Ist der Patient »drin«? Termine wahrgenommen? Schon aktiv beteiligt? Oder noch ruhebedürftig, dann ermutigen zum Loslassen.

○ Psyche
Nach dem gelungenen Einstieg werden erste Hintergründe offenbart. Gespräch ausreichend? Psychotherapeutische Zusatzbehandlung notwendig? Wohlbefinden in der Klinik? Fühlt sich vom Behandlungspersonal angenommen? Kontakt mit den anderen?

Dritte Sprechstunde (7. Fastentag)

○ Gesicht?
Frisch aber fleckig (beherdet?)

○ Zunge?
Dick belegt, trocken (Ausscheidung beginnt: mehr trinken)

○ Stimmung?
Trotzdem gut

○ Schlaf?
Nicht so gut, öfter wach. Frische Luft im Zimmer?

○ Wie geht's?
Bei der Gymnastik? Beim Wandern? Dienstag kein Eintrag: Flaute? Ja. »war schlapp«: gestern aber »voll fit«. Der Patient möchte weiterfasten. Endpunkt wird vereinbart; stopp, nicht bis zur Abreise! Genügend Zeit zum Essen (lernen) einplanen! Ein Drittel der Fastenzeit für den Kostaufbau.

○ Labor
BSG steigt an. Warum? Was wurde da akuisiert? Verborgene Beherdung? (Tonsilleninspektion und -luxation, Infektanamnese. Zahnstatus: 4 oben links verfärbt. Gingiva lokal auffällig, Lymphonodi links tastbar, fibrilläres Zucken »ab und zu«, Überweisung zum Zahnarzt mit der Bitte um Test auf devitale Zähne und Fokussuche. Fasten ist eine der besten Provokationsmethoden für Foci (resorptive Tendenz!). Die Sanierung ist jetzt günstig: der Patient ist klinisch überwacht, muß nicht kauen, die Extraktionswunde heilt im Fasten besser als sonst; zu Hause bleibt das Problem doch wieder liegen.

○ Bei Frauen:
Letzte gynäkologische Untersuchung? Alte Entzündungsherde flakkern im Fasten auf.

○ Galle?
Tasten und Sonographie

Fünfte Fastensprechstunde (14. Fastentag)

○ Kurplan
Gewichtsstillstand seit vier Tagen. Die Patientin ist bestürzt, »nichts gegessen!« Wiegefehler, volle Blase, andere Kleidung schloß die Schwester schon aus.

○ Salziges
   Getränk?
z. B. Tomatensaft unterwegs? Warum nicht auch mal schwach gewesen sein – sich verführen lassen; der Fastenarzt signalisiert Verständnis; offen sein wäre gut.

○ Periode?   Kam nicht, wäre aber Zeit dafür. Erster Grund also: prämenstruelle Stauung. Aber nicht vier Tage lang.

○ Kummer?   Ja. Vor fünf Tagen belastendes Telefonat: *»Mann schimpft, trinkt, Kinder jammern, ich schlucke hinunter. Zu Hause muß ich dann immer essen, hier nicht.«* Also: emotionaler Stau.

○ Hilfe: Psychologische Beratung, Soforttermin (Feedback nächste Woche).

Siebte Fastensprechstunde (21. Fastentag)

○ Wann Fasten beenden?   Morgen Fastenabbruch. *»Och, warum schon? Fühle mich blendend, könnte endlos so weiterfasten. Gestern bin ich mit Gruppe B zwei Stunden gewandert!«* (war vorher mit C kaum mitgekommen). Am Sonntag Besuch; mit den Angehörigen ins Restaurant gegangen – selbst nur Mineralwasser – *»konnte sehen, wie es den anderen schmeckt! Mußte das überhaupt nicht haben!«*

○ Welcher Aufbau?   Es sprudelt nur so aus ihm heraus. Ich höre nur zu, freue mich mit – auch an den strahlenden Augen dieses Menschen und an der Frische seines Gesichts. Trotzdem klare Linie: Aufhören, Essenlernen. Wo lag das Problem seines Gewichts – beim Essen oder beim Fasten? »Fasten können Sie jetzt

– aber ob Sie essen können?' Das Buch »Richtig essen nach dem Fasten« *(114)* wird ausgeliehen.

Achte Sprechstunde (zweiter Aufbautag)

○ Wie geht's?   Der Patient ist müde, blaß, RR niedrig (vagotone Phase, abdominelle Plethora nach dem Essen). Mittagsruhe! Heute nicht übernehmen.

○ Stuhlgang?   Noch nicht. Einen Eßlöfel Leinsamen zum Essen; reichlich trinken *zwischen* den Mahlzeiten. Starthilfe am frühen Morgen: ein halbes Glas Sauerkrautsaft und ein halbes Glas Wasser. Eventuell Glyzerinzäpfchen gegen die trockene Enddarmverstopfung des Ausgefasteten. Ansonsten: spontanen Stuhl bis zum dritten Aufbautag abwarten, falls dann nicht von selbst, Einlauf durch die Schwester.

○ Satt?   *Übervoll!* Etwas stehen lassen? *»Konnte ich noch nie.«* Also jetzt üben (formelhafte Vorsatzbildung: »wenn ich satt bin, höre ich auf – und stehe auf«).

Zehnte Sprechstunde (siebter Aufbautag)

Gemischte Vollwertkost von 1200 kcal. Eßverhaltenstraining.

○ Ausreichend?   *Mehr als das!* Zwischendurch keinen Hunger (vorher 3500 kcal, jetzt mit 1200 kcal satt).

○ Zufrieden?   *»Essen völlig anders, schmeckt prima!«* Will zu

Hause so oder ähnlich weitermachen, jede Woche noch ein bis zwei Pfund verlieren.

Abschlußgespräch

○ Erfolgsbilanz: 10 kg abgenommen, im Aufbau 1,5 kg zu, dann Gewicht gehalten.

○ Zielgewicht: *»Bis Weihnachten 85 kg.«*

○ Und dann? Im Januar Entlastungstage (Zettel, s. S. 290) oder fünf Tage auf eigene Faust fasten (nach dem Buch). Was soll *anders* werden? Vorsatzliste vom letzten Stammtisch: »Wie halte ich mein Gewicht und den Kurerfolg? (s. S. 287)?

● rot unterstrichen: das will ich meiden;
● grün: das will ich tun.
»Besprechen Sie Ihren Plan mit Ihrer Frau.«

○ Labordaten vom 6. Aufbautag
Alle Stoffwechselparameter werden mit dem Patienten besprochen, in einen *Nachsorgepaß* eingetragen, dem Patienten verständlich gemacht; Bezug zu seinem Verhalten (s. S. 98).

○ BSG: Absteigend (zwei beherdete Zähne oben wurden extrahiert, gut verheilt; Kontrolle und Prothetik durch Hausarzt und eigenen Zahnarzt).

○ Medikation Was weiter, was nicht mehr?

○ Etappenheilverfahren: Sehr gute Mitarbeit des Patienten, Aussicht auf volle gesundheitliche Rehabilitation (Arbeitsplatz gesichert?). Ziel: Restdiabetes, noch leichte Hypertonie kön-

nen gemeinsam mit dem verbliebenen Übergewicht beseitigt werden. Deshalb: zweite Stufe der Behandlung im nächsten Jahr.

○ Auflage für den Patienten: 85 kg erreichen und halten (dann noch 10 kg abnehmen), Wiederaufnahme von Sport, am Verzicht von Nikotin und Alkohol weiter arbeiten.

○ Schonung: Drei Tage Adaptation, voll arbeitsfähig (im vergangenen Jahr oft krank gewesen).

Der Dialog zwischen Arzt und Patient dient primär der Führung durch ein Fasten, erst sekundär der Verlaufskontrolle und Absicherung. Er mag gelegentlich banal erscheinen, setzt aber die genaue Kenntnis der Physiologie und Pathophysiologie des langen Nahrungsverzichts voraus *(50)*. Die Fastensprechstunde ist ein Beispiel aktiver Diätetik im Rahmen der Rehabilitationsmedizin. Sie wird ergänzt durch eine »Kollektivsprechstunde«, ein Forum, das zum wichtigsten Instrument unserer Gesundheitsbildung wird (s. S. 97).

Das grüne Rezept

Es kann nicht in der Apotheke eingelöst werden und man kann nichts damit kaufen.
Es enthält die Verordnung für das, was der Patient zu Hause tun soll. Sie haben das mit ihm besprochen, und er hat es gezeigt bekommen und eingeübt.
Empfehlung: In der Küche oder im Badezimmer sichtbar aufhängen.
Das grüne Rezept ist die Anweisung für den aktiv gewordenen Patienten. Sichtbare Anregung zur Selbsthilfe. Eine Kopie wäre richtig in Ihren Sprechstundenunterlagen.

KURPARK – KLINIK – ÜBERLINGEN
Fachklinik für ernährungsabhängige Krankheiten

7770 Überlingen   ·   Gällerstraße 10   ·   Telefon (0 75 51) 80 60

Das grüne Rezept

für   *Frau Muster*

1.)   nach dem Dienst:

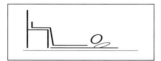   *10 Min.*

entstauen und entspannen

2.)   Trinken (Wasser oder Tee)

– bis zur Sättigung

3.)   2 Vorsätze beim Essen:

»genießen!«

Wenn ich satt bin, stehe ich auf!

Nur was ich tue hilft.

Was ich nicht tue hilft nicht.

Abb. 15: Das grüne Rezept enthält Anweisungen für den Patienten zu Hause.

Das Patienten-Arzt-Gespräch in der Gruppe

Auf der Informationstafel steht: »Gesprächsrunde – Patienten fragen, der Arzt antwortet«.
Üblicherweise fragt der Arzt und Patienten antworten. Hier wird die Fragerichtung umgedreht, und dies ist für beide Teile eine ungewohnte Situation. Sie gleicht einer Pressekonferenz: Die Patienten in einer Gruppe von 30 bis 50 Menschen fragen alles, was sie interessiert, wundert oder ärgert; der Arzt hat spontan zu antworten. Für ihn ist es die Gelegenheit, seine persönliche Meinung und die Auffassung des Hauses zu vertreten sowie Klarheit in Streitfragen zu schaffen. Es ist *seine* Stunde; er kann wesentlich zur Meinungsbildung beitragen.
Die Patienten-Arzt-Fragestunde ist fest installiert: Mittwochs und samstags um zehn Uhr, je 45 Minuten lang. Sie wird gut besucht – die Teilnahme ist freiwillig –, wenn es dem Arzt gelingt, aus der Fragestunde ein lebendiges Gespräch zu machen.
Wo ist der Unterschied zur Pressekonferenz? Das Ziel bleibt das gleiche: Informationen vermitteln, Vorurteile abbauen, Einstellungen verändern. Der Unterschied liegt im Versuch, jeden Teilnehmer aktiv in den Frage- und Denkprozeß einzubeziehen und damit zum wichtigen Gesprächspartner zu machen. Das Gespräch war gut, wenn es für den Patienten ein (Aha-)Erlebnis wurde. Beim Weggehen sollte die Genugtuung bleiben »ich habe meine Meinung gesagt«, »ich habe schon immer mal wissen wollen . . .«; »die Werbung – Vorsicht, nicht alles glauben, die wollen nur, daß ich kaufe«.

Beispiel für eine Patienten-Arzt-Gesprächsrunde

Sie sitzen in der Runde oder zumindest vor einem Halbrund, ohne Kittel und Schlips. Ein Patient fragt: »*Braucht der Mensch eigentlich Fleisch?*«

Sie antworten nicht direkt, sondern vermitteln Antworten, locken Meinungen hervor durch Ihre Gegenfrage: *Was meinen Sie: braucht der Mensch Fleisch?*« Sie äußern keine eigene Meinung – vielleicht sind Sie sogar Vegetarier. Sie müssen unter allen Umständen zunächst neutral bleiben! Verschaffen Sie sich einen Eindruck über die Meinungslandschaft durch eine Umfrage, sammeln Sie Stimmen und Gegenstimmen mit Ja oder Nein. Sie werden persönlich: »*Brauchen Sie Fleisch?*«, lassen die Hände heben, auch für »weiß nicht«. Dann konkretisieren Sie: »*Wie oft in der Woche essen Sie Fleisch?*« *Wie war das bei Ihren Eltern/Großeltern? Kennen Sie Menschen, die kein Fleisch essen? Wie sind die? Können die etwas leisten?*« Damit steht die Frage »*Fleisch und Leistung*« im Raum, und der Werbespot »*Fleisch macht stark*« wird in Frage gestellt. Patientenfrage: »*Stimmt das, Doktor? Was meinen Sie dazu?*«
Der Informationsdruck steigt, der Beteiligungsgrad auch; es gibt heftige Debatten. Jetzt müssen Sie steuern, dämpfen, in jedem Fall kanalisieren. Sie geben das Heft nicht aus der Hand, obwohl Sie noch immer nicht antworten, sondern Antworten finden lassen, angeregt durch Ihre Fragen. »*Wie ist das bei den Tieren? Welche fressen Fleisch und sind stark? Welche fressen Pflanzen – und sind auch stark?*« Großes Nachdenken – viele gute Beispiele, die Zeit läuft! – Bis einer fragt: »*Doktor, was essen Sie denn?*« Jetzt Ihre Antwort und diesmal ganz persönlich: »*Ich lebe seit Jahren ohne Fleisch, treibe Sport, fühle mich fit – glaube deshalb, daß nicht jeder Mensch Fleisch braucht – und schon gar nicht viel. Ich habe den Eindruck, daß Menschen, die viel Fleisch essen, eher träge sind oder aggressiv oder auch denkfaul*«.
Abschließend fassen Sie zusammen und geben eine Regel: »*Menschen sind, ebenso wie die Tiere, sehr verschieden in ihren Nahrungsbedürfnissen. Jeder muß im Laufe seines Lebens selbst herausfinden, welche Nahrung er eher mag und bei welcher er sich wohl fühlt und genügend Leistung bringt (nach*

einem Fasten kann man das sehr gut probieren). Ich begrüße die Regel der Vollwerternährung: Bei gemischter Vollwertkost Fleisch nur bei Bedarf und als Beilage, höchstens zwei- bis dreimal wöchentlich, im übrigen fleischlos. Auch vegetarische Kost muß so zusammengesetzt sein, daß sie vollwertig

ist, also auch genügend Eiweiß enthält.«
Kommentar: Patienten erwarten selten wissenschaftliche Beweise, schon gar nicht einen Gelehrtenstreit. Sie brauchen verstehbare Bilder und Ihre persönliche Meinung.

Nachsorge

Ein vierwöchiges Heilverfahren muß die wichtigsten Impulse für eine *Langzeitdiätetik* gesetzt haben, um die kein Stoffwechselkranker herumkommt.

Beim *Abschlußgespräch* wird dem Patienten bewußt gemacht, daß *er* jetzt die Geschicke in die Hand nimmt, daß *er* aus dem Erlebnis des Heilverfahrens alles oder nichts machen kann. Natürlich braucht er weitere Hilfen: den fachkundigen Hausarzt, das Gespräch, Führung und Kontrolle. Wir versuchen eine Langzeitstrategie für beide – den Arzt wie den Patienten – dadurch zu erleichtern, daß wir bei der Entlassung einen *Nachsorgepaß* ausstellen. Er enthält das Gewicht und die wichtigsten Parameter *(Abb. 16)* und ermöglicht eine Verlaufsbeobachtung

über ein bis zwei Jahre. Mit ihm behält der Arzt die Übersicht über die Daten, und der Patient kann eine Verbindung herstellen zwischen Gewichtsverlauf und seinem Verhalten, Medikamentengebrauch, Nahrungs- und Genußmittelaufnahme und den Stoffwechselparametern bzw. dem Blutdruck.

Dies sind Regelgrößen, die es dem Patienten ermöglichen, sein Konsum-Verhalten in ein vernünftiges Maß zu seiner Gesundheit einzupendeln. Es sind gleichzeitig die wichtigsten Daten, die der Arzt für eine fruchtbare Sprechstunde mit dem chronisch Kranken braucht. Der Patient allerdings muß lernen, seinen Nachsorgepaß zu jeder ärztlichen Sprechstunde – auch der des Facharztes – mitzubringen (so wie

Nachsorge-Paß			Heilverfahren ___ Tage			Hausarzt →	
		Datum →					
Name	Gewicht *kg*	leicht bekleidet ohne Schuhe					
Adresse	Blutfett *mg %*	Cholesterin ges.					
		Triglyceride					
	Blutzucker *mg %* *enzym.*	nüchtern					
		2 Std. p. p.					
Hausarzt (Stempel)		nach 50 g Glucose oral	1 Std.				
			2 Std.				
	Hämatokrit *%*						
	Harnsäure im Blut *mg %*						
Der Nachsorgepass begleitet Sie zwei Jahre; er zeigt Ihnen, wie es mit dem Gewicht und dem Stoffwechsel seit dem Heilverfahren vorwärts geht. Nehmen Sie ihn immer mit, wenn Sie zu Ihrem Arzt oder in die Kurklinik gehen.	Leberwerte *IU/L*	Gamma-GT					
		SGOT					
		SGPT					
	Blutdruck	RR					
	Medikamente (Laborwerte mit „+ M" kennzeichnen, sofern sie unter Medikation abgenommen wurden.)						
KURPARK-KLINIK ÜBERLINGEN/BODENSEE Fachklinik für ernährungsabhängige Krankheiten Gällerstraße 10 · 7770 Überlingen · Tel. 0 75 51 / 806-0	Ernährung (Fasten; Red. Kost; Feste; Kostfehler)						

Abb. 16: Der Nachsorgepaß zeigt dem Patienten und seinem Arzt, wie sich sein Gewicht und Stoffwechsel seit dem Heilverfahren verhalten.

den Kurplan beim Heilverfahren, den Diabetes- oder Blutdruckpaß beim Gang zum Hausarzt).

Der *Arztbrief* ist nicht nur ein üblicher Krankenhausentlaßbericht, sondern enthält außerdem für den Hausarzt die wichtigsten Informationen, die geeignet sind, Nachsorge anzuregen:

- Welches Zielgewicht hat sich der Patient vorgenommen?
- Welche Entschlüsse im Hinblick auf Bewegungsverhalten zu Hause sind gefaßt worden?
- Welche Fähigkeiten hat der Patient im Heilverfahren gezeigt?
- Wie hoch ist seine Compliance einzuschätzen?
- Auf welche Medikamente kann verzichtet werden, wenn der Patient anfängt, »diätetisch« zu handeln?

Der *Hausarzt* übernimmt seinen Patienten wieder und wird ihn diätetisch mit Therapiestufe I, besser II weiterführen (s. S. 44). Eine Einstellungsveränderung allerdings ist jetzt ratsam: Es könnte sein, daß der Patient nach dem Heilverfahren mehr über die für ihn wichtige diätetische Strategie weiß als der Arzt. Führen Sie ihn jetzt als den, der Bescheid weiß. Geben Sie nicht Ihren Diätzettel, sondern lassen Sie sich den zeigen, der in der Reha-Klinik durchgearbeitet wurde und der die persönlichen Vorsätze des Patienten enthält. Werten Sie Ihren Patienten als Spezialisten für seine eigenen Probleme auf und locken Sie eher sein Wissen heraus, als daß Sie ihn mit guten Ratschlägen versorgen.

Der Umgang mit den chronisch Stoffwechselkranken ist wohl doch deutlich anders als der mit akut Kranken. Unsere *Patientenerhebungen* aus der Reha-Studie Baden (s. S. 84) ließen erkennen,

- daß 70 % der Übergewichtigen beim Hausarzt nicht gewogen wurden,
- daß mehr als 50 % mit dem moralischen Zeigefinger und einem Diätzettel abgespeist wurden,
- daß die meisten nach ihren akuten Beschwerden behandelt, aber nicht nach ihren Bemühungen um ihr Stoffwechselschicksal gefragt wurden.

Nur ein Drittel der Patienten fühlte sich durch den Hausarzt richtig geführt: streng, ermutigend, auch annehmend, wenn es mal ein Versagen gab.

Zielvorstellung für eine diätetische Langzeitstrategie ist die *Stoffwechselambulanz.* Patientengerecht wäre die wohnortnahe Einrichtung, so wie Diabetiker-, Schilddrüsen-, Koronar- und Rheumatikerambulanzen. Die an der Reha-Klinik angelehnte Stoffwechselambulanz hätte den Vorteil, daß der Patient nicht nur mit seinen Laborparametern kontrolliert, sondern vor allem mit allen Lehrinhalten konfrontiert werden könnte, die er in seiner Reha-Klinik kennengelernt hatte. Hier dienen das gezielte, diät-orientierte Patienten-Arzt-Gespräch ebenso wie eine Wiederholungsveranstaltung der Lehrküche, die vertiefte Ernährungsberatung und schließlich das Nachsorgegespräch mit seinem ehemaligen Stationsarzt.

Eine *stationäre Nachsorge* im Sinne eines 14tägigen Lehrgangs in der Reha-Klinik hat sich zwar vorzüglich bewährt, wie in der Reha-Studie Baden nachgewiesen werden konnte, ihre Realisierung jedoch ist uns aus Gründen des Betten- und Personalmangels nicht gelungen. Die Ergebnisse der kontrollierten Zwei-Jahres-Studie sprechen jedoch dafür, daß man sie institutionalisieren sollte. Wir haben aus diesen Erfahrungen dagegen den Weg zum Etappenheilverfahren gefunden (s. S. 81).

Teil III: Ausgewählte Anwendungsbereiche

Das Metabolische Syndrom

> **Pathogenetisches Grundprinzip:**
> Eßverhaltensstörung
> Speicherung
>
> **Therapeutische Aufgabe:**
> Entspeicherung
> Verhaltenskorrektur

Der Sammelausdruck für das Diagnosenbündel (Adipositas, Fettleber, Gicht, Diabetes Typ IIb, Hypertonie, Hyperlipidämie und Hyperurikämie) findet bei Diätetikern Beifall und bei Laien Verständnis im vergleichbaren Wort »Stoffwechselentgleisung«. Wir waren uns längst im klaren, daß die genannten Einzeldiagnosen zusammengehören, weil sie bei bestimmten Patienten gehäuft auftreten, die gleichen Ursachen haben, ähnliche didaktische Probleme machen und die gleichen diätetischen Strategien erfordern.

Unsere Patientenschaft setzt sich aus 60 % LVA-Patienten (Arbeiterrentenversicherung), 25 % Kassenpatienten und 15 % »Selbstzahlern« zusammen.

Bei den LVA-Patienten ist der Anteil am Metabolischen Syndrom höher als bei den Kassen- und Selbstzahlerpatienten; dies mag nicht verwundern, weil es der Haupteinweisungsgrund für LVA-Patienten ist *(Tab. 13)*.

Es gibt auch »gesunde« Schwergewichtige. 28 % unserer LVA-Patienten haben keine wesentlichen Krankheitszeichen und auch keine zusätzlichen Risikofaktoren. Wir werden der Frage nachzugehen haben, ob man dann nicht therapieren muß oder ob es Anzeichen dafür gibt, daß sie in Richtung auf ein Metabolisches Syndrom unterwegs sind und deshalb ein frühzeitiges Heilverfahren sinnvoll erscheint.

Der Gesunde gelangt auf Schleichwegen zur Krankheit. Für ihn selbst ist es ein Prozeß, den er nicht bewußt erlebt. Aus dem Mißverhältnis von Über- und Fehlernährung zum Bewegungsumfang, vom Genußmittelabusus und der toxischen Belastung zur Ausscheidung resultiert eine zunehmende Störung im »Fütterungs- und Entsorgungssystem« des Bindegewebes und damit der Grundregulation des Körpers *(Pischinger, Perger, Draczinsky, 136)*. Verschlackungsphänomene *(Pirlet, 134)*, Veränderungen der kapillaren Strombahn *(Wendt, 175)* und die Pathogenese der humoralen Steuerung (Insulinresistenz, Rezeptordefekt, Hyperinsulinismus) bleiben lange unbemerkt. Ihre

Tab. 13: Metabolisches Syndrom in der Kurpark-Klinik Überlingen

	LVA-Pat.	KA- u. SZ-Pat.
Adipositas (über 30 %) Übergewicht	99 %	72 %
Fettleber (diagnostiziert)	15 %	10 %
Diabetes Typ IIb	8 %	5 %
Gicht	12 %	8 %
Hypertonie	46 %	44 %
Hyperlipidämie und Hyperurikämie	70 %	50 % (bei Adipösen)
Schwerwiegende Adipositas (über 60 %) und volles Metabolisches Syndrom	53 %	31 %

Erscheinungsformen sind die Krankheiten, die wir als Metabolisches Syndrom zusammenfassen. Wir sind uns bewußt, daß auch sie nur Zwischenstation zu den Katastrophen Herzinfarkt, Schlaganfall, periphere arterielle Durchblutungsstörung, diabetisches Spätsyndrom und Gicht sind.

Es ist sicher richtig, wenn *Fahrner* die Eßverhaltensstörung in die Ursachenkette einbindet und den Begriff »Hyperphaghypermetaboles Syndrom« prägt *(50).*

Es ist eine didaktische – oder auch populärwissenschaftliche Frage, ob man sich durch Wortprägungen wie Wohlstands- oder Zivilisationskrankheiten, Verschlackungs- oder Eiweißspeicherkrankheiten

verständlich machen will. Der Laie jedenfalls versteht uns besser und ist damit auch besser für die kausale Therapie zu motivieren als durch abstrakte Begriffe, die nur der Arzt versteht.

Die Ursachen für das Metabolische Syndrom decken sich weitgehend mit den Ursachen der Adipositas.

Pathologische Speicherung

Abbildung 17 zeigt einen nutritiven Circulus vitiosus, der aus zwei sich bedingenden Komponenten besteht. Der Speicherzirkel wird angeregt durch eine Eßstörung, die durch zivilisatorische Fehlernährung

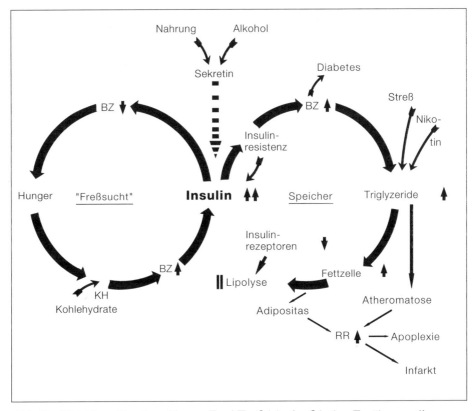

Abb. 17: Nutritiver Circulus vitiosus. Zwei Teufelskreise falscher Ernährung, die zum Metabolischen Syndrom führen, hier am Beispiel hochraffinierter Kohlenhydrate und allgemeinen Überkonsums.

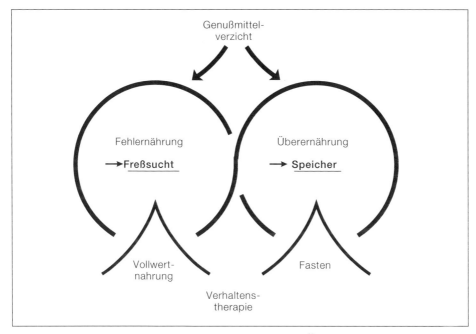

Abb. 18: Therapeutische Konsequenz: Unterbruch von Über- und Fehlernährung durch Fasten und Vollwerternährung, Genußmittelverzicht und Verhaltensmodifikation.

unterhalten wird – in unserem Beispiel durch raffinierte Kohlehydrate.

Zucker und Weißmehlprodukte werden rasch resorbiert und führen zu einer Blutzuckererhöhung im Serum über die erforderliche Höhe hinaus und damit zu einer überstürzten Insulinausschüttung *(Abb. 34)*. Nach ein bis zwei Stunden führt dies zum Blutzuckerabfall und damit zum Hunger, der zu neuer Nahrungsaufnahme führt. Wenn diese wieder aus Süßigkeiten, Kuchen, Schokolade oder ähnlichem besteht, beginnt der Kreis von vorn.

Permanent erhöhte Insulinausschüttungen führen zur Insulinresistenz und damit zur dauerhaften Blutzuckererhöhung (Diabetes). Überschüssige Nahrungsenergie wird über die Triglyzeride in Form von Fett abgelagert. Solange dies in einer Volumenzunahme der Fettzelle geschieht, bleibt es ungefährlich. Sobald aber eine Verminderung der Insulinrezeptoren die insulinabhängige Lipolyse erschweren

und außerdem der zivilisatorische Bewegungsmangel wenig Energiereserven abfordert, kommt es zu den bekannten Erscheinungen des Metabolischen Syndroms: Adipositas, Atheromatose, gemeinsam mit einer Eiweißanreicherung in der Basalmembran auch zum Hypertonus und damit zu aktuellen Gefahren wie Apoplexie oder Infarkt. Die Triglyzeriderhöhung im strömenden Blut wird gefördert durch Streß und Nikotin. Der Hyperinsulinismus wird nicht nur durch Kohlehydratzufuhr, sondern durch jedes überhöhte Nahrungsangebot und durch Alkohol über den Sekretinmechanismus unterhalten.

Eine »Verschlackung« beginnt jenseits der energetischen Betrachtung, erst dann nämlich, wenn über die natürlichen Fettreserven als nützlicher Energiespeicher hinaus Fett und Eiweiß in funktionsbehindernder Form abgelagert wird, z.B. als Cholesterin-Lipoproteid in der Gefäß-

wand oder Kohlehydrateiweißverbindun-
gen (Proteoglykane) in der kapillaren
Basalmembran und im Bindegewebe. Ob

Verschlackungsphänomene am Verlust an
Insulin-Rezeptoren beteiligt sind, wird diskutiert.

Adipositas

Das Wort geht so einfach über die Lippen;
die therapeutische Konsequenz: Gewicht
abnehmen scheint so simpel, daß im ärztlichen Alltag selten viel Federlesens
gemacht wird. Regelmäßig wiegen wäre
schon viel; 70 % der niedergelassenen
Ärzte wiegen ihre offensichtlich Übergewichtigen nicht (Reha-Studie Baden).
Krankenkassen und Rentenversicherung
pflegten zumindest in der Vergangenheit
die Adipositas in den schuldhaft verur-
sachten Zuständigkeitsbereich des Betroffenen zu verweisen.
Auf der anderen Seite steht eine engagierte Adipositas-Forschung (s. Anhang S.
295), die sich um die Aufhellung rätselhaf-
ter Erscheinungen bei der Gewichtszu-
oder abnahme bemüht und die die Viel-
schichtigkeit des Problems deutlich
machte. Die Ernährungspsychologie fügte
weitere Fakten hinzu, so daß heute zusammenfassend gesagt werden kann:

> Die Therapie der Adipositas setzt ein
> komplexes, vernetztes Denken voraus
> und erfordert diätetische Langzeitstra-
> tegien.

Indikation zur Therapie

Nicht jede Adipositas ist Ursache vielfältiger Erkrankungen oder Zeichen einer verminderten Lebenserwartung. Amerikanische Lebensversicherungsgesellschaften
hatten das Gewicht mit der größten
Lebenserwartung als *Idealgewicht* postuliert (Broca-Index minus 10 % für Männer
und minus 15 % für Frauen, entsprechend
einem Body mass index von 23).
Neuere Studien zeigten, daß ein Körpergewicht von 25 bis 30 % über dem soge-

nannten Idealgewicht keine verminderte
Lebenserwartung vermuten ließ, und man
ist heute der Meinung, daß ein Übergewicht erst ab 20 % nach *Broca* (etwa 30 %
nach dem Idealgewicht) eine Indikation
zur Gewichtsreduktion darstellt. Die
Frage wird noch kontrovers diskutiert, ob
man ein Übergewicht dieser Größenord-
nung als einen Risikofaktor oder nur als
einen Risikoindikator ansehen soll.
»Sicher ist, daß ein Übergewicht von 30 %
nach *Broca* als Risikofaktor gesehen werden muß, weil mit hoher Wahrscheinlichkeit kardiovaskuläre Erkrankungen, der
Hyperinsulinismus als Vorstufe des Diabetes, die Hyperlipidämien, die Hypertonie beginnen und auch sowohl Schwan-
gerschaftsrisiko wie perinatale Mortalität
steigen« *(Gries, 55).* Zur Prophylaxe solcher Erkrankungen sei es ratsam, auch ein
geringeres Übergewicht abzubauen; ärztliche Verpflichtung sei es in jedem Fall, bei
Adipositas nach anderen Risikofaktoren
zu fahnden. Selbstverständlich können
statische Probleme zur Gewichtsabnahme
raten lassen.
Die Indikation zur Gewichtsabnahme
muß auch vom Patienten her gestellt werden. *Will* er eigentlich abnehmen? Sieht er
ein, daß ihm über eine konsequente
Abnahme geholfen werden kann, z.B.
beim Metabolischen Syndrom? Gibt es
psychosoziale Hemmungen, Körpergewicht abzubauen? Zum Beispiel bei Mos-
lems, deren Schönheitsempfinden und
eheliche Akzeptanz andere als die unseren
sind.

Wiegen und Messen

Damit Messen und Wiegen brauchbare
Entscheidungshilfen und für den Verlauf
auch Vergleichsparameter bleiben, wird es

gut sein, wenn Sie Ihre Helferinnen auf übliche Meß- und Wiegefehler aufmerksam machen

- Meßlatte und Waage geeicht?
- Körpergröße ohne Schuhe, aufgerichtet, Blick geradeaus.
- Gleiche Tageszeit: zwischen morgens und abends 2 cm Unterschied!
- Waage täglich morgens auf richtigen Stand (Wasserwaage eingebaut) und auf Nullstellung eingestellt.
- Blase entleert? Wiegen immer in der gleichen Kleidung, Taschen entleert, besser noch: unbekleidet.

Für den Beginn Ihrer Adipositas-Therapie registrieren Sie nicht nur Größe und Gewicht, sondern auch die Ausgangsposition bzw. den Risikoindikator. Es ist relativ gleichgültig, ob Sie ihn in % Übergewicht nach *Broca* oder als Body mass index (BMI) bezeichnen. Letzterer läßt sich nach dem Nomogramm (s. S. 298) leicht ermitteln. Wir verwenden eine Tabelle nach *Krebs* (s. S. 297), die einen praktischen Kompromiß darstellt. Wichtig allein sind die vergleichbaren Ergebnisse Ihrer Adipositas-Therapie.

Therapiebereitschaft

Die Bereitschaft zu einer langfristigen Adipositastherapie wird beim Arzt gewöhnlich gebremst durch die Therapiehindernisse, die uns der Adipöse entgegenbringt und durch die allzu häufig erlebte Frustration seiner Bemühungen, die leider nicht selten in allgemeine Resignation dem Problem gegenüber mündet. Nicht gerade ermutigend wirkt ja auch, wenn alle anderen Befunderhebungen ihren Preis haben, die exakte Messung von Gewicht und Größe jedoch ohne Gebührenziffer ist. Vielleicht, weil jeder Laie diesen Befund erheben kann? Auch wir Fastenärzte reden nicht gern vom Gewicht, um nicht als Diener einer »Entspeckungsanstalt« gesehen zu werden. Ganz anders die Öffentlichkeit: Die Medien sind voll von allerhand Künsten

zur Gewichtsabnahme. Was Wunder, daß der Arzt das Problem nicht ungern dem Publikum überläßt.

Die Motivation des Arztes zur ernsthaften Adipositas-Therapie steigt in dem Moment, in dem der Adipöse als Kranker und als Leidender gesehen und als »interessantes Therapieobjekt« angenommen werden kann. Dies bedeutet oft genug den Abbau von Vorurteilen. Der Adipöse ist ja nicht einfach nur »vollgefressen«. Sein genetischer Code ist wirklich anders als derjenige Normalgewichtiger. Auf stimulierende Reize schüttet er mehr Adrenalin, auf Nahrungsreize mehr Insulin aus als der Normalgewichtige, und seine Verdauungskapazität und -fähigkeit ist größer.

Er hat eine verminderte Thermogenese, das heißt, er ist ein »guter Futterverwerter«: Die gleiche Nahrungsmenge wird von ihm eher in Fett umgesetzt und abgelagert als beim Normalgewichtigen, der zuviel aufgenommene Kalorien eher in Wärme umsetzen kann. Bei Gewichtsabnahme-Bemühungen schaltet sein Körper eher und konsequenter ein Sparsystem ein als der Normalgewichtige; bei Frauen ist dies deutlicher als bei Männern, bei Mädchen gegenüber Knaben schon deutlich ausgeprägt. Vielleicht hat er damit auch eine bessere Überlebensstrategie als der Nichtadipöse. Sie ist nur ungünstig in einer Zeit unbegrenzten Nahrungsangebots.

Aus der Anamnese weiß er zu berichten, daß er der Großmutter oder dem Großvater »nachgeschlagen« ist, die auch dick waren, während andere seiner Familienangehörigen bei gleichem Nahrungsangebot schlank blieben. Die konnten zum Ärger des Adipösen erstaunlich viel mehr essen als er und wurden nicht dick davon: die »schlechten Futterverwerter«, der Begriff ist Beobachtungen an Haustieren entlehnt. Ein Erbfaktor muß ernstgenommen werden.

Nachgewiesen sind inzwischen auch die Störungen in der Hunger-Sättigungs-Regulation, die eng mit einer Störung in der Insulinsekretion verbunden sind. Der

Circulus vitiosus schließt sich mit der vermehrten Tendenz zur Insulinresistenz mit zunehmendem Gewicht. Dieses Phänomen kennzeichnet gemeinsam das Metabolische Syndrom, auch dann, wenn es sich vorwiegend um eine Hyertonie, einen Diabetes oder eine Hyperlipidämie handelt.

Der Teufelskreis wird komplett, wenn es über Insulinresistenz und Insulin-Rezeptorenverminderung zur Hyperglykämie kommt, die durch Tabletten nicht mehr beherrschbar ist. Der therapeutische Versuch mit Insulin führt dann zu einem ausgesprochenen Masteffekt mit der Folge einer gravierend verstärkten Adipositas. Der Adipöse ist außerdem konstitutionell geprägt: Er ist der Pykniker, der gesellige Typ mit einem ganz anderen Bezug zur Nahrung und den Genußmitteln als der Astheniker. Er hat die Begabung zum Fröhlichsein wie zum Genießen. Soll er sich selbst und sein gegebenes Wesen verleugnen?

Gewichtiges Umdenken

Angesichts unserer stoffwechselkranken Schwergewichtigen ist es grausam, vom Normal- oder gar Idealgewicht zu sprechen. Wir müssen uns als Ärzte eine andere Form des Umgangs mit dem Gewicht und den Gewichtigen einfallen lassen. Befreien wir den Patienten von der Meßlatte wissenschaftlicher und statistischer Gewichtsnormen! Er hat einen Anspruch auf sein *persönliches Gewicht*. Wir müssen auch den Schwergewichtigen so annehmen, wie er zu uns kommt. Ich darf mich als hagerer Arzt niemals dazu hinreißen lassen, mich ihm als Leitbild vorzustellen. Wir besprechen mit ihm das Behandlungsziel, befreien ihn von Illusionen im Hinblick auf die schnellstmögliche Gewichtsabnahme, besprechen die Strategie seiner stufenweisen, natürlichen Gewichtsverminderung, nehmen ihm die Angst vor Hunger und freuen uns mit ihm über

jeden Erfolg, vor allem über jede gelungene Verzichtleistung.

Beim Abschlußgespräch nennt *er* uns, welches Gewicht er meint halten zu können und welches er in den nächsten Wochen zu erreichen gedenkt: Das *Zielgewicht*. Wir werden über das *Wunschgewicht* sprechen und versuchen, nicht nur die für ihn wünschbaren Ziele, sondern vor allem die mit seinen Möglichkeiten realisierbaren in ein rechtes Verhältnis zu setzen (s. S. 280).

Im Kopf des Arztes spielt das *Sollgewicht* eine Rolle; es ist das im Hinblick auf die Herz-Kreislauf-Situation, den Hochdruck oder die geplante Operation einer Hüfte zu erreichende Gewicht.

Bei der Aufnahme von Kur-Wiederholern ist die Einstellung des Arztes wichtig, was er als *Erfolgsgewicht* sehen kann. »Sie haben schon wieder zugenommen!« ist nicht gerade ermutigend. »Sie haben 3 kg weniger als damals!« wirkt als stimulierende Anerkennung.

Tab. 14: Adipositas als Risikofaktor bei operativen Eingriffen (nach *Merkle*).

Herz-Kreislauf-Belastung erhöht
Atemfunktion eingeschränkt
Toleranz für Volumenverluste herabgesetzt
Postoperative Morbidität erhöht
● Pneumonie
● Thromboseneigung
● Lungenembolie
● Wundheilungsstörung
Operativ-technische Probleme
● erschwerte Präparation
● längere OP-Zeiten
● Blutverlust erhöht

Unterschiedliche Risiken

Wichtig ist die differenzierte *Risikoeinschätzung* bei verschiedenen Verteilungstypen:

● Der gynoide Typ entspricht der fraulichen Fettverteilung mit einer Betonung an Gesäß und Oberschenkeln (Hüftumfang deutlich größer als Taille). Dieser Fettverteilungstyp, den man gelegentlich auch bei Männern antrifft, ist wenig gefährdet für Gefäßerkrankungen.

- Der androide Typ entspricht dem männlichen Verteilungstyp: Stammfettsucht, besonders des Bauches (Taillenumfang größer als Hüftumfang) – auch bei Frauen anzutreffen; er disponiert mehr zur koronaren Herzkrankheit und zur peripheren Gefäßerkrankung als der gynoide Typ.

Das Metabolische Syndrom findet sich vorwiegend beim androiden Fettverteilungstyp. Ihr gemeinsames pathogenetisches Bindeglied sind der Hyperinsulinismus und die Insulinresistenz.

Menschen des androiden Fettverteilungstyps haben eine verzögerte Fettverwertung nach dem Essen, eine erhöhte Fettspeicherfähigkeit, aber auch eine erhöhte Lipolyseaktivität.

Einfach gesagt: Die Stoffwechselrichtung geht bei Über- und Fehlernährung viel eher in Richtung Gefahr, beim gynoiden Typ eher in Richtung ungefährlicher, aber kosmetisch unangenehmer Speicherung. Frauen mit der typisch weiblichen Fettverteilung leben weniger gefährlich, aber mit mehr kosmetischen Komplexen; sie haben kleinere, aber zahlreichere Fettzellen und leider eine vermindere Lipolyseaktivität. Ein größeres Risiko haben die Stammfettsüchtigen, weil ihre großen Fettzellen eine erhöhte Lipolyseaktivität, also eine bessere Entspeicherungsfähigkeit haben.

Diese Unterschiede sind offenbar genetisch geprägt und durch keine Art von Therapie prinzipiell zu ändern. Nachgewiesen ist aber auch, daß die Lipolyseaktivität verbessert und die Insulinresistenz vermindert werden kann durch:

- Gewichtsabnahme,
- körperliche Aktivität,
- vernünftige Ernährung (s. S. 25).

> Die Therapie der Adipositas braucht in jedem Fall die zeitweise Umkehr der Stoffwechselrichtung: von anabol zu katabol.

Nicht betont werden muß, daß unsere Wohlstandsgesellschaft besonders ungünstig für Menschen ist, die die Neigung zur Fettansammlung haben. Es ist ja nicht nur das Mißverhältnis zwischen Nahrungsaufnahme und körperlicher Arbeitsleistung *(Abb. 4),* sondern auch *soziokulturelle Trends,* die ihrerseits zu Teufelkreisen führen:

- Babys möglichst früh abzustillen ergibt zwar einen Gewinn an Freiheit für die Mutter, einen Verlust aber an Zuwendung und Zärtlichkeit für das Kind.
- Gesüßte Kindertees implizieren die Neigung zum Süßen, die ohnehin durch Defizite von Liebe gefördert wird.
- Hochraffinierte Kohlehydrate haben einen eigenen pathogenetischen Faktor.
- Fehlernährung und Appetenzverhalten sind eng korreliert. Die Gewöhnung an »süß« oder »salzig« oder »viel« verursacht eine Veränderung der Stellgrößen im Appetenzverhalten, die nicht leicht rückgängig zu machen ist.

Die *psychosomatischen* Ursachen seien ebenfalls nur angedeutet:

- Verlust an Liebe, Zuwendung und Anerkennung verursacht Hunger.
- Selbstwertprobleme werden oft durch Essen kompensiert.
- Adipositas führt zu zunehmenden Minderwertigkeitskomplexen, die durch kompensatorisches Essen aufgewogen werden und eine Einengung im Freizeitverhalten bedeuten.
- Trennung vom Partner, Scheidung der Ehe, Schock oder Frustrationserlebnisse, Verlust der Lebensaufgabe führen bekanntermaßen zum Ersatzessen.

Von jedem dieser Punkte aus führt der Weg in die Sucht: Die Eßsucht, die Eß-Brechsucht (Bulimie) oder ins Gegenteil, die Anorexia nervosa.

Patientenbeispiel: »Nur Adipositas«
Anamnese: P. H., 38, Hausfrau, 3 Kinder, 1,55 m, 97 kg. Seit Kindheit ist Frau H. dick, beide Elternteile und zwei Geschwister sind dick, ein Bruder schlank. Von beiden Großeltern ist jeweils die weibliche Seite dick: »Alle unten – ab Nabel«. Essen? »Alle gern, auch mein Bruder, aber der bleibt schlank«. Gewicht früher 66 kg (+ 25 % nach Broca), Normalgewicht wäre 52 kg, »nie gehabt«. Nach jeder Schwangerschaft Gewichtszunahme bis maximal 97 kg. Gesund? »Ja«. Beschwerden? Fuß- und Kniegelenkschmerzen, oft Kreuzweh, schwere Beine, abends geschwollene Knöchel, »außer Atem« beim Bergangehen, vermehrt müde. Schon versucht, Gewicht abzunehmen? Viele Diäten probiert, auch abgenommen, war bald wieder drauf, oft mehr als vorher. »Ich geb's auf«.
Befund: Unterkörper-Adipositas (gynoider Type), weiches, nicht schmerzendes Fettgewebe. Gangbild schwerfällig, X-Beine, Hohlkreuz, statische Ödeme.
Labor: Keine pathologischen Stoffwechselparameter.

Diagnose: Adipositas, Übergewicht + 80 % oder BMI 40. Herz-Kreislauf an der Grenze der Dekompensation. Keine anderen Risikofaktoren.
Psychostatus: Leidensdruck. Die Patientin ist depressiv gestimmt (früher lustig), schämt sich vor anderen und vor ihrem Ehemann, war seit Jahren nicht mehr Schwimmen (früher leidenschaftlich), sexueller Kontakt gestört trotz Sehnsucht; die Patientin fürchtet, »daß er zu einer anderen geht«. Kinder sind aus dem Haus; die Patientin möchte wieder arbeiten, aber »wer nimmt mich denn so?«. Abends gerne tanzen gegangen, jetzt Fernsehen und Süßigkeiten.
Bewegungsdiagnose: Trainingsmangel, Herz-Kreislauf an der Grenze zur Dekompensation, Neigung zu Distorsionen, Hypotonie-Neigung.
Wärmediagnose: Unterkörper kühl, bläulich. Füße kalt, Hände warm; allgemein kälteempfindlich.
Ernährungsdiagnose: Hyperalimentation aus familiärer Prägung, der Patientin unbewußt. Überernährung aus Gewohnheit, täglich 2600 kcal (geschätzter sparsamer Bedarf: 2200 kcal).

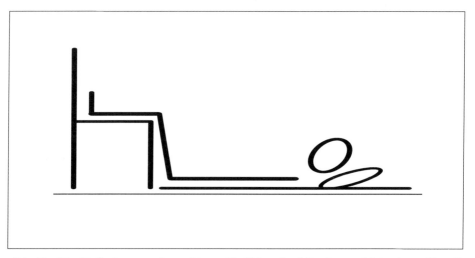

Abb. 19: Die Stufenlagerung braucht nur fünf bis zehn Minuten und ist nahezu überall durchführbar. Sie entleert die venös-lymphatisch gestauten Beine, entlastet den Beckenraum und die LWS und füllt das Volumendefizit des Oberkörpers auf: Soforttherapie des varikös-hypotonen Symptomenkomplexes und des statisch bedingten Kreuzschmerzes.

Therapeutische Konsequenz

Stationäres Heilverfahren von 6 Wochen (»*solange kann man doch nicht von zu Hause weg sein*«). Kostenträger LVA Baden.

Diätetik: 3 Tage essen, 24 Tage Fasten, 14 Tage Kostaufbau = Eßverhaltenstraining.

Bewegungstherapie: Morgens eine halbe Stunde Wassergymnastik, später spielerische Gymnastik in der Gruppe; nachmittags eine Stunde geführtes Gehen, später Wandern, jeweils anschließend Stufenlagerung *(Abb. 19)* zur Entlastung und Entschmerzung der Beine und des Kreuzbeins. Obligatorisch Mittagsruhe im Bett.

Physiotherapie: 2 x wöchentlich Kräuterbad (sich was gönnen, Kontaktaufnahme mit dem Körper; warm einhüllen). Temperaturansteigendes Halbbad mit anschließendem Hüftwickel nach *Prießnitz* (Anregung passiver und aktiver Durchwärmung des Krisengebietes). Wechsel-Wassertreten (Training des Wärmehaushalts). Tägliches Bürsten der dicken und kalten Teile, anschließend einölen (wird in der Gruppe gezeigt; »täglich am Morgen selbst tun«).

Führung durch das Heilverfahren: Annehmende und freundliche Führung durch die Stationsschwester, dann Wiegen am Morgen (alle 2 Tage). 1 x wöchentlich Fastenführung durch den Arzt. 2 x wöchentlich Patienten-Arzt-Gespräch in der Gruppe.

Gesundheitsbildung: 2 x wöchentlich Diät-Stammtisch, Abendvorträge. Lehrküche nach Interesse und Motivation.

Psychologische Betreuung: Positionsbestimmung in bildhafter Meditation (Gruppe): Wie bin ich? Was denke ich über mich? Wie kann ich meinen Körper lieben? Was kann ich aus mir machen? Abends: In fröhlicher Runde basteln, spielen, kreativ gestalten, Tanzabende.

Ziele: Mit der Gewichtsabnahme (hier 8,5 kg) Kondition verbessern, Aufbau des Selbstwertgefühls, Selbstannahme ermöglichen, Wege zur Selbsthilfe zeigen, Ernährungskorrektur. Beispiel einer Ganzheitsbehandlung der Adipositas.

Ergebnis

Die Patientin besuchte im Heimatort einen Ernährungskurs der AOK; der Hausarzt übernahm die weitere Führung, indem er die Patientin regelmäßig einbestellte. Ausgehend von ihren neuen Eßerlebnissen und Ernährungskenntnissen hat sie alte Eßtraditionen in der Familie durchbrochen und schrittweise verändert. Sie selbst kann begrenzen und auf Süßigkeiten verzichten; abends beim Fernsehen stellt sie ein Glas »sauren Sprudel« vor sich hin; das Wassertrinken hat sie im Fasten gelernt. Sie wiegt inzwischen 78 kg (+ 50 % Übergewicht), fühlt sich wohl und hat auch die gewünschte Nebenbeschäftigung bekommen.

Kurzzeitergebnisse / Gewicht

Von tausend Patienten wurde das Gewichtsverhalten in einem 14tägigen Fasten beobachtet. Nach dem Ausgangsgewicht vergleichbare Patienten wurden zu Gruppen gebündelt. *Abbildung 20* zeigt aus dem Kollektiv eine Gruppe kleiner, schwergewichtiger Männer und Frauen. Die Gewichtsabnahme bei den Männern aller Altersklassen ist ziemlich gleich: 6,3 kg in 14 Tagen, die der jüngeren Frauen (bis 45 Jahre) ist mit 5,3 kg besser als die der älteren Frauen: 4,8 kg. Etwa mit dem Klimakterium beginnen Frauen sparsamer zu leben und deshalb auch weniger abzunehmen (entspricht einer verminderten Thermogenese).

Männer nehmen besser ab als Frauen; dieser Unterschied ist zwar geringer, wenn man die Gewichtsabnahme nicht in Kilogramm, sondern in Prozent vom Ausgangsgewicht rechnet, ist dennoch aber eine überall beobachtete Tatsache.

Der typische Gewichtsverlauf im Fasten zeigt eine steile Abnahme in den ersten Tagen (zusätzlicher Wasserverlust) und eine sich abflachende Kurve mit der Dauer des Fastens, was den zunehmenden Spareffekt bzw. die Ökonomisierung im Fasten dokumentiert.

Eine Gewichtsabnahme erfolgt an allen Körperteilen *(Abb. 21)*, wenn auch nicht in gleichem Maße. Während des Kostaufbaues gibt es besonders in den wasserreichen Geweben eine Zunahme der Umfänge als Zeichen der Wiedereinlagerung von Wasser mit der Folge einer Straffung der Gewebe.

Patientenbeispiel: Stufenweise Gewichtsabnahme

Der Patient H.W., 43 Jahre alt, 1,66 m, 91 kg *(Abb. 22)*, nimmt bei seinem ersten Fasten 5,5 kg in zwei Tagen ab (Zeichen für ausgeschwemmte Ödeme) und dann kontinuierlich bis zum 15. Fastentag, wobei dreimal ein leichter Gewichtsstillstand und anschließend eine verstärkte Abnahme erfolgt (phasenhafte Wasserspeicherung).

Mit jedem weiteren· Fasten wird die anfängliche Entwässerung geringer. Stufenweise erreicht er sein persönliches Normalgewicht von 68 bis 70 kg; er ver-mindert sein Übergewicht von 40% auf 10% und damit auch sein erhöhtes Erkrankungsrisiko.

Sein Erfolgskonzept: Er ist Geschäftsmann und oft zum Essen eingeladen. Er hat gelernt, sich dabei zu beschränken, vor allem aber, andere Mahlzeiten auszulassen und durch Wassertrinken zu ersetzen (also zu fasten). An den Wochenenden macht er ausgedehnte Bergwanderungen und füllt seinen Rucksack nur mit Äpfeln, Joghurt und einer Thermoskanne Tee. Er ist mit sich, seinen Leistungen und seinem neuen Lebensstil durchaus zufrieden.

Patientenbeispiel: Unbewältigte Adipositas *(Abb. 23)*

Eine 53jährige Frau, 1,60 m groß, gesund. Mit 88 kg hat sie ein Übergewicht von 50%. In acht Fastenkuren bemüht sie sich vergeblich, ihr Traumgewicht von 65 kg zu erreichen. Sie kommt jedes Jahr mit etwa dem gleichen Ausgangsgewicht

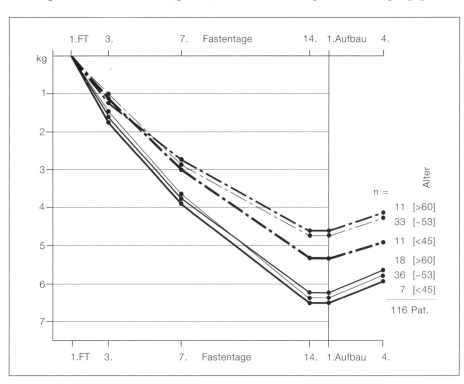

Abb. 20: Gewichtsabnahme im Fasten

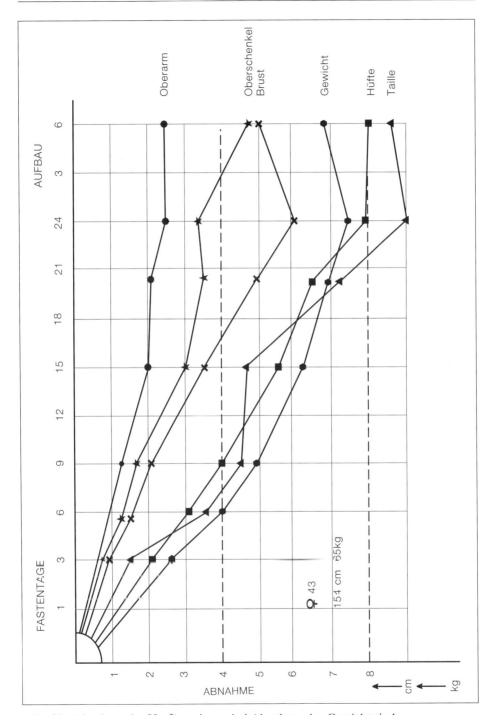

Abb. 21: Abnahme der Umfänge in cm bei Abnahme des Gewichts in kg

wieder, war in all den Jahren nicht krank, voll berufstätig, nur eben bekümmert über ihr »Versagen«.
Sie fastet bis zur Abreise; es fehlt das Eßverhaltenstraining. Bedeutet dies nur Frustration? Nur symptomatische Therapie? Nein. An Gesundheit, Frische und Schaffenskraft konnte ihr jeweils für ein dreiviertel Jahr das Optimum vermittelt werden. Sie bezeichnet deshalb ihr Fasten als die beste Art, einen sinnvollen Urlaub zu verbringen: Zeit der Besinnung und effektive Prophylaxe; geschätzt wird der kosmetische Effekt einer geweblichen Straffung, außen und »innen«.

Patientenbeispiel: Kampf um das Gewicht
Kaufmann E.P.J., 49 Jahre alt, 117 kg schwer, hat es wirklich schwer: In 20 Fastentagen kann er zwar 13 kg abnehmen, dann aber beginnt das ihm wohlbekannte Ringen um das Gewicht. Er geht mit dem Vorsatz nach Hause, 105 kg unbedingt zu halten, um im Herbst sein Gewicht weiter zu vermindern. *Abbildung 24* zeigt, wie schwierig das jeweils auf seinen Auslandsreisen ist. Nur zu Hause und unter der Fürsorge seiner Frau kann er seinen Vorsatz einigermaßen erfüllen. In 16 Fastentagen nimmt er 9 kg ab und

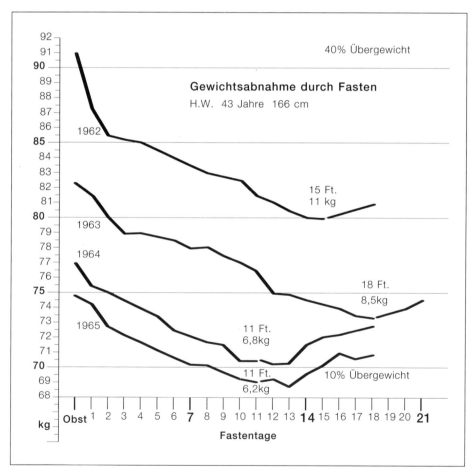

Abb. 22: Stufenweise Gewichtsabnahme durch viermaliges Fasten. Damit kann das Übergewicht von 40 auf 10 % vermindert werden.

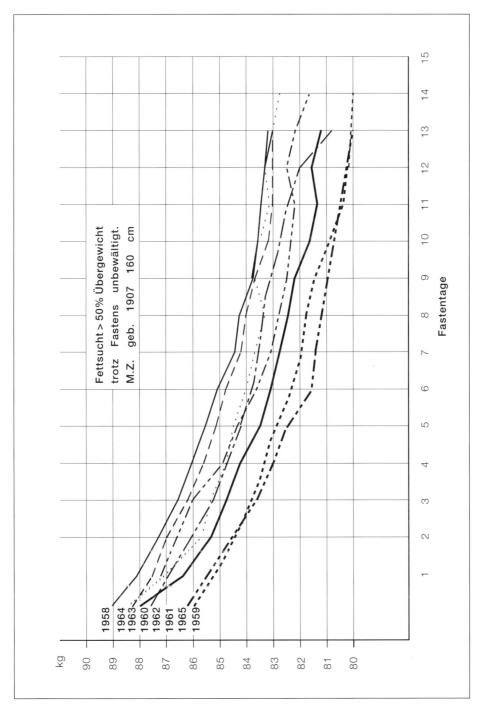

Abb. 23: Unbewältigte Adipositas trotz 8 Fastenzeiten. Symptomatische Therapie?

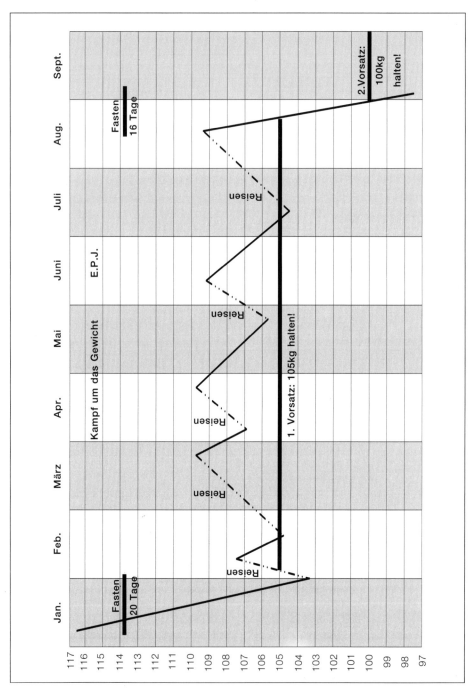

Abb. 24: Fasten und Vorsatzbildung helfen, den schweren Kampf um das Gewicht erfolgreich zu bestehen.

geht jetzt mit dem zweiten Vorsatz erneut in den Kampf: 100 kg halten! Sein Konzept: Zu Hause reichlich Frischkost, kalorisch sparsame Vollwertkost als Alternative zur Hotelverpflegung, Verzicht auf Alkohol und Coca Cola; Kuchen nur am Sonntag.

Rehabilitationsstudie Baden, Ergebnisse der Zwei-Jahres-Studie

Gewichtserfolge gibt es auch auf lange Sicht, wenn der intensivdiätetische Eingriff eindrucksvoll genug und die begleitende Information ausreichend, bzw. verständlich war. Dies zeigen Studien *Ditschuneits (43)* nach ambulanter und stationärer Nulldiät, die nach 6 bis 36 Monaten noch weit positivere Langzeiterfolge aufweisen, als üblicherweise berichtet wird. Auch *Liebermeister* u. Mitarb. *(98)* berichten von guten Fünf-Jahres-Ergebnissen nach stationärer Reduktionskost und

Bewegung. Die bekannte Frustration in der Adipositastherapie ist »wahrscheilich ein Ergebnis nicht ausgereifter ernährungstherapeutischer Strategien«.

Daß die Veränderung des Lebensstils gefordert und über Jahre durchgeführt werden kann, beweist unsere klinisch kontrollierte Zwei-Jahres-Studie: »Rehabilitationsstudie Baden« *(9)*, die wir gemeinsam mit zwei anderen Kliniken durch- führten. Es wurde den beiden Fragen nachgegangen:

● Wie muß ein Heilverfahren beschaffen sein, um nach zwei Jahren meßbare Erfolge zu hinterlassen?

● Kann der Rehabilitationserfolg eines Heilverfahrens durch geeignete Nachsorgebemühungen verbessert werden?

In *Abbildung 13* ist die zeitliche Abfolge der Studie dargestellt.

Mit Ausnahme von Ausländern (wegen der sprachlichen Schwierigkeiten) wurden

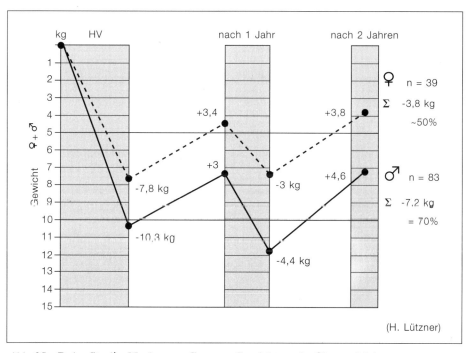

Abb. 25: Reha-Studie, Nachsorge-Gruppe, Gewichtsverlauf in zwei Jahren
(Lützner, 108).

alle Patienten in die Studie einbezogen und randomisiert für eine Nachsorge- und eine Kontrollgruppe zu gleichen Teilen. *Abbildung 25* zeigt die Gewichtsergebnisse der Nachsorgegruppe für Frauen und Männer.

Während des Heilverfahrens wurden von den Männern rund 10 kg, von den Frauen 8 kg abgebaut. Dieser Gewichtserfolg konnte nach zwei Jahren von den Männern im Mittel zu 70 % und von den Frauen zu 50 % gehalten werden. Als günstig erwies sich die Wiedereinbestellung nach einem Jahr zu einem 14tägigen »Lehrgang«. Er fing die ersten Gewichtsanstiege auf, erinnerte die wichtigsten Regeln aktiver Diätetik und motivierte durch wunschgemäßes Fasten oder Essen zur Fortsetzung der Ernährungsumstellung zu Hause. Der Gewichtsverlust in kurzer Zeit (4,4 bzw. 3 kg) ermutigte dazu, auch selbst kurzfristige Nahrungseinschränkungen zu Hause durchzuführen.

Vergleicht man mit der Kontrollgruppe, die keinerlei Nachsorge erfahren hatte und auch nicht informiert war, daß sie in zwei Jahren kontrolliert werden sollte, dann fällt auf, daß sie nicht viel schlechter abschneidet als die Nachsorgegruppe *(Tab. 15).* Immerhin: 9 % hatten gegenüber 13 % ihr Gewicht weiter vermindert, insgesamt waren 27 % in der Kontroll-

gruppe und 35 % in der Nachsorgegruppe erfolgreich.

Die Versagerrate ist mit 47 % und 35 % groß, wenn man den sehr strengen Vergleich mit dem Entlassungsgewicht als Maßstab nimmt (B → E). Günstiger sind die Ergebnisse, wenn man die Veränderung zur Ausgangssituation vergleicht: das Gewicht, das der Patient *vor* Beginn des Prozesses einer Veränderung mitgebracht hat *(Tab. 16, A → E).*

60 % der Kontrollgruppe und 72 % der Nachsorgegruppe konnten ihr Gewicht weiter vermindern, zum Teil ganz eklatant: 20 bis 55 % ihres Übergewichts!

Die Versagerquote ist mit 15 % in der Kontrollgruppe größer als mit 8 % bei den Patienten, die nachsorgend betreut worden sind.

Die Nachsorgegruppe hat in allen Bereichen eindeutig bessere Ergebnisse. Daß auch die Kontrollgruppe keine schlechten Langzeitergebnisse hat, obwohl den Patienten zwischen Entlassung und Endkontrolle keinerlei Hilfe angeboten worden war, ist nicht minder bemerkenswert. Dies kann wohl nur so gedeutet werden: Das Heilverfahren selbst war für die Patienten der Kontrollgruppe eindrucksvoll genug, daß noch 60 % ihren Lebensstil verändert hatten. Die Früchte eines strengen und den ganzen Menschen erfassen-

Tab. 15: Entlassungsgewicht zwei Jahre nach Heilverfahren. Reha-Studie Baden *(Lützner, 107).*

Entlassungs-gewicht (B → E)	% Übergewicht	Nachsorge-gruppe	Kontroll-gruppe	Kommentar
weiter vermindert gehalten	3–35% +/− 3%	13% 22% } 35%	9% 18% } 27%	erfolgreich
mäßig zugenommen	3–10%	30%	24%	Toleranz-zone
erheblich zugenommen	10–30%	35%	47%	Versager
Patienten (n =269)		130	139	

Tab. 16: Veränderungen zum Aufnahmegewicht zwei Jahre nach Heilverfahren. Reha-Studie Baden *(Lützner, 107).*

Gewicht vor HV (A → E)	% Übergewicht	Nachsorge-gruppe	Kontroll-gruppe	Kommentar % Patienten
Vorzügliche Gewichtsabnahme Gewichtsabnahme	max. −55% >−20% 3–20%	15% 57% } 72%	10% 50% } 60%	erfolgreich
Gewicht unverändert	± 3%	20%	25%	Toleranz-zone
Weiter zugenommen	3–15% max. + 50%	8%	15%	Versager
Patienten (n =269)		130	139	

den Heilverfahrens können auch nach zwei Jahren noch geerntet werden. Ganz sicher lohnt es sich, den Patienten mit seinen Problemen in der Auseinandersetzung mit der häuslichen Umgebung nicht allein zu lassen.

> Nachsorge verbessert die Ergebnisse eines Heilverfahrens.

Patientenmeinungen nach zwei Jahren

Objektivität wird es bei Aussagen über Befinden und Lebensstil niemals geben. Intersubjektive Wahrheiten *(Pietschmann, 132)* gewannen wir durch Befragungen in verschiedenem Stil und an beiden Kollektiven durch das Gespräch mit dem Arzt, dem Sozialberater und durch anonyme Fragebögen.

● 75% aller Patienten fühlen sich *wohler* als vor dem Heilverfahren.
● 25% der Patienten sagten, daß sich ihre *Gesundheit* weiter verbessert habe; bei 39% sei sie gleich geblieben.
● Der *Hausarzt* sei in 58% seltener, in 36% ebenso häufig und in 5% häufiger gebraucht worden (wobei zu bemerken ist, daß man nur dann zum Arzt geht, wenn einem »was fehlt«, nicht, um sich durch den Hausarzt führen zu lassen!)
● Die *Arbeitsunfähigkeitszeiten* waren zwei Jahre nach der Heilbehandlung

eindeutig geringer als zwei Jahre davor (objektive Erhebung der LVA Baden).
● Eine *Ernährungsumstellung* gelang vor allem denen, die zu Hause verpflegt wurden. Statt 10% fühlten sich jetzt 50% zu Hause richtig ernährt; statt 35% fühlten sich nur noch 8% zu Hause überernährt. Schwieriger ist es bei Verpflegung in der Kantine oder unterwegs; Ernährungskorrekturen wurden aber auch da in kleiner Zahl realisiert. 70% schätzen ihre Nahrungsaufnahme seit dem Heilverfahren als mäßig ein, 8% als knapp, 8% als zuviel, 14% als falsch.
● Die *Leistungsfähigkeit* am Arbeitsplatz oder in der Freizeit wurde von 46% als besser bezeichnet, von 49% als gleich und nur von 5% als schlechter. Das Außmaß an *Bewegung* wurde von 56% als genügend, von 20% als sehr viel und von 24% als zu wenig eingeschätzt.
● *Alkohol:* Reichlich (mehr als 4 Flaschen Bier oder eine Flasche Wein täglich) nahmen vor dem Heilverfahren 20 und nach zwei Jahren nur noch 9 Patienten auf; als mäßige Trinker (weniger als 4 Flaschen Bier oder eine Flasche Wein täglich) stuften sich vorher 148, nach zwei Jahren 167 Patienten ein. Keinen Alkohol oder selten tranken 103 vorher und 94 nach zwei Jahren.

- *Nikotin:* Die Anzahl der Nichtraucher konnte von 167 auf 178 vermehrt werden; die mäßigen Raucher (weniger als 20 Zigaretten täglich) blieben gleich (69/70) und die Anzahl der starken Raucher (mehr als 20 Zigaretten täglich) verminderte sich von 33 auf 18 nach zwei Jahren.
- Bemerkenswert ist die *mangelnde Kommunikation* mit den »Schicksalsgefährten«. Gespräche mit Stoffwechselkranken bzw. Übergewichtigen fanden in 43 % selten, in 35 % nie und nur in 22 % regelmäßig statt. Selbsthilfegruppen wurden nur von 4 % besucht, von 96 % hingegen nicht – einfach, weil sie nicht existieren.
- *Aktivitäten* in einem Sport- oder Freizeitverein werden von 33 % mit Ja und von 67 % mit Nein angegeben. Dabei findet sich die Mehrzahl der Patienten mit gebesserten Befunden unter den Aktiven, während sich bei den Inaktiven verschlechterte Endbefunde häufen. Die genauere Hinterfragung im Gespräch läßt erkennen, daß *Langeweile* in den arbeitsfreien Zeiten als einer der Hauptanlässe für Essen, Rauchen, Trinken oder Naschen erlebt wird. Die Überwindung der eigenen Trägheit wird als besonders schwierig bzw. lästig empfunden.

Die Paramter für Harnsäure, Zuckerstoffwechsel und Blutdruck verhalten sich gleichsinnig, so daß sich konstatieren läßt:

> Parallel mit der Verminderung des Gewichts vermindern sich auch Stoffwechselparameter und Blutdruck.
> Aktive Diätetik beinhaltet Nachsorge und Langzeitstrategien zur Veränderung des Lebensstils.

Ermutigung wächst aus den *Erfahrungen mit Nachsorgepatienten:* Etwa 60 % unserer Patienten aus der Zwei-Jahres-Studie sind gegenüber Nachsorgeangeboten positiv eingestellt und arbeiten aktiv mit, 10 bis 20 % davon ganz vorzüglich;. 30 % sind »Mitläufer«; ihre positive Entwicklung kann gefördert werden. Bei 10 % aller Patienten scheinen Langzeitstrategien nutzlos zu sein, der Anspruch auf Veränderung vergeblich.

Der gesunde Schwergewichtige

Dies sind Teilnehmer der Reha-Studie Baden, die

- schwergewichtig waren (mehr als 30 % Übergewicht), und dabei
- gesund (keine pathologischen Stoffwechselparameter und auch keine Beschwerden).

Wir wollten herausfinden, ob der gesunde Schwergewichtige motiviert ist, seine Gesundheit zu verbessern. Wir stellten deshalb das gesunde Teilkollektiv von 137 Patienten dem kranken Kollektiv von 134 Patienten gegenüber. Die Alters- und Gewichtsverteilung war etwa gleich. Interessant ist die Diskrepanz in der Geschlechterverteilung. Viel mehr Frauen sind gesund und schwergewichtig als die Männer, die sich vorwiegend im »kranken« Kollektiv finden.

Zusammenfassendes Ergebnis: Gesunde Schwergewichtige geben im Fragebogen an, daß sich ihr Wohlbefinden in zwei Jahren in gleichem Maße verbessert habe wie beim Restkollektiv. Sie stellen auch die Freiheit von Schmerzen fest, die sie anfangs gar nicht angegeben hatten. Erstaunlich ist, daß sie ebenso häufig arbeitsunfähig waren und die Zeiten der Arbeitsunfähigkeit ebenso verbessern konnten wie die Patienten des Restkollektivs.

Da sich das Gewicht verändert hatte, hat sich auch die Anzahl der Schwergewichtigen vermindert (um 19 %).

Die Grenzen der Beurteilung von »gesund« und »krank« durch die Anwesenheit von pathologischen Stoffwechselwerten verwischen sich, wenn man nicht nur Befunde, sondern auch Befinden, Arbeitsunfähigkeit und Langzeitverhalten berücksichtigt. Vergleicht man die Risikobelastung der sogenannten Gesunden mit

Befinden und Schmerzen, andererseits deren gleichsinniges Verhalten in Richtung Verbesserung oder Verschlechterung nach zwei Jahren, dann bestehen Zweifel, ob zwischen den beiden Kollektiven ein Trennungsstrich zu ziehen ist.

Die Frage, ob gesunde Schwergewichtige rehabilitationsbedürftig und im Hinblick auf die zu erwartenden Erfolge auch rehabilitationswürdig sind, konnte bei dieser Untersuchung mit »ja« beantwortet werden. Sie sind nicht mehr gesund, haben die Aussicht, in nächster Zeit nachweisbar krank zu werden, und sie haben die gleichen Chancen wie die sogenannten Kranken, eine verbesserte Gesundheit, damit ungefährdetere Erwerbsfähigkeit zu erreichen.

Dies unterstützt die von der LVA Baden im Gegensatz zu anderen Landesversicherungsanstalten vertretene Ansicht, daß der »Nur-Adipöse« frühzeitig behandelt werden sollte. Dies bedeutet ja vor allem: Er sollte frühzeitig lernen, mit seinem Ernährungs- und Bewegungsverhalten zurecht zu kommen – meßbar am Gewicht.

Schlußfolgerungen

- Mit der Adipositas-Therapie kann das Metabolische Syndrom kausal und erfolgreich behandelt werden. Diätetische Langzeitstrategien ergeben nicht nur positive Ergebnisse, sondern auch ein positives Echo vom ernst genommenen Patienten.
- Jeder von uns sollte Nachsorge, in welcher Form auch immer, aufbauen.
- Wir sollten die Entstehung von Selbsthilfegruppen fördern ebenso wie Ernährungsseminare, die Volkshochschule oder Krankenkassen anbieten.
- Stoffwechselambulanzen könnten das qualitative Angebot entscheidend verbessern helfen.
- Eine andere Ausbildung von Ärzten und ihren Helfern ist notwendig. Sie sollten mehr von Ernährung und Lebensstil verstehen. Der Umgang mit chronisch Kranken in der Praxis und in der Rehabilitationsklinik will gelernt sein; es ist gewiß nicht leicht, Patienten zu verstehen und durch ihre psychosozialen Schwierigkeiten zu führen.
- Adipositas-Therapie braucht langfristiges Denken und die personotrope Grundeinstellung.
- Das Schicksal chronisch Kranker ist ebenso zu verändern wie das Gewicht.

Hyperlipidämie

Die »Fettsucht des strömenden Blutes« gehorcht den gleichen pathogenetischen Zusammenhängen wie die Adipositas, bzw. das gesamte Metabolische Syndrom. Abgesehen von den genetisch geprägten Hyperlipidämien hängt die weit verbreitete Hyperlipoproteinämie unserer Zeit mit den ungünstigen Ernährungsgewohnheiten zusammen. Dabei ist die Fettverwertungsstörung nicht einfach eine Folge erhöhter Fettaufnahme, auch wenn Übergewichtige eine verzögerte Halbwertszeit der Verwertung von aufgenommenen Fetten haben. Der Einstieg in die Störung wird eher über den Kohlehydratstoffwechsel mit zunehmender Insulinresistenz und Hyperinsulinämie gesehen. Auch die Cholesterinsynthese, die Aufnahme und

Abgabe von Cholesterin aus der Zelle sind an Insulin gebunden. Für die metabolische Hypothese sprechen viele wissenschaftliche Befunde der letzten Zeit.

Die therapeutische Empfehlung der Lipidforscher:

Primär:

● Veränderung der Ernährungsgewohnheiten,
● konsequente Gewichtsreduktion,
● Erhöhung der körperlichen Aktivität und

erst sekundär:

● medikamentöse Behandlung der Hyperlipidämie.

Nicht weniger aufregend ist die Membran-Hypothese nach *Wendt (175),* die leider zur Zeit nicht in der breiten wissenschaftlichen Öffentlichkeit diskutiert wird. Die klinischen Beobachtungen am Fastenden jedoch sprechen sehr für die Richtigkeit auch dieser Hypothese.

Wendt sieht die Über- und Fehlernährung durch Eiweiß insofern als einen pathogenetischen Faktor, als die langsame Verdickung der kapillaren Basalmembran des Überernährten eine Hyperlipidämie ebenso wie eine Hyperglykämie und

schließlich die Hypertonie bedingen kann. Die kapillare Basalmembran ist der Filter, durch den alle Nährstoffe und Sauerstoff wandern müssen, um zum Erfolgsorgan zu gelangen. Die Verdickung der Membran um das Doppelte bedeutet gleichzeitig eine verminderte Diffusionsgeschwindigkeit; die verminderte Porengröße der Membran verhindert schließlich den Durchstrom großmolekularer Partikel.

Es gibt einen »Rückstau« sowohl von Eiweiß (Polyglobulie) als auch von Cholesterin und Triglyzeriden (Hyperlipidämie) und von Blutzucker. Die langsam sich aufbauende Hypertonie schließlich versucht das Druckgefälle zugunsten einer verbesserten Diffusion durch die verdickte Basalmembran der Kapillaren herzustellen. Die durch die Eiweißanlagerungen verdickte kapillare Basalmembran ist also Ursache für die Stoffwechselstörung, und die Hypertonie ein Versuch des Körpers, sie kompensierend zu überwinden.

Wo die Verzahnung beider Hypothesen zu suchen ist, wird zukünftige Forschung zeigen müssen.

Wichtig für unser Thema »Aktive Diätetik« allein ist, zeigen zu können, daß die Erfolge unseres therapeutischen Konzeptes den Forderungen der Wissenschaftler beider Richtungen in idealer Weise ent-

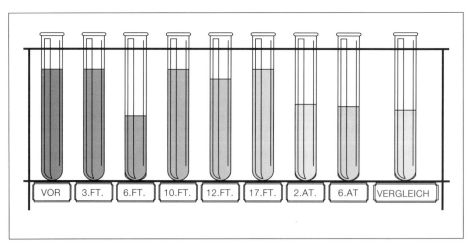

Abb. 26: Serum-Hyperlipidämie. Rasche Klärfunktion eines 17tägigen Fastens.

sprechen. In der Diskussion der Ergebnisse ist zu vermuten, daß wir mit dem intensivdiätetischen Konzept sowohl eine Verminderung der Rezeptorenblockade als auch der Dicke der kapillaren Basalmembran erreichen können. Diese Verminderung der Stoffwechselparameter wie auch die Verbesserung von Befinden und Leistung sprechen dafür.

> Fasten ist ein äußerst wirkungsvoller Lipidsenker.

Fasten zeichnet sich durch eine rasche Klärfunktion aus. Dickrahmiges Serum klärt sich im Laufe von 17 Fastentagen, wie die Reagenzglasreihe erkennen läßt *(Abb. 26)*.

Hohe Blutfettwerte kehren oft schon nach wenigen Fastentagen in den Normbereich zurück *(Abb. 27)*. Das LDL verändert sich in der ersten Woche nicht, sinkt dann aber kontinuierlich auf niedrige Idealwerte ab. Ab dem zehnten Fastentag befinden sich die Serum-Fettwerte im therapeutischen Bereich im Hinblick auf eine Reversion der Atheromatose: Die Stoffwechselrichtung wurde von der Hyperlipidämie zu einer Hypolipidämie verändert. Sie zwingt zu einem Abstrom von Fettanteilen in Richtung Blutbahn und damit in Richtung Verstoffwechselung bzw. Verbrennung. Die maximale therapeutische Potenz ist in der dritten und vierten Woche erreicht, was vermuten läßt, daß eine Reversibilität der Atheromatose vom *langen* Fasten abhängig ist.

Kurzzeitergebnisse

An 425 Patienten untersuchten wir das Verhalten der Blutfettwerte vor und nach einem Fasten von 14 bis 21 Tagen. Die Anfangswerte wurden vor Beginn der diätetischen Intervention, die Endwerte nach Abschluß eines stufenweisen Kostaufbaus, d.h. bei einer frischkostreichen Vollwertkost von 1200 kcal abgenommen.

Sowohl Frauen als auch Männer erreichen durch ein vierwöchiges Heilverfahren die ideale Norm des Gesamtcholesterins, der Triglyzeride und des LDL-Cholesterins mit einer prozentualen Veränderung der Werte zwischen 25 und 50 % *(Tab. 17)*. Verwundern mag das Verhalten des HDL-Cholesterins. Es senkt sich in der Einzelanalyse *(Abb. 27)* parallel zum Absinken der anderen Fettparameter kontinuierlich in einen niedrigeren Bereich. Im großen Kollektiv fällt es bei Männern um 13 %, bei Frauen um 25 % in einen Niedrigbereich, der nach den Richtwerten *Assmanns* als Risikobereich für die Entstehung einer Arteriosklerose bekannt ist. Heute wissen wir, daß die Regel nur bei vollkalorischer Ernährung gilt, nicht aber für katabole Kostformen – besonders dann, wenn sich alle anderen Fettparameter so eklatant senken wie beim Fasten. Nach *Schlierf (persönliche Mitteilung)* sei es allein wichtig, daß der LDL-Wert gesenkt werde (in unserer Untersuchung bei Frauen um durchschnittlich 26 %, bei Männern um 31 %). Die aktive Transportform des HDL-Cholesterins sei dann nicht erforderlich; HDL sinke deshalb ab.

Tab. 17: Lipoproteide/Fasten (Mittelwerte) *(Lützner, 188)*

n = 425 Patienten		vor	nach	%
			4 Wo. Heilverfahren/Fasten	Veränderung
Cholesterin gesamt	♂ + ♀	230 mg%	170 mg%	−26%
Triglyzeride	♂	290 mg%	145 mg%	−50%
	♀	220 mg%	165 mg%	−25%
LDL-Cholesterin	♂	130 mg%	90 mg%	−31%
	♀	155 mg%	115 mg%	−26%
HDL-Cholesterin	♂	30 mg%	26 mg%	−13%
	♀	36 mg%	27 mg%	−25%

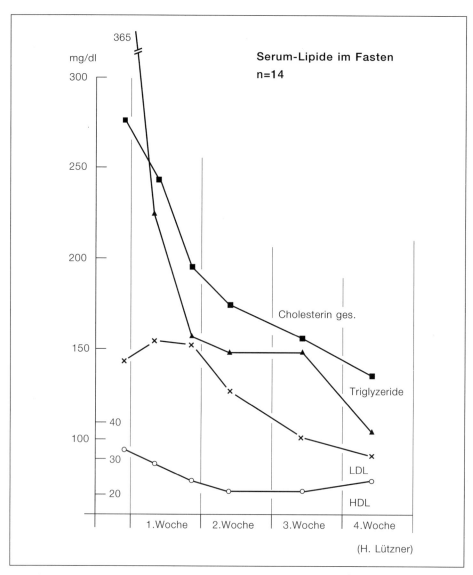

Abb. 27: Normalisierung der Serum-Lipide im Fasten *(Lützner, 108).* Therapeutische Hypolipidämie durch längeres Fasten erreichbar.

Die HDL-Cholesterin-Senkung durch katabole Kostformen ist ein physiologisches Phänomen und kein Risikofaktor für atheromatöse Erkrankungen.

Dies entspricht auch dem Befinden der Patienten, das sich neben der kardiopulmonalen Leistungsfähigkeit durch das Heilverfahren eindrucksvoll gebessert hat. Nicht selten sehen wir hohe HDL-Werte bei schwer stoffwechselkranken Patienten

und niedere HDL-Werte bei stoffwechselgesunden, aktiven, nicht risikobelasteten
Patienten; dies führte zu weiterer Irrita-
tion. Zur Orientierung wichtig sind deshalb die epidemiologischen Erkenntnisse,
die *Heyden* in seiner Synopse »Blutlipide
und Ernährung« *(69)* veröffentlicht hat.
Bevölkerungen mit niedrigerem Fleisch-
und Fettverzehr, jedoch hohem Verzehr
an ungesättigten Fettsäuren haben sowohl
niedrige Gesamtcholesterin- als auch
niedrige HDL-Werte. Sie haben gleichzeitig niedrige LDL-Werte und niedrige
Koronarmortalitäts-Raten. Im Hinblick
auf das kardiovaskuläre Risiko sei es wichtiger, das LDL-Cholesterin zu senken, als
das HDL zu beeinflussen. *Heyden* gibt an,
daß die Ernährung fettarm, kohlehydrat-
und faserreich sein soll, wenn das Gesamtcholesterin und LDL gesenkt werden sollen.
Eine Fleischmast scheint nicht nur die
Risikofaktoren Gesamtcholesterin, Blutdruck, Diabetes, Hyperurikämie und
Übergewicht zu fördern, sondern auch
nicht selten zu hohen HDL-Werten zu
führen. Hier das Beispiel eines Überernährten, bei dem die Ernährungsanamnese einen hohen Fleisch- und Wurstver-
zehr ergab (mehr als 500 g pro Tag seit Jahren): HDL 165 mg/dl, Serum trübe, Triglyzeride 736 mg%, Hämatokrit 54%, entglei-

ster Diabetes, Schwergewicht, Fettleber,
gravierender Bewegungsmangel.
Zugegeben, dieser Mann ist mit einem
hohen HDL wahrscheinlich besser vor
einer Katastrophe geschützt als mit einem
niedrigen. Noch besser aber war die drastische Senkung aller Risikofaktoren gleichmäßig, was durch ein Fasten erreicht
wurde.
Daß Fasten der stärkste Lipidsenker ist,
läßt sich vielleicht an folgendem Patientenbeispiel deutlich machen, das für viele
Beobachtungen steht.

Patientenbeispiel: Hyperlipidämie Typ IV
49jähriger Mann, 165 cm groß, 82 kg
schwer (+ 30 % Übergewicht). Seit Jahren
besteht eine bedrohende Hyperlipidämie
Typ IV; eine familiäre Komponente konnte
anamnestisch ausgeschlossen werden.
Beginnende zerebrale und koronare
Mangeldurchblutungen lassen eine konsequente Lipidsenkung geraten sein.
Trotz Einsatz einer Kombination von drei
bekannten medikamentösen Lipidsenkern und einer Gewichtsreduktion von 82
auf 77 kg gelingt eine Senkung des
Gesamtcholesterins und der Triglyzeride
nicht *(Tab. 18)*. Diätetisch war eine eiweißreiche, kohlehydratarme Reduktionskost
von 1200 kcal gegeben worden. Hingegen lassen 14 Tage Fasten und eine
frischkostreiche, eiweißminimierte Reduktionskost von 1200 kcal die Serum-

Tab. 18: Hyperlipidämie IV. 49jähriger Mann, 167 cm. Verschiedene diätetische
Strategien *(Lützner, 108)*

Gewicht	82 kg	77	78		70	71
Cholesterin ges.	444 mg%	614	314	274	242	201
Triglyzeride	2080 mg%	2080	1160	246	236	242
Harnsäure	9,75 mg%		5,4 + M.			5,4 o. M.

seit Jahren medikamentöse Therapie + Diät 1200 kcal	28 Tage Heilverfahren
	vor / Heilfasten / Frischkost 1200 kcal

Cedur® 3 x 1 – – – – – – – – – – – – – – – – – //		10. Ft.	14. Fastentag
Niconacid ret. 2 x 1 – – – – – – – – – – – – – – //			
Quantalan® 50 3 x 1 – – – – – – – – – – – – – //			
Cellidrin® 300 – //			

lipide trotz Absetzens aller Lipidsenker nahezu in den Normbereich sinken. Auch die Serumharnsäure blieb ohne Medikation im Normbereich. Fasten hatte die jahrelange Hyperlipidämie durchbrochen.

Die verschiedenen Reduktionskostformen von 1200 kcal zeigen, daß die diätetische Strategie für die Langzeitbehandlung auch qualitative Bedingungen hat *(Tab. 19)*.

Lipidsenkende Ernährung

- Faserreich, also viel Rohkost und Vollkornprodukte.
- Fettarm. Nicht mehr als 30 kcal% Gesamtfett, mehr pflanzliche, weniger tierische Fette (P/S-Quotient bei 1).
- Gesamteiweiß nicht mehr als 15 kcal%, davon mehr als 50 % pflanzlich, d.h. wenig Fleisch, Wurst und Eier.
- 60 % Kohlehydrate, d.h. vorwiegend Vollkornprodukte und Gemüse, jedoch sehr wenig Zucker, Süßigkeiten, Schokolade und zuckerhaltige Getränke.
- Meiden: Eier und Eierprodukte, Butter, Innereien (Cholesterinzufuhr täglich weniger als 300 mg).

Nicht fehlen dürfen die drei Grundregeln:

- Reduktion von Alkohol und Verzicht auf Nikotin.
- Erweiterung des Bewegungsumfangs durch körperliche Arbeit, Sport und Spiel.
- Haupttendenz: Gewichtsabnahme.

Langzeitergebnisse

Die in der Reha-Studie Baden (s. S. 84) gemessenen Fettwerte konnten zwischen Nachsorge- und Kontrollgruppe als so wenig unterschiedlich gesehen werden, daß die Differenzierung hier entfallen und die Zwei-Jahres-Ergebnisse für beide Gruppen gemeinsam dargestellt werden können *(Tab. 20)*. Die Zwischenkontrolle nach einem Jahr enthält allerdings nur die Patienten der Nachsorgegruppe, also die Hälfte der Patientenzahl.

Normalwerte (untere Leiste) bleiben im Bereich der Norm, erhöhte Werte (obere Leiste) für Cholesterin, Triglyzeride und LDL-Cholesterin normalisieren sich durch intensivdiätetische Therapie rasch und ausgiebig. Was in vier Wochen zu erreichen war, wiederholt sich bei der Nachsorgegruppe durch 14 Tage Intensivdiätetik. Die Langzeitergebnisse zeigen sowohl nach einem wie nach zwei Jahren signifikant niedrigere Werte als zu Beginn. Bei der Mehrzahl der Patienten konnte eine dauerhafte Beeinflussung der Hyperlipidämie in befriedigendem Umfang ohne Zusatzmedikation erreicht werden. Wir müssen vermuten, daß der Lebensstil, zumindest die Ernährungsgewohnheiten, in wesentlichen Teilen günstig beeinflußt worden sind.

Besonders wichtig im Hinblick auf die Arterioskleroseentstehung oder -regression ist die dauerhafte Verminderung des LDL-Cholesterins um 24 % (8 %) und damit in den Normbereich.

Das gleiche Patientenkollektiv läßt sich auch in anderer Weise betrachten. Die Anzahl der Patienten mit normalem Fett-

---

Tab. 19: Cholesteringehalt der kalorienreduzierten Vollwertkost (Kurpark-Klinik Überlingen).

Gemischte	Vollwertkost	1200 kcal	zwischen	142 und 176 mg
Vegetabile	Vollwertkost	1200 kcal	zwischen	152 und 188 mg
Frischkostreiche	Vollwertkost	1200 kcal	zwischen	88 und 118 mg
Reine Frischkost		800 kcal	zwischen	23 und 56 mg
Durchschnittswerte aus vierwöchigem Speiseplan				

Tab. 20: Lipoproteide i.S./Zwei-Jahres-Studie/Reha-Studie Baden/Stoffwechselkrankheiten *(Lützner, 108).*
(Signifikanz gegenüber dem Wert vor dem Heilverfahren: *p $= 0,05$; **p $= 0,001$)

> 230 mg% Cholesterin ges.	**266** $\pm$ 50 **169** $\pm$ 30	**226**** $\pm$28 −15%	**238**** $\pm$ 40 −11%
< 230 mg%	194 $\pm$ 26	196 $\pm$ 31	194 $\pm$ 29
> 170 mg% Triglyzeride	**300** $\pm$ 145 **161** $\pm$ 64	**235**** $\pm$ 129 −22%	**218**** $\pm$ 131 −24%
< 170 mg%	128 $\pm$ 25	146 $\pm$ 24	141 $\pm$ 30
> 150 mg% LDL-Chol.	**174** $\pm$ 20 **102** $\pm$ 28	**134**** $\pm$ 23 −24%	**159**** $\pm$ 30 −8%
< 150 mg%	119 $\pm$ 22	128	128 $\pm$ 37
HDL-Chol. mg%	**34** $\pm$ 12 **30**$\pm$ 9	**35**	**32*** $\pm$ 9 −6%
n = 261	Heilverfahren	14tägiger Lehrgang	Endkontrolle

stoffwechsel (Gesamtcholesterin und Triglyzeride) konnte im Zeitraum von zwei Jahren von 107 auf 136 erhöht werden; dies entspricht einer Verbesserung um 27%. Bei den Patienten mit pathologischen Fettwerten wurde eine gleich hohe Verbesserung mit einer Verminderung von 77 auf 54 Patienten erreicht.

Familiäre Hyperlipidämien

Die Zahl der echten familiären Hyperlipidämien ist in unserem Krankengut zu gering, um eine gültige Aussage zu machen. Nicht selten wurde die Diagnose aus der Beobachtung gestellt, daß sich die Serumfettwerte während eines langen Fastens nicht oder ungenügend senken ließen. Wenn sie dann durch die geringe Nahrungszufuhr im Kostaufbau auffällig rasch anstiegen und eine Zusatzverpflegung ausgeschlossen werden konnte, war der Verdacht auf eine genetisch bedingte Hyperlipidämie sehr groß und Anlaß für eine eingehende Diagnostik im Speziallabor.

Trotzdem hatten wir den Eindruck, daß sich entweder Cholesterin oder Triglyzeride durch Fasten um etwa 30% senken ließen, was durch die früher übliche Medikation nicht erreichbar war. Die jetzt möglichen Veränderungen durch Lovastatin vermag ich nicht zu beurteilen. Wir empfehlen eine solch langzeitige medikamentöse Behandlung bei diätetischen Therapieversagern.
Nicht unerwähnt bleiben soll die bemerkenswerte Beobachtung, daß durch langfristiges Fasten die gleiche Beschwerdefreiheit und das gleiche Wohlbefinden zu erreichen ist wie bei anderen Patienten, auch wenn die Serumfettspiegel nicht zur Norm gesenkt werden konnten.

Patientenbeispiel:
Familiäre Hypercholesterinämie
Anamnese: Patientin R. E., 66 Jahre alt, gering übergewichtig: 65 kg bei 156 cm Größe. Sohn mit 37 Jahren an KHK verstorben, er und seine beiden Kinder hatten eine Hypercholesterinämie von über 400 mg%, Bruder mit 45 Jahren an plötzli-

chem Herztod verstorben, Hypercholesterinämie.

Eine Schwester, 45 Jahre alt, Cholesterin über 400 mg%, eine weitere Schwester ohne Cholesterinerhöhung. Bei Eltern und Großeltern Cholesterinwerte unbekannt.

Bei der Patientin ist eine Hypercholesterinämie bis über 600 mg% seit zehn Jahren bekannt. Sie sei mit allen denkbaren Lipidsenkern, auch mit Harzen, und schließlich mit Mevinacor® langzeitig behandelt worden. Eine 4- bis 5monatige strenge Diätphase mit zusätzlich Mevinacor® habe keine Cholesterinsenkung gezeigt.

Befunde: Die 66jährige Patientin ist keineswegs vorgealtert; ihre Leistungsfähigkeit ist bei Wandern und Gymnastik altersentsprechend ausgezeichnet, es gibt kein intermittierendes Hinken. Keine Xanthome, jedoch tastbare Anlagerungen an beiden Achillessehnen; die Haut fällt durch eine verzögerte kapilläre Wiederdurchblutung nach Druck auf, kalte Füße beidseits, tastbar leicht eingeengte Fußpulse dorsal.

Therapeutische Konsequenz
Diätetik: 21 Tage Tee-/Saft-Fasten nach *Buchinger*, anschließend Kostaufbau bis zu 1200 kcal frischkostreicher Vollwertnahrung (Cholesterin < 200 mg pro Tag).
Aktive Bewegungstherapie: Gymnastik, Schwimmen, Wandern.
Physiotherapie: Feuchtheiße Leberwickel während der Mittagsruhe, Rückenmassagen, Bürstenbäder, temperaturansteigende Fußbäder mit Kaltabguß, wechselwarme Kneippsche Anwendungen.
Gesundheitsbildung: Diätgruppengespräche, Vorträge, Lehrküche.

Verlauf
Die familiäre Hypercholesterinämie wird bestätigt durch den Verlauf während der Intensivdiätetik.

Kommentar
Da alle Bemühungen, das Cholesterin sowohl durch strenge häusliche Diätetik als auch durch die bekanntesten Lipidsenker einschließlich Mevinacor® zu senken offenbar keine besseren Ergebnisse brachten, bleibt zu fragen, ob nicht auf eine Medikation verzichtet werden kann. Vorgeschlagen wird eine Wiederholung des Heilfastens in einem Jahr, um die Lebensqualität der Patientin solange wie möglich zu erhalten.

Bemerkenswert sind des weiteren der Abfall von Cholesterin und LDL trotz Nahrungsbelastung am 6. Aufbautag und der kontinuierliche Anstieg des HDL bis zu einer befriedigenden Norm.

	vor dem Fasten	6. Fastentag	13. FT	20. FT	6. Aufbautag
Cholesterin	559	571	542	484	454 mg%
Triglyzeride	178	105	127	132	152 mg%
HDL	34	36	39	42	47 mg/dl
LDL	489		477	415	376 mg/dl

Diabetes mellitus Typ IIb

> **Pathogenetische Grundlagen:**
> **(Disposition)**
> **Über- und Fehlernährung**
> **Eiweißspeicherkrankheit?**
>
> **Therapeutische Aufgabe:**
> **Schulung**
> **Gewichtsabnahme/**
> **Vollwertnahrung**
> **Bewegung**

Die Ernährung muß für *jede* Art von Diabetes geordnet werden nach *Ausgewogenheit* der Nahrungsbestandteile, *Vollwertigkeit* der Nahrung, *Akzeptanz* durch den Patienten, Bekömmlichkeit, Sättigung und Befriedigung.

»Diät ist Nr. 1« bleibt Kernsatz in der Behandlung des Diabetes Typ IIb. Er ist nichts anderes als ein Symptom der Über- und Fehlernährung und deshalb »heilbar« unter der Voraussetzung, daß

- der Patient sein Gewicht reduziert,
- der Patient versteht, wie er zum Diabetes gekommen ist,
- der Patient begreift, daß er vieles in seinem Leben ändern muß, um heil zu bleiben und
- der Hausarzt ihm hilft, seine Verhaltensänderungen lebenslang durchzuhalten und sein Gewicht und seine Laborparameter kontrolliert.

Uns beschäftigen zwei Fragen:

- Welche ernährungstherapeutische Strategie ist geeignet, dem Patienten starke Impulse zu vermitteln, damit diese Ziele angesteuert werden können?
- Welche Position bezieht der behandelnde Arzt in diesem Konzept?

Verständniswandel in der Diabetologie

Bergis, Diabetes-Akademie Bad Mergentheim, kennzeichnet die Situation im Hinblick auf die therapeutische Einstellung vieler Ärzte *(13).*

»Typ-II-Diabetes in der Praxis bleibt ein Dilemma, sofern nicht energisch vorgegangen wird gegen die typischen Fehler des Nichtstuns: Mißachtung der Pflicht zur Schulung, der ›Vorfahrtsregel‹ Diät, des ›zulässigen Gesamtgewichts‹, der Pflicht zur Logbuchführung (Selbstkontrolle) und der Zielvorgaben in individualisierter Form. Solange stattdessen früh- und vorzeitig ›bequeme‹ Sulfonylharnstoff-Therapie, verbunden mit chronischen Laborkontrollen ohne Konsequenzen (das ›protokollierte Chaos‹) praktiziert wird, ist das Schicksal der Typ-II-Diabetiker beklagenswert. Diese Mißstände energisch zu kritisieren und Lösungsvorschläge zu entwickeln, ist die permanente Herausforderung für den engagierten Arzt in Klinik und Praxis.«

> Abnehmen statt Einnehmen

Berger, Mehnert und *Standl* empfehlen dringend Schulungsprogramme für Ärzte zur strukturierten Typ-II-Diabetes-Behandlung in der Praxis. Entscheidend aber ist zunächst wahrzunehmen, daß die einzig kausale Behandlung die *Diätetik,* nicht die Medikation ist. Dazu wieder *Bergis (13):*

»Seit nahezu 70 Jahren hat sich die Erkenntnis durchgesetzt, daß der insulinpflichtige Diabetes mellitus (Typ-I-Diabetes) mit angepaßter Insulintherapie eine prinzipiell beherrschbare Erkrankung ist. In den letzten Jahren wurden in den Diabeteszentren Schulungsmodelle entwickelt, die diesen in Deutschland ca. 150 000 Patienten ein nahezu normales Leben ermöglichen. Das weitaus umfangreichere und therapeutisch wesentlich schwierigere Problem scheint die angemessene Versorgung von Typ-II-Diabetikern zu sein, die als nicht insulinpflichtig von vornherein zur Gruppe der »harmlosen Diabetiker« gezählt werden. In Deutschland rechnen wir mit etwa 2,5 bis 3 Millionen Erkrankten *(Abb. 28).* Wir wissen heute von einer

Tab. 21: Merkmale von Typ-I- und Typ-II-Diabetes im Vergleich *(Leitzmann, Lauber, Million, 95).*

Merkmale	bei Typ-I-Diabetes	bei Typ-II-Diabetes
Alter bei Auftreten der Krankheit	meist 12 bis 25 Jahre	meist über 40 Jahre
Beginn	schnell oder schrittweise	meist schleichend
Zustand der Bauchspeicheldrüse	Beta-Zellen sind zerstört	Beta–Zellen sind vorhanden
Körperbau	meist schlank	meist übergewichtig
Stoffwechsel	labil, Koma- und Ketoseneigung	meist stabil, geringe Koma- und Ketoseneigung
Insulinzufuhr	von Anfang an notwendig	eventuell im späteren Verlauf notwendig
Insulinrezeptorenzahl	meist normal	meist vermindert
Bindung von Insulin an Rezeptoren	meist gut	meist verringert
Ansprechen auf Insulin	gut	meist schlecht
Ansprechen auf Tabletten	nicht vorhanden	am Anfang meist gut
Insulinreserven	nahezu keine	meist im normalen Bereich, Hyperinsulinämie häufig
Reaktionen auf Glukosezufuhr	keine Insulinfreisetzung	Insulin wird verzögert freigesetzt (Sekretionsstarre), der Insulinspiegel ist leicht gesenkt oder erhöht
Nierenschwelle für Glukose (bestimmter Wert der Glukosekonzentration im Blut, der in der Niere die Ausscheidung von Glukose im Urin auslöst)	normal hoch	oft erhöht
Blutdruck	normal hoch oder zu niedrig	oft erhöht
Leukozytenantigene im Blut	vorhanden	nicht vorhanden
Auftreten weiterer Stoffwechselstörungen	in Abhängigkeit von der Stoffwechselkontrolle	häufig treten zusätzlich Gicht, Fettstoffwechselstörungen, Gallensteinbildung, Bluthochdruck auf.
Therapiemaßnahmen	Insulinzufuhr, Diät, körperliche Betätigung, Schulung	mindestens in 50 % der Fälle ist Heilung möglich

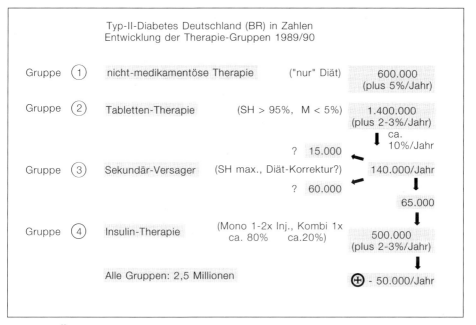

Typ-II-Diabetes Deutschland (BR) in Zahlen
Entwicklung der Therapie-Gruppen 1989/90

Gruppe ①	nicht-medikamentöse Therapie	("nur" Diät)	600.000 (plus 5%/Jahr)
Gruppe ②	Tabletten-Therapie	(SH > 95%, M < 5%)	1.400.000 (plus 2-3%/Jahr) ca. 10%/Jahr
		? 15.000	
Gruppe ③	Sekundär-Versager	(SH max., Diät-Korrektur?)	140.000/Jahr
		? 60.000	65.000
Gruppe ④	Insulin-Therapie	(Mono 1-2x Inj., Kombi 1x ca. 80% ca.20%)	500.000 (plus 2-3%/Jahr)
	Alle Gruppen: 2,5 Millionen		⊕ - 50.000/Jahr

Abb. 28: Übersicht über die Typ-II-Diabetestherapie in der Bundesrepublik Deutschland im Jahre 1990: Medikamentöse Maßnahmen überwiegen, hohe Mortalität trotz Insulintherapie: das Dilemma dieser Krankheit? (Bergis, *13*).
SH = Sulfonylharnstoff, M = Metformin

hohen Vererblichkeit, vom Übergewicht bei Manifestation, vom seltenen Auftreten in der Jugend und vom Manifestieren in der Schwangerschaft (Gestationsdiabetes) und unterscheiden den Typ IIb mit Übergewicht (ca. 80% aller Betroffenen) vom Typ IIa mit Normalgewicht. Allen Diabetesformen Typ II eigen ist der schleichende Beginn ohne erkennbare Ursache im Immungeschehen, wie dies hingegen für den Typ I mittlerweile festliegt. Bei Patienten wie Ärzten gleichermaßen weit verbreitet ist die Verharmlosung des Typ-II-Diabetes als Altersdiabetes: »Bißchen Zucker« – ein Verhalten, welches durch die Negativdefinition des Begriffes »nicht insulinpflichtiger Diabetes mellitus« noch gestützt wird. Dieses »nicht . . . pflichtig« verleitet allzu leicht zum Nichtstun.«

Typ-II-Diabetes: Primäre Diätpflicht

Weiter *Bergis:* »Nur langsam setzt sich die Erkenntnis durch, daß die ca. 2,5 Millionen Typ-II-Diabetiker in Deutschland in erster Linie durch *nicht*-medikamentöse Maßnahmen optimal und kostengünstig zu behandeln sind. Die vorzeitige Verordnung von Medikamenten vom Typ der Sulfonylharnstoffe (»Ordinatio praecox«) erschwert eher die Diätetik *(Abb. 29).* Der Typ-IIb-Diabetiker braucht zu Beginn seiner Erkrankung nicht nur Beratung und diätetische Empfehlungen, sondern eine nachhaltige Veränderung seines Eßverhaltens, was nur durch verhaltensmedizinische Ansätze gelingt. Und genau hier setzt das ein, was man unter dem Begriff der Diabetesschulung heute weltweit anerkennt als die einzig mögliche, sinnvolle Therapie dieses Diabetestyps, nämlich ein

---

Therapieziele Typ-II-Diabetes

Manifestation vor 60

a) Diätische Remission im 1. - 5. Diabetes-Jahr

- Kontinuierlicher Abbau des Übergewichtes: Broca 1,1
- nüBZ bis 120, pp bis 180, HbA1 bis 7,5%
- Cholesterin bis 200, Triglyzeride bis 100
- RR bis 140/90

$\left.\begin{array}{c}\\\\\\\\\end{array}\right\}$ Befunde sehr gut!

b) Medikation

- SHM-Kombi: Euglucon® 0-0-1/2 ➡ nüBZ Normalisierung
  Glucophage® ret. 1-0-0 ➡ ppBZ Normalisierung
- Lipidsenker entbehrlich
- Antihypertensiva, z.B. Ca-Antagonisten, Diuretika, ß-Blocker

Abb. 29: Je früher sich der Typ-II-Diabetes manifestiert, umso strenger die Therapie-regeln, Ziel bleibt die diätetische Remission im ersten bis fünften Diabetesjahr *(Bergis, 13).*

ständiges, das Verhalten des Betroffenen nachhaltig veränderndes Vorgehen durch Instruktion und Motivation mit dem Ziel der Gewichtsreduktion und des Verzichts auf Medikamente so lange wie möglich« *(13).*

Schulung ist Therapie

Mit der therapeutischen Faustregel

- Gewichtsabnahme,
- Bewegung intensivieren,
- Schulung und Selbstkontrolle

läßt sich bei 70 % der adipösen Typ-II-Diabetiker vor dem 60. Lebensjahr sehr gut zurecht kommen, und es ist ein großes Verdienst der Diabetologie unserer Zeit, in dieser Grundtherapie Klarheit geschaffen zu haben.

Wohl kaum jemand wird bezweifeln, daß der Diabetes mellitus, gleich welchen Typs, ernährungsabhängig ist. Dennoch geriet die Ernährungstherapie in den Hin-tergrund, je mehr die medikamentöse Therapie Bedeutung erlangte. Dies war berechtigt für die Insulinbehandlung des »jugendlichen Diabetes« (Typ-I-Diabetes). Ärzte und Patienten wurden lange von der Hoffnung getragen, auch der »Erwachse-nen-Diabetes« (Typ-II-Diabetes) könne mit Medikamenten soweit in den Griff zu bekommen sein, daß eine strenge – und leider oft auch starre – Diätetik aufgege-ben werden dürfe. »Iß, was dir schmeckt, laß dich nur auf das richtige Mittel richtig einstellen«. Die Ernüchterung traf uns alle, als man feststellte, daß das diabeti-sche Spätsyndrom, d.h. die angiologi-schen Folgen eines Diabetes durch Tablet-tenbehandlung nicht zu verhindern und auch nicht hinauszuzögern ist. Wir sind zurückgeworfen in die Diätetik. Auf jedem Beipackzettel steht heute als erster Satz: »Diät ist Nr. 1«. Und daß sich Hersteller von Antidiabetika intensiv um Schulungs-modelle für die Ernährungstherapie des Diabetikers bemühen, zeugt von zeitgemäßer Wachheit. Dabei wird entscheidend sein, ob auch die modernen Formen der Diätetik vermittelt werden oder veraltete Konzepte.

Die Diätetik selbst befindet sich in der Wandlung. »Wenig Kohlehydrate« hieß ja: reichlich Fett und Eiweiß. Im Hinblick auf die angiologische Späterkrankung wurde auch Fett reduziert, übrig blieb eine eiweißreiche Ernährung. Heute muß gerade dies in Frage gestellt werden, nachdem man mit Hilfe von Muskelbiopsien erkennt, daß die Mikroangiopathie sehr frühzeitig auftritt, vielleicht schon zu den Vorstadien des Diabetes Typ II gehört. Die didaktische Dimension gehörte zu den nahezu unzumutbaren Forderungen an den Erwachsenen-Diabetiker: Kalorien zählen, Broteinheiten abwiegen, Austauschtabellen, Verbotslisten. Auch hier gibt es zumindest für diese Gruppe von Diabetikern gangbare Wege.

Verständniswandel in der Diätetik

Den zweiten bedeutenden Schritt geht die Diabetologie unserer Tage mit einer qualitativen Veränderung der Ernährung des Diabetikers. Nicht nur kalorienreduziert mit dem Ziel einer Gewichtsabnahme, sondern:

● Kohlehydrate in Retardform,
● frischkostreich/ballaststoffreich,
● eiweißoptimiert

Die beiden *Abbildungen 30* und *31* lassen »auf einen Blick« erkennen, wohin die Veränderung gehen sollte.

Das *volle Korn* ist in seiner Geschlossenheit die Dauerform von Nahrung. Noch als geschrotetes Korn ist sein Kohlehydratanteil so an seine Hülle gebunden, daß es wie die Retardform eines Medikaments nur verzögert resorbiert werden kann – ganz im Gegensatz zum ausgemahlenen Weißmehl, das viel rascher resorbiert wird. Kochen oder Backen schließt die Polysaccharide zu Disacchariden auf und beschleunigt damit die Resorption.

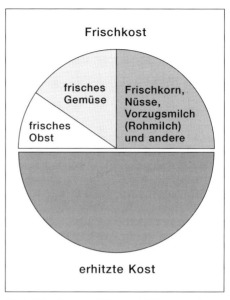

Abb. 30: Ideale Diätempfehlung: hoher Frischkostanteil gegenüber Kochkost (aus *Leitzmann, Laube, Million, 95*).

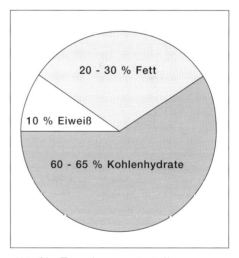

Abb. 31: Energieprozentanteile – neu orientiert für Vollwerternährung mit Vollkorn *(aus Leitzmann, Laube, Million, 95).*

Der entscheidende Vorteil des frisch geschroteten Korns und des nur grob zerschnittenen Obstes, z. B. in einem Frischkornmüsli, ist die dem Körper angemessene langsame Resorption seiner Kohlehydrate mit nur mildem Blutzuckeranstieg und gleichzeitig einer hohen Sättigungs- und Befriedigungswirkung bis zu vier oder fünf Stunden *(Abb. 32)*.

Das übliche Diabetiker-Frühstück bewirkt einen sehr viel rascheren und höheren Blutzuckerspiegel. Die Insulinausschüttung wird provoziert. Der Blutzuckerabfall macht Hunger und fordert ein zweites Frühstück, das einen zweiten Blutzuckergipfel und nochmals eine Insulinausschüttung bewirkt. In diesem Experiment war auch ein zweites Frischkornmüsli gegeben worden, was wegen fehlenden Vormittagshungers meist gespart werden kann.

Kohlehydrat ist nicht Kohlehydrat

Wie sehr der Anstieg des Blutzuckers und des Plasmainsulins von der Zubereitungsart eines Nahrungsmittels abhängen, zeigen die *Abbildungen 33 a und b*. Hier wurde als Testmahlzeit Weizenvollkornbrot, Weizenvollkornschrot gekocht und roh als Mahlzeit gegeben.

Was für grob geschrotetes Getreide gilt, gilt ebenso für *Rohgemüse und Rohobst-Mahlzeiten*. Gekochte Gemüse oder Hülsenfrüchte sollten nicht zerkocht, sondern in ihrer natürlichen Hülle belassen werden. Roher Vollkornschrot, wie er bei einem Frischkornmüsli verwendet wird, erweist sich als ungleich günstiger als Vollkornbrot *(Abb. 33b)*. Der Unterschied dürfte im Vergleich zum Weißbrot noch deutlicher ausfallen. Als Maß wurde der

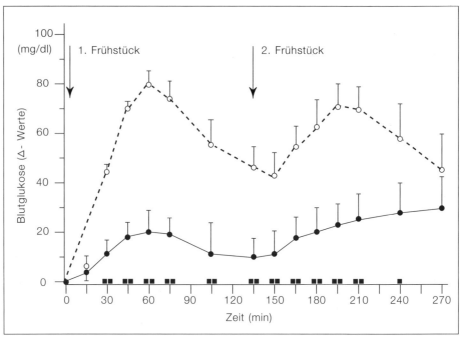

Abb. 32: Blutglukoseänderung nach Verzehr von
○- - - - - -   üblichem Diabetikerfrühstück
●————   Frischkornmüsli
x ± SEM   n = 13   ■■ p ≤ 0,01   ■ p ≥ 0,05

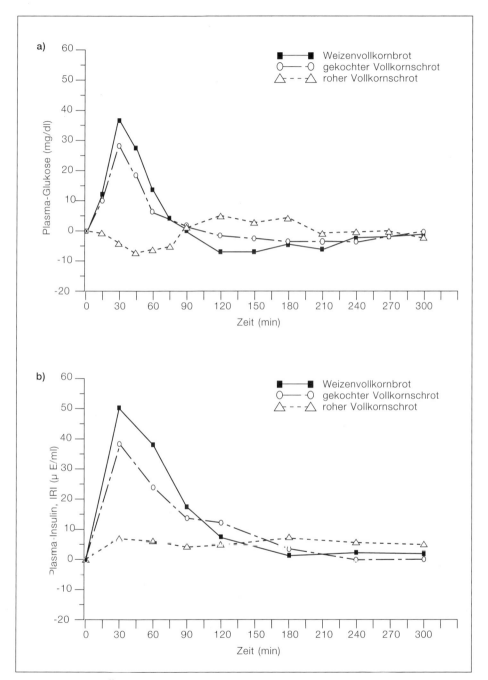

Abb. 33a und b: Änderungen der Glukose- und Insulinkonzentrationen nach Test-
mahlzeiten aus Weizen bei Stoffwechselgesunden (n = 12), Mittelwerte *(v. Koerber,
Hamann, Willms, 82).*

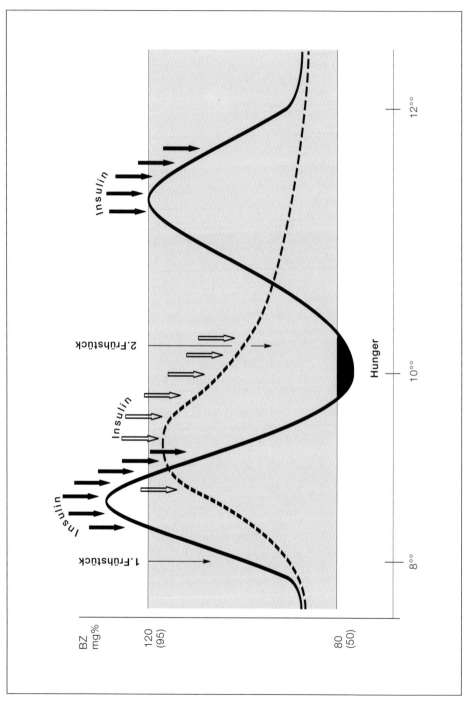

Abb. 34: KH-Resorptions- und Insulin-Sekretionstypen.

glykämische Index eingeführt; er sagt aus, welches Nahrungsmittel welchen Blutzuckeranstieg bewirkt, verglichen mit Glukose.

In doppelter Gefahr sind Menschen, die eher übergewichtig sind und gleichzeitig das falsche Frühstück nehmen *(Abb. 34)*. Wie wir wissen, neigen sie sowohl zur beschleunigten Kohlehydratresorption als auch zu heftiger Insulinausschüttung. Wer dann ein übliches Hotelfrühstück mit einem Brötchen, Marmelade und Zucker im Kaffee nimmt – der Kaffee beschleunigt die Resorption seinerseits – verursacht einen raschen Blutzuckeranstieg mit entsprechend heftiger Gegenregulation durch eine hohe Insulinausschüttung. Damit provoziert er zwei Stunden später eine vielleicht unbemerkte Hypoglykämie, zumindest aber Hunger, der ein zweites Frühstück fordert. Angenommen, dies besteht aus Kuchen oder Schokolade, dann gibt es einen zweiten Blutzuckergipfel und eine zweite Insulinausschüttung, in jedem Fall aber eine erhöhte Kalorienaufnahme. Die ist bei disponierten Personen der Weg zum Hyperinsulinismus und zur Adipositas, letztlich zum Diabetes Typ IIb. Konsequenz: Ernährungsumstellung! Die flache, gestrichelte Kurve zeigt den genetisch langsam resorbierenden und insulinsezernierenden Typ (oft Astheniker), gleichzeitig aber auch den Erfolg eines veränderten Frühstücks: Entweder ein reichhaltigeres Frischkornmüsli oder z. B. Vollkornbrot, Joghurt, zuckerfreie Marmelade, Ei oder Schinken. Der Blutzuckerspiegel wird nur langsam ansteigen und langsam abfallen; er fordert weit weniger Insulin und dies in verzögerter Form. Die Sättigung wird bis zwölf Uhr anhalten. Das zweite Frühstück wird durch ein kalorienfreies Getränk ersetzt.

Sechs Mahlzeiten oder drei?

Für den Typ-II-Diabetiker sind sechs Mahlzeiten nur bei üblicher Kost (rasch resorbierten KH) empfehlenswert. Mit Vollwertkost und hohem Frischkostanteil kommt er ohne Hunger (ohne Insulin- oder BZ-Anstiege) mit drei Mahlzeiten aus. Damit lassen sich Gewicht und erhöhte Blutwerte besser in den Griff bekommen. Nahrungspausen (s. S. 32) haben ihren Erholungswert auch für das Betazellsystem.

Vollwertkost für Diabetiker

Welcher Gourmet aber möchte frühzeitig verstehen und seinen Ernährungsstil verändern, bevor es »unter dem Dach brennt«?
Deshalb bleiben wir vernünftigerweise bei den manifesten Diabetikern und lassen sie nach einem Fasten erleben, daß Vollwertkost ausgezeichnet schmecken und auch vergnüglich zubereitet werden kann. Sie ist eine fundamentale Überlebenshilfe für ihn.

Vollwertkost ist Therapie.

Die antidiabetogene Wirkung bestimmter Nahrungsmittel ist seit Anfang des Jahrhunderts durch die großen Diätetiker *Bircher-Benner* und *Kollath* bekannt geworden; sie wurde diätetisch realisiert von *Bruker* und *Schnitzer* und in die moderne Diabetologie aufgenommen von *Ott* und *Laube* und wissenschaftlich begründet durch *Leitzmann* und seine Mitarbeiter *(95)*.
»Eiweißoptimiert« – d. h. im Gegensatz zu früher: *nicht eiweißreich!* Eiweißmast führt mit hoher Wahrscheinlichkeit zu eben den Komplikationen des Diabetes, die uns am meisten Probleme bereiten. Die kapillare Basalmembran besteht aus Kollagen und Proteoglykanen, Zucker-Eiweiß-Verbindungen. Ihre frühzeitig nachweisbare Verdickung bewirkt die Mikroangiopathie des Diabetikers, an den Nieren, an den Augen und in der Peripherie. Dieser Prozeß ist reversibel durch ein eiweißfreies Fasten und eiweißoptimierte Vollwertkost.

Eiweißoptimiert heißt:

- Nicht mehr als 15 kcal% Protein am Tag.
- Bei Mischkost: ein Drittel pflanzlich, ein Drittel aus Ei und Milchprodukten, ein Drittel aus Fisch und Fleisch.
- Bei vegetarischer Kost: die Hälfte pflanzlich, die Hälfte aus Milchprodukten und Ei.
- Therapeutisch wirksamer: Frischkostreich: zwei Drittel Pflanzenprotein, ein Drittel Milchprodukte, wenig Ei.

Dringend erforderlich: Abbau der Eiweiß-Überernährung.

Frohe Botschaft für den Diabetiker, dessen Erkrankung noch nicht fortgeschritten ist: Sie brauchen keine Sonderkost! Sie können mit der ganzen Familie eine vernünftige und ausgewogene Vollwertkost essen, nur eben konsequenter und kontrolliert. Ihr Gewicht und Ihre Blutzuckerwerte werden sich langsam aber sicher normalisieren. Und Sie werden lernen, mit dieser Kost zufrieden zu sein. Dahinter steht das Wissen, daß dies der Schlüssel ist, ein Leben lang gesund zu bleiben. Das Schicksal eines Diabetikers ist vermeidbar. Voraussetzung: Die ganze Familie begreift, daß es die einzige, wirkliche Hilfe für Sie ist.

Fasten ist Therapie.

Der Satz muß dick unterstrichen werden für die Therapie der *diabetischen Mikroangiopathie*. Davon später (s. S. 182). Er steht jedoch hier auch für den unkomplizierten Diabetes Typ IIb – nicht weil dieser nicht allein durch eine reduzierte Vollwertkost behandelbar wäre, sondern weil Fasten nach unserer Erfahrung der entscheidende

Impuls ist, der den Lebensstil eines Menschen verändern kann. Deshalb gilt für die Rehabilitation des Erwachsenen-Diabetikers alles, was über die didaktische Strategie einer kurklinischen Behandlung gesagt wurde (s. S. 60 ff.). Der Diabetiker insbesondere braucht die Fachklinik für ernährungsabhängige Krankheiten und ihre Spezialisierung auf Diätetik und Schulung, und damit die Möglichkeit zur Fastentherapie, die ihm das unvergeßliche Erlebnis des Wohlbefindens und verbesserter Leistung als entscheidende Motivationshilfe vermitteln kann.

Vergessen wir auch nicht, daß die Mikroangiopathie des Diabetikers schleichend beginnt und erst spät diagnostiziert werden kann. Die unübertroffene Prophylaxe sind häufige Fastenzeiten, Sport und eine sparsame Vollwerternährung.

Fasten befähigt zur Ernährungsdisziplin.

Blutzuckerverhalten im Fasten

Die meisten unserer Patienten sind Typ-IIb-Diabetiker, deren Blutzuckerverlauf sehr typisch ist. *Abbildung 35* zeigt Blutzuckerwerte als Punktwolken im Verlauf eines Fastens und des darauf folgenden Diätaufbaues. Überhöhte Werte finden sich sehr bald in der Norm, hier unter 120 mg% (nach der Toluolmethode). Hypoglykämien sehen wir nur bei körperlicher Überforderung oder unerlaubter Medikamenteneinnahme. Während des Kostaufbaus bleiben 30 % unter kalorisch reduzierter Vollwertkost im Bereich der Norm, 30 % finden sich im hochnormalen Bereich (bis 145 mg% Nüchternblutzucker) und etwa 30 % sind zwar pathologisch erhöht, geben uns aber noch keine Veranlassung, medikamentös einzugreifen.

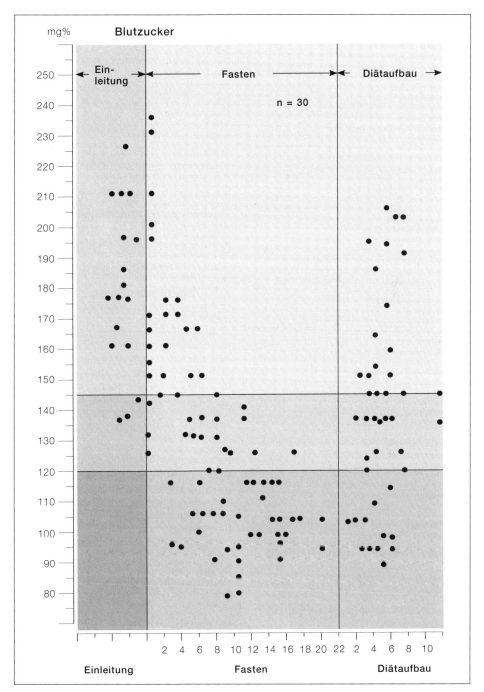

Abb. 35: Blutzuckernüchternwerte vor, während und nach dreiwöchigem Buchinger-Fasten (*Fahrner, Lützner, aus 50*).

Konsequenzen:

- Orale Antidiabetika sind im Fasten kontraindiziert.
- In den ersten (hyperglykämischen) Fastentagen besonders viel trinken.
- Reichlich Bewegung in steigender Belastung, jedoch nie Überlastung.
- Im Kostaufbau und der Nachfastenzeit keine Medikation für Typ IIb, solange die langsame Gewichtsabnahmestrategie weiter verfolgt werden kann.

Langzeitstrategie

Eine dritte Stufe der Neuorientierung in der Diabetologie wird von den Diabeteszentren längst postuliert: Neben der wiederholten kurklinischen Behandlung und Schulung sind Stoffwechselambulanzen mit speziell geschultem Personal notwendig. Wir wünschen uns eine Dezentralisierung und Erweiterung solcher Ambulanzen, die Schulung des dafür notwendigen Personals und die Komplettierung durch Ernährungsberaterinnen, die moderne Vollwertkost anbieten, vor allem aber didaktisch gut vermitteln können.

Wichtig scheint mir gleichermaßen, daß der Hausarzt lernt, langfristig zu denken und zu planen, Nachsorge selbst in die Hand zu nehmen. Und dies heißt: Aktive Diätetik in die eigene Praxis einbauen (s. S. 53).

Das Heilverfahren in einer Spezialklinik ist der beste Auftakt für eine Langzeittherapie des Diabetes, welcher Form auch immer. Daß man auch beim Typ I mit dem Prinzip Fasten – sofern Gewichtsreserven vorhanden – und Vollwerternährung etwas erreichen kann, zeigt ein Patientenbeispiel (s. S. 140).

Der Umgang mit Insulin in der Fastenphase ist ein hoch spezialisiertes Kapitel, das zur Ausbildung des Fastenarztes gehört.

Patientenbeispiel: Diabetes Typ IIb, Übergewicht (70 %), Mikroangiopathie

Anamnese: Patientin E. E., 35 Jahre alt, Beobachtungszeitraum 9 Jahre.

Die Patientin ist seit ihrer Kindheit übergewichtig, ihr Bruder ebenfalls. Sie ist seit dem 26. Lebensjahr Diabetikerin, eine Mikroangiopathie besteht seit dem 35. Lebensjahr. Maximalgewicht 96 kg bei 165 cm Größe.

Trotz Gewichtsabnahme um 8 kg unbefriedigende medikamentöse Einstellung: Bei 3 Tabletten Euglucon® NBZ 330 mg%, UZ ++.

Therapeutische Konsequenz (Diätetik)

Abbildung 36 zeigt die diätetische Langzeitstrategie in Form von sechs stationären Heilverfahren und zwischenzeitlicher Vollwerternährung. Bereits das erste Heilverfahren mit 31 Fastentagen und zehn Tagen Kostaufbau ergeben Tablettenfreiheit und eine Normalisierung von Blut- und Urinzucker gemeinsam mit einer Gewichtsabnahme von 12 kg. Die geringe Gewichtszunahme um 2 kg bis zum nächsten Heilverfahren (noch eingestandene Ernährungsfehler) verschlechtern die Stoffwechsellage, die durch 24 Fastentage rasch normalisiert wird. Seither ist die Patientin normoglykämisch und ohne Medikation.

Nachsorge

Es geht in den folgenden Heilverfahren »nur noch« um die Regression der Mikroangiopathie und eine Neigung zu hypoglykämischen Erscheinungen sowie um eine gravierende Schlaf- und Wärmehaushaltsstörung. Beide konnten gemeinsam mit einem chronischen Ekzem und einer Neigung zur Obstipation behoben werden. Die Sicherheit in der zu Hause zu praktizierenden Ernährungsumstellung gewinnt die Patientin erst mit dem vierten Heilverfahren. Ihr Gewicht schwankt zwischen 61 und 68 kg; es wurde von 70 % Übergewicht auf 15 % reduziert. Ziel der Patientin: 60 kg. Entscheidend ist, daß mit dem sechsten Heilverfahren auch die periphere Durchblutungsstörung bzw. die Mikroangiopathie behoben war: Hände und Füße sind durchwärmt, das seit Jahren lästige Frie-

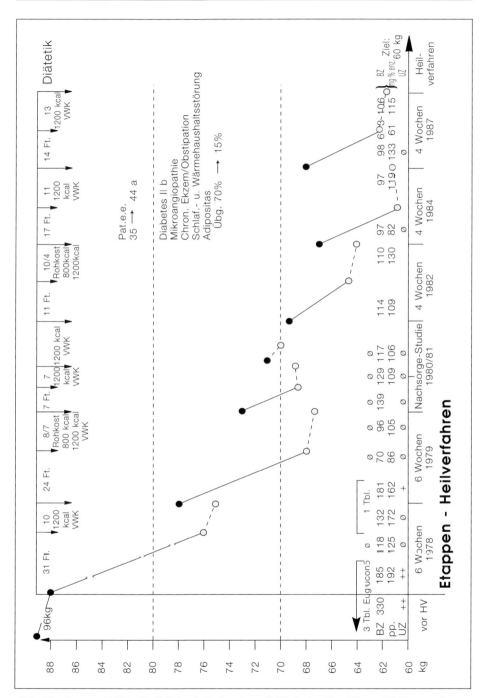

Abb. 36: Langzeitdiätetik (9 Jahre). Patientin mit Diabetes Typ IIb und Mikroangiopathie. Etappenheilverfahren.

ren ist behoben; die auf Druck verzögerte kapillare Wiederdurchblutung ist normalisiert.

Urteil der Patientin (inzwischen 44 Jahre alt): *»Ich bin wirklich gesund geworden und fühle mich sehr wohl. Mein Stolz: Kleidergröße 40 statt früher 54! Ich weiß vor allem jetzt, wie ich das halten kann; mein Mann spielt gut mit, er hat 20 kg abgenommen und wir gehen auch wieder Bergsteigen wie früher.«*

Kommentar: Der Aufwand ist groß, gewiß. Die Patientin aber hat ein halbes Leben vor sich.
Genetische Prägung: vermutlich; Entgleisung durch Fehlernährung seit Kindheit mit Adipositasfolge: viel Fleisch und Wurst. Die frühzeitige Mikroangiopathie könnte Ergebnis der Eiweiß-Fett-Mast sein – 30 Jahre lang! Die diabetischen Frühfolgen sind reversibel – durch die zielstrebige Tapferkeit der Patientin und die Bereitschaft der Versicherung, die stationären Hilfen zu finanzieren.

Patientenbeispiel: Diabetes Typ I
Anamnese: Patient Chr. St., 46 Jahre alt, normalgewichtig.
Als Kind Cholera und Typhus, seit dem 14. Lebensjahr Diabetes bekannt, seither insulinbedürftig.
Seit dem 34. Lebensjahr wechselnde Gelenkschmerzen, die später als Allergie auf Konservierungsmittel von Insulinen, zuletzt auch als Allergie gegen Schweineinsulin erkannt werden. Der Patient kommt zur Umstellung auf Humaninsulin und weil er vor sechs Jahren durch Fasten und Ernährungsumstellung eine Verminderung seiner Insulindosis von 65 auf 45 IE erreichen konnte.

Therapeutische Konsequenz
Während eines 7tägigen Fastens kann die gewohnte Insulindosis von 25 auf 12 IE vermindert werden. Die Umstellung auf Humaninsulin während der Kostaufbauphase muß wegen neuerlicher akuter Schmerzen in Schultern und Fingergrundgelenken aufgegeben werden. Die Depot-Insulinform vom Rind wird wieder vertragen (Erfahrung des Patienten:

»Kurzzeit-Fasten verbessert die Verträglichkeit meiner Insuline«).

Eine partielle Nahrungsmittelallergie zwingt den Patienten außerdem zu einer strengen rohkostreichen Ernährung ohne tierisches Eiweiß. Er treibt konsequent Sport (Biologie- und Sportlehrer).
32 Jahre Diabetes Typ I – und noch keine Spätfolgen!

Urteil des Patienten: *»Mein Geheimnis: dreimal jährlich 5 bis 7 Tage Fasten, dabei täglich Bergsteigen – bis auf 3000 und 4000 m! Zwischendurch strenge frischkostreiche Vollwertnahrung und täglich Sport; damit konnte ich meine Insulindosis von 40 auf 25 IE vermindern; ich fühle mich unvermindert gesund und leistungsfähig.«*

Kommentar: Zugegeben, das ist ein extremer Fall. Er soll nur zeigen, daß es Wege gibt, auch wenn sie nur von wenigen begangen werden.

Patientenbeispiel: Diabetisches Spätsyndrom, Überlastungs-Herzinsuffizienz
Anamnese: Patient E. F., 65 Jahre, 137 kg bei 170 cm Größe.
Diabetes seit 20 Jahren bekannt, mehrere Zuckereinstellungen in Diabeteskliniken, seit 5 Jahren insulinpflichtig, seit 2 Jahren Polyneuropathie (Thioctacid-Behandlung). Wegen diabetischer Retinopathie Laser-Koagulationen. Gewicht maximal 150 kg, jetzt 137 kg (+80% Übergewicht), arterielle Hypertonie, beginnende Niereninsuffizienz.

Therapeutische Konsequenz
Diätetik: 21 Tage Tee-/Saft-Fasten nach *Buchinger* plus Substitution mit Vitamin C und B-Komplex, anschließend gestufter Kostaufbau bis zu einer frischkostreichen Diabetiker-Vollwertkost von 1200 kcal (5 Mahlzeiten), die den Patienten befriedigte und sättigte.
Bewegungstherapie: Fuß-/Handgymnastik im Sitzen, atemtherapeutische Einzelgymnastik, später dosiertes Gehen, das regelmäßig gesteigert werden konnte.
Medikation: Verzicht auf Insulin (früher bis zu 2 x 60 Einheiten Basal-H-Insulin-

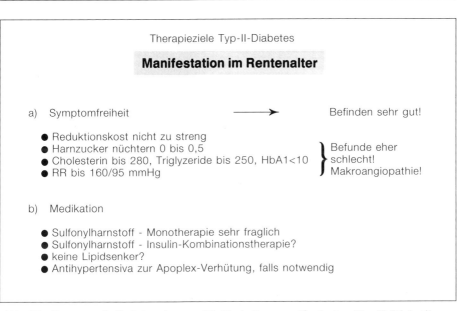

Abb. 37: Symptomfreiheit ist oberstes Ziel bei altersmanifestierten Typ-II-Diabetikern *(Bergis)*. Die diätetische Therapie sollte in jedem Fall versucht werden; sie bleibt Basistherapie.

Höchst!, vor dem Heilverfahren täglich 20 Einheiten). Verzicht auf Moduretik.

Ergebnis
Gewichtsabnahme um 12 kg. RR von 180/120 mmHg (unter Medikation) auf 150/95 mmHg (ohne Medikation) gesunken. Damit kardiale Rekompensation mit Ausschwemmung der Beinödeme und Rückgang der um 4 Querfinger verbreiterten Leber. Kreatinin von 1,5 auf 1,3 mg% gebessert.
Blutzucker-Trageprofil bei 1200-kcal-Vollwertkost: Zu Anfang (+ 20 IE Insulin): 139/133/111/121 mg% (enzymatische Meßmethode; Norm: 50 bis 95 mg%). Bei Entlassung (ohne Insulin) 118/115/101/112 mg%, HbA₁ von 10,2 auf 9% gebessert in vier Wochen.
Der für den Patienten sehr lästige Sensibilitätsverlust in beiden Beinen kann durch zwei Thioctacidinfusionen gebessert aber nicht behoben werden.
Entlassung mit der Zielvorstellung: 120 kg selbst erreichen, dann Wiederaufnahme zu einem Etappenheilverfahren.

Kommentar
Auch im höheren Alter und bei einer Polymorbidität sind unter klinischen Bedingungen intensivdiätetische Eingriffe möglich und erfolgreich. Der Patient wird seinen Lebensstil nur noch in bescheidenem Umfang ändern können. Wenn es mit hausärztlicher Hilfe und regelmäßiger Kontrolle gelingt, das Gewicht langsam weiter zu senken und damit aus dem Teufelskreis Insulinbedarf und Masteffekt herauszubekommen, besteht die Aussicht, bei einigermaßen normalisierten Zuckerwerten auch die Polyneuropathie zu verbessern – gemeinsam mit Thioctacid.
Ob Insulin wieder notwendig wird, hängt allein von der Gewichtsverminderung und der Vollwertigkeit der Nahrung ab. Die Compliance-Frage kann nur vom Hausarzt beobachtet werden.

Patientenbeispiel: Diabetes Typ IIb, Tabletten-Sekundärversagen, Herzinsuffizienz durch Übergewicht (90 %), Hypertonie, Polyglobulie, zerebrale und koronare Durchblutungsstörung

Anamnese: Patientin Sch. Th., 59 Jahre alt. Durchschnittsgewicht 90 kg, Maximalgewicht 110 kg, psychosomatische Verursachung. Seit zehn Jahren Diabetes bekannt, maximale BZ-Werte bis 380 mg% trotz medikamentöser Einstellung (2 Tabl. Euglucon® morgens), HbA$_1$ seit einem Jahr von 10,2 auf 15,8 % angestiegen, Nüchtern-Blutzucker 290 mg%. Die Patientin ist verwirrt, wirkt präkomatös. Wir fragen uns: Handelt es sich um einen entgleisten Altersdiabetes? Um ein Tabletten-Sekundärversagen *(Abb. 38)*.? Welche Diätetik und Medikation wäre der stark vorgealterten, 59jährigen Patientin angemessen?

Therapeutische Konsequenz
Wir entscheiden uns bei guter Motivation der Patientin zur Intensivdiätetik wegen des Hypertonus, der Polyglobulie und des Übergewichts und der daraus folgenden Herzinsuffizienz; die Nierenwerte sind nicht pathologisch.

Diätetik: 28 Tage Tee-Saft-Fasten nach *Buchinger,* anschließend gestufter Kostaufbau bis zu einer frischkostreichen Vollwertkost mit 1200 kcal (= 12 BE).

Physiotherapie: Temperaturansteigende Armbäder, kleine Kneippsche Anwendungen: morgendliche Waschungen, später Arm- und Kniegüsse.

Bewegungstherapie: In der ersten Woche nur Spazierengehen, später Minimal-

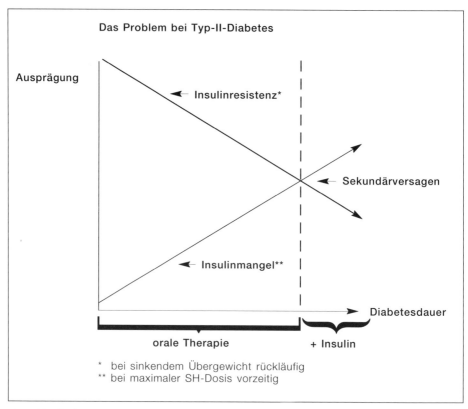

Abb. 38: Beim Tabletten-Sekundärversagen überwiegt das Ausmaß des Insulinmangels derartig deutlich gegenüber der verminderten Insulinresistenz, daß eine Insulintherapie nötig wird *(Bergis, 13).* Konsequenz: diätetische Frühbehandlung!

Gymnastik in der Gruppe, nach Rekompensation auch im Wasser.

Gesundheitsbildung: Diät-Gruppengespräche, Vorträge, Lehrküche, Diabetikerberatung.

Medikation: Sofort Verzicht auf Euglucon® und Minipress®.

Stufenweise werden entbehrlich: Adalat®, Schlafmittel vom Diazepam-Typ und Saroten® 75, das die Patientin seit Jahren nimmt.

Psychologische Beratung

Ergebnis: Mit einer Gewichtsabnahme von 11 kg verbessert sich die Blutdrucklage von 220/130 mmHg (unter Medikation) auf 160/90 mmHg (ohne Medikation). Dadurch wurde die entscheidende kardiale Entlastung und Rekompensation erreicht; zusätzlich verbesserte Geh- und Steigfähigkeit. Die hartnäckigen Glieder-, Rücken- und Kopfschmerzen sind behoben, die hartnäckige Schlafstörung zum Teil. Hämatokrit sinkt von 51 auf 47% (im Hinblick auf die zerebrale Durchblutungsstörung wären 42% optimal).

Veränderung der diabetischen Stoffwechsellage:

BZ-Tagesprofil: 290/317/299/315 mg% (enz.) unter Medikation
Nach Therapie: 166/214/186/188 mg% ohne Medikation.

Während des Fastens war die hohe Nierenschwelle aufgefallen: Blutzuckersenkung nicht unter 180 mg% bei fehlendem Urinzucker; dies spricht für eine diabetische Nephropathie trotz normalisiertem Harnstoffkreatinin und Harnsäure im Serum. Die Patientin fühlt sich ausgezeichnet, geht schmerzfrei und ohne Stenokardien nach Hause. Wir könnten mit der Stoffwechseleinstellung zufrieden sein.

Kommentar: Trotz Spät- oder Sekundärversagen gelingt die diätetische Einstellung mit Korrektur aller kardiovaskulären Belastungsfaktoren – unter klinischer Führung. Was aber wird zu Hause? Eine erheblich begrenzte Auffassungs- und Merkfähigkeit spricht für eine fortgeschrittene zerebrale Durchblutungsstörung. Im Fasten und wegen der erhöhten Blutzucker- und Hämatokritwerte muß sie

ständig ermahnt werden, genügend zu trinken. Wir halten sie für gutwillig, aber nicht für fähig, ein Diabetes-Schulungsprogramm zu verstehen und ihre Ernährungsgewohnheiten zu Hause zu ändern. Wer von den Angehörigen wird sie führen können?

Konsequenz: Was bleibt für den Hausarzt zu tun?

- Regelmäßig einbestellen,
- Kontrolle Gewicht, BZ, Hämatokrit,
- Medikamentöse Neueinstellung, falls nötig (Glucophage®, notfalls Insulin),
- Einweisung zum jährlichen Wiederholungsheilverfahren.

Diabetes Typ II – Hinweise für die Praxis

1. Nicht jede Hyperglykämie ist ein Diabetes. Prüfen, ob dies ein erstes Symptom eines beginnenden Metabolischen Syndroms bedeutet, mit Hyperinsulinismus und Insulinresistenz. Die erste Gewichtsabnahme sollte das Symptom verschwinden lassen.

2. Die Diagnose »Diabetes« hat für viele Menschen das Gewicht des Unabänderlichen oder sogar des Todesurteils. »Ihr Diabetes ist heilbar, wenn . . .« motiviert den Patienten zur Mitarbeit.

3. Beim manifesten Diabetes und der Aussicht auf Mitarbeit muß mit offenen Karten gespielt werden: erhöhtes Arterioskleroserisiko, zwei- bis dreifaches Risiko für eine koronare Herzkrankheit, drei- bis sechsfaches Apoplex- und Mikroangiopathierisiko!

4. Der Arzt muß dem Patienten sagen, daß Spätkomplikationen vermeidbar sind. Er bespricht den Therapieplan mit ihm und vereinbart Kontrollen.

5. Als Leitfaden für beide dienen Nachsorgepaß/Stoffwechselpaß/Diabetikerausweis, die nicht nur den Blut

zucker, sondern alle metabolischen Daten enthalten müssen (s. S. 98). Bei jedem Arztbesuch vorzeigen lassen.

6. Diätgruppen – Gespräche in der eigenen Praxis, eventuell in Kooperation mit geschulten Ernährungsberaterinnen, erleichtern die Langzeitführung ungemein und verbessern die Erfolge.

7. Bei Diabetischem Spätsyndrom und Tabletten-Sekundärversagen empfiehlt sich die Kooperation mit einer Diabetesklinik oder -ambulanz.

Hypertonie

Hypertonie ist ein Symptom wie die Adipositas oder die Hyperlipidämie. Wir haben uns, glaube ich, zu sehr angewöhnt, sie als Krankheit selbst zu sehen, und das bedeutet, sie als ausreichend behandelt zu empfinden, wenn der Druck sinkt. Der Patient freut sich und läßt das Antihypertensivum weg; es kostet Mühe genug, ihn davon zu überzeugen, daß der Blutdruck nur bei regelmäßiger Tabletteneinnahme stabil bleiben kann.

Denken wir kausal, dann erkennen wir zumindest die häufigste Form der Hypertonie (etwa 80 %) als Ausdruck des Metabolischen Syndroms. Sie wurzelt ebenfalls, wie neue Forschungen zeigen *(92),* im Hyperinsulinismus und in der Insulinresistenz. Das ist ein überraschender Befund; bestätigt aber unsere seit 30 Jahren gemachten klinischen Erfahrungen: Ich kenne kein Mittel aus der inneren Medizin, das so sicher und dauerhaft einen Hypertonus zu senken vermag wie Fasten, Bewegung und Ernährungtherapie.

Die Ernährungs- und Bewegungsabhängigkeit konnte man an Rattenversuchen demonstrieren. Man überernährte sie mit Fruktose und verhinderte ihre Bewegung; damit konnte zunächst eine Insulinresistenz erzeugt werden und schließlich ein

Hypertonus. Bewegung besserte beides, und die der Ratte naturgemäße Nahrung normalisierte ebenfalls den Hypertonus *(92).* Da Insulin die Proliferation glatter Gefäßmuskelzellen fördert, gleichzeitig die zelluläre Cholesterinsynthese und die LDL-Bildung steigert, wird verständlich, daß gemeinsam mit der Entstehung der Adipositas, dem Anstieg der Triglyzeride, der Verminderung von HDL auch die Hypertonie entsteht. *Krone* nennt sie *diätinduzierte Hypertonie.*

Interessant ist, daß es 20 % normalgewichtiger Hypertoniker gibt, die ebenfalls metabolisch gestört sind; man kann im Serum erhöhte Insulinspiegel nach Stimulation feststellen. Das »Syndrom der Insulinresistenz« trifft also nicht nur die Adipösen.

Therapeutische Konsequenz nach *Krone (92):*

● körperliche Aktivität,
● Gewichtsreduktion,
● optimale Blutzuckereinstellung,
● stoffwechselneutrale Antihypertonika.

Nach *Ritz* und *Bühler (142).*

● Erfassung und Behandlung *aller* Risikofaktoren,
● Ausschöpfung der nichtmedikamentösen Blutdrucksenkung,

• Verwendung metabolisch neutraler Antihypertensiva.

Als stoffwechselneutral werden Kalziumantagonisten, ACE-Hemmer und Alphablocker bezeichnet, während gewarnt wird vor Diuretika und Betablockern, weil sie die Triglyzeride und zum Teil die Cholesterinsynthese fördern und HDL sowie die Insulinsensitivität vermindern.

Wir sind uns bewußt, daß es viele andere Ursachen der Hypertonie gibt und daß die sorgfältige Differentialdiagnose in jedem Fall notwendig ist, besonders dann, wenn die Basistherapie mit Diätetik und Entspannung nicht zu den gewünschten Resultaten führt.

Die *Bedeutung des Salzes* bei der Entstehung der Hypertonie wird neuerlich diskutiert. Eine breit angelegte »Intersalt-Studie« *(118)* läßt erkennen, daß etwa ein Drittel gesunder Menschen salzempfindlich sind; von den Hypertonikern sind ungefähr 50 % salzempfindlich. Die deutsche Liga zur Bekämpfung des hohen Blutdrucks schlägt deshalb einen Kochsalzkonsum von etwa 5 g pro Tag vor.

Deutlich wird jedoch in dieser Studie resümiert, daß Rauchen, Alkohol und Adipositas weit schwerer wiegende Risikofaktoren sind als das Salz.

In einer modernen Vollwerternährung liegt der Salzgehalt in jedem Fall unter 5 g pro Tag.

Möglichkeiten der Diätetik

Unser Konzept entspricht der Behandlung des Metabolischen Syndroms und wird bereichert durch autogenes Training, Yoga oder Atemtherapie.

> Fasten ist das stärkste Antihypertonikum.

Nach *Fahrner (50)* berührt die Fastenwirkung alle Ursachen der Hypertonie.
Sie bewirkt:

• eine Verringerung des Sympathikotonus,

• eine Verminderung der Adrenalinausschüttung,
• eine Ausscheidung des überflüssigen Kochsalzes,
• eine Verringerung des zirkulierenden Volumens,
• einen Abbau der Serumlipide,
• einen Abbau der Kapillarhyalinose,
• Senkung des peripheren Gefäßtonus,
• einen Abbau der emotionalen Spannung.

Kurzzeitergebnisse

Ein vierwöchiges Heilverfahren vermag den Blutdruck in typischer Weise zu senken. *Abbildung 39* stammt von einem kleinen Kollektiv etwa gleichgewichtiger Hypertoniker *(50)*. Mit der Gewichtsabnahme um 10 kg sinkt der Hypertonus ohne Medikation in den Normbereich. Die Patienten fühlen sich zunehmend wohl und leistungsfähig. Sie verlieren alle hypertoniebedingten Beschwerden fast ohne Ausnahme.

Das gleiche würde eine strenge Rohkost nach *Bircher-Benner* ergeben, eine F.-X.-Mayr-Kur mit achttägigem Tee-Fasten und anschließend Milch-Semmel-Diät oder auch eine Molke-Trinkkur nach klassischem Stil (ohne Eiweißzusatz).

Unser Kollektiv aus der *Reha-Studie Baden* umfaßt 233 Patienten. Ihre RR-Werte wurden besonders sorgfältig und die Anfangs- und Endwerte aus drei Messungen ermittelt. Medikamentös beeinflußte Blutdruckwerte wurden ausgeschlossen. Bewertet wurde nur die nicht-medikamentöse Therapie im Zeitraum von vier Wochen. Beobachtet wurde eine Gruppe von 51 Männern mit Hypertonie (über 160/95 mmHg) und von 27 Frauen mit Hypertonie *(Tab. 22)*.

Die Blutdrucksenkung in relativ kurzer Zeit ist beachtlich: bei den Männern um 53 mmHg systolisch und 25 mmHg diastolisch, bei den Frauen um 49 mmHg systolisch 24 mmHg diastolisch. Nur selten kam es zu leichten Schwindelgefühlen, die sich aber allein durch Spazierengehen und

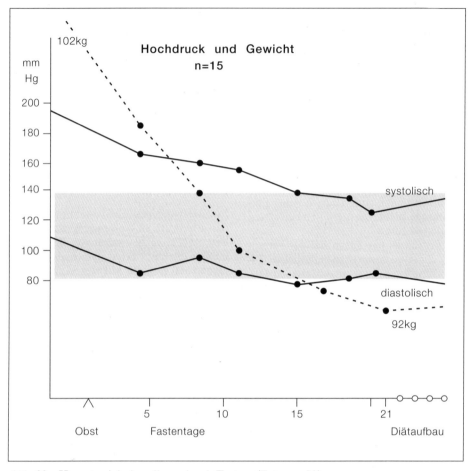

Abb. 39: Hypertoniebehandlung durch Fasten *(Fahrner, 50).*

Tab. 22: Hypertoniebehandlung durch Fasten (Reha-Studie Baden, *Lützner, 9).*

	RR vor dem Fasten	RR nach dem Fasten
♂	186/110 mmHg	133/85 mmHg
♀	176/106 mmHg	127/82 mmHg

nicht zu abruptes Aufrichten aus der Flachlage umgehen ließen.
Wir möchten die vorzügliche Verträglichkeit dieser eingreifenden und wirksamen

Hypertoniebehandlung auf drei Faktoren zurückführen:
● reichliches Trinken während des Fastens vermeidet Hypovolämien,
● tägliches Gehen, Wandern und Schwimmen leistet Anpassungsarbeit an das täglich sich ändernde Gewicht und den niedrigeren Blutdruck,
● der Blutdruck sinkt »von Natur aus«, d. h. er wird nicht herabgezwungen; die körpereigene Regulation läßt den Blutdruck erst absinken, sobald die ihn verursachenden Faktoren abgebaut sind,

und dies geschieht langsam und schrittweise.

Auf Antihypertensiva wird stufenweise verzichtet, soweit sie entbehrlich werden. Wir nutzen die mehrtätige Vorphase vor dem Beginn des Fastens. Zu vermeiden ist ein allzu rasches Absinken des Blutdrucks; deshalb empfehlen sich häufige RR-Messungen in den ersten Fastentagen. *Faustregel:* Lieber ein Medikament zu früh absetzen als zu spät. Eine Doppelung der Fasten- und der Medikamentenwirkung könnte besonders bei älteren Patienten mit geringer Regulationsbreite gefährlich werden.

Wenn der Blutdruck nicht sinkt, ist es für uns ein Zeichen, daß seine Ursachen nicht beseitigt worden sind. Dies veranlaßt die eingehende Hypertoniediagnostik im Krankenhaus, sofern dies nicht vorher geschehen ist, oder sie fordert das längere und wiederholte Fasten, das die periphere Strombahn zu verändern vermag (siehe Patientenbeispiele unten und S. 183). Gelegentlich ist ärztliche Akzeptanz der Meßwerte erforderlich, sofern sich das Befinden des Patienten verbessern läßt.

Patientenbeispiel: Therapieresistente Hypertonie

73jähriger Patient, seit Jahren Hypertonus von bis zu 260/120 mmHg.
Der Patient kam jahrelang immer wieder zum Fasten. Ein 14- bis 18tägiges Fasten konnte zwar seinen Blutdruck nur unwesentlich senken, z.B. auf 220/120 mmHg (Tabletten haben auch nicht mehr geschafft), aber er fühlte sich so enorm entlastet und wohl – sehr viel besser als unter medikamentöser Therapie –, daß er das Fasten als eine entscheidende Hilfe immer wieder aufsuchte. Wir haben sein Leiden als arteriosklerotisch fixierten Hochdruck gesehen. Die ärztliche Verantwortung für sein Fasten war nicht allein zu tragen, und wenn, dann nur unter klinischen Überwachungsbedingungen. Er selbst übernahm seinen Teil der Verantwortung: »*Ich weiß, daß es gut geht und daß es mir gut tut.*«

Patientenbeispiel: Chronische Hypertonie

52jährige Patientin, Hypertonie seit 25 Jahren, 125 kg schwer, nimmt in einer Selbsthilfegruppe auf 117 kg ab.
Während eines ersten Heilverfahrens in unserer Fastenklinik nimmt sie auf 106 kg ab. Der seit 16 Jahren medikamentös behandelte Hypertonus sinkt von 180/100 mmHg (unter Medikation) auf 145/80 mmHg ohne Medikation. Ein Jahr später kommt sie zu einem zweiten Heilverfahren und nimmt auf 98 kg ab. Der nicht mehr tablettenpflichtige Hypertonus sinkt von 160/100 mmHg auf 130/70 mmHg ab. Die Patientin fühlt sich sehr wohl. Sie hat ihr Gewicht bei 100 kg halten können; ihr Blutdruck ist praktisch normoton unter einer gemischten Vollwertkost und ausreichend Bewegung nach dem sitzenden Beruf.
In einem Etappen-Heilverfahren kann mit sinkendem Gewicht auch die chronische Hypertonie erfolgreich behandelt werden.

Langzeitergebnisse

Die Ergebnisse der Rehabilitationsstudie Baden zeigen ein Kollektiv von 169 Männern, weil sich unter ihnen mehr Hypertoniker finden als bei den Frauen. Die RR-Verläufe der Frauen verhalten sich parallel mit um etwa 5 bis 10 % verminderten Werten.

Abbildung 40 zeigt den Blutdruck der Nachsorgegruppe in zwei Gruppen: Pathologisch erhöht: über 160/95 mmHg, erhöht: 140/80 mmHg, normoton: bis 140/80 mmHg.

Die systolischen Werte fielen je nach Ausgangslage bei beiden intensivdiätetischen Interventionen ab, um während des einjährigen Aufenthaltes zu Hause wieder leicht anzusteigen. Dies entspricht etwa dem Verhalten des Gewichts *(Abb. 25)*. Daß während des Fastens Tiefstwerte erreicht werden, mag nicht verwundern. Entscheidend sind die Langzeitergebnisse: Statt 186 mmHg nach einem Jahr 158 mmHg, und nach zwei Jahren

155 mmHg. Bei den Hypertonikern leichten Grades betrugen die entsprechenden Werte 156 – 148 – 139 mmHg. Normotone Werte blieben praktisch normoton: 133 – 136 – 135 mmHg.

Die Kontrollgruppe erreichte in zwei Jahren ein nur gering schlechteres Ergebnis: Bei den Hypertonikern von 185 auf 158 mmHg systolisch, bei den Gefährdeten von 152 auf 147 mmHg und bei den Normotonen von 134 auf 138 mmHg. Wichtiger ist der Verlauf der *diastolischen* Werte *(Abb. 40)*. Die Nachsorgegruppe erreichte statt 109 mmHg bei Aufnahme 96 mmHg nach einem Jahr und 95 mmHg nach zwei Jahren, die Kontrollgruppe ein noch günstigeres Ergebnis: Von 110 auf 93 mmHg. Bei den Gefährdeten blieb der leicht erhöhte diastolische Druck mit 91 – 91 – 89 mmHg praktisch gleich. Bei den Normotonen ließ sich ein geringer Anstieg

von 79 auf 82 mmHg registrieren. Die Kontrollgruppe verhielt sich parallel.

Aus dem Protokoll der Adipositasbehandlung geht hervor, daß die größere Anzahl der Hypertoniker, die ein intensivdiätetisches Heilverfahren erlebt hatten, Wesentliches in ihrem Lebensstil ändern konnten. Die meisten von ihnen sind zur Selbstmessung des Blutdrucks übergegangen. Sie haben gelernt, einen unmittelbaren Bezug zwischen ihrem Verhalten, der Art ihrer Bewegung bzw. ihres Sports und dem Verzicht auf Genußmittel zu erkennen. Selbstkontrolle führt jetzt zur Selbsthilfe. Die Aussage der Zwei-Jahres-Studie:

> Der Hypertonus kann durch ein intensivdiätetisches Heilverfahren rasch und dauerhaft verändert werden: Basistherapie der Hypertonie.

Gicht

> **Pathogenetisches Grundprinzip:**
> **Speicherung im Interstitium**
> **und Ausscheidungsblockade**
>
> **Therapeutische Aufgabe:**
> **Entspeicherung des binde-**
> **gewebigen Raumes und der**
> **bradytrophen Gewebe**

Die manifeste Gicht (Anfall in der Anamnese; Organmanifestation) und die latente Gicht (Hyperurikämie beständig über 7 mg%) sind Stadien der gleichen Erkrankung und sollen deshalb gemeinsam behandelt werden. Unzweifelhaft sind sie Teile des Metabolischen Syndroms – nicht nur, weil die Hyperurikämie in unserem Krankengut zu 70 % mit den anderen Komponenten des Metabolischen Syndroms vergesellschaftet ist, auch nicht nur, weil sie als Stoffwechselkrankheit bekannt wurde, sondern weil sie der Prototyp der ernährungsabhängigen Speicherkrankheit ist.

Die Pathophysiologie der Gicht ist bekannt. Sie wird im Hinblick auf Fasten von *Fahrner (50)* und im Hinblick auf die spezielle Ernährungstherapie von *Wolfram* dargestellt *(Abb. 41)*.

Hier sei nur auf einzelne Fakten hingewiesen, die für unser praktisches Vorgehen in einer diätetischen Langzeitstrategie bedeutsam sind.

1. Eine *genetische Disposition* ist zwar gegeben: Das Verhältnis zur Erkrankungshäufigkeit bei Männern und Frauen beträgt etwa 20 : 2, und es gibt »Gichtfamilien«. Der exogene Faktor »Wohlstand« überwiegt aber bei weitem. Nach dem Zweiten Weltkrieg bis zur Währungsreform gab es praktisch keine Gicht. Früher war die Gicht die Erkrankung der wohlhabenden Klasse, jetzt von 2 % der Gesamtbevölkerung der Industrienationen.

2. Die *Hyperurikämie* ist ein Symptom, nicht mehr als die Spitze des Eisberges.

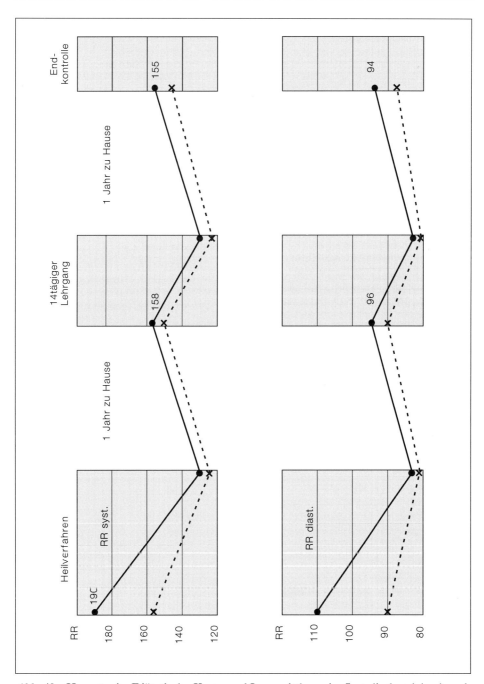

Abb. 40: Hypertonie. Diätetische Kurz- und Langzeittherapie. Systolischer (oben) und diastolischer (unten) Blutdruck bei 169 Patienten (♂) *(Lützner,* Reha-Studie Baden, *9).*
- - - - = *Grenzwert-Hypertonie*

Die Ablagerungstendenz der Harnsäure ins Gewebe ist ubiquitär. Die Folgekrankheiten dieser Form von »Verschlackung« sind zahlreich, was uns nicht immer bewußt wird. An die Uratnephropathien denken wir neben den Gelenkerkrankungen am ehesten, aber selten an Augen-, Haut- und Gefäßerkrankungen. Harnsäure kann in *allen* Organen abgelagert werden, in den »Weichteilen«, Sehnen, Faszien, im Bindegewebe und im Interstitium. Die »Verschlackungskrankheit« Gicht hat zahlreiche Namen und ist interdisziplinär zu Hause.

3. Die *Einlagerungstendenz* der Harnsäure ins Gewebe bis hin zu kristalliner Form ist abhängig vom Gewebs-pH. Eine »säuernde« Ernährung (Fett, Fleisch, Zucker, Mehl) fördert die Einlagerungstendenz der Harnsäure und fördert deshalb auch den Gichtanfall. Je größer die Azidose des Gesamtkörpers, desto geringer die Fähigkeit der Niere zur Harnsäureausscheidung. Dieser Circulus vitiosus wird besonders gefördert durch Alkohol.

4. Ernährungstherapeutische Konsequenz: *Nicht nur purinarm, sondern auch basenreich* (frischkostreich: Obst, Gemüse; Tendenz: laktovegetabil).

5. Die *medikamentöse Gichttherapie* hat entscheidende Vorteile durch den Eingriff in den Harnsäurestoffwechsel oder die Verbesserung der Harnsäureausscheidung gebracht; die Erfolge können an der Verminderung der Hyperurikämie abgelesen werden. Es wäre jedoch ein Irrtum zu glauben, daß damit das Metabolische Syndrom des Gichtikers behoben sei; er braucht nicht minder diätetische Langzeitstrategien als entscheidende Basisbehandlung, weil die Gicht eine Allgemeinerkrankung des Stoffwechsels ist.

Therapeutische Ziele:

- Verhinderung des Anfalls.
- Langsame Entleerung des Harnsäurepools. Dies gelingt sowohl diätetisch als auch durch Langzeitmedikation, am besten durch beides.
- Verschiebung des sauren Gewebsmilieus ins alkalische (Urin-pH dauerhaft über pH 6,5).
- Gewichtsreduktion in die Nähe der Norm.
- Alkoholabstinenz.

Gefordert sind Konsequenz und Durchhaltevermögen vom Patienten und seinem Arzt!

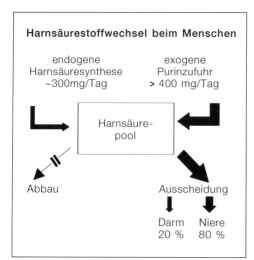

Abb. 41: Purinbilanz beim Menschen (*Wolfram, 185*).

Behandlungsstrategie

Fasten oder Rohkost? – das ist die Frage der klinischen Intensivdiätetik; beide sind wirksam, didaktisch aber von verschiedener Wertigkeit.

Fasten

Der Weg, der tiefer geht und am meisten Veränderung im Lebensstil bewirkt, ist Fasten. Es gibt aber Kontraindikationen zum Fasten. Als Entscheidungshilfe möge *Abbildung 42* dienen.

Ein Harnsäureanstieg im Serum ist bei jedem Fasten, auch bei Gesunden physiologisch; er ist das Ergebnis erhöhten Zellumsatzes (»Zellmauserung«) und verminderter renaler Ausscheidung infolge der Fastenazidose. Einer Intervention bedarf weder das eine noch das andere, nur einer ausreichenden Trinkmenge.

Bei gesunden Schwergewichtigen mit einer geringen Hyperurikämie (bis 7 mg%) haben wir keine Bedenken, fasten zu lassen – auch wenn der Serum-Harnsäurewert bis 10 oder 11 mg% ansteigt und während des Fastens hoch bleibt. Dies wird durch eine genügende Alkalireserve kompensiert und beschwerdefrei toleriert.

Liegt der Harnsäurespiegel bei Aufnahme über 7 mg%, müssen wir mit einer größeren Menge eingelagerter Gewebsharnsäure rechnen; die Mobilisierung im Fasten kann zum ersten Gichtanfall führen.

Ein Gichtanfall kann durch folgende Maßnahmen *verhindert* werden:

- Reichliches Trinken von Wasser und Kräutertees (basische Valenzen).
- Den Saft von 2 bis 3 Zitronen über den Tag verteilt hinzugeben (verschiebt den stark sauren Urin-pH in Richtung alkalische Werte).
- Keine Nulldiät, sondern Buchinger-Fasten durchführen: Obst- und Gemüsesäfte enthalten basische Valenzen.
- Für täglichen Stuhlgang sorgen durch Einlauf oder Bittersalz (Ausscheidungsmöglichkeit für Harnsäure von ca. 20 % über den Darm kann genutzt werden).

Hochpathologische Harnsäurewerte und Gichtanfälle in der Anamnese lassen bei intakter Nierenleistung ein *Fasten* nur *unter Medikation* von 300 mg Allopurinol und unter Beachtung der genannten Anweisungen zu *(Abb. 42)*. Damit kann meist gefahrlos und mit Gewinn gefastet werden. Wir setzen das Allopurinol bei Fastenende ab, prüfen die Serum-Harnsäurewerte kurz vor der Abreise und erleben dann zumeist deutlich erniedrigte oder normalisierte Werte gegenüber vorher.

Die manifeste Gicht bei beginnender *Niereninsuffizienz* stellt eine *Kontraindikation* zum Fasten dar.

Rohkost

Die strenge *Rohkost (Frischkost)* nach *Bircher-Benner* als potente intensivdiätetische Therapie ist zur Gichtbehandlung ebenfalls geeignet.

- Sie ist extrem purinarm und eiweißminimiert.
- Sie hat einen hohen Gehalt an Basen, Vitaminen, Mineralien und Spurenelementen.
- Sie ist ballaststoffreich und damit sättigend.
- Sie zeichnet sich durch einen hohen Anteil unzerstörter Pflanzenfermente aus.

Vorteil: Ihre starke Alkalisierungstendenz. Deutlich geringere Gefahr eines Gichtanfalls oder der Harnsäuresteinbildung.

Nachteil: Der Patient muß ein kaufähiges Gebiß aufweisen und diese Diätform akzeptieren. Es ist nicht jedermanns Sache, vier oder sechs Wochen lang strenge Rohkost zu essen. Deshalb vorzüglich angemachte Salate anbieten! Dann kann Rohkost auch vier Wochen lang mit Begeisterung gegessen werden. Unsere in der Klinik realisierte Diätetik erfüllt alle Forderungen einer wirksamen Gicht-/Hyperurikämiebehandlung. Der Puringehalt unserer Reduktionskostformen *(Tab. 23)* ist sehr niedrig und damit therapeutisch effizient – sättigend und

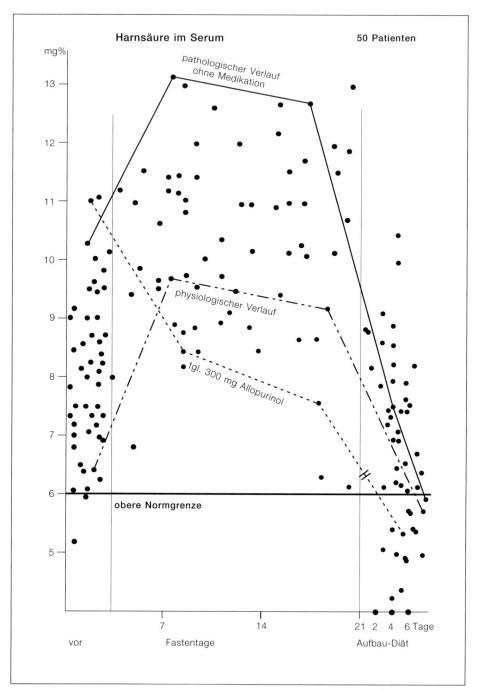

Abb. 42: Anstieg der Harnsäure im Serum während Fastens und Normalisierungstendenz danach *(Lützner, 103).*

Tab. 23: Puringehalt der kalorienreduzierten Vollwertkost (Kurpark-Klinik Überlingen, *Million).*

Gemischte	Vollwertkost	1200 kcal	zwischen	128 und 183 mg
Vegetabile	Vollwertkost	1200 kcal	zwischen	49 und 84 mg
Frischkostreiche	Vollwertkost	1200 kcal	zwischen	83 und 103 mg
Reine Frischkost		800 kcal	zwischen	42 und 59 mg

Durchschnittswerte aus einem vierwöchigen Speiseplan

Tab. 24: Erlaubte Harnsäuremengen in der Nahrung *(Wolfram, 185).*

Purinarme Diät
bis zu 500 mg Harnsäure pro Tag,
< 3000 mg Harnsäure pro Woche

Streng purinarme Diät
bis zu 300 mg Harnsäure pro Tag,
< 2000 mg Harnsäure pro Woche

befriedigend, besonders nach einem Fasten.

Die vollkalorische Vollwertkost (2000–2500 kcal) kann mit der vegetarischen oder frischkostreichen Variante immer noch in die *streng* purinarme Diät eingruppiert werden, als gemischte Vollwertkost in die purin*arme* Diät (vergleiche mit *Tab. 24).*

Alkohol-Auslaßversuch

Heinitz (65) konnte bei 100 normalgewichtigen Patienten mit Hyperurikämie/Gicht während eines stationären Heilverfahrens bei ausgewogener Normalkost von ca. 2000 kcal beobachten, daß sich der Serum-Harnsäurespiegel nicht bewegt, wenn die Alkohol-Trinkgewohnheiten beibehalten werden. Im »Alkohol-Auslaßversuch« normalisierten sich die Harnsäurewerte bei 92 der untersuchten Patienten innerhalb von drei bis sieben Tagen *(Abb. 43).* Die Mittelwerte der Serum-Harnsäure

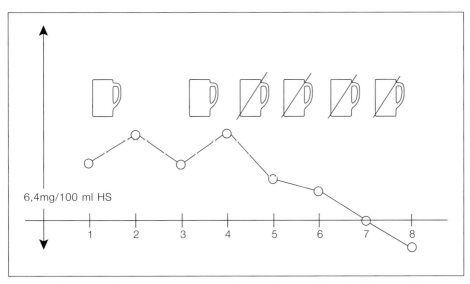

Abb. 43: Verhalten der Harnsäurewerte während eines Alkohol-Auslaßversuches *(Heinitz, 65)*

senkten sich von 8,2 (± 0,51) mg/dl auf 6,1 (± 0,45) mg/dl. Bei drei weiteren Probanden gelang eine Normalisierung der Harnsäurewerte erst, nachdem zusätzlich auch der hohe Zuckerkonsum aufgegeben wurde. Bei den meisten der Probanden hatten sich außerdem vorher erhöhte Cholesterin- und Triglyzeridwerte und die gamma-GT innerhalb von ein bis zwei Wochen normalisiert.

Auch didaktisch ist ein solcher Alkohol-Auslaßversuch unter Laborkontrolle günstig. Der Patient erkennt den unmittelbaren Zusammenhang mit seinen Konsumgewohnheiten. Dies wird unterstützt durch den konsequenten Verzicht auf Medikamente während eines solchen »Tests«. Die Patienten, die am Alkohol-Auslaßversuch teilnahmen, hatten nicht wesentlich an Gewicht abgenommen; Übergewichtige waren vom Versuch ausgeschlossen.

Behandlung des akuten Gichtanfalls

Kommt es während der intensivdiätetischen Therapie doch einmal zu einem akuten Gichtanfall (Podagra, Gonarthritis), wird das betroffene Gelenk ruhiggestellt, hochgelagert und mit Arnika- oder Alkoholumschlägen gekühlt. Auch rasch gewechselte kalte Prießnitz-Auflagen sind hilfreich. Der Patient erhält Colchicum und ein Schmerzmittel für die Nacht.

Es kann allerdings ratsam sein, einen gewissen Schmerzanteil als Warnhinweis zu belassen. Eine komplette Schmerzbefreiung veranlaßt nämlich die Patienten leider häufig, das akut erkrankte Gelenk zu belasten.

Für manchen bedenkenlos dahinlebenden Wohlstandsbürger kann ein akuter Gichtanfall eine pädagogische Wirkung haben: der Körper demonstriert eindrucksvoll, daß unbedingt und langfristig etwas geändert werden muß.

Patientenführung, Langzeittherapie

Wenn dem Patienten klar zu machen ist, daß eine jahrzehntelange Speicherung von Harnsäure im Gewebe nicht in vier Wochen rückgängig zu machen ist und ein entsprechender Leidensdruck vorliegt, könnte die ideale Form einer Langzeitdiätetik gelingen: die frischkostreiche vegetarische Vollwertkost für mindestens ein halbes Jahr. Ist das durchgestanden, dann ist ein ausreichender Impuls zur lebenslangen Ernährungsumstellung gesetzt. Bis dahin hat der Patient erlebt, daß er sich unter dieser Kost weit besser fühlt; sie ist ihm zur Gewohnheit geworden, und er weiß inzwischen, daß er ein Gicht-Schicksal vermeiden kann. Der Nachsorgepaß wird ihm anhand der Serum-Harnsäurewerte, der geringer werdenden Medikation und seinem Eßverhalten Leitlinie für die nächsten Jahre sein.

Zugegeben, solch kooperative Patienten gibt es gerade aus dem Bereich des Metabolischen Syndroms nicht häufig. Den »Normalfall« schließen wir mit einer vier- bis sechswöchigen Intensivdiätetik in oben beschriebener Form ab und übergeben ihm beim Abschlußgespräch einen Merkzettel:

Regeln für die Ernährung bei Gicht:
- Einmal am Tag Fleisch oder Wurst, nicht öfter!
  Am besten Fleisch oder Wurst vermeiden.
- Einmal am Tag eine Maßeinheit Alkohol ist erlaubt: ein Glas Bier *oder* ein Glas Wein *oder* einen Schnaps.
  Besser: Auf Alkohol ganz verzichten.
- Einmal täglich Rohkost essen – eher häufiger.
- Täglich den Saft von zwei Zitronen verwenden (in Wasser oder in Speisen).
- Reichlich trinken: Wasser oder Kräuter- und Früchtetees.
- Ungesättigte Fette zum Kochen und Braten nehmen (Öl oder Pflanzenmargarine).

- Vollwertnahrung verhindert Gichtanfälle.
- Meiden: Innereien, Hülsenfrüchte, Fleischextrakt.
- Übergewicht vermindern.

Die Entlassung erfolgt mit dem *Nachsorgepaß* (s. S. 98 und der dringenden Empfehlung, alle Stoffwechselparameter vom Hausarzt regelmäßig kontrollieren zu lassen.
Medikamentöse Langzeittherapie – jetzt oft mit verringerter Dosierung – ist meist notwendig. Leider verführen die damit zu normalisierenden Harnsäurewerte zur Vorstellung, nun sei alles gut und Diätetik nicht mehr notwendig. Es liegt im Geschick des Hausarztes, dem Patienten immer wieder deutlich zu machen, daß der bewußt niedrige Wert das Gefälle zwischen Gewebe und Blutbahn schafft, das zum langsamen Abbau des Harnsäurepools über Jahre hin notwendig ist.
Das Gespräch über das Konsumverhalten ist auch beim Gichtkranken ebensowenig entbehrlich wie bei den anderen Formen des Metabolischen Syndroms.

Kurzzeitergebnisse

Voraussetzung für eine Verlaufsbeurteilung der Harnsäure im Serum ist, daß nicht vor dem sechsten Aufbautag nach einem Fasten geprüft wird. Erst dann ist die Abbauphase zu Ende und die Azidose durch eine basenreiche Ernährung voll kompensiert. Auch der Nahrungsbedarf hat sich beim Sättigungspunkt eingependelt; nach einem Fasten liegt dieser zwischen 1200 und 1500 kcal, d. h. wir erreichen gleichzeitig einen sehr geringen Purineinstrom *(Tab. 23)*.
In einem vier- bis sechswöchigen Heilverfahren lassen sich ohne Medikation folgende Veränderungen erreichen (Reha-Studie Baden, *Abb. 44):*
180 Männer (unausgewählt) hatten Aufnahmewerte zwischen 4 mg% und 9,5 mg% Harnsäure im Serum (ohne

Medikation). Ihr Mittelwert von 6,43 mg% (± 1,16 mg%) verbesserte sich auf 5,65 mm% (± 0,89 mg%) ohne Medikation.
81 Frauen der gleichen Studie hatten Aufnahmewerte zwischen 3 mg% und 7 mg%. Ihre Mittelwerte von 4,66 mg% (± 1,2 mg%) veränderten sich geringfügig auf 4,56 mg% (± 1,2 mg%).
Dies dokumentiert deutlich die für Frauen geringere Disposition zur Hyperurikämie.

Langzeitergebnisse

Unsere Zwei-Jahres-Studie *(Abb. 44)* zeigt, daß die verbesserten Harnsäurewerte von der Nachsorgegruppe nach ein und auch nach zwei Jahren in etwa 60 % gehalten werden konnten, von der Kontrollgruppe zu etwa 40 %; deren Mittelwerte jedoch waren insgesamt tiefer. In jedem Fall gab es Besserungstendenzen durch ein intensivdiätetisches Heilverfahren auch bei jenen 97 Männern, die keine Nachsorge erhalten hatten.
Ein Erlebnis spielt dabei sicher eine wesentliche Rolle: Daß auf Alkohol vier bis sechs Wochen lang verzichtet werden kann, wenn als Durststiller andere Getränke zur Verfügung stehen und jederzeit erreichbar sind.
Eine zweite Erfahrung mag Schlüsselrollencharakter haben: Fleischfreie Tage sind nicht weniger schmackhaft; jeden Tag Fleisch haben auch unsere Vorväter nicht gehabt, und sie mußten schwerer arbeiten als wir.
Der Lebensstil hat sich insgesamt geändert (s. S. 117).

Patientenbeispiel: Familiäre Gicht, Hyperlipidämie, Übergewicht (30 %), ernährungsabhängige Polyarthritis, Neigung zu Colitis ulcerosa
Anamnese: Patientin M. von P., beim ersten Heilverfahren 58 Jahre alt. Beobachtungszeitraum 13 Jahre.
In der Familie der Patientin wird seit zwei Jahrhunderten eine Gicht beobachtet, die nicht nur Männer betrifft. Im 54. Lebensjahr entwickelt die Patientin zum ersten Mal eine Podagra.

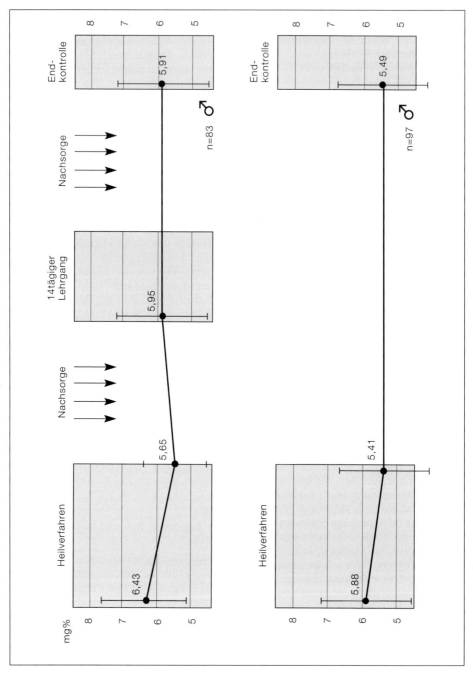

Abb. 44: Harnsäure i. S.; Zwei-Jahres-Studie; ohne Medikation.
Nachsorgemodell: obere Abb., n = 83 ♂, Kontrollgruppe: untere Abb., n = 97 ♂
(Lützner, in 9).

Therapeutische Konsequenz
Seit ihrem ersten Gichtanfall nimmt die Patientin lückenlos Allopurinol, das mit täglich 300 mg weitere Gichtanfälle verhindert. Einstellung der Serum-Harnsäure damit zunächst auf 5,5 mg%, später gelang gemeinsam mit einem Alkoholverzicht und verminderter Fleischaufnahme eine Einstellung auf 4,8 mg% mit 100 bis 200 mg Zyloric®. Während des jährlichen Fastens stieg unter gleicher Medikation die Harnsäure nicht höher als bis 7,3 mg% und betrug am 6. Kostaufbautag nur noch 3,4 mg% unter 100 mg Zyloric® oder 6 mg% ohne Medikation.
Ich habe die Patientin achtmal unter dieser Schutzmedikation durch ein Buchinger-Fasten geführt und nie einen Gichtanfall beobachtet.

Ernährungsumstellung: Die Hypercholesterinämie und das geringe Übergewicht konnten jeweils normalisiert werden. Entscheidend war aber nach Aussage der Patientin, daß jedes neue Fasten sie befähigte, ein unkritisches Konsumverhalten nach dem anderen abzulegen: Sie konnte ganz auf Alkohol verzichten, was bei ihren Repräsentationspflichten nicht leicht war; sie konnte weitgehend auf Fleisch und Wurst zugunsten einer frischkost- und gemüsereichen Ernährung verzichten; sie konnte einen seit 30 Jahren bestehenden Abführmittelabusus überwinden. Erstaunt stellt sie fest, daß ihr als krankhaft empfundenes Süßbedürfnis während des Fastens und viele Wochen nach dem Fasten verschwunden ist. Eine komplette Ernährungsumstellung gelingt erst, nachdem sie zweimal sehr schwer erkrankt.

Weiterer Krankheitsverlauf
1983 wird eine Colitis ulcerosa durch 18 Fastentage und Verzicht auf Zucker und gehärtete Fette dauerhaft ausgeheilt (gastroenterologisch vor- und nachbeobachtet).
1985 bekommt die Patientin eine Polyarthritis in nahezu allen Gelenken (BSG 35/55 n. W., reaktives Protein mit 1,9 mg/dl deutlich erhöht, Serum-Eisen erniedrigt, Morgensteifigkeit von 1,5 Stunden). Antirheumatika werden vom

Gastroenterologen wegen der durchgemachten Colitis streng verboten. Die Patientin kann sich kaum aus dem Stuhl erheben, geht mühsam am Stock, kann sich kaum aus- und anziehen, quält sich trotz Dolviran® schlaflos durch die Nacht.
Diätetik: 25 Tage reine Frischkost (800 kcal), 21 Tage erweiterte Frischkost (1200 kcal).
Physiotherapie: Täglich morgens Teilwaschungen nach Kneipp, auch Kaltwaschungen der schmerzenden Gelenke; viermal wöchentlich vorsichtige Lymphdrainage des Ober- und Unterkörpers im Wechsel; kalte Prießnitz- bzw. Heilerdewickel um die jeweils schmerzhaftesten Gelenke (Schwester/Nachtschwester). Lokale Schmerztherapie mit Impletol® bzw. Procain. Nach Abschluß des akuten Schubes krankengymnastische Einzelbehandlung.

Ergebnis
Der Schmerzzustand kann um 50% bei gleicher Dolviran®-Dosis gebessert werden. Die Patientin kann als gehfähig entlassen werden. Sie entschließt sich jetzt zur konsequenten Ernährungsveränderung.

Telefonbericht
Sieben Monate später: »Ich kann alles heben, sogar Koffer tragen, bin morgens nicht mehr steif, brauche keinen Stock und kann Treppen steigen, sogar wieder Autofahren.« Schmerzmittel werden seit sechs Monaten nicht mehr gebraucht; Schlaf ungestört. Der Haushalt wird wieder übernommen.
Persönliche, jahrelange Erfahrung mit Ernährung: »Nach Hummer und Wein bekomme ich einen Gichtanfall. Einen Käsetoast und Zucker darf ich meinem Darm nicht mehr zumuten. Nach Fleisch, Wurst oder Schokolade bekomme ich Gelenkschmerzen. Wo ich doch für mein Leben gern Schokolade esse!« (Bis zu drei Tafeln pro Tag!). Jetzt habe die Patientin bereits nach einem Stück Schokolade so heftige Schmerzen in der darauffolgenden Nacht gehabt, daß sie sich schwor: »Nie wieder Schokolade!« Das Süßbedürfnis habe sich nach rohkostreicher vegetabiler Vollwertkost entscheidend vermindert.

Patientenbeispiel: Chronische Gicht, Uratnephropathie
Anamnese: 39jähriger Patient, Facharbeiter, seit fünf Monaten arbeitsunfähig. Gelenkgicht seit acht Jahren, Gichtniere seit drei Jahren bekannt. Trotz regelmäßiger Einnahme von 300 mg Allopurinol täglich laufend sehr schmerzhafte Gichtanfälle in beiden Händen, Füßen, zum Teil auch in den Schultergelenken. Seit fast zwei Jahren Dauerschmerz, der dem Patienten das Leben zur Qual macht; Linderung durch täglich drei Voltaren 50.
Ernährungsanamnese: Ziemlich viel Fleisch und Wurst, die mit Hilfe von zwei oder drei Schnäpsen verdaut werden mußten. Bier war der gewohnte Durstlöscher (4 bis 5 Flaschen pro Tag).

Therapeutische Konsequenz
Diätetik: 18 Tage Tee-Saft-Fasten nach *Buchinger,* zusätzlich Saft von drei Zitronen, fünf Flaschen Wasser, 300 mg Allopurinol; anschließend 21 Tage frischkostreiche vegetarische Kost nach *Bircher-Benner;* totaler Alkoholverzicht.
Physiotherapie: Temperaturansteigende Halbbäder mit nachfolgender Ganzpackung; Massagen waren wegen der schmerzenden Muskulatur und paraarthralen Gewebe nicht möglich, später als sehr vorsichtig dosierte, schmerzorientierte Teilmassagen. Täglich morgens Kneippsche Teilwaschung, unabgetrocknet ins Bett.
Bewegungstherapie: »Wohlfühlgymnastik« im Wasser (32° C), täglich Schwimmen, Spaziergänge, später Teilnahme an Wanderungen möglich.
Gesundheitsbildung: In Einzel- und Gruppengesprächen werden die Eß- und Trinkgewohnheiten seiner Heimat Kroatien und seine Arbeitswelt in Deutschland durchgesprochen, in der Lehrküche erste Experimente mit Frischkost und Kochgemüse gemacht.

Verlauf und Ergebnis
Während des Fastens gibt es zwei akute Gichtanfälle im linken Großzehenballen und im rechten Knie. Dann kommt es zur vollen Entschmerzung und zum stufenweisen Verzicht auf Voltaren®, in der Frischkostphase auch auf Zyloric®. Die Serum-Harnsäure normalisiert sich von 8,3 mg% (unter Medikation) nach sechs Wochen auf 6,2 mg% (ohne Medikation). Kreatinin im Serum steigt im Fasten von 1,3 auf 1,6 mg% an und kann vor Entlassung mit 1,1 mg% als unbedenklich gesehen werden.
Der Patient kann wieder schlafen, sich frei bewegen und ist glücklich, die ihn seit Jahren existentiell bedrohende Erkrankung überwunden zu haben; er wird als voll arbeitsfähig entlassen. Er nimmt sich fest vor, seine Ernährung und seine Trinkgewohnheiten zu Hause grundsätzlich zu ändern.

Kommentar
Selbst gut 20 Jahre Fehlernährung und Alkoholkonsum können durch sechs Wochen Intensivdiätetik kompensiert, jedoch nicht voll rückgängig gemacht werden. Der Patient war zwar erscheinungsfrei, aber nicht symptomfrei. Für mich waren die Procain-Injektionen zur lokalen Schmerztherapie ein besonderes Erlebnis: Die Kanüle verursachte jeweils ein knirschendes Geräusch intrakutan, subkutan, in den tastbaren und schmerzhaften Gelosen, besonders beim Durchstechen der muskulären Faszien, in den Gelenkkapseln und Sehnenansätzen. Ich vermute, daß sich damit Harnsäure-Inkrustationen im Gewebe zu erkennen gegeben haben. Deren Existenz ist in letzter Zeit durch die Wiener Schule nicht nur in der Gelenkkapsel und in der Synovia, sondern auch im Muskel- und Bindegewebe nachgewiesen worden.

Fettleber-Hepatitis

Die Leber steht im Mittelpunkt des Fastenstoffwechsels, weil sie das größte Stoffwechsel- und Entgiftungsorgan ist. Sie hat vielerlei Beziehungen zu Erkrankungen, die wir durch Fasten beeinflussen können *(Abb. 45)*. Mit der Gesundung der Leber heilen viele Begleitkrankheiten ab in einer Weise, die wir nicht genau definieren können. Es ist Erfahrungsgut, daß die Infektabwehr, eine Ekzematose und Depression sich parallel mit der Verbesserung der Leberbefunde bessern. Unser Thema engt sich ein auf die zahlenmäßig häufigste Gruppe von Lebererkrankungen: die toxisch-alimentären Hepatosen und die begleitenden Mitreaktionen der Leber bei Stoffwechselkrankheiten (86 % der Lebererkrankungen nach dem statistischen Bundesamt). Das rapide Ansteigen dieser Lebererkrankungen ist ein soziokulturelles Problem und eng an das Konsumgebaren unserer Zeit gekoppelt; hinzu kommen Schäden durch Medikamente und Chemikalien. In 30 bis 50 % aller Fälle ist der chronische Alkoholabusus die Ursache einer Fettleber.

Die diätetische Therapie der Fettleber ist unstreitig: Weglassen von Alkohol, Gewichtsverminderung. Wir fügen hinzu: diätetische Ganzheitsbehandlung wie beim Metabolischen Syndrom, dessen Begleitsymptom die Mastfettleber ist.

Dies gilt auch für die chronische, stoffwechselinduzierte Hepatitis, selbst dann, wenn eine Virushepatitis in der Anamnese und in der Serologie zu finden ist. Die Frage, wie hoch die toxisch-alimentäre Belastung dieser vorgeschädigten Leber ist, ergibt die Richtung des ernährungstherapeutischen Vorgehens.

Für uns unverständlich ist die große Unsicherheit namhafter Hepatologen im Hinblick auf eine wirksame Diätetik: »Die allgemein vertretene Ansicht, man könnte den Verlauf akuter und chronischer Lebererkrankungen mit besonderen diätetischen Maßnahmen positiv beeinflussen, gilt nach neueren Untersuchungen als

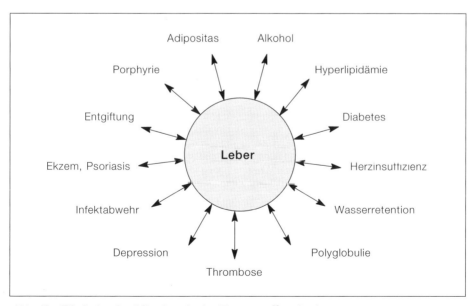

Abb. 45: Die Leber im Mittelpunkt des Fastenstoffwechsels.

überholt« *(Liehr, Kasper)*. Diese Einstellung wird nur verständlich, wenn man an Krankenhauskost mit dem Schon- und Supplement-Prinzip denkt.

Gegenüber einem Verzicht von Eiweiß gab es in den letzten Jahrzehnten ausgeprägte Ängste der Diätetiker: Eine kranke Leber dürfe man niemals mit totaler Nahrungsenthaltung, schon gar nicht mit einem Entzug von Eiweiß behandeln. Diese Generation wußte, daß Nahrungsentzug in den Konzentrations- und Gefangenenlagern zur Leberschädigung führt und daß ihre langsame und behutsame Ausheilung nur durch Zufuhr von Nahrung und Eiweiß gelang. Heute differenzieren wir die Mangelfettleber von der Mastfettleber.

Angesichts der Überflußschäden unserer Wohlstandsgesellschaft ist es eher angebracht, an den *Verzicht* als *therapeutisches Prinzip* zu erinnern. Diätetiker heute müssen eher über eine Strategie des Weglassens als über eine supplementäre Diät nachdenken. Gegenüber ubiquitärer Fehlernährung bedarf es darüber hinaus der Überlegung, was eine dem Menschen angemessene, *biologisch vollwertige Ernährung* sei, die bekommt, sättigt und befriedigt.

Noch immer scheint es ein Paradoxon zu sein: eiweißreiche Kost, jahrzehntelang bei Lebererkrankungen empfohlen, und eiweißloses Fasten als therapeutisches Prinzip.

Hier löst sich die Diskrepanz mit der Frage nach der Dauer. Ein zeitlich begrenztes Eiweißopfer ist wahrscheinlich der Schlüssel für den nachweisbaren therapeutischen Erfolg – in einer Zeit der Eiweißmast! Das hindert nicht anzuerkennen, daß die Dauerernährung des Leberkranken ein ausreichendes und vielgestaltiges Eiweißangebot enthalten muß.

Daß ein *Alkoholauslaßversuch* allein schon ein therapeutischer Akt ist, konnte *Lelbach* 1967 und 1970 zeigen *(96)*. Das Weglassen von Medikamenten zu üben, wäre heutzutage ebenfalls eine gute Sache. Das totale Weglassen von Nahrung für zwei,

vier oder sechs Wochen galt in den 60er und 70er Jahren als extrem, wenn nicht gar als gefährlich. Die klinische Erfahrung in den beiden Überlinger Fastenkliniken ließ jedoch erkennen, daß das sogenannte Hungern ein Heilfaktor erster Ordnung für die kranke Leber ist. Dies lag damals außerhalb üblicher Denkschemata.

Zwei *Vorurteile* versperrten die sachliche Betrachtung. Mir scheint, diese sind auch heute noch bei den Beurteilern nicht ausgeräumt, die nie gefastet haben oder nie Fastenpatienten beobachten konnten.

● Das Vorurteil, *Fasten* sei gleich *Hungern*, regt Assoziationen an Kwashiorkor, Dystrophie und Leberschäden an. Freiwilliger und zeitlich begrenzter Verzicht auf Nahrung in einer Überernährungssituation ist jedoch etwas anderes als der erzwungene langdauernde Mangel.
● Der menschliche Organismus könne *Eiweiß* nicht *speichern* führt zu der Sorge, daß die Leber eines Fastenden an Eiweißmangel leide.

Die Vorstellung *Schönheimer*s vom dynamischen Gleichgewicht der Eiweißkörper und dem Vorhandensein eines Eiweißpools sowie die Arbeiten von *Wendt* über die Fähigkeit des menschlichen Körpers, Eiweiß zu speichern, halfen damals unserem Verständnis. Wir wissen heute, daß der Leber an endogenem Protein und an Aufbau- und Umbaumaterial für den täglichen Bedarf genügend zu Verfügung steht. Die meisten unserer Patienten fasten ohne Eiweiß; wir geben nur bei älteren, asthenischen oder Langzeitfastern (über 30 Tage) gern ein Glas Buttermilch und etwas Hefe hinzu.

Kurzzeitergebnisse

Von 1976 bis 1983 hatten wir 4700 leberkranke Patienten, 30 % mit erheblichen, 70 % mit mittleren pathologischen Werten. Die Anfangs- und Endkontrollen zeigten in 89 % der Fälle eine Normalisierungstendenz, bei 11 % blieben die erhöh-

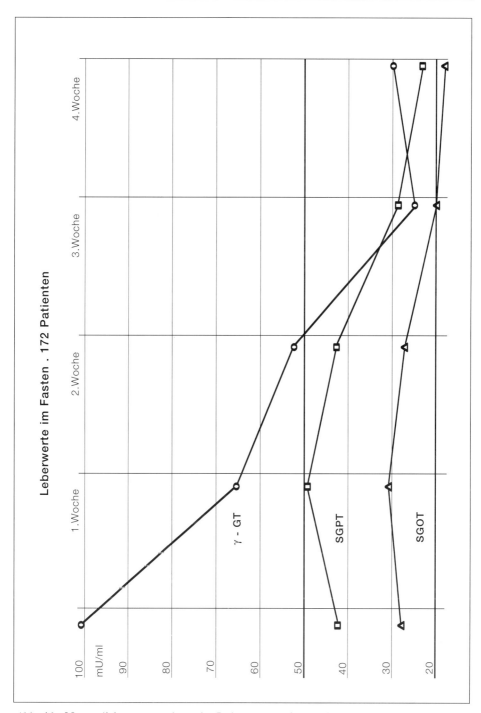

Abb. 46: Normalisierungstendenz der Lebertransaminasen im Fasten.

ten Werte gleich oder stiegen an. In vielen dieser Fälle waren gravierende Diätfehler und Alkoholgenuß kurz vor der Abreise eruierbar. Die Dunkelziffer ist hoch, und unser Patientengut gilt als stark konsumgefährdet.

Bei 172 Patienten wurde wöchentlich kontrolliert; sie ergeben ein genaueres Bild *(Abb. 46)*. Der rasche Abfall der gamma-GT wird nicht nur bei Nahrungskarenz, sondern vor allem bei Alkoholabstinenz von allen Untersuchern gesehen. Das Ausmaß der weiteren Normalisierung aber ist im Vergleich zu den Arbeiten von *Lelbach* deutlich größer bei zusätzlichem Fasten.

Der leichte Anstieg der SGPT und SGOT in der ersten Fastenwoche wird von *Ditschuneit* auch bei einer Nulldiät gesehen und noch als physiologischer Transaminierungsvorgang gedeutet. Man könnte ebenso an eine erhöhte Leberbelastung durch Entgiftungsvorgänge im Fasten denken. Hier bedarf es weiterer Forschungen. Wichtig war zu zeigen, daß längeres Fasten eine hohe Normalisierungstendenz der sogenannten Leberwerte zeigt, und daß man die Furcht, Fasten könne für eine kranke Leber schädlich sein, damit aufgeben darf.

Der etwa gleiche Effekt wie im Fasten tritt übrigens auch bei strenger Rohkost auf, wenn auch in etwas verzögerter Form.

In den letzten Jahren (um 1990) erleben wir in einem höheren Prozentsatz nicht-normalisierte Lebertransaminasen und auch höhere Anstiege während des Fastens. Dieses Phänomen bedarf der näheren Analyse. Zu denken wäre z. B. an die erhöhte toxische Belastung unserer Umwelt und damit an eine erhöhte Entgiftungsarbeit der Leber.

Patientenbeispiel: Fettleber-Hepatitis mit Übergang in Zirrhose

Anamnese: 41jähriger Patient, Kaufmann. Der Patient ist beruflich ständig unterwegs, betreibt erfolgreich mehrere Filialen einer Lebensmittelhandlung. Neben der Fettleber-Hepatitis liegen eine Hyper-lipidämie, Hyperurikämie, Adipositas, Managersyndrom und Hypertonie vor.

Therapeutische Konsequenz
Diätetik: 40 Tage Tee-Saft-Fasten nach *Buchinger*, 9 Tage gestufter Kostaufbau mit reichlich Rohkost (die gut vertragen wird) und Überleitung in kalorisch reduzierte Vollwertkost (die sättigt und befriedigt).
Aktive Bewegungstherapie: Gymnastik, Schwimmen, Wandern, Radfahren.
Gesundheitsbildung: Diätzentrierte Gruppengespräche und Vorträge, Nahrungsbilanz, Lehrküche.
Problemorientierte Einzelgespräche mit der Psychologin.

Ergebnis
Gewichtsabnahme von 16 kg (von 99 auf 83 kg bei 173 cm Größe); Senkung des Gesamtcholesterins von 360 auf 228 mg%, der Triglyzeride von 215 auf 115 mg%; Leberbiopsie: Fettanteil von 60% auf 30% vermindert, während die periportale Fibrose als Zeichen beginnender Zirrhose unverändert blieb *(Abb. 47a und b)*. Gamma-GT von 76 auf 19 mU/ml, SGOT von 51 auf 15 mU/ml, SGPT von 72 auf 8 mU/ml normalisiert.

Die mäßig vergrößerte Leber ist nicht mehr tastbar; die Druckschmerzhaftigkeit des Oberbauches ist behoben (chronische Gastroduodenitis). Der eindrucksvollste Befund für den beobachtenden Fastenarzt ist die Wandlung in der Person des Kranken. Entscheidend für den Patienten sind nicht die Befunde, sondern sein *Erlebnis.* Totaler Alkohol- und Nikotinverzicht (40 Zigaretten) gelingt. Der Patient kann wieder schlafen; er fühlt sich wohl wie seit Jahren nicht mehr.

Er kann wieder etwas leisten: von eben möglichem Spaziergang bis zu dreistündigen Wanderungen im hügeligen Gelände, im Ergometertest von 100 auf 150 Watt Belastung bei unverändert normalem EKG. Er berichtet, seine geistige Frische und Konzentrationsfähigkeit hätten enorm zugenommen. »Stolz wie ein König« geht er nach Hause.

Was entnehmen wir dem Beispiel?

- Der diätetische Eingriff – das lange Fasten – ist offenbar ungefährlich auch für die Leber.
- Erfolgreicher dürfte kaum ein anderes Verfahren im Hinblick auf eine chronische ernährungsabhängige Erkrankung sein.
- Die Therapie trifft nicht nur »die Hepatitis«, sondern den Leberkranken, sie befähigt ihn zu Verzichtsleistungen, die er kaum für möglich hielt.
- Die Normalisierung der Befunde geht einher mit ausgesprochen positiven Körpererlebnissen.
  Das Erlebnis des Verzichtenkönnens vermittelt das Gefühl innerer Freiheit.
- Über die Aufwertung der Person gelingt die Motivation, Fehlverhalten zu ändern. Damit steht und fällt der Langzeiterfolg.

Kommentar
Dieser Einzelfall ist die Alltagserfahrung des Fastenarztes. Sie wird von erfahrenen Diätetikern seit eh und je geschildert, wenn auch selten durch Befunde dokumentiert. Der zirrhotische Anteil einer Fettleber konnte in der Vergangenheit nur durch die Leberbiopsie aufgedeckt werden; diese aber wurde von Patienten mit Metabolischem Syndrom kaum toleriert, weil sie sich im allgemeinen nicht krank fühlten; zu einer Kontrollbiopsie ist selten einer zu bewegen.

An den wenigen Kontrollbiopsien, die uns zur Verfügung stehen, erkennen wir einen eklatanten Rückgang der Fetteinlagerungen, einen Rückgang des entzündlichen Zellanteils, jedoch keine Veränderung des zirrhotischen Anteils (Abb. 47a und b). Sonographische Vergleichsuntersuchungen werden das besser dokumentieren können.

Langzeitergebnisse

Die langfristige Führung des Patienten mit chronischer Fettleber-Hepatitis ist eine diätetisch-didaktische; sie schließt Medikamente praktisch aus. »Es gibt kein Lebermittel, dessen langfristige Wirkung hätte nachgewiesen werden können« – so namhafte Hepatologen noch 1991; es gäbe Hilfen, die dem Leberkranken subjektiv guttun und deshalb auch angeboten werden sollen (Wildhirt, Müting). Entscheidend seien Alkoholkarenz und Gewichtsabnahme, und diese eben seien eine Frage ärztlicher Führungskunst.

Die Rehabilitationsstudie Baden (s. S. 84) ist eine der wenigen Langzeitstudien, in denen es gelungen ist, den Aufwand an Zuwendung und Einflußnahme mit exakt

a)

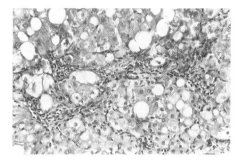

b)

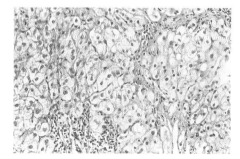

Abb. 47a und b: Veränderung einer Fettleber-Hepatitis im histologischen Bild durch ein Fasten von 40 Tagen.

Tab. 25: Leberparameter und Alkoholkonsum. Kurz- und Langzeitergebnisse einer Zwei-Jahres-Studie *(9).*
Schlüssel: 1 = kein Alkohol; 2 = bis 4 Fl. Bier; 3 = über 4 Fl. Bier

		Heilverfahren			14tägiger Lehrgang			Endkon-trolle	
gamma-GT n = 83	Nachsorge >50: 21–50: <20:	78.2 2,4 31.1 2.2 15.2 2.0	22.2 15.0 9.9	1.4 1.3 1.2	70.5 2.1 22.0 2.0 11.3 1.9	42.6 16.0 9.0	1.6 1.4 1.3	41.1 25.1 13.3	2.0 1.9 1.8
gamma-GT n = 97	Kontrollgr. >50: 21–50: <20:	109.1 2.2 31.7 2.1 14.1 2.0	29.8 15.1 9.5	1.5 1.4 1.4				46.0 25.4 13.3	1.8 1.8 1.8
SGOT n = 180	>20: <20:	30.7 2.1 12.6 2.2	17.3 12.0	1.1 1.3	22.3 2.0 12.0 2.0	18.4 11.8	1.4 1.4	19.4 11.8	1.8 1.9
SGPT n = 180	>20: <20:	33.5 2.1 15.5 2.1	24.2 15.8	1.4 1.4				23.3 12.5	1.8 1.8

(Die Spalten "1 Jahr zu Hause" erscheinen zwischen Heilverfahren/14tägiger Lehrgang und zwischen 14tägiger Lehrgang/Endkontrolle.)

gesammelten Daten zu vergleichen und außerdem Angaben über den Alkoholkonsum zu gewinnen, ohne die Laborparameter praktisch wertlos sind *(Tab. 25).*
Der *Alkoholkonsum* wurde immer in der gleichen Weise erfragt und hinterfragt, sodann verschlüsselt:

● 1 = trinkt keinen Alkohol,
● 2 = weniger als 4 Fl. Bier oder 1 Fl. Wein oder 4 Schnäpse pro Tag,
● 3 = mehr als 4 Fl. Bier oder 1 Fl. Wein oder 4 Schnäpse am Tag.

Der Alkoholkonsum der Frauen und damit die pathologischen Leberwerte waren sehr viel geringer ausgeprägt. Wir fanden bei 74 Frauen einen Durchschnittswert des Alkoholkonsums von 1,4 und eine Verbesserung nach ein bzw. zwei Jahren auf 1,3.
Bei den Männern finden wir Durchschnittswerte von 2,2, die sich nach zwei Jahren auf 1,85 gebessert haben.
In *Tabelle 25* zeigen wir aus der Reha-Studie nur das Kollektiv der 180 Männer und differenzieren der besseren Verlaufsbeob-

achtung wegen die Leberwerte in erhöht, pathologisch erhöht und normal. In der Gruppe pathologisch erhöhter gamma-GT-Werte erkennt man z. B. einen Rückgang während des vierwöchigen Heilverfahrens von 78 auf 22 mU/ml parallel zum verminderten Alkoholverbrauch von Faktor 2,4 auf 1,4. Nach einem Jahr der Auseinandersetzung mit dem eigenen Lebensstil zu Hause finden wir etwas vermindert pathologische Werte von 70,5 mU/ml, die sich in 14 Tagen auf 42,6 mU/ml senken lassen; der Alkoholverzicht gelingt von Faktor 2,1 auf 1,6. Nach einem weiteren Jahr zu Hause kommt die Gruppe mit einem deutlich niedrigeren Durchschnittswert von 41,1 mU/ml und mit einem kleineren »Alkoholfaktor« von 2,0. Dies bedeutet, daß Langzeitwirkungen sowohl im Hinblick auf die Trinkgewohnheiten wie auch in den geringeren pathologischen gamma-GT-Werten zum Ausdruck kommen.
Parallele Verläufe sind auch bei der Kontrollgruppe im Hinblick auf die gamma-GT zu erkennen. Für die Werte der SGOT

und SGPT zeigen wir das Gesamtkollektiv.

Es gibt in diesem Kollektiv Alkoholiker, die sich weder während des Heilverfahrens noch zu Hause verändern konnten. Hier haben wir eine Rehabilitationsbehandlung für Alkoholiker in einem Spezialhaus empfohlen. Trotzdem gelang es während eines Fastens, den Alkoholkonsum drastisch zu reduzieren und damit eine deutliche Besserung der Lebertransaminasen zu erreichen (z. B. gamma-GT von 156 auf 31, SGPT von 46 auf 34, SGOT von 31 auf 22 mU/ml. An den Langzeitergebnissen allerdings war in diesem Fall zu erkennen, daß ein Grundproblem nicht beseitigt ist: Alkoholismus mit allen psychosozialen Begleiterscheinungen.

Bei vielen Trinkern im Grenzbereich zum Alkoholismus gelingt die Disziplinierung gemeinsam mit einem Fasten oder strenger Rohkost komplett; eine Verbesserung der gamma-GT erfolgt bei einem Patienten im Heilverfahren beispielsweise von 250 auf 38 mU/ml; nach zwei Jahren kommt er mit einer gamma-GT von 47 mU/ml und der Nachricht, daß er weitgehend auf Alkohol verzichten kann.

Deutlich gemacht werden soll vor allem durch die Langzeitbeobachtung, daß ein ernährungstherapeutischer Eingriff so gut wie niemals der Leber schadet, sondern bedeutsame Verbesserungen ergibt, und daß der diätetische Eingriff vor allem aber eine Alternative zur Resignation von Arzt und Patient gegenüber der Therapie der chronischen Fettleber-Hepatitis bedeutet.

> Fasten ist ein bedeutsames Lebertherapeutikum.

Dies gilt selbst für Grenzfälle auf dem Wege zur Zirrhose; sie dürfen nur in der Klinik unter Abwägung aller Begleitumstände fasten.

Patientenbeispiel: Alkoholtoxische Hepatitis
54jähriger Alkoholiker, Beobachtungszeit fünf Jahre. Dreimaliges Fasten (zweimal 50 Tage, einmal 28 Tage) ermöglicht dem Patienten mit totalem Nahrungsverzicht auch die totale Alkoholabstinenz. Zu Hause gelingt sie ihm nicht. Die Normalisierungstendenz aller lebertypischen Befunde läßt sowohl die erstaunliche Regenerationsfreudigkeit der Leber wie auch die Ungefährlichkeit des Fastens erkennen (Abb. 48).

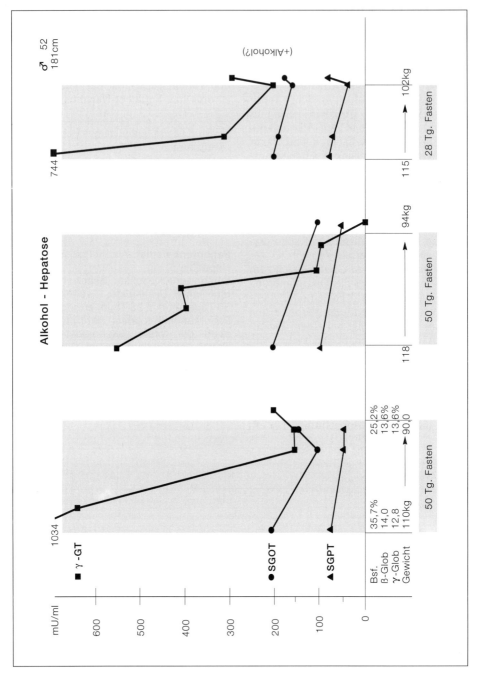

Abb. 48: Chronisch alkoholtoxische Hepatitis. Gamma-GT, SGOT und SGPT verbessern sich bei jedem Fasten. Die Entgiftungsleistung der Leber verbessert sich
(Beispiel: Bromsulfalein-Test).

Die metabolische Eßsucht

Hochdosierte Antibiotika können den Appetit steigern und zur »Freßsucht« führen (Masteffekt bei Schlachttieren). Manche Patientin äußerte den Verdacht eines Zusammenhangs in ihrer Vorgeschichte. Wir lassen die Psychologin nach psychogenen Wurzeln fahnden, können damit jedoch den Verdacht oft nicht entkräften. Welche inneren/hormonalen/immunologischen Veränderungen durch rezidivierende Infekte verursacht waren, können wir nicht klären. Wir hören des öfteren von nicht zu bremsenden Gewichtsanstiegen nach schwereren Infekten und den damit verbundenen Antibiotikagaben. Wichtig allein erscheint mir die Erfahrung:

> Eine Eßsucht kann durch langes Fasten durchbrochen werden

– auch ohne psychologische Begleittherapie. Dies erlebten wir in einigen Fällen. Ich erinnere mich an eine Israelitin, die durch eine seit Jahren bestehende Eßsucht gequält war. Wegen der Folgen – ein komplettes Metabolisches Syndrom mit therapieresistenter Hypertonie – war sie in die Fastenklinik gekommen. Ihr langes Fasten von 42 Tagen war durch Hunger gekennzeichnet. »Am 35. Fastentag« – so weiß sie noch nach zwei Jahren zu berichten – »ist mir etwas geschehen, wie ein Relais, das man ausschaltet: mein Hunger war weg! Die letzte Fastenwoche konnte ich in einer unwahrscheinlichen Freiheit vom Essenszwang genießen. Seither bin ich komplett ohne Eßsucht; sie existiert nur noch als bedrückende Erinnerung.« Ich bin überzeugt, daß es neben der psychogenen auch eine metabolische Eßsucht gibt, ebenso wie es eine Zuckersucht gibt. Sie wird beschrieben und unterlegt von dem Schweizer Kinderarzt Ziegler (186). Eine stattliche Literatursammlung unterstreicht die Sorgfalt seiner Arbeit, die von der Universität Zürich durch den Ehrendoktortitel gewürdigt wurde. Wir kennen alle den Erfahrungssatz: »Süß verlangt nach süß« und wissen um den Hyperinsulinismus nach häufigem Genuß von raffinierten Kohlenhydraten; die Verbindung zum Wachstumshormon ist nicht weit. Aber auch nicht die Verbindung zur »Süßigkeit des Lebens«, Liebe, Zuwendung, sexuelle Befriedigung, Anerkennung. Die metabolische Hyperalimentation ist zumindest gedanklich abzugrenzen gegenüber den psychogenen Formen; in Wirklichkeit fließen sie ineinander über und bedingen sich gegenseitig wie die Adipositas die Bulimie. In das Schema von *Brandt-Jacobi (Abb. 49)* wäre also die metabolisch bedingte Eßstörung hinzuzufügen, und notwendig erscheint mir in diesem Zusammenhang der Vergleich mit der Bulimie und deren Beziehung zum Fasten. *Wilhelmi de Toledo* hat sie bearbeitet *(182).*
»Die Bulimia nervosa . . läßt sich charakterisieren durch unbezwingbare Heißhungerattakten mit anschließend selbst induziertem Erbrechen, gelegentlich auch Abführmittel- bzw. Diuretika-Abusus zwecks Vermeidung des Gewichtsanstieges. . . .
Die bulimischen Patientinnen sind hauptsächlich junge Frauen, die sehr stark unter

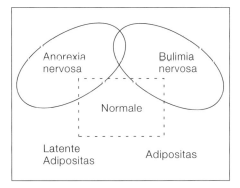

Abb. 49: Syndrome gestörten Eßverhaltens *(Brandt-Jacobi).*

dieser pathologischen Situation leiden: psychisch, weil sie deren Störung realisieren und fürchten »entdeckt zu werden«, physisch, weil das wiederholte Erbrechen zu Elektrolyt-Verlusten, Verdauungsstörungen u. a. Symptomen führen kann.«

Fasten und Bulimie

»Das Fasten, begrüßt von den bulimischen Patienten wegen seiner Abmagerungswirkung, bietet eine therapeutische Hilfe, indem es zur inneren psychischen Reifung führen kann. Der Fastenarzt muß bei der Aufnahme die Diagnose der Eßverhaltensstörung stellen und das therapeutische Konzept entsprechend bestimmen. Er muß das Ausmaß von Kontrollierfähigkeit, das Vorkommen von Freßattaken und selbstinduziertem Erbrechen eruieren.

Im Fasten werden die bulimischen Patienten häufig entspannter, offener. Dank der vegetativen Umschaltung und des Verschwindens ihrer täglichen Obsession lassen die depressiven Symptome nach. Solange das Gewicht heruntergeht, treten Wohlbefinden, ja Euphorie auf. Diese positive Stimmung sollte als Grundlage für die psychotherapeutische Arbeit an der neurotischen Eßverhaltensstörung genutzt werden. Auch ohne fachliche psychotherapeutische Hilfe kann das Fasten die innere Reifung einleiten, indem die Patienten aus ihrem Teufelskreis heraus und in die Lage kommen, eine neue Orientierung für ihr Leben zu finden.«

Aktive Diätetik schwer beeinflußbarer Erkrankungen

»Schwer beeinflußbar« heißt nahezu therapieresistent gegenüber üblichen Mitteln (z. B. Medikamenten), heißt aber nicht unbeeinflußbar, wobei unübliche Mittel aus dem Schatz nicht-medikamentöser Therapie oft weiterhelfen. Wir werden Erkrankungen begegnen, die mehrere Namen haben und trotzdem eine gemeinsame Wurzel. »Morbus Reiter«, »Asthma« und »Polyarthritis« – was haben sie gemeinsam? Vielleicht die Tatsache, daß sie medikamentös zu lindern, nicht eigentlich aber zu beeinflussen sind; sie stellen eine Crux für den Arzt dar. Es lohnt sich deshalb, wahrzunehmen, daß einige von ihnen – nicht alle! – eine gemeinsame Wurzel haben und deshalb behandelbar sein können. Wenn ihre Ernährungsabhängigkeit entdeckt wurde, der Darm als mögliche Eintrittspforte allergenen Materials gesehen wird, dann öffnet sich der therapeutische Weg, der mit aktiver Diätetik gegangen werden kann.

Diätetisch tätige Ärzte berichten nicht selten von bemerkenswerten Verläufen bei chronischen Krankheiten, deren Wende zum Besseren oder Guten zweifelsfrei auf strenge Diätetik oder Fasten zurückgeführt werden muß (50, 87, 110). Es sind zwar Einzelfälle, sie häufen sich aber im Laufe eines ärztlichen Erfahrungslebens. Nicht immer werden sie berichtet.

Solcherlei Erfahrungsgut ist untauglich für wissenschaftliche Vergleichsstudien, fern von der geforderten Randomisierung. Studien können nur bei besonders günstiger Verbindung von geeigneten Patienten, Therapieklinik und Forschungseinrichtung gelingen (s. S. 195).

Wenn ärztliches Wissen nur über den wissenschaftlichen Nachweis übertragbar wäre, kennten wir – so schätze ich – 70 bis 80 Prozent unseres Heilschatzes nicht. *Buchborn* hat die sich ergänzende Funktion von ärztlichem Erfahrungswissen und Wissenschaft als Richtmaße der Therapie

in klassischer Weise begründet *(25)*. Der Patient als Erfahrungsvermittler muß stärker als bisher eingeschlossen werden.

»Wissenschaftlich anerkannte Methode« . . . eine in sich selbst fragwürdige Bezeichnung. Wer anerkennt hier was?

Der wissenschaftliche Nachweis der Wirksamkeit in Form von randomisierten Studien scheitert an der Tatsache, daß es kaum vergleichbare Fälle gibt, die Langzeit-Ernährungstherapie sich der vergleichenden Messung entzieht und weil weder die vom Patienten gefundene optimale Ernährung noch die Compliance von Patienten vergleichbar sind.

Ich möchte Ihnen in ausgewählten Kapiteln beispielhaft vorstellen, was Intensivdiätetik bei Patienten mit chronischen Erkrankungen vermag. Es sind Fallsammlungen, die in den letzten zehn Jahren auf Ärztekongressen vorgestellt worden sind. Sie sollen die Multikausalität der Erkrankung und den ganzheitlichen Therapieansatz zeigen. Gelegentliche Wiederholungen im Text wurden bewußt nicht eliminiert, damit die Kapitel auch einzeln gelesen werden können, ohne daß Wesentliches verlorengeht. Die meisten Themen gelten als »heiße Eisen«. Die effiziente Beeinflußbarkeit chronischer Krankheiten durch »nichts anderes« als Essen oder Nichtessen wird verständlicherweise bezweifelt, im besten Falle kontrovers diskutiert. Wir Diätetiker stehen an der praktischen Front und können nur an klinisch erfahrbaren Phänomenen und einfach zu gewinnenden Laborparametern Erfolge zeigen, die mit anderen Mitteln nicht erreicht worden sind. Dabei möchten wir Diätetik nicht als Alternativmedizin, sondern als eine Alternative der Medizin verstanden wissen. Wir hoffen, daß ein Beitrag zum Kenntnisstand der Medizin geleistet werden kann. Vor allem möchten wir anregen, solche Wege auch bei anderen Problemkrankheiten nachzugehen.

Gefäßerkrankungen

Atherosklerose

Pathogenetisches Grundprinzip:
identisch mit dem des
Metabolischen Syndroms
(s. S. 101)

Therapeutische Aufgabe:
Umkehr von Stoffwechsel-
richtung und Verhaltensweise

Wir bevorzugen »Atherosklerose« gegenüber »Arteriosklerose«, weil letzteres die
Unveränderbarkeit suggeriert, ersteres
eher den Eindruck des noch »Weichen«,
Dehnbaren und damit des noch Änderba-
ren vermittelt. Für den ärztlichen Alltag ist
es besser, seinen therapeutischen Optimis-
mus mit dem Glauben an die Veränder-
barkeit auch atherosklerotischer Erkrankungen zu stützen als in therapeutischem
Nihilismus nur noch protektiv tätig zu
sein.

Glücklicherweise sind wir heute in der
Lage, nicht nur von ermutigenden Einzel-
erfahrungen von Fastenärzten zu berichten, sondern auch bedeutsame Studien
skizzenhaft vorzustellen. Sie besagen, daß
die Prävention von atherosklerotischen
Gefäßerkrankungen keine Frage mehr ist
und daß die Möglichkeit einer Regression
der koronaren Herzkrankheit wissenschaftlich bewiesen wurde. Alle Studien
und Erfahrungen allerdings besagen
gemeinsam: dies ist nur möglich unter
aktiver Teilnahme des Patienten und mit
»diätetischen« Mitteln im Sinne der »diaita« des *Hippokrates.*

Man weiß so gut wie alles über die Entstehung der atheromatösen Gefäßerkrankungen und ihre Koinzidenz mit dem Lebensstil moderner Wohlstandsgesellschaften.
Man weiß auch, was zu geschehen hätte,
um das Schicksal der Gefäßerkrankungen
des Herzens, des Hirns, der Augen und
der Peripherie zu vermeiden, die den
Betroffenen und die Volkswirtschaft
außerordentlich belasten (> 40 Mrd.

DM/Jahr Kosten für Krankheit, Rehabilitation und Frührente). Die Lipid- und
Arterioskleroseforschung der letzten 30
Jahre hat soviel Klarheit geschaffen, daß
gehandelt werden kann. Von *Assmann,
Heyden, Schettler, Schlierf* und *Mehnert* mit
ihren Schulen wurde dies synoptisch in
vorzüglicherWeise zusammengefaßt *(6).*

Prävention

Ziel der Präventions- bzw. Interventions-
studien war es, die Risikofaktoren für
Gefäßerkrankungen aufzuspüren und für
jede Erkrankung zu differenzieren *(Tab.
26),* sodann Bedingungen aufzuzeigen,
unter denen Risikofaktoren vermindert
werden können. Soweit ich die Literatur
der letzten sieben Jahre verfolgt habe, sind
sich alle Autoren darin einig (Konsensus-
Konferenz 1989, *7):* der progressive Verlauf der Atherosklerose kann verhindert
oder zum Stillstand gebracht werden
durch die Veränderung des Lebensstils.

Gewichtsnormalisierung

- Verzicht auf Überernährung.
- Fettzufuhr 20–30 % der Gesamt-Kalo-
rienzufuhr.
- Eiweiß 15 % der Gesamtkalorienzufuhr.
- Kohlehydrate 60 % der Gesamtkalorien-
zufuhr.

Qualitative Veränderung der Nahrung

- Ersatz tierischer Fette (vorwiegend
gesättigte Fettsäuren) durch pflanzliche
Fette (mehrfach ungesättigte Fettsäu-
ren), P/S-Quotient mehr als 1.
- Verzicht auf Fleisch von gemästeten
Tieren; dafür eher Fisch (mit hohem
Eicosapentaensäuregehalt).
- Verzicht auf hochraffinierte Kohlehy-
drate zugunsten faserreicher, schwer
resorbierbarer Kohlehydrate.

Tab. 26: Gefäßerkrankungen. Als bedeutsam erachtet werden folgende Risikofaktoren *(Schettler, 152)*

I	für die koronare Herzkrankheit	1. Hyper- und Dyslipoproteinämien 2. Nikotinabusus 3. Hypertonie 4. Diabetes mellitus 5. Hyperurikämie 6. Adipositas
II	für die Apoplexie	1. Hypertonie 2. ischämische Herzkrankheit 3. Diabetes mellitus 4. Adipositas
III	für die arterielle Verschluß- krankheit der Extremitäten	1. Nikotinabusus 2. Hyper- und Dyslipoproteinämien 3. Diabetes mellitus

- Cholesterinzufuhr < 300 mg/die. Hauptlieferanten: Eier 30 %, Fleisch 25 %, Wurst 18 %, Butter 13 %, Käse 8 %.
- Vergrößerung des Ballaststoffanteils in der Nahrung, z. B. durch Frischkost und Vollkornprodukte.

Verzicht auf Nikotin, Reduktion des Alkoholkonsums.

Erweiterung des Bewegungsumfangs durch körperliche Arbeit, Sport und Spiel.

Die von uns empfohlene und in der Klinik realisierte Vollwertkost (s. S. 124) in allen drei Varianten entspricht exakt diesen Normen. Die Reduktionskostformen (1200 kcal) erfüllen die Forderungen nach einer therapeutisch wirksamen Kostform in kurzer Zeit, z. B. während einer stationären Rehabilitationsmaßnahme. Ungleich wirksamer sind die Formen eingreifender Ernährungstherapie wie des Fastens und seiner Varianten und strenger Frischkost. Dies wurde an Hand von Daten des Lipidstoffwechsels im Rahmen der Behandlung des Metabolischen Syndroms (s. S. 124 ff.) deutlich gemacht, auch die protektive Langzeitwirkung bis zu zwei Jahren.

Ernährungsumstellung ist ein wichtiger Schritt zur Infarktprophylaxe. Der entscheidende erste Schritt gelingt mit der Fastentherapie.

Dieser erste therapeutische Schritt ist so bedeutend, weil er ein therapeutischer Akt in Richtung Regression der Atheromatose ist und weil er gleichzeitig »den Acker von Gewohnheiten umbricht, auf dem die noch in der Klinik gestreute Saat von verändernden Impulsen aufgehen kann«. In der Reha-Studie Baden (s. S. 125) konnten wir zeigen, daß auch nach zwei Jahren noch ein lipidsenkender Effekt nachweisbar ist. Er bedeutet nach *Schlierf:* »Dauerhaft 10 Prozent weniger LDL heißt 20 Prozent weniger koronare Herzkrankheiten«, übersetzt auf unsere Klientel: 8 Prozent weniger LDL wären immerhin mit 16 Prozent weniger KHK zu verrechnen. Und wenn wir die protektive Maßzahl von *Greven* hinzunehmen: »Mit jedem Prozent Cholesterinsenkung sinkt die Infarktrate um 2 Prozent«, dann bedeutete das für unser risikofreudiges Klientel schon 22 Prozent weniger Herzinfarkte! Die Veränderung der Lebensgewohnheiten in diesen zwei Jahren (s. S. 117) spricht für eine positive protektive Funktion eines diätetisch orientierten Heilverfahrens.

Die Atheromatose ist reversibel

Pathogenetisches Denkmodell:
Gefäßverschlackung und
-schädigung → Stenose
Therapeutische Aufgabe:
Gefäßentschlackung
Regeneration der Gefäßwand
→ »diätetische Dilatation«

An 350 Patienten haben wir mit Hilfe der Serumlipoproteide zeigen können, in welchem Maße die Stoffwechselrichtung umkehrbar ist. Dies bedeutet: je öfter und je länger die Serum-Lipide in einem sehr niedrigen Bereich gehalten werden, umso eher werden Fett-Eiweiß-Komplexe aus der Gefäßwand abgebaut werden können. Es ist eine Frage des Diffusionsgefälles von der Gefäßwand zum strömenden Blut.
Hier spielt das niedrige LDL-Cholesterin die bedeutendste Rolle *(Abb. 50)*. *Buchinger* nennt es das »nagende, abbauende Fastenblut«. Wie rasch Fasten ein überfettetes Serum zu klären vermag, sei nochmals in *Abbildung 51* an vier Patienten mit extrem hoher Hyperlipoproteinämie gezeigt. Auch zeigt *Abbildung 26* auf S. 120: spätestens nach einer Fastenwoche befinden sich alle Fettparameter im therapeutischen Bereich!
An erlebbaren klinischen Parametern messen wir die therapeutische Potenz einer Intensivdiätetik:

- am Verschwinden des Gefäßschmerzes,
- an der Verbesserung der Gehstrecke oder Steigfähigkeit und
- am stufenweisen Verzicht auf Medikamente.

Wie die Verbesserung der Gefäßsituation sich klinisch äußert, sei mit folgenden Patientenbeispielen kurz dargestellt:

Die Patientin mit *Angina pectoris* seit mehr als drei Jahren verliert ihre belastungsabhängige Stenokardie innerhalb von zehn Fastentagen und kann auf die gewohnten Nitropräparate verzichten.
Der Patient mit *Claudicatio intermittens* kann unter strenger Rohkost und Nikotinverzicht seine Gehstrecke von 45 auf 200 m in ebenem Gelände innerhalb von vier Wochen erweitern; er bringt es in den nächsten zwei Jahren unter Nikotinverzicht, Ernährungsumstellung und täglichem Gehen bis zu einer Wanderung von zwei Stunden in leicht bergigem Gelände.
Ein 49jähriger mit *zerebraler* und *koronarer Mangeldurchblutung* bei familiärer Hyperlipidämie erlebt gemeinsam mit der Verbesserung seiner Lipidwerte (trotz nicht ausreichender Normalisierung) eine entscheidende Verbesserung seiner zerebralen Leistung und ein Verschwinden seiner Belastungsstenokardie. Auch die Sehleistung habe sich verbessert.

Patientenbeispiel: Arterielle Verschlußkrankheit
Anamnese und Befund: Ein 52jähriger Kaufmann, 40% Übergewicht, Raucher, kommt mit einer peripheren arteriellen Durchblutungsstörung des rechten Beines; Claudicatio bei 50 m Gehstrecke, beginnende Zehen- und Fußrandgangrän rechts; röntgenologisch Einengung der Aorta abdominalis, Arteria iliaca et femoralis beidseits, Unterbruch der Arteria poplitea mit geringem Kollateralkreislauf.
Therapeutische Konsequenz
21 Tage Tee-Saft-Fasten, 6 Tage Kostaufbau.
Totale Nikotinabstinenz.
Nach 7 Tagen Bettruhe und Fußrollübungen tägliches, dosiertes Gehtraining, morgendliche Kneippsche Teilwaschung am nicht erkrankten Bein (konsensuelle Reaktion ausreichend), Bindegewebsmassagen nach der von *Dicke* angegebenen Spezialstrichführung für periphere Durchblutungsstörungen.
Ergebnis
Gewichtsabnahme von 11 kg, Hyperlipidämie und Hochdruck sind beseitigt. Die

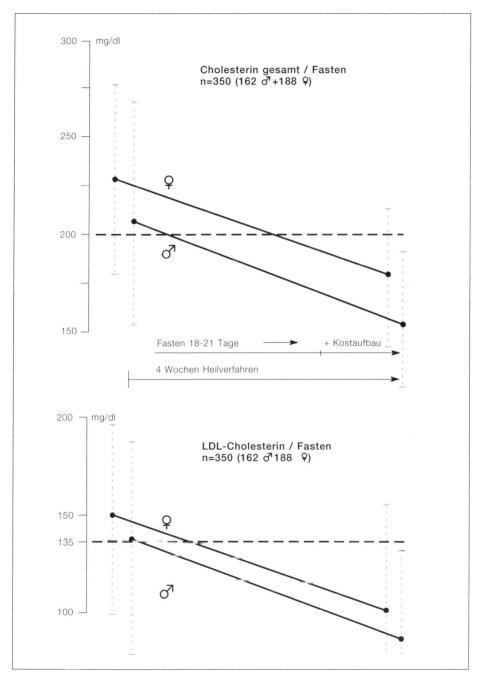

Abb. 50: Umkehr der Stoffwechselrichtung: die atherogenen Faktoren Gesamtcholesterin und LDL-Cholesterin werden durch Fasten in den therapeutisch wirksamen
Bereich gebracht.

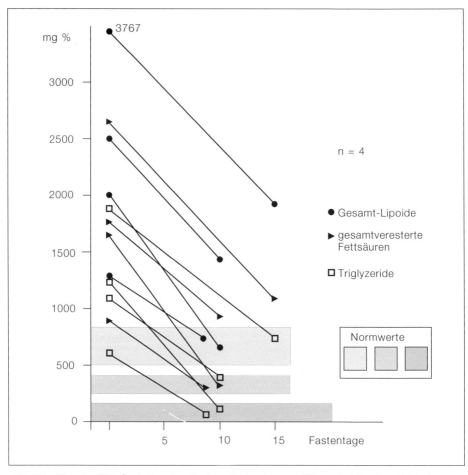

Abb. 51: Rasche Klärfunktion des Fastens bei extremen Hyperlipidämien (4 Pat.).

schmerzfreie Gehstrecke kann von 50 auf 2500 m erweitert werden.

Nachsorge
Nach einem dreiviertel Jahr: Gewichtskonstanz und Nikotinabstinenz! Der alleinstehende Patient hatte sich einen Hund gekauft und war täglich zweimal spazierengegangen – *Etappenheilverfahren* mit 18 Tagen Fasten und ähnlichem Begleitprogramm ergibt eine Gehstrecke von 5 km in zwei Stunden. Der Fuß ist voll kapillarisiert, frischrot, die erloschenen dorsalen Fußpulse sind wieder tastbar.

Weiterer Verlauf
Nach zwei Jahren kommt der Patient wieder: mit einer schweren peripheren Durchblutungsstörung des linken (anderen) Beines und heftigen Schmerzen, obwohl er zur sofortigen Intervention in eine chirurgische Klinik eingewiesen worden war. Wir lehnten die Verantwortung ab, gaben seinem Drängen, doch einen Fastenversuch mit ihm zu wagen, jedoch nach, weil noch keine gangränösen Zeichen zu finden waren.
Ein wiederum 18tägiges Fasten führte zur Schmerzbefreiung und immerhin zu einer Gehstrecke von 150 Metern.

Gefäßentschlackung

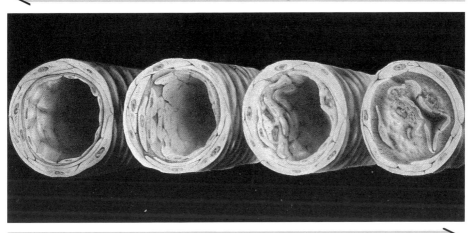

Gefäßverschlackung

Abb. 52: Denkmodell

Ursache für das Rezidiv: der Hund war gestorben, der Patient unterließ das tägliche Gehen, blieb abends vor dem Fernseher sitzen, fing wieder an zu rauchen und nebenbei zu essen. Er kam mit wieder aufgenommenem Gewicht und den alten Risikobefunden.

Drei Jahre später ist er an einem Herzinfarkt verstorben. Laut Hausarzt: nicht ausreichende Compliance im Lebensstil (Einsamkeit) und in der Medikamenteneinnahme.

Kommentar

Hätte es noch eine Überlebenschance für ihn gegeben? Wahrscheinlich ja, nur unter günstigeren psychosozialen Voraussetzungen.

Eine *Regression der Atherosklerose* ist nicht nur im Tierversuch, sondern auch beim Menschen bewiesen. Die therapeutischen *Bedingungen* für eine Regression sind jedoch hart:

- Totaler Verzicht auf Nikotin.
- Normalgewicht anstreben.
- Serum-Cholesterin dauerhaft unter 200 mg% senken.
- Erhebliche Vergrößerung des täglichen Bewegungsumfangs.

Auf *Lewis* und *Schettler:* Befragung zahlreicher Wissenschaftler und Kliniker aus allen Teilen der Welt *(97)* sei hingewiesen.

Koronare Herzkrankheit/Lifestyle-Heart-Studie

Was klinische Beobachtung vermuten ließ, konnte wissenschaftlich nachgewiesen werden. Die drei bisher vorliegenden Studien sind eine Ermutigung für alle, die bisher glaubten, der schicksalhafte »chronisch-progrediente« Verlauf ihrer Erkrankung sei unabänderlich vorbestimmt *(48)*. Zwei Studien befassen sich mit medikamentöser Lipidsenkung, in der dritten amerikanischen Studie »The Lifestyle Heart Trial« verzichtet man auf Medikation und prüft, was eine Veränderung des Lebensstils in einem Jahr bewirken kann *(129):*

- strenge, fettarme vegetarische Kost, kaum Milchprodukte, Eiweiß unter 10 % der Kalorienträger,
- vorwiegend komplexe Kohlehydrate, kein Zucker,
- Cholesterin fast eliminiert: 5 mg/Tag. P/S-Quotient > 1,
- Verzicht auf Nikotin und Kaffee, Alkohol limitiert,
- Streßbewältigungsprogramm: Entspannung, Meditation, Atemtherapie, bildhafte Imagination,
- Bewegungstraining, minimal drei Stunden pro Woche, z.B. Wandern,
- Gruppengespräch, zweimal wöchentlich (social report).

Von 193 Patienten mit Ein-, Zwei- oder Drei-Gefäßerkrankung wurden 95 ausgewählt und nach Zufallskritierien 53 in die Experimentalgruppe und 42 in die Kontrollgruppe eingeteilt. Jedoch nur 28 bzw. 20 waren bereit, die Untersuchung mitzumachen. Dies zeigt, wie schwierig diätetische Studien schon zu Beginn sind; sie scheitern an der Bereitschaft von Patienten, ihren Lebensstil entscheidend zu verändern, hier trotz der existentiellen Bedrohung!

Die quantitative Koronarangiographie (Doppelblindauswertung!) nach einem Jahr zeigte:

- bei der Diätgruppe eine Regression der Stenosen von 40 auf 37,8 %,
- bei der Kontrollgruppe eine Progression von 42,7 auf 46,1 %,
- bei schweren Stenosen eine diätetische Regression von 61,1 auf 55,8 %,
- bei der Kontrollgruppe eine Progression von 61,7 auf 64,4 %.

Auch in der Kontrollgruppe gab es bei fünf Probanden leichte Regressionen; diese jedoch gingen parallel mit mehr Sport, weniger Kalorien und weniger Cholesterinaufnahme als bei den anderen Teilnehmern der Kontrollgruppe.

Eindrucksvoll war die Veränderung der Angina pectoris: Sowohl Häufigkeit als auch Dauer des Brustschmerzes nahmen in der Diätgruppe deutlich ab. Auch die Risikofaktoren Übergewicht und Gesamtcholesterin wurden in der Diätgruppe positiv beeinflußt und das LDL-Cholesterin nahm ebenfalls ab. Die Kontrollgruppe zeigte dagegen gleichbleibende Fettwerte und eine Gewichtszunahme.

Fazit: ein strenger, aber wirksamer Eingriff in die Lebensgewohnheiten, wohl nicht nachvollziehbar durch breite Bevölkerungskreise, so lautet das abschließende Urteil der Autoren.

Wir schließen uns dem an. Es war immer schon eine Minderheit, die sich einem strengen Nahrungs- und Genußmittelverzicht unterwarf und aktiv Sport trieb. Es geht uns mit »aktiver Diätetik« nicht um Breitenwirkung, sondern Wege zur Gesundung aufzuzeigen, denen, die dafür reif und bereit sind.

Herzentlastung

Welche Erkrankung das Herz auch immer treffen mag, es geht primär um eine möglichst rasche Entlastung von pathogenen Faktoren (z.B. den Risikofaktoren, Noxen, Infekten) und von Belastungsgrößen für die Kreislaufarbeit. Hier bewährte sich das Fasten seit alter Zeit. Wir haben in der Internistik der 50er und 60er Jahre bei der Herzinsuffizienz nicht primär an

Medikamente gedacht, sondern zunächst an die diätetische Entlastung: Reis-, Milch-, Safttage, Teetage oder Tee-Saft-Fasten. Dies wurde von den meist inappetenten Patienten gern angenommen und führte zu einer vorzüglichen Entwässerung. Die energetische Entlastung durch Einsparung der Verdauungsarbeit beträgt etwa 30 % des Gesamtenergiebedarfs. Die Verminderung der Vorlast, der energetische Gewinn sowie die Verminderung des peripheren Widerstandes durch Fasten förderte die Pumpleistung des Herzens. Die meisten Patienten rekompensierten bei Bettruhe und Fasten – ohne Medikation. Erst in der körperlichen Belastungsphase setzte die notwendige Herzmedikation ein. Oft auch nicht, denn *Grote* hat wohl recht mit seinem berühmt gewordenen Erfahrungssatz:

»Fasten ist das Digitalis der Naturheilverfahren«.

Patientenbeispiel: Rechts und Linksherzinsuffizienz, Überlastung durch Übergewicht von 80 % und Hypertonie, Zustand nach koronarem Dreifachbypass, Pickwick-Syndrom, Polyglobulie. Hyperurikämie, chronische Glomerulonephritis, Gichtniere (?), latenter Diabetes Typ IIb, Fettleber.
Anamnese: Herr. H. W., 62, alleinstehend, frühberentet, vor 6 Jahren Anteroseptalinfarkt, im gleichen Jahr aortokoronarer Bypass.
Ernährung untergeordnet, oft im Gasthaus. Depressive Stimmungslage.
6 Wochen Heilverfahren.

Therapeutische Konsequenz
Diätetik. 21 Tage Tee-Saft-Fasten nach *Buchinger,* ab dem 10. Tag Zugabe eines Vitamin-B-Komplexpräparates (PK7), stufenweiser Kostaufbau bis zu 1200 kcal einer gemischten Vollwertkost, später 1600 kcal (jeweils volle Sättigung).
Physiotherapie: Temperaturansteigende Armbäder nach *Hauffe* (zur kardialen Entlastung, als Antihypertonikum); täglich Kneippsche Teilwaschungen, anschlie-

ßend Bettruhe (Kapillartraining); Entstauung der ausgeprägten Unterschenkelödeme mit sekundärem Lymphödem durch Beinhochlagerung und Lymphdrainage nach *Vodder.*
Bewegungstherapie: Dosiertes Gehtraining auf ebenem Gelände nach anfänglicher Bettruhe.
Medikation: Zyloric® während der Fastenphase, Verzicht auf Moduretik®, auch auf Novodigal®, das ohnehin einen zu geringen Wirkspiegel zeigte, abwartend bis zum Ende der Entlastungsphase.

Ergebnis
Mit einer Gewichtsabnahme von 128 auf 110 kg, also um 18 kg, konnte die Rekompensation des Herzens mit entscheidend verbesserter Gehleistung erreicht werden. Blutdrucksenkung von 200/100 auf 150/80 mmHg ohne Medikation; eine 3:1-Extrasystolie trat ab dem 5. Fastentag nicht wieder auf; in den Kontroll-EKGs zunehmende Normalisierung der linksventrikulären Endteilveränderungen und Verschwinden des P pulmonale; Lebergröße von handbreit auf eben unter dem Rippenbogen tastbar; der Leibumfang ging von 125 auf 112 cm zurück.
Gemeinsam mit der Verminderung des Hämatokritwertes von 53 auf 47 % verbesserte sich das für den Patienten gefährliche Pickwick-Syndrom (Einschlafen während des Autofahrens) um etwa 30 %. Alle übrigen, leicht erhöhten Stoffwechselparameter normalisierten sich.

Prognose
Der Patient nimmt sich vor, das erreichte Gewicht jetzt bei 110 kg zu halten und in einem Etappenheilverfahren ein Jahr später auf 90 kg zu senken. Das schaffte er dann doch nicht; er kam mit 120 kg wieder, war wieder dekompensiert und wiederholte das gleiche Heilverfahren – wiederum mit einem für ihn eindrucksvollen Gewinn an Lebensqualität. Der Kernpunkt seines zwar guten Willens, dennoch Versagens liegt in seinem ungünstigen psychosozialen Lebensgefüge.

Gefahr für Herz und Hirn?

Je sklerotischer und damit unelastischer das koronare und zerebrale Gefäßsystem ist, desto sorgfältiger müssen Indikation oder Gegenindikation zum Fasten gestellt werden. Dies ist nicht vom Lebensalter ablesbar, wohl aber von der aktuellen Leistungsfähigkeit von Herz und Hirn. Gefährlich kann ein abruptes Absinken des Blutdrucks werden; deshalb sind in den ersten Fastentagen Blutdruckmessungen gehäuft vorzunehmen, vor allem aber Antihypertonika frühzeitig und gestuft abzusetzen. Der alte Mensch toleriert eher einen zu hohen als einen zu niedrigen Blutdruck. Fasten selbst ist ein starkes Antihypertonikum.

Eine zweite Gefahr kann darin bestehen, daß sich der Patient schon in der ersten Fastenwoche so wohl fühlt, daß er jetzt »Bäume ausreißen« möchte; dafür reicht die Koronarreserve oder die zerebrale Durchblutungskapazität nicht aus, und es kann zu kurzdauernden transitorischen Ischämien kommen.

Glücklicherweise haben wir in 15 Jahren trotz eines hochrisikobelasteten Klientels nie ernsthafte Schäden gesehen, so daß guten Gewissens gesagt werden kann:

> Fasten gehört zu den ungefährlichsten Therapieformen – sofern es methodisch sorgfältig durchgeführt wird und der Patient sich an die Regeln hält.

Gegenteilige Nachrichten gingen und gehen immer wieder durch die Presse, auch durch die »Fach«-Presse. Wir haben uns jeweils bemüht, die Quellen dafür aufzuspüren. Da urteilen Wissenschaftler, die nie gefastet und nie Fastende geführt haben. Da wird mit dem Wort Fasten über Methoden berichtet, die wir nicht Fasten

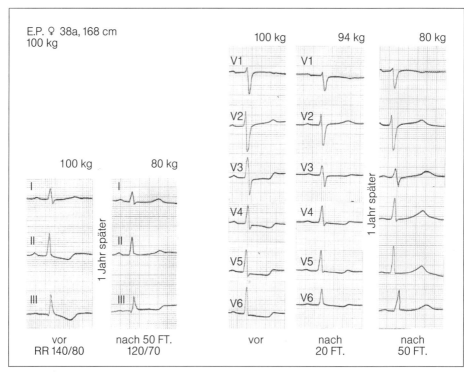

Abb. 53: Erholung des Myocards nach 20 und 50 Fastentagen.

nennen würden. Da verspricht man Millionen Gewichtsabnahme durch Nahrungsverzicht und Zugabe eines Eiweißtrunkes (Liquid protein diet), der aus einem unphysiologischen Aminosäuregemisch besteht – und monatelang genommen wird. Die Schäden und Todesfälle sind heute genau definiert; sie haben keinen Bezug zu sachgerechtem Fasten.
Auf dem Felde Fasten und Medikation kann man sehr viele Fehler machen; dafür erfordert ja auch die Ausbildung zum Fastenarzt mindestens ein Jahr Mitarbeit an einer Fastenklinik.
Hier nur drei Hinweise zur Medikation:

- Antikoagulanzien sind absolut kontraindiziert; sie können im Fasten zu aktuellen Blutungen führen (Quick-Wert!).
- Diuretika haben im Fasten keinen Platz.
- Digitalis erreicht im Fasten rascher den Wirkspiegel und die Toxizitätsgrenze: gut überwachen!

Der Abbau von Herzmuskelfasern kann im Fasten wie bei voller Verpflegung nur erfolgen, wenn das Herz nicht gefordert wird, z. B. bei Bettruhe, nicht aber bei Training – eigentlich eine Binsenwahrheit; warum aber lastet man so etwas dem Fasten an? Der Rest sind blanke Vorurteile.
Abbildung 53 zeigt die EKGs unseres Falles von Weichteilrheumatismus (s. S. 199). Sie lassen den Erholungswert auch langer Fastenzeiten für Myokard und Koronarsystem erkennen. Dieser Einzelfall demonstriert, was Fastenärzte gewöhnt sind zu sehen.
Die steigende Leistungsfähigkeit des Herzens während des Fastens ist oft und überzeugend belegt worden *(50, 74, 184)*.

Atherosklerose, Mikroangiopathie und Metabolisches Syndrom

Wirklich gefährlich sind die Gefäßkomplikationen der Stoffwechselerkrankungen, die *nicht* geändert werden. 80 % der Diabetiker sterben an Gefäßerkrankungen. Diabetiker haben ein zwei- bis dreifach höheres Risiko, eine koronare Herzerkrankung zu bekommen als Nichtdiabetiker, ein drei- bis sechsfaches Risiko, einen Schlaganfall zu erleiden. Die Hälfte aller Gliedmaßenamputationen wegen Atherosklerose wird bei Diabetikern vorgenommen *(162)*.
Hypertoniker haben gehäuft einen Hyperinsulinimus und gleichzeitig vermehrt eine Atherosklerose oder Mikroangiopathie. Insulin wird inzwischen als atherogener Faktor diskutiert. Insulin kann ebenso die Proliferation glatter Muskelzellen in der Gefäßwand anregen wie der Thrombozytenfaktor oder LDL-Cholesterin. Hypertonie und Hyperlipidämie sind beim Diabetiker Typ IIb gehäuft *(Stange, 162)*. Die enge Korrelation von Stoffwechselparametern und Pathogenese der Atherosklerose geht aus der Übersicht von *Hauss (Tab. 27)* hervor.
Im wesentlichen gilt sie auch für die Pathogenese der Mikroangiopathien, nur mit dem Unterschied, daß die Kapillaren keine Muskularis haben und deshalb die Zellproliferation keine Rolle spielt. Dafür gewinnt die Basalmembran eine größere Bedeutung. Sie ist das feine Filter, durch das aller Nährstoff-, Sauerstoff- und Schlackenstofftransport stattfindet. (Schlacken hier als Sammelbegriff aller ausscheidungspflichtigen Metaboliten des intermediären Stoffwechsels, auch des später gasförmigen CO_2.) Die *kapillare Basalmembran* ist normalerweise 300 Å bis 1000 Å dick; sie besteht aus Zucker-Eiweiß-Verbindungen (Proteoglykanen, Kollagen, Laminin). Beim Diabetiker z. B. wird Kollagen vermehrt synthetisiert, Proteoglykan jedoch vermindert; dies ergibt zunächst eine erhöhte Durchlässigkeit für Proteine. Die erhöhte Permeabilität löst wiederum eine Neubildung von Kollagen und Laminin aus. Der Körper versucht, die erhöhte Durchlässigkeit auszugleichen, indem er den Diffusionsweg verlängert. Die Dickenzunahme wäre also als Reparationsversuch anzusehen, um die

Tab. 27: Mesenchymale Theorie der Atherogenese (nach *Hauss, 62*).

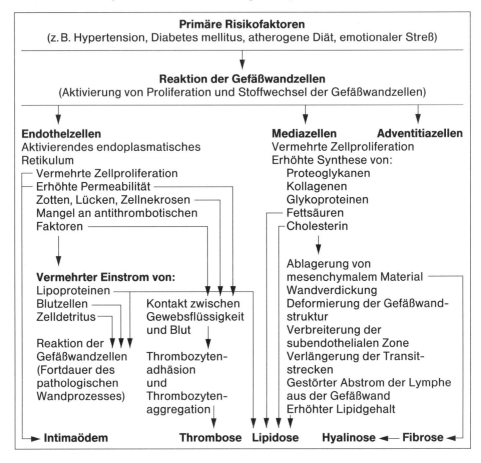

verlorene Barrierefunktion wiederherzustellen *(Dolhofer, 44, Romen, 143)*.

Mit der Dickenzunahme der kapillaren Basalmembran beginnt die Stoffwechselstörung der Mikroangiopathie *(Wendt, Willms* u. a., *175, 183)* im submikroskopischen Sichtbereich.

Krankheitsbilder wie die diabetische Glomerulosklerose, Retinopathie, Polyneuropathie (Mikroangiopathie der perineuralen Gefäße!), Enzephalopathie bis hin zur Hyalinose des Inselzellorgans, zur »essentiellen« Hypertonie, zur Hyperlipidämie und zur peripheren Extremitätengangrän sind letztlich Ausdrucksformen einer Stoffwechselstörung, die elektronenoptisch in einer Verdickung der Basalmembran auf 1600 bis zu 5000 Å gemessen werden kann. Die Störung selbst heißt: Verlängerung des Diffusionsweges durch die Membran, Verlangsamung des Stofftransports, Rückstau in der Blutbahn, erhöhte Werte für Blutzucker, Lipide, Salze, Harnsäure und Eiweiß (Polyglobulie) – und erhöhter Blutdruck, der kompensatorisch diese Stoffwechselstörung zu überwinden sucht (Hypothese nach *Wendt, Abb. 54*).

In der Ursachenkette spielt das im Übermaß aufgenommene Eiweiß eine entscheidende Rolle, aber auch Fremdeiweiße und abgelagerte Immunkomplexe. *Wendt* nennt die daraus resultierende Krankheitsgruppe

- ätiologisch: Eiweißspeicherkrankheiten,
- pathogenetisch: Krankheiten verminderter Kapillarmembranpermeabilität,
- phänomenologisch: Hypoporopathien.

Therapeutische Konsequenz: nicht die Verminderung der meßbaren Stoffwechselparameter ist primär unser Ziel, sondern die Arbeit an der Membran, und dies gelingt nur mit eiweißfreiem Fasten und/oder ausgiebigem Sport bei sparsamer Ernährung.

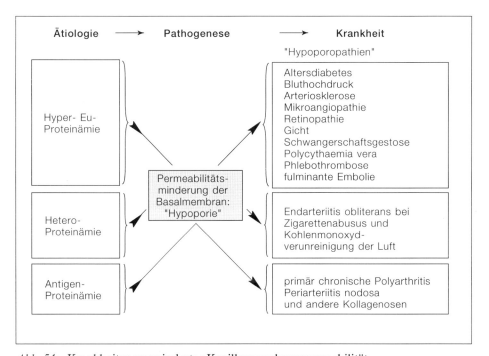

Abb. 54: Krankheiten verminderter Kapillarmembranpermeabilität.

Mikroangiopathien

> **Pathogenetisches Grundprinzip:**
> **Eiweißspeicherung in der**
> **kapillaren Basalmembran**
>
> **Therapeutische Aufgabe:**
> **Selektiver Eiweißabbau**

Mikroangiopathien sind in einem hohen Prozentsatz ernährungsabhängig. Wir wissen, daß die fortschreitende Erkrankung der kleinsten Gefäße Hand in Hand mit dem Fortschreiten einer Stoffwechselerkrankung geht. Die diabetische Mikroangiopathie z. B. ist ein generalisierter Prozeß, der kein Kapillargebiet ausspart. Da man am Auge die Gefäße unmittelbar beobachten kann, wissen wir über die diabetische Retinopathie mehr als von den Gefäßprozessen, die sich an der Niere oder im Gehirn abspielen.

Auf dem augenärztlichen Kongreß in Cannes 1984 wurde die Pathophysiologie *Wendt*s in eindrucksvoller Weise bestätigt *(32)* . Die Mikroangiopathie der Retina beginnt mit einer Verdickung der Basalmembran. Die Biochemiker berichten von einer Glykosilierung der Strukturproteine, d. h. einer Zucker-Eiweiß-Verbindung. Es kommt zur Veränderung der Perizyten, zu einer Wandschwäche der Kapillaren, zu Mikroaneurysmen und schließlich zu Mikrogefäßverschlüssen. Schon nach fünf Jahren Diabetes weisen 15 bis 30 % der Erkrankten eine Retinopathie auf, nach zehn Jahren bis zu 50 % und nach 30 Jahren 75 bis 90 %; 7 % davon haben mit einer Erblindung zu rechnen.

Was man in den Augen sieht, kann man an den Nagelfalzkapillaren in gleicher Weise beobachten. Das eindrucksvollste diätetische Experiment war das von *Gaenslen,* der Studenten reichlich Fleisch zu essen gab und am Nagelfalz innerhalb kurzer Zeit Kapillarveränderungen im Sinne von Mikroaneurysmen und varizenähnliche Schlängelungen beobachtete; diese waren reversibel durch reine Frischkost, d. h. durch Verzicht auf tierisches Eiweiß.

In den letzten Jahren gab es amerikanische Arbeiten, die eindrucksvoll belegen, daß die Dicke der Basalmembran gegenüber gesunden Personen bereits bei Prädiabetikern wächst und weitgehend abhängig ist von der Schwere des Diabetes *(130)*. Mit Hilfe von Muskelbiopsien fand man in der Dicke der Kapillarbasalmembran einen empfindlichen Anzeiger dafür, daß die diabetische Mikroangiopathie schon ziemlich früh beginnt und mit der Dauer des Diabetes ständig fortschreitet. In einer dieser Arbeiten konnte die Reversibilität der Basalmembranverdickung in den Fällen beobachtet werden, die besonders gut mit Insulin oder ernährungstherapeutisch eingestellt waren *(31)*.

Eiweißmast gefährlich

Es gibt keine spezielle Diät der Mikroangiopathie. Sie ist identisch mit der Ernährungsstrategie gegenüber erhöhten Risikofaktoren für Gefäßerkrankungen mit dem Ziel: die Hyperlipidämie bekämpfen (Cholesterin, Triglyzeride, insbesondere LDL), eine vernünftige Blutzuckereinstellung erreichen, wobei vor allem hochraffinierte Kohlehydrate vermieden werden müssen, das Übergewicht und den Hochdruck vermindern – kausal, nicht nur symptomatisch!

*Wendt*s großes Verdienst ist es, auf den pathogenetischen Faktor der Eiweißmast hingewiesen zu haben: Sie ist ebenso schädlich wie die Fett- und Kohlehydratmast – in den Folgen noch weniger nachweisbar, schleichender, hinterhältiger und damit gefährlicher als diese. In Langzeitstudien hat man nachweisen können, daß mit einer über fünf und zehn Jahre durchgehaltenen Senkung von Cholesterin und Blutzucker ein Rückgang der koronaren Herzkrankheit und der diabetischen Retinopathie zu erzielen ist. Erfolgreicher wird man sein, wenn man auch die Menge des Eiweißes reduziert, wie das in der Lifestyle-Studie und in den Schwedischen und Norwegischen Rheumastudien geschehen ist (s. S. 176, 195 f.).

Diätetische Basistherapie der Mikroangiopathien

- Jedes Zuviel vermindern. »Mäßig und mager«. Einseitig erhöhte Fett-, Kohlehydrat- oder Eiweißmengen so vermindern, daß ein ausgewogenes und vielseitiges Nahrungsangebot gegeben ist.
- Entwertete Nahrung vermeiden: hochraffinierte Kohlehydrate: Zucker, Weißmehlprodukte, Eis, Süßigkeiten, industriell veränderte Fette, Hartfette, Schlachtfette, Mastfleisch und -fisch, Fremdstoffe im Fleisch.
- Schädliche Noxen ausschalten wie z. B. Rauchen, fokaltoxische Belastungen, Zusatzstoffe in der Nahrung, Sauerstoffarmut, Kontrazeptiva.
- Für biologische Vollwertigkeit der Nahrung sorgen. Kurz: mehr Qualität statt Quantität aus vollem Korn.
- Schließlich – dies im Sinne einer erweiterten Diätetik – ausreichende und ausgiebige Bewegung!

Der diätetische Eingriff

Ganz anders der ernährungstherapeutische Eingriff, der in der Fachklinik (in der Hand des Spezialisten auch ambulant) gemacht werden kann:
Die Intensivdiätetik greift tief in den Stoffwechsel des Menschen – und seine Lebensgewohnheiten – ein. Sie gleicht einem operativen Eingriff und ist doch wieder ganz anders. Sie trifft jede Zelle, jede bindegewebige Struktur, jede Kapillare, das Fütterungs- und Entsorgungssystem bzw. das Grundsystem nach *Pischinger (136)*. Deshalb geht Intensivdiätetik an die Wurzel des Übels, ist kausale Therapie mit vergleichsweise raschen und eindrucksvollen Erfolgen.

Fasten nach *Buchinger (28)* z. B. – so erlebe ich es seit gut 25 Jahren – gehört zu den eindrucksvollsten Therapien gegenüber den Mikroangiopathien, gleich welcher Diagnose. Sie seien durch zwei Beispiele belegt.

Patientenbeispiel: Diabetische Mikroangiopathie, Ulcera plantae pedis
Anamnese: R.M., 43jähriger Mann, seit zehn Jahren Diabetes Typ II. Er ist ein Jahr lang arbeitsunfähig wegen tiefer Fußsohlenulzera beidseits.
Trotz fachgerechter Lokalbehandlung und Diabeteseinstellung keine Ausheilung. Man hatte versäumt, die Stoffwechselentgleisung mitzubehandeln: Übergewicht +50%, Fettleber, Hyperlipidämie, Polyglobulie.

Therapeutische Konsequenz
Durch 21 Tage Heilfasten, danach Neueinstellung des Diabetes mit vitalstofffreicher Nahrung und Euglucon® heilen die Ulzera für ein halbes Jahr ab; der Mann ist voll arbeitsfähig.

Weiterer Verlauf
Um die Stoffwechsel- und Gewichtskorrektur zu Ende zu führen, sollte jetzt die zweite Stufe eines Etappenheilverfahrens in der Fastenklinik genommen werden. Statt dessen verwildern Gewicht und Diabetes; es kommt zur Osteomyelitis des Mittelfußköpfchens, das entfernt werden muß; zur beidseitigen Netzhautablösung und wiederum zu offenen Fußsohlenulzera beidseits. Behandlung in drei Universitätskliniken und einem Krankenhaus; ein Jahr Arbeitsunfähigkeit; Behandlungskosten der Krankenkasse: 30 000,– DM.
Dann erneute Einweisung zu uns (nach zwei Jahren). Wir lassen wieder 21 Tage fasten. Mit der Gewichtsabnahme von 14 kg heilen beide Fußsohlenulzera ab; der Patient kann bis zu zwei Stunden in schnellem Tempo gehen; der Blutzucker bleibt diätetisch und ohne Tabletten einstellbar; auf Insulin kann verzichtet werden. Kosten des Heilverfahrens: 3500,– DM. Der Patient bleibt arbeitsfähig, kann sich diätetisch disziplinieren, braucht keine Medikamente mehr und bleibt

sogar trotz eines Montageauftrags in Holland ohne Gewichtszunahme. Es geht ihm so gut, daß er in die alten Ernährungsfehler zurückfällt. Folgen: Gewichtsanstieg, offenes Ulkus der rechten Fußsohle, Aufnahme in die Haut-, später in die Endokrinologische Universitätsklinik. Hautverpflanzungen; V-Phlegmone der rechten Hand, hochdosierte Penicillingaben – dekompensierter Diabetes mit Insulin-

und Tardocillin®-Langzeittherapie. Kosten für die Krankenkasse: 38 000,– DM. Neun Monate Arbeitsunfähigkeit.

Dritte Wiederaufnahme bei uns: 25 Tage strenges Fasten, 15 Tage Training zur Ernährungsumstelllng, intensive Gespräche mit dem Patienten, einzeln und in der Gruppe, Diabetikerberatung, Lehrküche, gestufte Bewegungstherapie. Kosten: 5000,– DM; Heilung erfolgt wie früher.

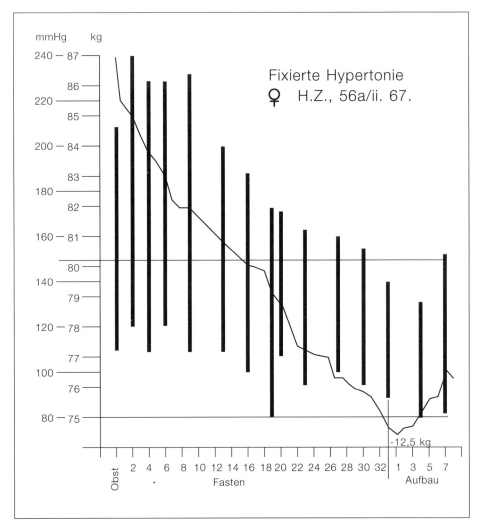

Abb. 55: Veränderung einer seit 34 Jahren bestehenden fixierten Hypertonie (RR systolisch trotz Medikation über 200 mmHg) durch kausale Behandlung der Mikroangiopathie *(Lützner, 106)*

Kommentar

Nicht der Fuß allein, sondern die dahinterstehende Stoffwechselstörung sind Ziel der diätetischen Intervention. Auf Dauererfolge angelegte Diätetik allerdings muß mehr leisten. Der erkrankte Mensch mit seiner ganzen Person und seinem psychosozialen Umfeld muß in eine Strategie aktiver Diätetik einbezogen werden. Er ist es, der gemeinsam mit dem Arzt begreifen muß: das Fußsohlengeschwür ist Ausdruck einer schweren Mikroangiopathie. Sie ist abhängig von Ernährung, Verhalten und Genußmittelkonsum.

Patientenbeispiel: Fixierte Hypertonie

Frau H. Z., 56 Jahre alt. Vor 34 Jahren Pyelonephritis, seit acht Jahren medikamentös eingestellt.

Die Mikroangiopathie der nephrogenen oder chronischen Hypertonie braucht lange Fastenzeiten. In 32 Fastentagen sinkt der chronisch erhöhte, therapieresistente Blutdruck zögernd von 240/120 mmHg auf 150/90 mmHg und bleibt in diesem Bereich auch nach dem Kostaufbau. Beides ist nicht vorstellbar ohne die Annahme einer Veränderung in der kapillaren Strombahn.

> Die Pathophysiologie *Wendt*s und *Pischinger*s lassen verstehen, warum Intensivdiätetik eine der erfolgreichsten Therapieformen der Mikroangiopathie ist.

Glaukom – eine Eiweißspeicherkrankheit?

Wendt und *Mertè* stellen die Frage, ob nicht das Glaucoma chronicum simplex – die größte Gruppe der Glaukome – ernährungsabhängig sei *(177)*. Man findet es gehäuft vergesellschaftet mit Erkrankungen des Metabolischen Syndroms, z. B. in 15 bis 20 % beim Diabetes IIb, mit erhöhtem Hämatokrit und mit Eiweißüberernährung. Augenärzte kennen neben dem »Pigment-Glaukom« als Ablagerungsphänomen auch ein »Protein-Glaukom«. Beschrieben werden das eiweißreiche Kammerwasser wie auch die Verdickung der kollagenen Fasern des Trabekelbindegewebes insgesamt bis auf das Dreifache in der elektronenoptischen Darstellung. Das den Schlemmschen Kanal umgebende Gewebe ist verdichtet und bremst den Durchstrom von Kammerwasser, dessen Druck im Kammerinneren steigt. Welche Konsequenz hätte diese Erkenntnis? Dann wäre das einfache Glaukom ernährungstherapeutisch behandelbar, Erblindung vermeidbar! Nach unserer Beobachtung ist das tatsächlich der Fall. *Fahrner* bezeugt dies in seinem Buch *(50)*. Wir schätzen, daß von den zufällig mitbe-

handelten Glaukomen 80 % während des Fastens eine Drucksenkung erfahren und ihre Medikation reduziert oder vorübergehend eingestellt werden kann.

Ob das eiweißfreie Fasten nach *Buchinger* die bessere Methode gegenüber einem eiweißsubstituierten Fasten ist, bleibt zu untersuchen.

Patientenbeispiel: Glaucoma chronicum simplex (24 Jahre beobachtet)

Anamnese: Frau S. P., geb. 1918, Krankenschwester, Leiterin eines Kinderheims

Im 50. Lebensjahr Kopfschmerzen und Sehveränderung; wegen sehr hohen Augendrucks sofortige Medikation, später mehrfach klinisch-stationäre Beobachtung bei bekannten Spezialisten. Die Erkrankung sei nicht änderbar; nur müsse eine Erblindung verhindert bzw. hinausgeschoben werden.

Therapeutische Konsequenz

Während eines Fastens wegen Übergewichts, beruflicher Überforderung, Hypercholesterinämie und latentem Diabetes begleitende augenärztliche Kontrolle. Bereits nach 14 Tagen sank der

Augendruck von 26 beidseits auf 16/17 mmHg; das pilocarpinhaltige Medikament mußte kurz vorher wegen abdomineller Spasmen abgesetzt werden (Ausschwemmungseffekt im Fasten?). Trotzdem blieb der Druck auch in den Wochen zu Hause normal, bis er – parallel zum Streß oder zum wiederanwachsenden Gewicht? – auf die alte Höhe anstieg und eine Medikation erforderte.

Weiterer Verlauf
Die Patientin kam jährlich zu einer dreiwöchigen Fastenkur: zum »Entmüden«, zur Stoffwechselkorrektur und zur Glau-

kombehandlung. Die Druckentlastung gelang immer in der gleichen Weise *(Abb. 56)*, nur mit jeweils länger anhaltendem Erfolg; der Augendruck konnte schließlich ohne Medikation unter 20 mmHg gehalten werden – 21 Jahre lang.
Die Patientin ist jetzt 74 Jahre alt, »gesund und voller Lebensfreude«, wie sie berichtet.

Patientenbeispiel: Glaukom unbekannter Definition
Frau D. L., 49, Büroangestellte, 2 Kinder.
Anamnese: Vater: Winkelblockglaukom.

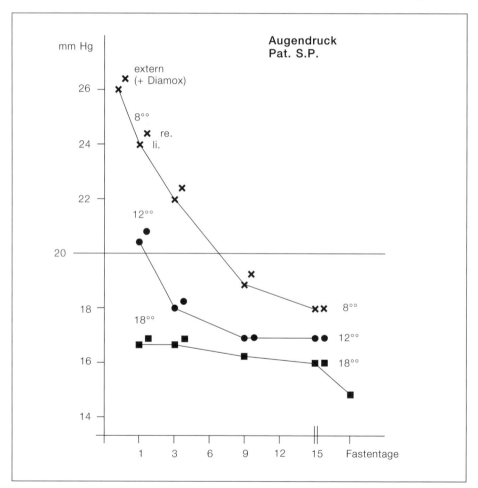

Abb. 56: Glaucoma chronicum simplex, seit 2 Jahren Tension bei 26–28 mmHg. Pat. S.P. Augendruck-Tagesprofil im Fasten, ohne Medikation.

Glaukom seit fünf Jahren bekannt. Maximaler Druck 25 mmHg, eingestellt auf 20/20 mmHg mit Glaucadrin® und Chibro-Timoptol®. Seit einem halben Jahr Augendruckerhöhung trotz Medikation; Vorschlag operativer Behandlung. Patientin möchte vorher das Fasten probieren, von dessen Wirkung auf Glaukome sie gehört hatte.

Therapeutische Konsequenz
14 Tage Fasten, dann 1200-kcal-Kost für 14 Tage. Zweimal wöchentlich augenärztliche Druckmessung: kontinuierlicher Druckabfall auf 14/14 mmHg, Umsetzen

der Medikation auf Betoptima®; damit kann der Druck auf 16/16 mmHg auch in der Ernährungsphase gehalten werden. Ob die vorgesehene Operation vermieden werden kann, bleibt der Langzeitkontrolle des Augenarztes zu Hause und der Intensität der Ernährungsumstellung der Patientin vorbehalten.

Kommentar
Mit den heutigen Möglichkeiten der Objektivierung sollte das Phänomen fachärztlicherseits schleunigst nachgeprüft werden.

Chronische Ulcera cruris

Sie werden hier als Beispiel genannt, weil sie nahezu alle bisher beschriebenen Problemkreise in sich vereinen und weil sie mit einer begleitenden Intensivdiätetik weit besser in den Griff zu bekommen sind als ohne sie. Wenn wir von den arteriosklerotischen Ulzera absehen, handelt es sich meistens

- um eine statische Überlastung durch Übergewicht,
- um dadurch erhöhten abdominellen Innendruck, der durch eine Obstipation noch verstärkt wird,
- um nicht nur erhöhten Venendruck, sondern gleichzeitig um eine lokale Hämokonzentration mit hohem Hämatokrit und erhöhter Viskosität sowie verstärkter Thrombozytenaktivität,
- oft um eine diabetische Stoffwechsellage mit geringer Heilungstendenz aufgrund erhöhten Gewebszuckers,
- um eine Mikroangiopathie im periulzeralen Gewebe mit der Folge verschlechterter Sauerstoffversorgung,
- um nicht nur das obligatorische statische Ödem, sondern vor allem die Insuffizienz des Fütterungs- und Entsorgungssystems des umgebenden Bindegewebes.
- Nicht zuletzt ist es ein psychosoziales Problem (siehe Patientenbeispiel).

Aktive Diätetik ist in Verbindung mit der notwendigen Basistherapie der chronischen venösen Insuffizienz der kausale Therapieansatz, weil die oben beschriebenen Notstände alle gleichzeitig verändert werden können.

Patientenbeispiel: Schweres Ulcus-cruris-Leiden beiderseits, Koxarthrose, Übergewicht 90%, Prädiabetes
Anamnese: Frau S.M., 52, Büglerin in einer Krankenhauswäscherei, wird wegen einer behindernden Coxarthrosis beidseits zur Gewichtsabnahme wegen einer geplanten Operation eingewiesen. Nur nebenbei hatte sie von »offenen Beinen« erzählt, die sie seit 10 Jahren habe. Weder der einweisende Orthopäde, noch der Hausarzt – noch der Ehemann! – hatten die Beine, die ständig eingewickelt waren, in den letzten Jahren gesehen. Wir waren überrascht von den ausgedehnten Ulzera (5 x 8,5 cm rechts, 4 x 12 cm links innen und 7,5 x 10 cm links außen) und den tiefen Gewebsnekrosen, die die Fibula und die Achillessehne links um 2 cm freilegten (Abb. 57).
BSG 90/130 n.W., pathologischer Glukosetoleranztest. Trotz Bewegungsbehinderung durch Koxarthrosen hat die Patientin noch vollschichtig gearbeitet! Dem Status varicosus hatte man durch mehrere Venenoperationen beizukom-

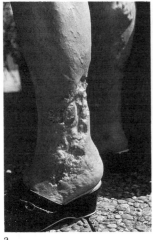 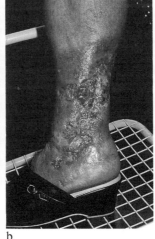 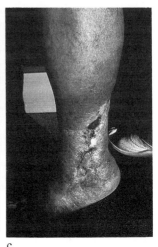

a   b   c

Abb. 57: Ulcus cruris des linken Unterschenkels; 52jähr. Frau S. M.
a) vor dem Heilverfahren
b) 5 Wochen später, nach 24 Fastentagen
c) 9 Monate später und nach 20 Fastentagen

men versucht. Eine ordentliche Kompressionsbehandlung scheiterte an der Indolenz der Patientin.

Therapeutische Konsequenz
Diätetik: zunächst vier Tage Frischkost zu 800 kcal, weil die Patientin Angst vorm Fasten hatte, dann doch 24 Fastentage, anschließend 12 Tage frischkostreiche, vegetarische Vollwertkost zu 1200 kcal.
Lagerung: Entscheidend sind der optimale venöse Rückfluß und gleichzeitig die optimale arterielle Versorgung der zirkulatorisch schwer gestörten Unterschenkelgewebe. Die Beinhochlagerung muß sowohl die Venen »negativ« werden (Venengräben im indurierten Gewebe tastbar), als auch eine frischrote Kapillarisierung aufscheinen lassen. Wenn das erreicht ist, fühlt sich die Patientin wohl und kann die Hochlagerung auch über Nacht gut ertragen.

Entstauung
Die Entleerung des Abdomens durch Glaubersalz und dann tägliche Einläufe verbessern den venösen Rückfluß. Lymphdrainagen des Lymphabflußgebietes am Bein entstauen das umgebende Ulkusgewebe; beides führt zur raschen Entschmerzung und gemeinsam mit dem Fasten zur Bildung von Granulationsgewebe.

Lokalbehandlung: Heilerdepackungen *ins* Ulkuswundgebiet, oft gewechselt (darf nie trocken werden) zur Absorption des schmierigen Wundsekrets und zur Aufnahme nekrotischen Materials im Wechsel mit Quarkpackungen und Echinacin-Kompressen; Wundrandpflege durch Zinksalbe oder Fettsalbe.

Bewegungstherapie: Bei Bettruhe krankengymnastische Versorgung am Bett, später geführtes Gehen unter Kompressionsverband mit dem Ziel, die verbliebene Gehfähigkeit bei Koxarthrose auszuloten und zu verbessern oder Stockhilfen einzusetzen.

Psychosoziale Hilfen: Der resignierten Patientin mußten die Zusammenhänge ihrer Erkrankung mühsam klargemacht werden. Es wurden Arbeitsunfähigkeit für ein dreiviertel Jahr und dann ein Etappenheilverfahren angeboten. Der Heilungsfortschritt und das lange nicht mehr für möglich gehaltene Wohlbefinden ermutigten zur Kooperation.

Verlauf

Abbildung 57b zeigt die Situation nach fünf Wochen. Das Gewicht konnte von 111 auf 101 kg vermindert werden. Der Glukosetoleranztest zeigt eine normale Kohlehydratverwertung.

Zweites Heilverfahren nach einem dreiviertel Jahr: 4 Wochen.

Das Gewicht war zu 50% gehalten, Ernährungsfehler sind wahrgenommen worden. Die Patientin hatte Zeit, sowohl über Nacht als auch untertags mehrmals die Beine konsequent hochzulegen, wie sie es gelernt hat, und mit ordentlichem Kompressionsverband mehrmals täglich spazierenzugehen.

Gleiche Behandlungsstrategie mit 20 Fastentagen und sechstägigem Kostaufbau. Jetzt erst ist die Patientin offen für Lehrküche, Diät-Stammtisch und Vorträge.

Abbildung 57c zeigt das Behandlungsergebnis: die Ulzera des linken Unterschenkels sind fast geschlossen, das umgebende Gewebe ist mäßig derb, gut

kapillarisiert und druckschmerzfrei. BSG von 90/130 auf 15/30 abgesunken, Gewicht 99 kg, Abdomen weich, problemlose Stuhlentleerung. Die venöse Insuffizienz besteht weiter; sie wird kompensiert durch die lebenslang notwendige milde Hochlagerung über Nacht (Erhöhung des Bettendes um 12 cm) und Kompressionsverbände über Tag. Die operative Intervention kann unter derzeit günstigen »diätetischen« Voraussetzungen (aktive Mitarbeit der Patientin) neu erwogen werden. Wiedervorstellung beim operativen Orthopäden wegen der geplanten TEP einer der Hüften.

Kommentar

Gute Langzeiterfolge sind auch in aussichtslos erscheinenden Fällen zu erzielen, wohl kaum aber ohne klinisch-stationäre Intensivdiätetik mit gezielter Compliance- bzw. Rehabilitationsstrategie. Das Instrumentarium der klassischen Naturheilverfahren reicht dabei nicht nur aus, sondern ist anderen Verfahren in der Konsequenz kausaler Behandlungslinien sogar überlegen, insbesondere in der Reversion der Mikroangiopathie.

Rheumatischer Formenkreis

Der Einfluß von Nahrungsfaktoren auf »rheumatische Prozesse« wird weltweit und kontrovers diskutiert. Rheumatologen sehen keine Einflußmöglichkeiten der Ernährung auf rheumatische Prozesse – außer bei Übergewicht und bei Gicht –, weil die Großküchen ihrer Kliniken nicht auf die Herstellung wirksamer Ernährung und das Behandlerteam nicht auf ernährungstherapeutische Strategien eingestellt sind. Andere Rheumatologen gelangten aufgrund von Langzeitbeobachtungen und Patientenberichten zur Überzeugung, daß weit mehr rheumatische Erkrankungen von der Art der Nahrungsaufnahme und dem Zustand der Verdauungsorgane abhängig sind, als bisher angenommen. Der behandelnde Arzt eines »Rheumatikers« dürfe der Frage seines Patienten nach falscher oder richtiger Ernährung nicht ausweichen (170).

In Deutschland, Schweden und der Schweiz bewährt sich seit Jahrzehnten ein ernährungstherapeutisches Vorgehen, bei dem ein intensivdiätetischer Eingriff in den Stoffwechsel des chronisch Kranken in der Klinik erfolgt und die Umstellung der Ernährung auf eine qualitativ hochwertige Vollwertkost vom Patienten gefordert wird. Auch entzündlich-rheumatische Gelenkerkrankungen sind dadurch beeinflußbar, sofern in einem frühen Stadium begonnen wird. In Einzelfällen sind dauerhafte Remissionen möglich.

Die gedankliche Einordnung der Ernährungstherapie in die moderne Rheumatologie bietet keine grundsätzlichen Schwierigkeiten. Die chronische Polyarthritis, der M. Reiter und andere entzündlich-rheumatische Erkrankungen sind keine Krankheitsbilder mit einheitlicher Symptomatik, Ätiologie und Pathogenese; sie sind Syndrome, die aus verschiedenen charakteristischen Symptomen bestehen, einen variablen Verlauf haben, uneinheitlich auf Therapie ansprechen und eine unterschiedliche Prognose haben (123). Die Zusammenhänge mit Ernährung und Ausscheidung dürfen getrost in dieses offene und umfassende Krankheitsverständnis eingeordnet werden. Ähnlich wie sich die Konzepte medikamentöser Behandlung in den vergangenen Jahrzehnten fast ausschließlich auf die *empirische* Anwendung von Substanzen mit unklarem Wirkungsmechanismus stützen (93), ergeht es der Ernährungstherapie. Ihre Wirkungsweise ist nicht bekannt, sie wird in geeigneten Fällen jedoch immer wieder bezeugt. Ihr Vorteil: sie ist wesentlich nebenwirkungsfreier als medikamentöse Therapie. Ihr Nachteil: sie fordert die volle Aufmerksamkeit und Mitarbeit des Patienten auf sehr lange Dauer, meist lebenslang.

Polyarthritis

> Pathogenetische Denkmodelle:
> a) Erhöhung der Entzündungs-
>   mediatoren durch Ernährung
>   (Arachidonsäure, Prostaglan-
>   dine, Sauerstoffradikale)
> b) Nahrungsmittelallergie
>
> Therapeutische Aufgaben:
> a) Verminderung der Entzün-
>   dungsmediatoren durch
>   Fasten und Frischkost
> b) Allergenkarenz, Desensibili-
>   sierung

Als Diätetiker – nicht Rheumatologe – möchte ich Beobachtungen aus der diätetischen Praxis mitteilen, die für die Rheumatherapie interessant sein können. Allerdings muß ich Sie bitten, sich auf eine nicht übliche Betrachtungsebene (132) zu begeben und es zuzulassen, daß nicht der wissenschaftliche Beweis, sondern die Erfahrung des Patienten und des Arztes Priorität genießen. Nicht verschwiegen werden sollen die Probleme der Durchführung einer anspruchsvollen diätetischen Therapie *(103).*

Patienten mit einer chronischen Polyarthritis finden immer nur dann in eine Fachklinik für ernährungsabhängige Krankheiten, wenn sie entweder entdeckt haben, daß ihr »Rheuma« irgendetwas mit ihrer Nahrung zu tun haben muß, oder wenn sie in therapeutische Sackgassen geraten sind und nach anderen Behandlungsmöglichkeiten suchen.

Patientenbeispiel: Chronische Polyarthritis
Anamnese: 55jährige Patientin mit chronischer Polyarthritis, seit 17 Jahren rheumatologisch lege artis behandelt. Glukokortikoide, Resochin, Gold langzeitig, Salizylsäure und nichtsteroidale Antirheumatika, physikalische Therapie, Moor- und Fangokuren konnten die Progression des Leidens nicht aufhalten, zwei Synovialektomien den Verlust des Arbeitsplatzes nicht verhindern.

Therapeutische Konsequenz
Die Beobachtung, daß Rohkost die entzündliche Aktivität verminderte, und die zunehmende Unverträglichkeit von Antirheumatika – gastritische und urtikarielle Erscheinungen – führten die Kranke zur Ernährungstherapie. Seit 16 Jahren ist die Frau gesund – nur durch Fasten von zweimal 16 Tagen und die konsequente Umstellung ihrer Ernährung auf rohkostbetonte, vorwiegend vegetarische Vollwertnahrung. Die Progredienz war gestoppt; die Patientin hatte keine entzündlichen Schübe mehr, Medikamente wurden entbehrlich. Heilung auf Dauer? Nein, die Patientin bleibt eine Polyarthritikerin, deren Erkrankung ernährungsabhängig ist. Die jetzt 73jährige, sehr rüstige Frau berichtet: *»Ich esse gerne einmal falsch: Fleisch, Kuchen, und ich trinke ein Glas Rotwein dazu. Meine Gelenke quittieren das mit Schwellung und Schmerzen. Dann faste ich zwei oder drei Tage und esse wieder ›gesund‹ – rasch ist alles wieder gut.«*

Was läßt sich aus diesem Einzelfall lernen?
• Es handelte sich bei dieser Patientin um eine ernährungsabhängige Krankheit. Dabei ist nicht wichtig, ob es sich um eine »normale« Polyarthritis oder eine Polyarthritis allergica handelt. Die Therapie bleibt die gleiche.
• Die wegweisende Diagnose »ernährungsabhängig« wurde erst nach dem erfolgreichen Behandlungsversuch gestellt, nicht vorher.
• Fasten – Verzicht auf Nahrung und Genußmittel, reichlich Flüssigkeitszufuhr, Förderung aller Ausscheidungsvorgänge – erweist sich als rasch wirksame Therapie.
• Die Ernährungsumstellung auf Dauer ist zwingend, der Rückfall korrigierbar.
• Mit dem Wissen um den Zusammenhang von bestimmter Nahrung und Krankheit hat die Patientin die Selbstbehandlung ihres Leidens übernommen.

Fasten und Ernährung im Mittelpunkt der Therapie

Dieser Einzelfall läßt den Rahmen erkennen, in dem wirkungsvolle Ernährungstherapie gesehen werden muß. Es geht hier nicht um die diätetische Begleittherapie des Rheumakranken z. B. bei Übergewicht, Hyperurikämie oder medikationsbedingter Gastritis. Es kann auch nicht um eine »Rheumadiät« gehen, die man verordnen, in der Fertigpackung kaufen oder die jede Diätassistentin im Krankenhaus nach Rezeptbuch bereiten könnte. Additive Diättherapien mit Zusatz von Eicosapentaensäure, Ballaststoffen oder anderen Einzelkomponenten zur gewohnten Nahrung sollen ebenfalls nicht diskutiert werden.

Es geht um eine eingreifende, zupackende und fordernde Diätetik, die im *Mittelpunkt* des therapeutischen Konzepts steht. Außerdem haben wir es immer mit der Ganzheit einer Ernährungsform zu tun, die sich aus unübersehbaren Einzelelementen zusammensetzt, und nicht zuletzt mit den psychosozialen Gegebenheiten eines Menschen, von dem wir verlangen, seine Lebensgewohnheiten entscheidend zu ändern (105). »Aktive Diätetik« zwingt, den konventionellen Diagnosen Bedingungs-, Verträglichkeits- und Compliance-Diagnosen hinzuzufügen – so wie in der Physiotherapie die Reaktions-, Bewegungs- oder Funktionsdiagnosen notwendig sind.

Behandlungsstrategie

Die Therapie besteht aus den bekannten zwei Hauptkomponenten:

- einem intensivdiätetischen Eingriff in Form von Fasten – totalem Nahrungsverzicht – oder strenger Frischkost, je nach Schwere des Krankheitsbilds und je nach Ernährungszustand des Kranken,
- einer Ernährungsumstellung auf frischkostreiche, biologisch hochwertige Nahrung für lange Zeit oder dauernd.

Bei nicht wenigen Rheumatikern muß ein weiterer Eingriff in die Ernährungsgewohnheiten erfolgen: ein Verzicht auf tierisches Eiweiß (und tierische Fette), gelegentlich auch auf Gluten.

Patientenbeispiel: Frühfall einer seronegativen Polyarthritis
Anamnese: Frau H. R., 53 Jahre alt, seit eineinhalb Jahren krank, vorher praktisch gesund.
Plötzlicher Beginn in nahezu allen kleinen und großen Gelenken, erhebliche Behinderung, Morgensteifigkeit zwei Stunden, Hausarbeit mit äußerster Mühe.
Diagnosesicherung von zwei Rheumatologen, HLA-B17 positiv, fraglich beginnende Psoriasisarthritis ohne Hauterscheinungen.
Positive Erfahrungen mit frischkostrei-

cher Vollwertnahrung. Deshalb Einweisung in unsere Klinik.

Therapeutische Konsequenz
12 Tage Fasten, dann erweiterte Frischkost ohne tierisches Eiweiß (2000 kcal). Krankengymnastik, täglich Gehen und Schwimmen, Pflege des Wärmehaushaltes, Sorge für regelmäßigen Stuhlgang.

Verlauf
Am fünften Fasten- und sechsten Aufbautag gibt es kurzfristige Schmerzschübe, nach Genuß von Fisch eine Stunde später einen leichten Schmerzschub im rechten Handgelenk und in den Fingergrundgelenken rechts.

Ergebnis
Nach vier Wochen ist die Patientin praktisch beschwerdefrei. Morgensteife nur noch für zehn Minuten. Alle Gelenke sind druckfrei und voll beweglich. Möglich sind bis zu zweistündige Wanderungen – zur größten Freude der Patientin! Inzwischen verdichtete Erfahrung der Patientin: ungünstige Lebensmittel: Eisbein, Zucker, Schokolade, sämtliche Milchprodukte, Eier und Fisch (Fleisch wird ohnehin abgelehnt), blähende Gemüse wie Wirsing, Weißkohl, Rosenkohl, Zucchini, Auberginen, Weintrauben.

Kommentar
War dies nun eine »Polyarthritis allergica«, eine Nahrungsmittelallergie mit Gelenkerscheinungen oder eine Polyarthritis und eine enterale Allergie? Wer weiß das zu unterscheiden?
Hauttests helfen hier nicht weiter, allein die sorgfältige Beobachtung der Patientin im Hinblick auf ihre tägliche Nahrung oder das klinische Ernährungsexperiment. Je frühzeitiger dies geschieht, desto aussichtsreicher ist die Ernährungsbehandlung.

Vier Fälle von Psoriasis-Arthritis sind mir zugänglich; die Diagnosen sind rheumatologisch und dermatologisch gesichert. Im Fasten von 18 bis 21 Tagen werden Schmerzminderung in den Gelenken berichtet, Verzicht auf Antirheumatika wird möglich; die Hautefloreszenzen blassen ab – vergleichbar der Wirkung eines Meeres- oder Hochgebirgsaufenthal-

tes. Zwei Patientinnen haben positive Erfahrung mit frischkostreicher Vollwertkost, eine hat über negative Erfahrungen berichtet; eine andere war nicht so konsequent.
Eine Patientin erlebte erst am 21. Fastentag die für sie eindrucksvolle Besserung (BSG von 80/100 auf 40/65 n. W. gebessert), stellte auf milchfreie Frischkost um und berichtet nach drei Jahren, daß sie jetzt ohne Medikamente auskomme; körperliche Überlastung lösten Schübe aus, sie habe aber keine Angst mehr vor Schmerzen, denn sie könne sich helfen: Kältetherapie und Fasten und eine Woche strenge Rohkost und Verzicht auf tierisches Eiweiß.

Einzelfälle?

Aus deutschen und schwedischen Fastenkliniken wird von 117 gut belegten Fällen von chronischer Polyarthritis mit etwa 180 Fastenzeiten von 11 bis 43 Tagen berichtet *(Tab. 28)*. In unserer Klinik wurden bis 1988 22 Fälle von entzündlichen Gelenkerkrankungen mit 31 stationären Heilverfahren behandelt, bis 1991 weitere 28 Fälle mit 35 Heilverfahren. Die Beobachtungsdauer beträgt ein bis 18 Jahre. Die Diagnosen

waren in den meisten Fällen rheumatologisch gesichert. Die Versagerquote im Hinblick auf die klinisch-stationäre Fasten- und Ernährungstherapie ist bemerkenswert gering, im Hinblick auf die Konstanz der häuslichen Dauernahrung jedoch ziemlich hoch. Deswegen kehren viele Patienten zur intermittierenden Fastentherapie zurück. Sie bleibt der Spezialklinik vorbehalten.
Kontraindikationen zum Fasten: Fehlende Gewichtsreserven, kataboler Ernährungszustand, hochdosierte Glukokortikoidtherapie, fokal-toxische Belastung (Zähne), Spätstadien der Erkrankung, Starrephasen und Erschöpfungszustände körpereigener Regulation, hohes Alter.

Ernährungsumstellung in welche Richtung?

Der erste Schritt ist für alle vorgezeichnet, die sich um eine dem Menschen angemessene, Gesundheit erhaltende Ernährung Gedanken machen: der von der Zivilisationskost zur Vollwerternährung (vegetarisch oder gemischt spielt keine Rolle). Die Erkenntnis, daß die zivilisationsbedingten, durch moderne Lebensmitteltechnologie ermöglichten Veränderungen

Tab. 28: Chronische Polyarthritis/Ernährungstherapie. 117 Fälle in 180 klinisch-stationären Heilverfahren und Dauer einer Langzeit-Ernährungstherapie *(Lützner, 111)*.

Autor	Fall-zahl	Anzahl der stat. Heil-verfahren	Fastendauer/ (Intensiv-diätetik)	Beobachtungs-zeit, Ernährungs-therapie
Bircher-Denner/Hare 1936 *(61)*	12	14	(2–4 Wo. Rohkost)	1–11 Jahre
Eisenberg 1956 *(45)*	6	17	24–40 Tage	1–5 Jahre
Pirlet; Schlepper 1968 *(135)*	30	>40	(4 Wo.–4 Mon.)	2–5 Jahre
Lindberg 1973 *(100)*	12	12	7–10 Tage	5 Wo. + 1 Jahr
Lindahl-Myrnerts 1978 *(99)*	18	18	7–21 Tage	1 + 3 Mon. + 1 Jahr
Fahrner 1985 *(50)*	5	11	14–40 Tage	3–22 Jahre
Kuhn 1988 *(94)*	12	37	11–43 Tage	6 Mon.–23 Jahre
Lützner 1990 *(109)*	22	31	14–32 Tage	1–18 Jahre

der Nahrung und unser Konsumverhalten trotz Überangebots eher zu einer qualitativen Mangelernährung führen, ist erwiesen *(83)*. Das Zuviel fordert die Beschränkung, über biologische Qualität muß neu nachgedacht werden. Den zweiten Schritt muß der Kranke gehen: von welcher Art von Nahrung oder zeitweisem Nahrungsverzicht gehen Heilwirkungen aus?

Umfrage

Wir befragten Rheumakranke nach ihren Erfahrungen und erhielten 152 Briefantworten *(Tab. 29)*. Von 105 chronischen Polyarthritikern antworteten auf die Frage »Ist Ihr Rheuma ernährungsabhängig«? 54 % mit Ja und 22 % mit Nein (24 % weiß nicht). Entschiedenere Aussagen gab es mit der Aufschlüsselung der Frage: »Beobachten Sie eine Verschlimmerung der Gelenkbeschwerden nach (welcher) Ernährung?«. Sie wurde von 62 % der chronischen Polyarthritiker bejaht, »Besserung . . .« von 58 %. Die Mehrzahl erkennt die Ernährungsabhängigkeit ihrer Erkrankung und kann auch im einzelnen

angeben, nach welcher Ernährung Besserung oder Verschlimmerung beobachtet werden. Die Angaben sind unerwartet klar und lassen sich nach diätetischen Gesichtspunkten und nach der Anzahl der Hinweise ordnen:

Verschlimmerung der Gelenkerkrankung nach Fleisch- und Wurstwaren, hochraffinierten Kohlenhydraten (Zucker und Weißmehl), Alkohol, gehärteten Fetten, erhitzten Milchprodukten, allgemein nach Über- und Fehlernährung, gelegentlich auch nach Kaffee, Tee und Nikotin.

Besserung durch hohen Rohkostanteil in der Nahrung, betont pflanzliche Kost, zeitweisen Nahrungsverzicht bzw. maßvolle Ernährung, Vollkornprodukte, naturbelassene Fette und Milchprodukte.

Da es sich um jahrelange Erfahrungen und oft leidvolle Gegenerfahrungen handelt, ist der Aussagewert hoch anzusetzen. In sorgfältig geschilderten Einzelschicksalen wird die Überzeugung mitgeteilt, daß die konsequente und langzeitige Ernährungsumstellung das eindrucksvollste Mittel war, das Leiden zum Stillstand zu bringen und auf medikamentöse Hilfen teilweise oder ganz zu verzichten.

Tab. 29: Patientenumfrage *(Lützner, 115).*

Diagnosen		Ernährungsbedingte Verschlimmerung?				Ernährungsbedingte Besserung?			
	n =	ja	nein	weiß nicht	keine Antwort	ja	nein	weiß nicht	keine Antwort
Chronische Polyarthritis	106	66	16	5	19	61	20	6	19
%		62	15	5	18	58	18	6	18
Weichteilrheuma	11	6	3	2	0	5	2	0	4
M. Bechterew	14	5	4	1	4	4	1	0	9
Arthrosen	11	3	3	1	4	4	4	0	4
Gesamtzahl der Antworten	142	80	26	9	27	74	26	6	36

Praktische Ernährungstherapie ist damit auch zu Hause möglich:

Weglassen, was als unmittelbar schädlich erlebt wurde oder Schübe auslöst (z. B. Schokolade, Mastfleischprodukte, Zucker-Fett-Gebackenes).

Meiden, was sich bei langer Beobachtung als ungünstig erwies (verfeinerte, ballaststoffarme, industriell stark veränderte Nahrungsmittel; alles Zuviel).

Bevorzugen, was sich als günstig erwies (knapp bemessene Nahrung »so naturbelassen wie möglich« *(Kollath)*, Zufuhr nicht nur ballaststoffreicher, sondern auch »lebendiger Substanz«).

Ausscheidungen fördern, Pflege der Darmfunktion.

Erfahrungen

Die Patientenerfahrungen decken sich mit den Beobachtungen diätetisch tätiger Ärzte). *Bircher-Benner* entdeckte um 1895 die heilende Wirkung der Rohkost auch bei chronischer Polyarthritis *(17)*. *Buchinger* genas 1919 nach zweimaligem Fasten und dann lebenslanger Ernährungsdisziplin von einer invalidisierenden Polyarthritis *(27)*. *Grote* und *Brauchle* plädierten 1938 für die Ganzheitsbehandlung entzündlich-rheumatischer Erkrankungen, in der eine eingreifende Diätetik nicht fehlen dürfe *(23)*. In den 30er Jahren führten die Arbeiten *Kollaths* und *Bommers* zu einer Renaissance des vollen Korns *(20, 85)*, später die von *Thomas (165)*.

Krauß faßt die Erfahrungen und Forschungsergebnisse zusammen und beschreibt die moderne, gestufte diätetische Therapie des chronisch Kranken *(88)*. Sie wurde Leitlinie für unser ernährungstherapeutisches Vorgehen in der Klinik und bei der nachsorgenden Langzeittherapie des rheumatischen Formenkreises *(109)*.

Vier-Stufen-Plan für klinisch-stationäre Heilverfahren und den Beginn einer Langzeittherapie zu Hause.

- Fasten
    - 0–200 kcal   – 14 bis 40 Tage
- Frischkost
    - 600–1000 kcal   – 2 bis 6 Wochen
- Erweiterte Frischkost
    - 1200–2000 kcal   – 2 bis 6 Monate
- Vegetabile Vollwertkost
    - 1800–2500 kcal   – jahrelang

Die ersten beiden Stufen sind »Intensivdiätetik«: katabole therapeutische Eingriffe in den Bindegewebs-Stoffwechsel des Kranken, vermutlich auch in sein Immunsystem. Die Stufen 3 und 4 sind auch als Dauernahrung noch therapeutisch wirksam; sie enthalten alle lebensnotwendigen Bestandteile im Sinne einer Vollwernährung.

Wissenschaftlicher Nachweis

Der *Wirksamkeitsnachweis* des Therapiekonzepts gelang zwei schwedischen Teams in einjährigen Langzeitstudien. *Lindahl* und *Myrnerts (99)* konnten an 18 Patienten mit chronischer Polyarthritis nach Fasten von ein bis drei Wochen (stationär) und anschließender frischkostreicher vegetarischer Ernährung in rheumatologischer Kontrolle nach einem, drei und zwölf Monaten folgende Ergebnisse festhalten: Gelenkindex und Aktivitätsindex *(Hollander)* sowie Finger- und Handbewegung waren bereits nach einem Monat hochsignifikant und nach einem Jahr noch signifikant verbessert. Die Laborparameter BSR, Haptoglobulin, IgG, Uromukoid und Caeruloplasmin waren nach einem Monat bei allen Patienten, nach einem Jahr noch bei der Hälfte der Patienten deutlich verbessert.

Wie groß die Complianceprobleme sind, zeigt die Tatsache, daß von ursprünglich 39 Patienten über die Hälfte aus der Studie

ausschieden, weil die veränderte und strenge Ernährungsform von der Familie nicht mitgetragen wurde.
Lindberg veröffentliche 1979 eine randomisierte, kontrollierte Einjahresstudie *(100)* an zwölf Patienten mit chronischer Polyarthritis (Kontrollgruppe 32 Patienten) mit kurzem stationären Fasten von sieben bis zehn Tagen und anschließend vegetarischer Kost gegenüber konventioneller Behandlung ohne Ernährungstherapie bei der Kontrollgruppe. Spontanschmerz, Anzahl der steifen oder schmerzenden Gelenke und Funktionstests hatten sich nach fünf Wochen und einem Jahr *(Tab. 30)* geändert.
Die Laborparameter veränderten sich in dieser Zeit nicht signifikant. Die tägliche Medikamenteneinnahme in der Test-

Tab. 30: Ergebnisse/Diätstudie *(Lindberg, 100).*

nach 5 Wochen	Test- gruppe	Kontroll- gruppe
Verbessert	82 %	3
Unverändert	9	84
Verschlechtert	9	13
nach einem Jahr		
Verbessert	67 %	18*
Unverändert	22	41
Verschlechtert	11	41

* Nur 3 % nach Dauermedikation

Tab. 31: Tägliche Medikation; Testgruppe *(Lindberg, 100).*

	v. d. The- rapie	5 Wo.	3 M.	1 J.
Salizylate, g	23	1	5	16
Butazolidin, mg	200	0	0	0
Indomethacin, mg	175	0	0	50
Prednisolon, mg	5(15)	0	0	15
ACTH, I.E.	38(29)	0	0	15

gruppe konnte vermindert werden *(Tab. 31).*
Eine norwegische Forschergruppe *(78)* hat die Wirkung eines zehntägigen Fastens und einer einjährigen Diätphase bei 27 Polyarthritikern gegenüber 26 einer Kontrollgruppe geprüft, die weder gefastet noch eine Ernährungsumstellung durchgeführt hat. Die Intensiv-Diätgruppe wurde nach dem Fasten dreieinhalb Monate streng glutenfrei und ohne tierische Eiweiße ernährt, erst dann mit einer laktovegetabilen Kost.
Die Diätgruppe zeigte rasch und in der strengen Kostphase anhaltend eine signifikante Verbesserung der Symptomatik: deutliche Abnahme der Anzahl geschwollener Gelenke, der Schmerzen, der Schmerzmittel und der Dauer der Morgensteifigkeit sowie der Blutsenkungsgeschwindigkeit und der immunologischen Parameter. Diese positiven Veränderungen hielten weitgehend auch nach Umstellung von der strengen auf die gelockerte vegetarische Ernährung an, nicht aber bei Aufnahme »normaler« Kost. Es wird daraus geschlossen, daß eine radikale Umstellung der Ernährung zur dauerhaften Hilfe für chronische Polyarthritiker werden kann.
Für die überraschende Besserung der rheumatoiden Arthritis durch Fasten gibt es neuerdings Erklärungsmodelle: Fasten vermindert die Bildung von Entzündungsmediatoren (Eicosanoide), z.B. der Arachidonsäure, deren Spiegel im Fasten und bei einer günstigen Langzeiternährung gesenkt wird. Dies ist eine Parallele zur Wirkung der Fischölfettsäuren, die die Arachidonsäure verdrängen können. Langfristig ist eine dauerhafte Abnahme des Arachidonsäuregehaltes im Körper wichtig. Dies gelinge durch eine Linolsäurezufuhr von mehr als 10 mg/die und durch das Weglassen von Fleisch- und Fleischprodukten, die weitgehend Arachidonsäure zuführen.
Fasten soll außerdem die Bildung von Prostaglandinen binnen drei Tagen auf etwa die Hälfte des Ausgangswertes vermin-

dern; sie gelten ebenfalls als Entzündungsmediatoren *(1)*.

Weitere Studien sind notwendig und werden sich lohnen. Nur: sie lassen sich leichter fordern als realisieren. Es ist ja nicht nur ein einzelnes, gut dosiertes Medikament, das auf seine Wirksamkeit bei eindeutiger Erkrankung geprüft werden soll, sondern die sich verändernde Ernährungsweise eines Menschen als komplexe Größe gegenüber einer schwer faßbaren Krankheitsgruppe, die nie ohne andere Behandlungsangebote belassen werden darf. Und: solange es zu wenig Kliniken gibt, in denen Intensivdiätetik durchgeführt wird, solange zu wenig Ärzte in diesem Sonderfach ausgebildet sind und solange zu wenig Küchenleiter imstande sind, eine schmackhafte und attraktive Vollwertnahrung im Rahmen der Großküche herzustellen, werden wir uns mit der sorgfältigen Dokumentation von Einzelfällen begnügen müssen (in *45, 50, 113).*

Was kann heute und jetzt getan werden?

● Jeder Arzt kann *Frühfälle* von chronischer Polyarthritis zu einer Ernährungsumstellung motivieren; sie ist praktisch ungefährlich und deshalb zu verantworten. Dafür gibt es eine Buchhilfe *(113).*
● Dem Patienten, der sich bereits auf dem Weg befindet, sollten wir *Mut machen.* Sein Weg ist steinig und fordert viel Aufgeschlossenheit, Wissen und Konsequenz. Hüten wir uns vor dem Skeptizismus des diätetisch nicht erfahrenen Arztes! Wir sind es, die vom Patienten lernen können!
● *Selbsthilfegruppen* fördern, in denen praktische Erfahrungen im Umgang mit Vollwertnahrung ausgetauscht werden.
● Wir sollten *Erwachsenenbildung* mit dem Thema Ernährung *begrüßen,* die von Organisationen wie Krankenkassen, Volkshochschulen und Familienbildungsstätten angeboten werden.

● Beobachten Sie zunächst den geeigneten Einzelfall im Frühstadium der entzündlichen Gelenkerkrankung. Bitten Sie einen rheumatologisch ausgebildeten Fachkollegen, die Diagnose zu sichern und den Verlauf zu begleiten.

Seien Sie sich aber bitte bewußt:
● Nicht jede Polyarthritis ist ernährungsabhängig.
● Eine Polyarthritis kann zu 20, 40 oder 80 % ernährungsabhängig sein.
● Nicht jede Ernährungsform ist für jeden Polyarthritiker richtig.

Patientenbeispiel: Primär chronische Polyarthritis (ernährungsabhängig?)
Frau E. W., 52, Hausfrau. Seit 17 Jahren besteht eine primär chronische Polyarthritis; langsam sich verschlimmernder Verlauf in halbjährlichen Schüben. Vor zwei Jahren fast rollstuhlreif.
Damals, im Mai 1985, habe sie ihre Ernährung auf Vollwertkost umgestellt; sie esse kaum tierisches Eiweiß, nur wenig Weichkäse, wenig Sahne und Butter. Dreimal kurzes Fasten zu Hause brachte jeweils eine prompte und deutliche Besserung; die Ernährungsumstellung insgesamt habe sie soweit wieder hergestellt, daß sie in diesem Sommer eine dreiwöchige Fahrradtour unternehmen konnte.
Also doch allein ernährungsabhängiges Rheuma? Frau W. beobachtete genau: Dem ersten Schub vor 17 Jahren sei eine Ehekrise vorangegangen, auch dem ersten Schub nach vier beschwerdefreien Jahren. Sie habe sich von ihrem Mann nicht anerkannt, aber sehr abhängig gefühlt.
Während eines 19tägigen Fastens in der Klinik kam es zunächst zur Besserung des Allgemeinbefindens und der Gelenkbeschwerden, kurz vor der Abreise aber zu einem akuten rheumatischen Schub in den Fingergrundgelenken – wieder in Zusammenhang mit neu aufgebrochenen, schweren Belastungen ihrer Ehe.
Also nicht ernährungsabhängig? Doch, nur nicht allein, auch seelische Probleme können das Leiden verschlimmern.

Patientenbeispiel: Spätfall einer sero-positiven Polyarthritis
Anamnese: Frau H. J., 48 Jahre alt. Seit 14 Jahren primär chronische Polyarthritis (pcP), sieben Jahre Ernährungserfahrung, sieben Jahre medikamentöse Therapie mit nicht-steroidalen Antirheumatika, Analgetika, Gold, zuletzt Azulfidine®, trotzdem zunehmende Behinderung. Der Vier-Personen-Haushalt wird mit Mühe bewältigt, Einkaufen und Treppensteigen werden zur Qual. *»Ich wünsche mir oft, morgens nicht mehr aufwachen zu müssen, damit dies alles ein Ende hätte.«*
Ernährung: Hausmannskost, täglich Fleisch und Wurst, wenig Salat.
Ernährungsumstellung gemeinsam mit einer Zahnherdsanierung 1982. Schnitzer-Intensivkost: frischkostreiche Vollwertkost ohne tierisches Eiweiß. Nach fünf Monaten fühlte sich die Patientin frisch und leistungsfähig und kam ohne Schmerz- und andere Medikamente aus. Eine langandauernde körperliche und seelische Überforderung – Tod der Mutter, Pflege des Vaters – lassen die Ernährungsform vergessen; medikamentöse Therapie wird wieder notwendig (Azulfidine®, kurzzeitig Kortison). Nach dem Tod des Vaters entschließt sich die Patientin zu einem neuen Anfang.

Therapeutische Konsequenz
1988 klinisch-stationäres Heilverfahren: 14 Tage Fasten (geringes Gewicht der Patientin verhindert eine längere Fasten-

zeit), dann Frischkost ohne tierisches Eiweiß auf Wunsch der Patientin, kleines physiotherapeutisches Programm. Nach der baldigen Entschmerzung kann die Patientin an der Gruppengymnastik teilnehmen. Sie verläßt die Klinik schmerzfrei. Acht Monate später berichtet sie, daß sie 8 km wandern könne. Treppensteigen und Gartenarbeit seien »kein Thema« mehr.
1989 zweites Heilverfahren, gleiche Diätetik wie im Vorjahr. BSG von 25/50 rückläufig auf 10/27, Rheumafaktor von 82 auf 56. Kreatinin in beiden Heilverfahren von 2,8 auf 2,3 mg/dl gebessert, keine Proteinurie, keine Beschwerden von Seiten der Nieren. Bei der Abreise ist die Patientin wieder schmerzfrei mit bleibender Restversteifung der Fingergelenke.

Kommentar
Die Kreatininerhöhung ist nicht geklärt; vermutet wird entweder eine Phenacetinschädigung der Niere oder eine assoziierte Amyloidose bei pcP.
Daß es bei pcP zu einer langandauernden Remission bzw. einem Status ohne Progression durch eingreifende Ernährungsbehandlung kommt, ist sicher nicht häufig, aber bei entsprechender Konsequenz der Durchführung auch nicht selten. Selten sind nur Patienten, die dieses hohe Maß an Konsequenz aufbringen. Auch die Erkrankung dieser Patientin blieb ernährungsabhängig: bei Ernährungs»sünden« bekam sie eine Schmerzwarnung in ihren Gelenken.

Weichteilrheumatismus

Mehr als 50 % der rheumatischen Erkrankungen werden zu Schmerzkrankheiten gerechnet, die viele Namen tragen: Fibromyalgie, Polymyalgia rheumatica, Muskelrheumatismus, Tendovaginitis, Periostitis, Zellulitis – je nachdem wo sich Schmerzen und Behinderungen finden. Der Weichteilrheumatismus wird rheumatologischerseits von den degenerativen Gelenk- und Wirbelsäulenerkrankungen (40 %) und von entzündlichen Gelenker-

krankungen (7 %) abgegrenzt. Seine Multikausalität kann nur mit Stichworten genannt werden: traumatisch, toxisch, fokaltoxisch, hypoxisch, psychosomatisch, bedingt durch Fehlhaltung und -spannung, Unterkühlung, Entzündung, virustoxisch. Abhängig auch von der Ernährung? Im Rahmen einer Gicht ja. Im Rahmen von Stoffwechselerkrankungen? Als Verschlackung?
Wir sind den Fragen nachgegangen (s. S.

200). Lassen Sie uns zuvor einen ungewöhnlichen, schmerzreichen Behandlungsfall betrachten.

Patientenbeispiel: Weichteilrheumatismus
Anamnese: Frau E. P., 38 Jahre alt, berufstätig, Hausfrau, vier Kinder. Infektanamnese, Strumitis, Myokarditis, hochdosierte und langzeitige Antibiotikagabe, beschwerdefreies Intervall. Eine für die Patientin unerklärliche Eßsucht und ein hohes Süßbedürfnis führen in wenigen Jahren zu einer Adipositas permagna (Übergewicht +80 %), parallel dazu zu Schmerzen an den Oberschenkel- und Oberarm-Außenseiten, später im Schulter-Nacken-Bereich, in der Kreuzbein-Becken-Region und entlang der Wirbelsäule (»Fibromyalgie-Syndrom«), schließlich in den Muskeln und Gelenken. Um berufstätig bleiben zu können, nahm sie laufend Schmerzmittel, später nichtsteroidale Antirheumatika, da sie wegen der Schmerzen nicht mehr schlafen konnte, auch Schlafmittel in steigender Dosis und schließlich jahrelang Antidepressiva und Tranquilizer – als Behandlungsversuch gegenüber den unerklärlichen Schmerzen nachzuempfinden – und weil die Patientin verzweifelt war. Sie mußte ihren Beruf aufgeben, konnte ihre Kinder nur mit der Unterstützung einer Helferin versorgen und dachte nicht selten an Suizid. Belastung der Ehe, Selbstvorwürfe und Eßsucht vervollständigten den Teufelskreis, aus dem kein Entrinnen möglich schien.
Befund: Mit einer Vielzahl von Medikamenten kam die Patientin in die Klinik. Die stabile Frau von sthenischer Konstitution zeigte das klassische Bild eines Weichteilrheumatismus. Die gesamte Körperdecke war druck- und zugschmerzhaft, der diagnostische Bindegewebsstrich und die Kibler-Verschiebefalte waren für sie unerträglich, beim Kneifen der Apfelsinenhaut über den Oberschenkelaußenseiten schrie sie auf, die Haut war mit der Unterlage plattenartig verbacken, ein tiefer Druck auf die Muskulatur nahezu des gesamten Körpers führte zu heftiger Abwehrreaktion

(Massagen waren am Anfang auch in abgeschwächter Form nicht durchführbar), zahlreiche Schmerzpunkte konnten am Periost und an den Sehnenansätzen gefunden werden. Eine Zahnbeherdung konnte ausgeschlossen werden.
Labor: BSG 20/42 n. W., Rheumafaktor und CRP gering positiv, Stoffwechselparameter leicht erhöht: Gesamtcholesterin 246 mg/dl, Harnsäure 5,8 mg%, Kreatinin 1,4, Blutzucker postprandial 145 mg%.

Therapeutische Konsequenz
Diätetik: 55 Tage Tee-Saft-Fasten nach *Buchinger*, Zusatz von Zitrone und Vitamin-B-Komplex in Flüssigform (PK 7). Anschließend 14tägiger Kostaufbau mit vegetarischer Vollwertkost 1200 kcal.
Physiotherapie: Indifferente Vollbäder mit Heublumenextrakt, anschließend eine Stunde Bettruhe; nach fünf Tagen Lymphdrainage des ganzen Körpers, bald nur je einer Körperhälfte; ab dem zehnten Tag morgendliche Teilwaschungen nach *Kneipp*, die wegen einer erhöhten Kälteempfindlichkeit vorher nicht möglich waren; über Nacht liegende Prießnitz- oder Kohlwickel an den empfindlichsten Schmerzstellen; nach 14 Tagen temperaturansteigende Halbbäder mit nachfolgendem Hüftwickel für Kreuzbein und Oberschenkelaußenseiten.
Bewegungstherapie: Zunächst täglich zehn Minuten Bewegungsbad (32° C), dann Krankengymnastik im Wasser und »zu Lande« einzeln, später in der Gruppe. Tägliches Gehen mit »schrittweiser« Steigerung bis zum Wandern, einzeln und in der Gruppe.
Lokale Schmerztherapie: Nach der Entquellung der Hautdecke in den ersten Fastentagen können zahllose kutane und subkutane Gelosen getastet und mittels der *Prußerschen* Gelopunktur entschmerzt werden. Besonders eindrucksvoll für die Patientin war dies im Kreuzbein-Becken-Gebiet, im Präkordialfeld und im Schulter-Nacken-Bereich.
Psychotherapie: Im Einzelgespräch kann sich die Patientin zunächst einmal äußern, Zukunftsängste abladen, Hoffnung tanken; dann werden Minderwertigkeitskomplexe abgebaut, die Selbstakzeptanz gefördert, Hilfen beim Loslassen

von der gewohnten Medikation gegeben. Schließlich lernt die Patientin sich in der Bildmeditation sehen und mit ihrer Emotionalität umgehen.

Ergebnis

Mit einer Gewichtsabnahme von 17,5 kg ist die Patientin nicht nur statisch und kardial entlastet, sondern vor allem vollständig entschmerzt. Es gibt keinen Zug- oder Druckschmerz mehr, die Haut ist frei über der Unterlage verschieblich, elastisch und abhebbar; die Haltemuskulatur ist schmerzfrei, die Wadenmuskeln sind nicht mehr hart, sondern straff-elastisch. Über dem Kreuzbein finden sich weniger und nicht-schmerzende Gelosen; das Präkordialfeld ist frei (EKGs s. S. 178). Die Patientin kann im hügeligen Gelände bis zu zwei Stunden wandern. Sie braucht keinerlei Medikamente mehr.

Fröhlich und voller Pläne kehrt sie nach Hause zurück und nimmt ihren Beruf als Zahntechnikerin wieder auf. Zwei Jahre

später berichtet sie, daß dieses *»phantastische Gesundsein«* uneingeschränkt anhält – bei neu gefundenem Ernährungsstil. Die Sucht nach Süßem hatte sie schon in der zweiten Hälfte des Fastens verlassen, auch jetzt noch kann sie Schokolade liegen sehen und muß nicht davon haben.

»Ich war schokoladensüchtig, und ich spüre, daß ich es wieder werden könnte, wenn ich mal drei Tage lang nicht mein Frischkornmüsli und meine Rohkost haben kann«.

Kommentar

Der Fall regt an, drei Phämoneme näher zu betrachten:

● Die Eigenart der Eßverhaltensstörung (s. S. 167, »Die metabolische Eßsucht«).
● Den Schmerz, der durch Fasten beseitigt werden kann.
● Die Vorstellung von der Verschlakkung des Gewebes (s. S. 203).

Der ernährungsabhängige Schmerz

> Pathogenetisches Grundprinzip:
> Bindegewebe als »Ablagerungsort« (Grundgewebe nach *Pischinger* und *Heine*)
> Therapeutische Aufgabe:
> Entsorgung des Bindegewebes Ausscheidung der mobilisierten Einlagerungen

Weit mehr Schmerzzustände verschiedenster Diagnosen sind ernährungsabhängig, als bisher bekannt. Bei manchen therapieresistenten Schmerzkrankheiten ist eine eingreifende und konsequent betriebene Ernährungstherapie das Mittel der Wahl.

Unmittelbar durch Lebensmittel ausgelöste Schmerzen

Hierher gehören der Kopfschmerz vom Wein; die Migräne oder der Gallen-

schmerz vom Fettgebackenen; der Ulkusschmerz, der sich durch Süßigkeiten und scharf Gewürztes verschlimmern läßt; der abdominale Schmerz mit aufgetriebenem Leib und übelriechenden Winden nach Genuß von Bohnen, Eiern, Kohlarten, und schließlich der Gichtanfall nach dem Festessen und durchzechter Nacht. Es gibt auch den Gelenkschmerz nach Schokolade, Fleisch und Wurst; sie sind ähnlich wie Hautkrankheiten, die ihre nahrungsbedingte Verschlimmerung fühlbar und sichtbar werden lassen.

> Die therapeutische Konsequenz ist einfach: Weglassen, was als Auslöser des Schmerzes erlebt wurde.

Wir wissen, daß dies leichter gesagt als getan ist. Das symptomatische Mittel hat Priorität. Der Rückfall ist jedoch vorprogrammiert. Echte Hilfe leistet der Arzt durch Information und Motivation. Die jeweilige Heftigkeit des Schmerzes läßt auf einen Lernprozeß hoffen, den der Betroffene im Laufe seines Lebens durchmacht.

Ernährungsabhängige Schmerzen, die ex juvantibus diagnostiziert werden

Weder Labor noch apparative Verfahren vermögen diagnostische Klarheit zu schaffen. Nur das ernährungstherapeutische Experiment kann die Frage »ernährungsabhängig oder nicht?« beantworten.
Die bisher geschilderten Patientenbeispiele zeugen davon. Die Diagnose fließt in das »Erlebniskapital« des Patienten. Es wird aufgestockt durch den Rückfall in die Schmerzkrankheit bei jedem Diätfehler. »Diätsünden« sind notwendige Verstärker der Erkenntnis: »also ist mein Leiden doch ernährungsabhängig«.

Der tastbare Schmerz

Myogelosen sind allgemein bekannt. Die geübte tastende Hand findet auch kutane und subkutane Verdichtungen, im tieferen Bindegewebe flächenhafte Verquellungen und Indurationen. Sie weisen in sich einen Elastizitätsverlust auf, sind schwer verschieblich und schmerzen bei Manipulation: Zielgewebe des Masseurs oder des Segmenttherapeuten, dankbare Objekte für die heiße oder kalte Packung, die Einreibung oder den Blutegel. Sie alle haben entschmerzende Wirkung, jedoch eine weit größere, wenn die Kunst des Physiotherapeuten mit Ernährungstherapie kombiniert wird.
Höchstwahrscheinlich handelt es sich bei den geweblichen Einlagerungen um stoffwechselbedingte Produkte.
Bemerkenswert ist ein Phänonem, das der Fastenarzt immer wieder beobachtet. Ebenso wie latente Gewebsschmerzen bei Wetterwechsel oder Berührung heftig werden können, so gibt es während eines langen Fastens (14, 20 oder 32 Tage) Phasen erhöhter Schmerzhaftigkeit gegenüber Zeiten verminderter oder scheinbar verschwundener Schmerzen. Diese »Fasten-

krisen« werden begleitet durch Gewichtsstillstand, Wasserretention, vermehrte Quellung des Gewebes und schlechte Stimmung des Patienten. Die Schmerzkrise dauert normalerweise 1 bis 2 Tage. Sie kann durch Einläufe und Lokalbehandlung mit Wickel, Heusackpackung, Lymphdrainage oder Prießnitz-Auflage auf wenige Stunden verkürzt werden.
Eine sofortige Schmerzbefreiung ermöglicht die Locus-dolendi-Akupunktur oder Gelopunktur nach *Preusser (137).* Sie verlangt die hohe Kunst des Tastens in der eingeölten Haut; der Schmerz läßt sich unter äußerster Aufmerksamkeit des Patienten und des Arztes millimetergenau lokalisieren; der Stich in die stecknadelkopfgroße Gelose liefert ein exaktes Feedback für Therapiesicherheit und den Zustand des Gewebes. Die kutanen Gelosen sind damit noch nicht beseitigt. Sie verschwinden aber im Laufe einer Fastentherapie.

- Gewebeschmerzen sind tastbar, objektivierbar.
- Die Gewebeveränderungen, die den Schmerz auslösen, sind durch die Kombination von Physiotherapie und »diätetischer Schmerztherapie« ebenso reversibel wie der Schmerz selbst.
- Vorteil dieser Therapie: nebenwirkungsfreie Allgemein- und Lokalbehandlung; die Belastung des ganzen Körpers durch ein Medikament wird entbehrlich.

Gewebeschmerzen sind meist ernährungsabhängig. In Kombination mit Ernährungstherapie können sie rasch beseitigt und vor allem ursächlich behandelt werden.

Der diffuse, quälende Schmerz

Der diffuse, quälende Schmerz ist mit Unruhe und depressiver Verstimmung verbunden und wird vom Patienten als »überall« oder »hier, da und dort« geschil-

dert. Wer denkt da nicht an psychogene Schmerzen!
Die gründliche Darmentleerung durch einen Einlauf, notfalls ein Abführmittel, verbunden mit einem Fasten- oder diätetischen Entlastungstag (z. B. Reistag) läßt den Schmerz jedoch verschwinden und Wohlbefinden aufkommen. Die alte These von der intestinalen Intoxikation stimmt wohl doch. Grippeschmerzen gehören in diese Kategorie. Lassen Sie fasten und täglich ein bis zwei Einläufe machen, dann brauchen Sie kein Schmerzmittel! Seine fiebersenkende Wirkung ist bei jedem abwehrkräftigen Menschen ohnehin unangebracht. Fieber fördert die Selbstheilungstendenz des Körpers, eine uralte, noch heute gültige Weisheit. Toxine des Grippevirus werden durch Darm und Haut ausgeschieden; durch Einlauf und Schwitzen beschleunigen wir diesen Prozeß und sehen verkürzte und komplikationsfreie Krankheitsverläufe.

> Ernährungstherapie hat nicht nur mit Einfuhr, sondern auch mit Ausfuhr zu tun.

»Stoffwechselschmerzen«
Von 264 Adipösen mit vielerlei Kopf-, Gelenk- und Weichteilschmerzen gaben 225 nach Intensivdiätetik eine deutliche Entschmerzung an (Reha-Studie Baden).
Für Mitarbeiter in Fastenkliniken ist es immer wieder ein eindrucksvolles Erlebnis, wie rasch der erstaunte Faster vom Nachlassen seiner Schmerzen berichtet. Mit gleichen physiotherapeutischen Behandlungsverfahren ohne Fasten sei dies niemals erreicht worden.
Tabelle 32 zeigt das Kurzzeitergebnis in Zahlen. Es könnte ein kurzzeitiges Phänomen des Fastens sein (»Endorphine« o. ä.). Daß es in einem unerwartet hohen Prozentsatz Bestand hat, läßt sich an der Nachbefragung zwei Jahre später erkennen. Nur noch 33 statt 94 Patienten berichteten von heftigen Schmerzen und 100 Patienten statt 22 (162 am Ende des Heilverfahrens) blieben schmerzfrei. Diese Angaben decken sich etwa mit »Wohlbefinden«. In der statistischen Einzeldatenauswertung wurde die Schmerzsituation bei 125 Patienten auch nach zwei Jahren noch als gebessert dargestellt.
Den subjektiven Angaben haben wir objektive Stoffwechseldaten gegenübergestellt: Gesamtcholesterin, Triglyzeride, Harnsäure, BZ (nüchtern) und Lebertransaminasen im Serum.
Die Bilanz der Stoffwechselwerte geht etwa parallel zur Analyse der Schmerzangaben.

Tab. 32: Anzahl der Patienten, die sich auf die gleichen Fragen des Arztes zu Schmerzen und Wohlbefinden vor und nach dem Heilverfahren und nach zwei Jahren äußerten.

Anamnesedaten/Arzt	Heilverfahren		
n = 264	Anfang	Ende	nach 2 Jahren
Schmerzen:			
schmerzfrei	22	162	100
leicht	148	95	131
heftig	94	7	33
Wohlbefinden:			
wohl	26	236	173
nicht so wohl	192	27	85
krank	46	1	6

Stoffwechselentlastung ist gleichzeitig Schmerzentlastung.

Der Gefäßschmerz

Wir sind dieser Schmerzform auf S. 172 begegnet. Neben dem hypoxischen Schmerz gibt es den kapillar bedingten Schmerz beim Muskelrheumatismus oder beim Schulter-Nacken-Syndrom. *Faßbender* u. a. *(51)* zeigen die schmerzverursachende Destruktion von Muskulatur hinter dem eingeengten Gefäß – unmittelbar ernährungsabhängig, änderbar durch Fasten. Die chronisch rezidivierende *Migräne* ist ein dankbares Feld für die wiederholte Fastenbehandlung. Es gibt recht befriedigende Dauererfolge.

Der psychosomatische Schmerz

Sollten psychosomatisch bedingte Schmerzen auch mit Ernährung zu tun haben? Die Differentialdiagnose z.B. des Herzschmerzes gelingt besser während einer Fastenzeit. Wie der segmental begrenzte Schmerz nach Herzinfarkt typisch ist, kommt es fastenkritisch zur »Erinnerung« des schmerzhaften Ereignisses, auch wenn ein seelisches Trauma dahintersteht. Übrigens lassen sich auch dann im Herzsegment schmerzhafte Gelosen tasten und behandeln. Die durch Fasten erleichterte Psychokatharsis läßt die tieferen Ursachen erkennen: die Patientin träumt oder erinnert den Verlust des geliebten Freundes vor Jahren. Arzt und Psychologin können jetzt helfen, den noch nicht überwundenen Schmerz zu verarbeiten
Nicht vergessen werden darf die »Aufarbeitung« der geweblichen Schmerzfolgen, der »Materialisierung« des seelischen Schmerzes in Form von tastbaren Gelosen und Periostpunkten durch lokale Therapie und Fasten. Der manifestierte Schmerz kann auch die erfolgreiche Psychotherapie überdauern.

Wir fassen zusammen:
Schmerztherapie wird durch begleitendes Fasten und Ernährungstherapie erfolgreicher sein.

Verschlackung

Denkmodell:»Verschlacken«
(Anlagern → Fettgewebe)
Einlagern → Bindegewebe
Ablagern → Gefäßwand
Therapeutische Aufgabe:
»Entschlacken«

Ergänzend zur diätetischen Schmerztherapie ist eine Erklärung des viel gebrauchten und ebenso oft kritisierten Begriffes »Verschlackung« angebracht.
Der Begriff stammt aus der bildhaften Laiensprache. Beim Ofen gibt es zwei Arten von Schlacke:

- Asche und Schlacke, die täglich entfernt werden.
- Ruß und harzartige Verbrennungsreste, die sich im Inneren des Ofens und im Ofenrohr bzw. Schornstein absetzen. Sie müssen jährlich ein- oder zweimal entfernt werden.

Parallele zum Menschen:

- Täglich auszuscheidende Endprodukte des Stoffwechsels durch Darm, Niere, Haut und Atemluft.
- Speicherung von nicht gebrauchten, nicht restlos verstoffwechselten Nahrungsbestandteilen und Stoffwechsel-Metaboliten; Ablagerung der als Fremdkörper identifizierten Stoffe (exogene und endogene), die nicht voll ausgeschieden werden. Sie sollten mindestens jährlich entfernt werden.

Orte der pathologischen Speicherung, Ablagerung, »Verschlackung« sind: Bindegewebe, kapillare Basalmembran, Gefäßinnenwand, Synovia, Gelenkkapsel, Interstitium – um nur einige zu nennen – neben

dem Fettspeichergewebe und den glyko-
genspeichernden Organen.

Pirlet schreibt ein Plädoyer für das Wort
»Stoffwechselschlacken« *(134)* und verteidigt es für seine Patienten. Der Arzt, insbesondere der Diätetiker, könne Patienten
nur zur Mitarbeit motivieren, wenn er einfache, verständliche Bilder und Begriffe
aus der Erfahrungswelt der Patienten verwendet. Mit wissenschaftlichen, meist
lateinischen Formulierungen helfen wir
dem Patienten nicht.

Die »*Verschlackungskrankheiten*« sind
nahezu identisch mit den »Zivilisationskrankheiten« und den »Wohlstandskrank-
heiten«. Dies sind zusammenfassende
Begriffe, für die Mediziner bisher keinen
besseren Ausdruck geprägt haben. Die
Zahl der Einzeldiagnosen ist so groß, daß
sie hier nicht genannt werden können.
Man sehe die Fülle von Literatur, die
durch die Lebensarbeit von *Wendt* in seinen beiden Hauptwerken gesammelt
wurde:

- »Krankheiten erhöhter Kapillarpermea-
bilität« *(175)*.
- »Immunologie auf neuen Wegen« *(176)*,
- In Kurzform: »Eiweißspeicherkrankheiten« *(178)*.

Der tägliche Toxineinstrom in unserer
Zeit hoher toxischer Umweltbelastung
verursacht eine weitere Diagnosengruppe:
die »Umweltkrankheiten«.

Die Therapie der »Verschlackungskrankheiten« gelingt weder medikamentös noch chirurgisch, sondern ausschließlich durch Methoden der »Entschlackung«:

- Fasten – bevorzugt eiweißfrei.
- Ähnliche Formen der Intensivdiäte-
tik.
- Sport, Bewegungstherapie.
- Langzeitige Reduktionsdiäten,
bewußt eiweißarm.
- Gefördert durch alle Methoden der
Mobilisierung von Schlacken durch
Physiotherapie (Massagen, Lymph-
drainagen, Hydro- und Balneothera-
pie).
- Durch alle Methoden der Ausschei-
dungsförderung z. B. durch die klas-
sischen Naturheilverfahren der
»Ausleitung«.

Prophylaxe: Zwischen »gesund« und
»krank« findet der Verschlackungsprozeß
statt. Jeder Mensch finde das ihm angemessene Maß an Nahrung und Bewegung,
die ihm gemäße Qualität an Nahrung und
Bewegung und sorge für die Ordnung körpereigener Grundfunktionen.

Schlacken sind feststellbar! Sie sind

- *Spürbar/erlebbar* vom Patienten –
ebenso wie das Freisein von Schlacken.
Erlebnisinhalte: »nicht so wohl«/
»wohl«; träge/fit; avital/lebendig; steif/
beweglich.
- *Sichtbar* – in Form der Apfelsinenhaut,
der Ablagerung von Nikotin- und Teer-
resten (»Raucherhaut«), Ausscheidung
über die Zunge des Fasters.
- *Riechbar* – vom Faster selbst – und seiner Umgebung! – ebenso wie der angenehme Geruch des entschlackten Menschen.
- *Tastbar* – durch den Untersucher, den
Masseur, beim zärtlichen Kontakt.
- *Nachweisbar* im Labor: Ablagerungen
von Salz, Fett, Eiweiß, Schwermetallen,
chlorierten Kohlenwasserstoffen.
- *Sichtbar* im Mikroskop in Form von
Cholesterin- und Harnsäurekristallen,

Amyloid; im Sonogramm: z. B. Fettle-ber oder Gallensteine; durchs Röntgen-bild: Kalkablagerungen; oder durchs Elektronenmikroskop: Verdickung der kapillaren Basalmembran oder kollage-ner Fasern, Verdichtung der bindege-webigen Gitterstruktur der Proteogly-kane *(63)*, Eiweißstruktur des Amyloids *(101)*.

Schlacken sind für den Arzt beim thera-peutischen Akt wahrzunehmen: Phäno-mene beim Stich mit der Injektionskanüle oder Akupunkturnadel in menschliche Gewebe: Härten, Widerstände, knir-schende Geräusche – meist identisch mit der Schmerzangabe des Patienten und damit exakt lokalisierbar – ganz im Gegen-satz zur Stichantwort des gesunden Gewe-bes.

Entschlackungsphänomene

Die fortschreitende Entschlackung ist für den Fastenarzt eindrucksvoll erlebbar und objektivierbar in Form des Verschwindens oben geschilderter Veränderungen beson-ders im Bindegewebe, in der Haut, der Muskulatur, im Gesichtsausdruck, am Auge des Patienten, nicht zuletzt an seiner verbesserten Beweglichkeit, einer Straf-fung der Haut, der Schmerzbefreiung, dem Wohlbefinden und der psychischen Aufhellung.

Indizien *erschwerter primärer Entschlak-kung/Entgiftung* sind:

● Anstieg des Serum-Indikans oder –Xan-toproteins bei verzögerter Darmentlee-rung,

● Anstieg von Kreatinin, Harnsäure und Harnstoff bei der Niereninsuffizienz,

● »intestinale Intoxikation«, nachgewie-sen durch die Persorptionsphänomene von *Volkheimer (169).*

Arthrosen, Spondylosen

Die Entschmerzungstendenz durch Fasten betrifft auch die degenerativen Gelenk- und Wirbelsäulenerkrankungen. Dies ist kaum verstehbar, wenn man an die röntgenologisch erfaßbaren Hartge-webe denkt. Arthroseschmerzen bestehen aber zum größten Teil aus Weichteil-schmerzen: in der Gelenkkapsel, an den Sehnenansätzen, am Periost und in der umgebenden Muskulatur.

Ganz sicher kann am zerstörten Knorpel oder gar am Knochen wenig oder nichts verändert werden. Trotzdem eröffnet *Fahrner* in seinem Buch *(50)* das pathophy-siologische Verständnis für Einflußmög-lichkeiten eines langen Fastens, vor allem auch protektive Chancen gegenüber der weiteren Zerstörung. Wir erleben immer wieder erstaunt, wie relativ rasch sich Schmerzsyndrome aus dem degenerativen rheumatischen Formenkreis für den Patienten befreiend verändern lassen. Sie wurden sowohl in unserer Umfrage

»Ernährung und Rheuma« (s. S. 193) als auch in der Reha-Studie Baden miterfaßt (s. S. 202). Letztere läßt erkennen, daß es nicht nur kurzfristige Effekte sind, son-dern bei Vermeidung grober Ernährungs-fehler auch nach zwei Jahren nachweis-bare Ergebnisse im Hinblick auf Schmerz und Funktion vorliegen.

Gut beobachtete Einzelfälle sprechen dafür, daß eine frischkostreiche Vollwert-nahrung auf Dauer etwas bewirkt im Gegensatz zu einer üblichen bürgerlichen Kost. Sie wird von Betroffenen als »Heil-nahrung« bezeichnet. Auch im hohen Alter scheint ihre Wirkung nicht gering zu sein.

So schreibt eine 70jährige Patientin drei Jahre nach einem ersten Kurzfasten: *»Noch immer genieße ich die vollkommene Schmerzfreiheit und Beweglichkeit in meinen Handgelenken. Ich hatte mich schon so an den mißlichen Zustand gewöhnt, daß ich mir eingeredet hatte, ich müßte damit leben, es* *wäre halt mein Schicksal. Die Fastenleiterin hat mir einen Weg gezeigt, wie man als älterer Mensch auf ganz natürliche Weise selbst eine bessere Lebensqualität schaffen kann. Daß dies allein durch fünf Tage Fasten und eine rohkostreiche Vollwerternährung möglich war, empfinde ich immer noch als Wunder.«*

Ernährung und Arthroseentstehung

Heinitz beschäftigt sich mit der Rolle, die Stoffwechselfaktoren für die Ätiopathogenie degenerativer Gelenkerkrankungen haben *(64)*. Sie seien kurz zusammengefaßt:

- Übergewicht belastet die Gelenke mechanisch.
- Eine fett- und eiweißreiche Ernährung verändert die paraarthralen und synovialen Gefäße im Sinne der Atheromatose.
- Cholesterinerhöhung verschlechtert die Kollagensynthese.
- Diabetes mellitus bremst die Synthese der Mukopolysaccharide.
- Harnsäure kann sich in die Synovialis, den Knorpel und in die Gelenkkapsel einlagern und dort kristallin ausfallen.
- Zucker spielt eine Rolle als Demineralisator.

Wilhelmi veröffentlichte eine Monographie »Arthrose und Ernährung« mit umfangreicher Literatursammlung und eigenen Ernährungsexperimenten am Modell der spontanen Arthrose der Maus bei einem arthrosedisponierten Mäusestamm *(180)*.
Die Auswertung erfolgte histologisch; sie sei zusammengefaßt:

- Artrhosehemmung durch knappe, kalorienarme, proteinausreichende Kost mit hohem Linolensäuregehalt.
- Arthroseförderung durch Schweinefettzugabe, Olivenöl oder Cholesterin. Die dadurch erhöhte Arthroseinzidenz konnte durch Linolensäure reduziert werden.

- Distelöl- und Baumwollsamenöl-Zufütterung erhöhte die Arthroserate nicht.
- Ein künstlich erzeugter Diabetes führte rasch zur Knorpelatrophie bei Chondrozytenschädigung und zu einer Glykosaminoglykandegradation, später zu Gelenkknorpelnekrosen.
- Fettreiche Kost führte zu Übergewicht und zu einer erhöhten Arthrosequote.
- Bei lebenslanger leichter Unterernährung war bei den arthrosedisponierten Mäusen eine Reduktion der Gelenkdestruktion zu beobachten. Die Kost mußte ausreichend Protein enthalten.
- Reichliche Eiweißfütterung der wenig arthrosedisponierten Ratte führte hingegen zu verminderter Osteogenese.
- Aromatische Aminosäuren fördern die Ochronose des Knorpels.
- Umfangreiche Experimente mit Vitaminen, Mineralien und Spurenelementen zeigen, daß es auf eine ausgewogene Zufuhr wie beim Menschen ankommt, während Mangel- oder Überangebote dieser Stoffe jeweils zu verschiedenen chronischen Schäden am Knorpel oder Knochen von Tieren führen können.

*Wilhelmi*s Fazit aus Tierexperiment und Literatur aus der Humanmedizin: alle Fakten deuten darauf hin, daß eine ausgewogene Vollwertnahrung, individuell angepaßt, relativ kalorienarm, mit wenig Fett und Zufuhr von Protein einer Arthrose entgegenwirkt.
Dies entspricht ziemlich genau den Erfahrungswerten, die durch das jahrelange, z. T. lebenslange Experiment vieler Menschen gesammelt worden sind.

Zusatzbehandlung bei Arthrosen und Spondylosen

Was wir besonders schätzen gelernt haben: Bei der *ruhenden,* »kühlen« *Arthrose:*

- alle durchwärmenden Verfahren wie Heusack, Pelosepackung, Mikrowelle,

- Plenosol®-Injektionsserie paraarthral, intrakutan an die tastbaren Schmerzpunkte,
- lokale Schmerztherapie mit Procain o. ä.

Bei der *aktivierten Arthrose:*

- Prießnitzwickel, Lehm- und Quarkpakkung – kurzliegend,
- Kohlwickel, über Nacht liegend,
- Blutegel an die druckschmerzhaften Stellen.

Bewegungstherapie:

- nie überlastend, jedoch täglich belastend,
- mit reichlich Ruhepausen, Entlastungslagerung,
- meiden: jede Art von Stauchung: berg- oder treppab für Knie und Hüfte, jede zu lange Belastung, Übergewicht.

Bei *Spondylosen* ist ein hochdifferenziertes Behandlungs- und Bewegungsprogramm

notwendig. Wichtig sind erfahrene Krankengymnastinnen und ein leistungsabgestuftes Bewegungsprogramm, vor Klinikentlassung für jeden Rückenpatienten ein mit ihm durchgespieltes Gymnastikprogramm für zu Hause. Entscheidend auch die zwei oder drei Anwendungen, mit denen er Schmerztherapie zu Hause durchführen kann, z. B.

- den Kartoffelsack als Heißanwendung,
- die Prießnitzauflage kalt als vorzügliches Schmerzmittel, z. B. bei Kreuzschmerzen (oft besser als alle Schmerzmittel!),
- die heiße Rückendusche mit nachfolgender Einreibung von »Rheumasalben«,
- selbst der Einlauf kann bei Schmerzen des Kreuz-Darmbein-Lendenbereiches erstaunlich entlastend wirken (Entstauung des Becken-Lymphgebietes?).

Das Reiter-Syndrom

Wir schließen den Gang durch Beispiele aus dem rheumatischen Formenkreis ab mit dem Reiter-Syndrom, .das von *Dienst* und *Gross* 1982 zusammenfassend beschrieben wurde *(41).*
Wir haben nur vier Fälle mit klarer Diagnose beobachten können. Sie waren alle ernährungstherapeutisch beeinflußbar, zum Teil mit erstaunlichem Ergebnis.

Patientenbeispiel: Morbus Reiter
Anamnese: 50jähriger Schreiner, G. W., leidet seit dem 20. Lebensjahr unter Urethriten, Iritiden und Sinusitiden. 1972 schwere Polyarthritis rheumatica. Seither klassische Rheumatherapie mit Glukokortikoiden, Antibiotika, Amuno®, Voltaren® u. a. 1977 einjährige Arbeitsunfähigkeit; Berentung geplant. Mit Anstieg des Gewichts stellt sich ein Diabetes mellitus Typ IIb ein. 1979 Diagnose eines Morbus Reiter (HLA-B 27 positiv).

Therapeutische Konsequenz
Ernährungsumstellung auf eigene Faust mit Verzicht auf tierisches Eiweiß bringt

erste Besserung. Komplette Ausheilung nach zweimaligem Fasten von 24 und 21 Tagen sowie Umstellung auf eine frischkostreiche, fleischfreie und eiweißoptimierte Vollwertkost auf Dauer.
Ergebnis
Seit sieben Jahren ist der Patient beschwerdefrei, voll arbeitsfähig, der Diabetes mit einem Gewichtsverlust von 90 auf 68 kg behoben. Der Patient empfindet sich als gesund und arbeitet uneingeschränkt wieder als Schreiner. Der Erfolg ist dem beispielhaften Engagement des Patienten zuzuschreiben.
Das zweite Patientenbeispiel macht uns die verwirrende Komplexität mancher chronischer Krankheiten deutlich und damit gleichzeitig die Schwierigkeit, Klarheit in der therapeutischen Strategie zu erhalten. Es leitet über zu einer Betrachtung der Immunkrankheiten und der Allergien und gibt eine Vorstellung von der persönlichen Dimension einer schwer verstehbaren Krankheit und einer unverstandenen Kranken.

Patientenbeispie: Reiter-Syndrom, Multimorbidität, Nahrungsmittelallergie

Anamnese: 45jährige Krankenschwester M. M., normalgewichtig. In der Jugend rezidivierende Polyarthritis. Urologische Symptomatik seit dem 22. Lebensjahr. Im 28. Lebensjahr wird ein Morbus Reiter diagnostiziert. Augensymptome erst ab dem 30. bis 35. Lebensjahr: Konjunktivitis, Chorioretinitis, Optikusatrophie und Glaskörpertrübung. Zwei Jahre Verdacht auf Myokardbeteiligung bei M. Reiter; rezidivierende Phlebitiden und Lymphangitiden sowie Fibromyalgien. Aufgabe des Berufs als Krankenschwester, Drei-Personen-Haushalt kann nicht mehr bewältigt werden. Gehstrecke 50 m mit Klappstühlchen.

Therapeutische Konsequenz

Etappenheilverfahren. Erstes Heilverfahren von sechs Wochen Dauer: 31 Tage Fasten, elf Tage erweiterte Frischkost von 1200 bis 1600 kcal, sehr vorsichtig dosierte Physiotherapie.

Verlauf: Erste Besserung nach 17 Fastentagen, Erweiterung der Gehstrecke. Entscheidende Wendung des seit 25 Jahren bestehenden Leidens am 20. bis 31. Fastentag mit fast vollständiger Entschmerzung der außerordentlich druckempfindlichen, gestauten und vorher kaum verschieblichen Körperdecke. Entschmerzung auch der tieferen Gewebsschichten, entscheidende Verbesserung der Gehfähigkeit bis zu 1 km ohne Stühlchen. Entstauung des schmerzhaften Lymphödems beider Beine. Die hohe Schmerzhaftigkeit der Wirbelsäule besonders im Iliosakralbereich ist zu 50 % gelöst.

Bemerkenswert ist die Entleerung übelriechender Kotmengen durch Einläufe während des Fastens. Die Patientin kann wieder schlafen, kann Sonne und kaltes Wasser vertragen, Dauertachykardie, Luftnot und die Schwäche der Glieder sind weitgehend verschwunden. Die depressive Grundstimmung hellt sich auf.

Ernährungsumstellung zu Hause: Ein Jahr lang hält die Patientin eine frischkostreiche laktovegetabile Vollwertkost ein und hat Zucker, Fleisch und Wurst von ihrem Speisezettel gestrichen.

Ein erneuter Schub mit Iritis, Glaskörpertrübung, Gelenkschmerzen und BSG-Erhöhung von etwa acht Wochen lehren sie zwei Dinge:

- Fasten und Einläufe allein vermögen den Schub zu mildern oder zu beenden. Auf Kortison kann verzichtet werden.
- Vertiefte Ernährungserfahrung: Juckreiz der Haut und anschließend entzündliche Schübe in mehreren Gelenken werden ausgelöst durch Camembert, Wurst, Ei, Milch, erhitzte Fette, Erdnüsse und Kuchen.

Zweites Heilverfahren: Mit einer Fastenzeit von 21 Tagen und vorsichtigem Kostaufbau bis zu einer frischkostreichen Vollwertnahrung ohne tierische Eiweiße. Auch hierbei zeigt sich, daß die sorgsame Beobachtung der Darmentleerung für den Erfolg der Ernährungstherapie wichtiger sein kann als Laborbefunde, die hier wenig ergiebig sind.

Physiotherapie: Klassische Naturheilverfahren in milder Form und steigender Dosierung, lokale Schmerzbehandlung. Psychotherapeutische Hilfen im Einzelgespräch und meditativer Bilderfahrung. Andere Behandlungsmethoden werden nicht verwendet.

Drittes Heilverfahren: 28tägiges Fasten, anschließend strenge Rohkost ohne tierische Eiweiße, kalorisch bis auf 1800 kcal aufgebessert. Die Patientin genießt jetzt diese Kostform und ist motiviert, sie auch zu Hause fortzuführen; verzichtet jetzt auch auf Butter und Sahne – ähnlich einer strengen Vegankost.

Nachsorge

Wir haben den Krankheitsverlauf über sechs Jahre begleitet. Frau M. M. ist gesund – solange sie bei ihrer selbst gefundenen, strengen Ernährungsform bleibt. Sie kann mehr als zwei Stunden im hügeligen Gelände wandern, kann Fahrrad und Auto fahren, hat keine Schmerzen mehr, und die Augenerkrankung ist zum Stillstand gekommen.

Geblieben sind ein Kortisonschaden: ACTH ist mit weniger als 5,0 pg/ml stark vermindert (normal: bis 80 pg/ml) und ein tetanisches Syndrom als Ausdruck der

Entmineralisierung. Die vorzügliche hausärztliche Führung im Zusammenhang mit einer endokrinologischen Universitätsabteilung vermochten die Reste einer 25jährigen Erkrankung positiv aufzuarbeiten.

Kommentar und Zusammenfassung: Rheumatischer Formenkreis

Komplexes pathogenetisches Denkmodell:
  Nahrungsmittelallergie; Obstipation
  Weichteil- und Gelenkrheumatismus
  Rezidivierende Infekte/
  Immunschwäche
Komplexe therapeutische Aufgabe:
  Allergenkarenz
  Ausleitung über den Darm
  Entsorgung des Bindegewebes
  Entschmerzung
  Immunmodulation

Was lernen wir aus den Patientenbeispielen?

• Die *Diagnosevielfalt* darf uns nicht schrecken. In den beiden zuletzt beschriebenen Fällen handelte es sich um eine Polyarthritis im Rahmen eines Reiter-Syndroms. Ob nun Diagnosen wie »Weichteilrheumatismus«, Fibromyalgie, »schmerzhafte Lymphstauung beider Beine«, Pannikulose, Verdacht auf rheumatische Myokardose, chronische Enterokolitis, Diabetes mellitus bei Adipositas hinzukommen, ist nicht so wichtig, wie der allgemeine Ernährungszustand, die Tastdiagnose im Gewebe und die Abschätzung der verbliebenen Regenerationsfähigkeit des kranken Organismus.

• Die Diagnose *»ernährungsabhängige, schubartig verlaufende chronische Erkrankung«* wird auch hier per Anamnese und ex juvantibus gestellt, nicht im Labor. Die Überwachung der Therapie erfolgt nach allgemeingültigen internistischen und labortechnischen Grundsätzen.

• Ob der drastische ernährungstherapeutische *Eingriff* in Form von Fasten oder strenger Rohkost gewagt werden kann, fordert die fastenärztliche Abwägung von Indikation und Kontraindikation für den jeweiligen Fall: Gewichtsreserve? Funktionstüchtigkeit der Aufnahme- und Entleerungsorgane? Belastungsfähigkeit von Leber und Niere? Anpassungsfähigkeit des Gefäßsystems an Druckschwankungen? Bereitschaft des Patienten zum Verzicht?

• Parallel zur bemerkenswerten *Entschmerzung* der Gewebe und zur verbesserten Beweglichkeit empfinden die Patienten zunehmendes Wohlbefinden. Dies sind entscheidende Motivationshilfen zum Durchhalten und Weitermachen.

• Eine ideale *Verlaufsbeurteilung* haben Arzt und Physiotherapeut buchstäblich in der Hand: Für die tastende und vergleichende Hand des Untersuchers und Behandlers ist die Veränderung von Haut, Bindegewebe und Muskulatur, besonders aber der periarthralen Gewebe allein durch die katabol gerichtete Intensivdiätetik einer der überzeugendsten Befunde.

• Die gewohnte und bewährte *medikamentöse Rheumatherapie* wird so lange belassen, bis der Patient selbst – der seinen Schmerz und sein Medikament am besten kennt – stufenweise vermindern bzw. ausschleichen kann. Er lernt, Notwendigkeit oder Entbehrlichkeit dem jeweiligen Schubgeschehen anzupassen.

• Wir schätzen die hohe *Unschädlichkeit* und Nebenwirkungsfreiheit intensivdiätetischer Therapie.

● Sie ist selbstverständlich *kombinierbar* mit physikalischer Therapie, Bewegungstherapie und Psychotherapie, jedoch unter besonders strenger Indikationsstellung im Hinblick auf Qualität und Dosierung.

Komplexe chronische Erkrankungen

Komplex von Rheuma, Nahrungsmittelallergie und Immunkrankheit

> Pathogenetisches Grundprinzip:
> Plurikausalität
> → Interdisziplinäre Diagnostik
> Teilweise ernährungsbedingt?
> Psychogenie? Andere Ursachen?
> Therapeutische Aufgabe:
> Basistherapie Fasten
> = Diagnose ex juvantibus
> Mehrdimensionale Therapie-
> angebote
> Synopsis und interdisziplinäre
> Verlaufsbeobachtung

Wir erinnern unsere Patientenbeispiele aus dem rheumatischen Formenkreis, insbesondere die des Reiter-Syndroms. Die genaue anamnestische Aufarbeitung des zweiten Falles (M. M., s. S. 208) in Zusammenarbeit mit dem Hausarzt und den rheumatologischen Diagnostikinstituten verhilft uns zu einem besseren Verständnis des Reiter-Syndroms.

Der Bericht mag wesentliches zur Ätiologie und nosologischen Einordnung schwer verständlicher Syndrome beitragen.

Die »Arthritis enterica«, wie der M. Reiter auch genannt und in Verbindung zur Colitis ulcerosa und dem Morbus Crohn gebracht wird, gewinnt an Realität durch die Abhängigkeit von der Nahrung und vom Inhalt bzw. der Entleerung des Darmes (124). Eine genetische Komponente ist deutlich: die Mutter der Patientin hatte eine Colitis ulcerosa und war HLA-B 27 positiv; ihre Schwester hatte nach der Beschreibung einen Morbus Reiter; beide waren eindeutig allergisch gegen Fisch, Fleisch und Milchprodukte, besonders Käse.

Die Ätiologie des M. Reiter gilt nach wie vor als nicht geklärt. Genannt werden allergische Reaktionen auf Nahrungsbestandteile und enterale oder urethrale

Infektionen. Die Verwandtschaft zum rheumatischen Formenkreis ergibt sich nicht dadurch, daß die Polyarthritis ein hervortretendes Symptom ist, sondern daß die Krankheitsdisposition zum M. Reiter mit einer Häufigkeit von 73 % an das Histokompatibilitätsantigen HLA-B 27 gebunden ist. Hierdurch und durch die häufig vorhandene Sakroileitis ergibt sich eine echte Verwandtschaft zum Morbus Bechterew (41).

Bei den HLA-B 27-negativen Patienten konnte in 70 % das reagierende Antigen des HLA-B-Locus nachgewiesen werden. Damit zeigt sich der M. Reiter auch als *Immunkrankheit*. Bei unserer Patientin waren zwar AST, antinukleäre und DNS-Antikörper, Rheumafaktor und HLA-B 27 negativ (1984). 1982 jedoch ergibt ein ausführlicher Immunstatus eindeutige Hinweise auf das Vorliegen einer Immunkrankheit: »Progressive und aktive Polyarthritis enterica, Rheumafaktor und die aktiven Immunkomplexe sind signifikant erhöht, die T-Suppressorzellaktivität ist stark vermindert, es können unbegrenzt Antikörper gebildet werden: B-Zellpopulation supprimiert, Killerzellen gegen Bakterien reduziert. Komplementaktivität gegen Bakterienwände stark reduziert.« Aus dem klinischen Verlauf ist zu schließen, daß sowohl die Immunschwäche wie auch die Symptomatik des Reiter-Syndroms überwunden wurden. Die Patientin berichtet von einer bemerkenswerten Infektinstabilität.

Die sogenannten Autoimmunkrankheiten oder Autoaggressionskrankheiten gelten bis heute als ungelöste therapeutische Probleme. Sie bedürfen vielleicht einer Korrektur im Verständnis des Begriffteils »auto«. *Wendt* legt in seinem leider vergriffenen Buch »Immunologie auf neuen

Wegen« *(176)* dar, daß der Körper niemals gegen als »selbst« erkannte Substanz aggressiv sein kann, sondern nur gegen als »fremd« empfundene Einlagerungen ins Gewebe oder gegenüber degeneriertem Zellmaterial. Mit diesem Verständnis der Immunologie erklärt sich, warum therapeutisches Fasten *(49)* und strengste,

lebenslange Ernährungsstrategie Heilung oder Verbesserung des Unheilbaren bedeuten können. Mit den Prinzipien Abbau und Elimination kranker Substanz und Neuaufbau körpereigener Substanz müssen Autoimmunkrankheiten nicht mehr ungelöste therapeutische Probleme sein.

Personotrope Dimension chronischer, komplexer Krankheitsformen

Ich möchte die Geschichte der Patientin M. M. fortsetzen und nach der allergisch-immunologischen Seite des »Reiter-Syndroms« zuletzt die *persönliche Dimension* einbringen, ohne die das 25jährige Rheumaschicksal wohl kaum gewertet werden kann. Es mag deshalb erlaubt sein, die Patientin hie und da auch selbst zu Wort kommen zu lassen. Sie hat uns zwei Tagebücher überlassen, in denen sie sich spontan zu allen Ereignissen äußert. Wir haben damit Zugang zur Erlebniswelt einer Patientin, die uns Ärzten nur selten zugänglich ist.

Noch ist die Patientin geprägt von Verletzung und Verzweiflung. *»Allein wieviel qualvolle Jahre vergingen, bis die Krankheit als »Morbus Reiter« diagnostiziert wurde.* [10 Jahre!] *Ich bin von Facharzt zu Facharzt gelaufen, von Klinik zu Klinik geschickt worden und schließlich in der psychiatrischen Abteilung gelandet, weil man mir die unbeeinflußbaren Schmerzen und die Erfolglosigkeit der Medikamente nicht abnehmen wollte. Monatelange Klinikaufenthalte, Behandlung mit Antibiotika, Antirheumatika, Kortison und Psychopharmaka trieben mich in eine immer tiefere Sackgasse. Von ärztlicher Seite wurde alles erdenkliche getan; leider ist mir dabei keine Hilfe zuteil geworden. Das schlimmste war, daß die Ärzte mir die vielerlei und sich verändernden Beschwerden nicht mehr glaubten und diese als »psychogen« einstuften. Als hoffnungsloser Fall wurde ich entlassen.«*

Psychosoziale Situation: Nach dem Verlust ihres Berufes (Krankenschwester) war sie bald auch unfähig, als Dozentin und Übersetzerin für die persische Sprache tätig zu sein; der Drei-Personen-Haushalt konnte nur mühsam bewältigt werden; gelegentliche Suizidgedanken wurden vom Ehemann aufgefangen.

Sie griff zur Selbsthilfe mit zunächst bescheidenen Mitteln. Didaktisch interessant ist vielleicht, wie die Patientin stufenweise in eine Ernährungsumstellung hineinwächst. Es löst uns die Frage, was einen Menschen befähigt, konsequent eine strenge Ernährungsform zu realisieren, deren Erfolg nicht vorauszusehen war, die letztlich aber Heilung bedeutete.

Erste Erfahrung mit Ernährung: 1970 wird durch mehr Ballaststoffe eine Obstipation behoben. 1979 verbessert sich durch *Hay*sche Trennkost die Verträglichkeit der Nahrung. 1985 gelingt eine Besserung des Allgemeinzustandes durch Umstellung der Ernährung auf Vollwertkost nach *Bruker*, aber noch keine entscheidende Wendung des Leidens.

Die Patientin selbst wertet die Intensivdiätetik in drei stationären Heilverfahren 1986, 1987 und 1988 von je sechs Wochen als die entscheidenden Eingriffe in die Chronizität ihrer Erkrankung.

Verlauf des ersten Heilfastens (31 Tage)

»Der Einstieg ins Fasten fällt mir viel leichter, als ich mir vorgestellt habe. Anfängliche

rheumatische Krisen sind bald vorüber. Schon zwischen der ersten und zweiten Fastenwoche merke ich, es geht bergauf! Mit jedem Tag nehmen die Schmerzen ab, ich werde zusehends beweglicher und kann bald auf Schmerzmittel verzichten. Meine steinharten Muskeln beginnen sich zu lockern, ich vertrage Sonne und kann nach jahrelangen schmerzvollen Nächten wieder durchschlafen. Auch die Atemnot und die große Empfindlichkeit in den gestauten Beinen lassen nach, was ich vorher nicht zu hoffen wagte: meine Gehstrecke, bisher 50 m mit Hilfe eines Klappstühlchens zum Absitzen, kann ich täglich steigern. Nach jahrelanger Unbeweglichkeit ist es mir möglich, in der Hocke zu sitzen.
Der ›Durchbruch‹, ein fast für mich historischer Tag, kommt am 17. Fastentag: Anläßlich eines bunten Abends kann ich einen Walzer tanzen, seit etwa zehn Jahren mein erster Tanz!
Eine mehrtägige Heilkrise in der letzten Fastenwoche wirft mich nicht aus der Bahn; ich brauche Bettruhe und den täglichen Einlauf, bei dem sich übelriechende Sachen entleeren. Danach gelingt es mir, meine Gehstrecke auf einen Kilometer auszudehnen. Innerlich gestärkt, mit zunehmender Lebensfreude gehe ich daraus hervor.
31 Fastentage habe ich gut und ohne Versuchung überstanden. Mein vorher aussichtsloser Zustand hat sich um 50 % gebessert, ohne Medikamente!
Die Ernährungsschulung in der Klinik in Form von persönlichen Beratungen, Vorträgen, Gruppengesprächen und in der Lehrküche und die Vorsätze für zu Hause haben bereits innerlich in mir Fuß gefaßt; ich hatte ja Zeit. Meine erworbenen Kenntnisse drängen darauf, in die Tat umgesetzt zu werden.«

Selbsthilfe durch Fasten und Ernährung

»Durch eigene Erfahrung weiß ich jetzt, daß niemand anderes mir helfen kann als ich selbst. Ich habe Jahre gebraucht, um zu verstehen, daß mein Heilmittel in der Küche liegt und meine Nothilfe der Einlaufbehälter ist. Mein Körper hat es mir deutlich bewiesen, daß sogenannte Verzichte Gewinn brin-

gen, Kompromisse dagegen Krisen und Rückschläge.
›Heilnahrung‹ = Verzicht auf ›normale Alltäglichkeiten‹. Ich weiß nicht, ob sich jemand vorstellen kann, was das bedeutet:

* *Verzicht auf den Gebrauch von Zucker und ähnlichen raffinierten Kohlehydraten (in Tee, in Kuchen oder in der Marmelade; Eis, Bonbons, Kekse, Limonade); besonders in Verbindung mit gehärteten Fetten (in der Schokolade, Pralinen, Pfefferkuchen usw.)*
* *Verzicht auf Milchprodukte (auch Trinkmilch, Sauermilch, Joghurt, Quark, Hüttenkäse, alle Käsesorten und alles was mit Milch oder Käse bereitet wurde!)*
* *Verzicht auf jede Art von Fleisch, Fisch, Geflügel, Wurst, Schinken und alles was damit bereitet oder gewürzt wurde.*

Was soll man dann noch essen? werden Sie sagen. Oh, so viel herrliche Sachen, die uns Garten und Feld anbieten! Mit dem Satz von Kollath: ›So naturbelassen wie möglich‹ lassen sich so leckere Speisen zubereiten, daß ich keinerlei Sehnsucht mehr nach den üblichen habe (119).
Ich allein habe die Möglichkeit in der Hand, Heilnahrung an mir anzuwenden, zu ihr einen Bezug herzustellen und mir dadurch selbst zu helfen. Nur so gelingt es mir, auf Medikamente mit starken Nebenwirkungen zu verzichten. Warum diese Chance ungenutzt lassen?
Mein neuer Weg ist inzwischen fest in meinem Bewußtsein verankert; es ist ein Weg, der Konsequenz und Disziplin verlangt, aber auf Dauer gesehen der einzige, der mich an Leib und Seele gesund sein läßt.«

Bild des chronisch Kranken

Statt eines Kommentars will ich zusammenfassen, was sich mir aus der Begegnung mit ähnlich chronisch Kranken zusammenfügt. Der Kranke, der in einer für ihn schwer verständlichen, für den Arzt schwer behandelbaren Krankheit leidet (»patiens«) ist von ganz anderer Art als der chronisch Stoffwechselkranke, der auf Seite 105 skizziert wurde. Dieser Kranke ist kein Ärgernis für den Hausarzt, wohl aber seine größte Herausforderung. Auch er kostet die Krankenkasse sehr viel Geld, aber er ist der wirklich Leidende, dem mit allen Mitteln geholfen werden muß. Die Undurchsichtigkeit seiner Erkrankung schafft Verständnisprobleme auch bei denen, die Leistungen zu gewähren haben (Einweisung in eine Ernährungsklinik bei Rheuma oder bei Augenerkrankung?). Sie weckt zunehmend Zweifel an der Glaubhaftigkeit der Beschwerdeschilderung: Aggravation? Simulation? Psychogenes Kranksein-»wollen«, -»müssen«? Larvierte Depression?

Behandlungskonzepte und Medikamente müssen ständig gewechselt werden. Je erfolgloser sie sind, desto ärgerlicher wird der Arzt, während der Patient zum Quälgeist gerät, der sich immer weniger traut, sich seinem Arzt noch zuzumuten. Entlastung für beide bringt die Überweisung zum nächsten Facharzt. Hier wächst vorübergehend Hoffnung, um bald in die nächste Resignation umzuschlagen . . .

Teufelskreise, die verstehen lassen, warum sich die komplizierte Erkrankung weiter durch Neurotisierung oder Sekundärpsychosen verschlimmern muß.

Wie findet man da heraus? Weil relativ ungefährlich, kann zunächst einmal dieser Weg gewählt werden: In den geschilderten Fällen war das therapeutische Fasten, begleitet von klassischen Naturheilverfahren, ein tiefgreifender ganzheitlicher und erfolgreicher Therapieansatz.

> Fasten/Intensivdiätetik sind interdisziplinäre Heilverfahren; sie fordern und betreffen den ganzen Menschen und den engagierten Diätetiker.

Der Leidende wird in einem solchen körperlichen Umwandlungsprozeß entscheidend gefördert durch die Akzeptanz seiner Person, vor allem seiner Ängste und Eigenheiten. Noch wichtiger ist für ihn die Entdeckung verbliebener Fähigkeiten; sie werden in der Begegnung mit den trainierenden Naturheilverfahren *(Kneipp,* Bewegungstherapie) erlebt und ausgebaut.

Immunkrankheiten

> Pathogenetisches Grundprinzip:
> Nutritive Überfrachtung und
> Erschöpfung des Immunsystems
> Therpeutische Aufgabe:
> Entlastung und Immunmodulation
> mit natürlichen Mitteln

Das Thema enthält mehr als eine Unbekannte. Wer denkt schon an eine nennenswerte Modulation immunologischer Vorgänge im Zusammenhang mit so alltäglichen Selbstverständlichkeiten wie Ernährung und Ausscheidung? Sofern bewußt geworden ist, daß sich die Qualität unserer täglichen Nahrung in den letzten 150 Jahren entscheidend von den physiologischen

Bedürfnissen unseres Organismus entfernt hat und zum pathogenetischen Vorgang wurde, darf vermutet werden, daß auch unser Immunsystem davon betroffen ist. Hinzu kommen toxische Einflüsse und chronisch entzündliche Veränderungen der Schleimhäute des Nasen-Rachen-Raumes und des Magen-Darm-Kanals in der Auseinandersetzung mit unserer nicht mehr natürlichen Umwelt *(120)*.

Es ist bekannt, daß die Ernährung eine ausschlaggebende Rolle für die Entwicklung und den Zustand des Immunsystems spielt. Nahrungsmittel sind nicht nur Nährstoffquellen, sondern eine komplexe Mischung antigener Substanzen, die als fremd oder als zu integrieren erkannt werden. Ob es zu einer erhöhten Resorption antigener Makromoleküle im Darm unter Umgehung der ersten Abwehrschranke kommt, ist eine Frage der intakten Darmschleimhaut. Sie ist ja nicht nur ein Resorptions- und Ausscheidungsorgan, sondern samt zugehörigem Bindegewebe eines unserer größten Immunorgane. Immunkompetente Zellen befinden sich in der 200 bis 300 m² großen Oberfläche der Darmzotten. Entzündliche und degenerative Veränderungen des Gastrointestinaltrakts, Enzymdefekte, Fehlernährung, Maldigestion und Gärungs- bzw. Fäulnisprozesse bei unverträglicher oder schlecht gekauter Nahrung öffnen die Eintrittspforte Darm für enterale allergische Erkrankungen und deren immunologische Folgen *(May, 120)*.

Die diätetisch-therapeutische Aufgabe ist vielschichtig:

- für das Individuum toxische Stoffe sind zu vermeiden,
- verhindern, daß solche Stoffe gar nicht erst entstehen (Nahrungswahl, Eßverhalten, Mengenfrage),
- frühzeitige Elimination antigenen Materials,
- Ruhigstellung und antientzündliche Therapie der Darmschleimhaut,
- Normalisierung der intestinalen Permeabilität,
- »Entsorgung« des Bindegewebes von abgelagerten Immunkomplexen und damit
- Desensibilisierung und Verminderung hyperergischer Rektionsweisen sowie
- erhöhte bakterizide Aktivität gegenüber chronischen Infektionen,
- Zufuhr unerhitzter Pflanzenstoffe, -enzyme und anderer Wirkstoffe.

Auch wenn es vermessen klingt: alles dies ist durch ein langes Fasten lege artis, eine Frischkostbehandlung nach *Bircher-Benner,* eine Kur nach *F. X. Mayr* oder andere Formen der Intensivdiätetik und eine differenzierte Langzeitdiätetik zu erreichen! Die klinische Beobachtung spricht dafür.

Patientenbeispiel: Seropositive chronische Polyarthritis und Asthma bronchiale

Anamnese: Frau W. B., Postbeamtin. Allergieneigung in der Familie. Schon als Kind hatte die Patientin ein Ekzem und war anfällig gegenüber Erkältungen. Seit dem 25. Lebensjahr Polyarthritis mit schleichendem Beginn, ab 35. Lebensjahr Heuschnupfen, Kieferhöhlenentzündungen und schließlich Asthma bronchiale.

1976 erstes Fasten von 21 Tagen in einer Fastenklinik: sehr guter Erfolg, Gelenke beschwerdefrei. Anschließend anderthalb Jahre frischkostreiche Vollwertnahrung ohne tierisches Eiweiß. Frau B. war fünf Jahre lang frei von Gelenkschmerzen und frei von rheumatischen Schüben.

1984 Krankenhausbehandlung wegen lebensbedrohlichen Asthmas.

1985 radikale Zahnsanierung, anschließend zweimal Ernährungstherapie in der Klinik Lahnhöhe mit guten Ergebnissen im Hinblick auf Rheuma und Asthma. Die strenge Ernährung zu Hause kann nicht eingehalten werden, deshalb erneute Verschlechterung beider Krankheiten und deshalb langzeitig Decortin®, Azulfidine® und Voltaren®.

Therapeutische Konsequenz

Sechs Wochen in unserer Fastenklinik für ernährungsabhängige Krankheiten. Ein schweres Dauerasthma zwingt zunächst zur Erhöhung der Decortin®-Dosis. Mit 24 Tagen strenger Frischkost ohne tierisches Eiweiß und Bettruhe kann der Status beendet und die Decortin®-Dosis von 30 mg schrittweise auf 5 mg vermindert werden. Parallel zur Entschmerzung aller Gelenke kann auch auf Azulfidine® und Voltaren® verzichtet werden. Mit erweiterter Frischkost (1200 kcal, später 1600 kcal) – weiterhin ohne tierisches Eiweiß – kann die Patientin ihren Bewegungsraum so erweitern, daß sie schließlich drei Stunden im bergigen Gelände ohne Atemnot und ohne Gelenkbeschwerden gehen kann. Seit Wochen kann sie wieder schlafen. Die von der Patientin beklagte Wesensveränderung mit depressivem Charakter weicht einer erstaunlichen Lebendigkeit und geistigen Aktivität.

BKS von 48/73 auf 14/27 gebessert; Rheumafaktor von 391 IE/U auf 80.

Kommentar

Sowohl das Asthma als auch die Gelenkerkrankung ist bei dieser erblich durch Allergieneigung belasteten Frau ernährungsabhängig. Sie hat erfahren, daß es nicht nur Fleisch und Wurst, sondern auch Milchprodukte und Zucker sind, die zu einer Verschlimmerung führen.

Die schrittweise Ernährungsumstellung zu Hause war das Wesentliche. In schwerer Krankheit half nur die einschneidende und kompromißlose Ernährungsbehandlung in der Fachklinik in der Hand diäterfahrener Ärzte.

Die Kunst des Küchenteams und die praktischen Tips aus der Lehrküche ermöglichten der Patientin, dann zu Hause mit neuen Ideen und neuem Mut ihr Gesundheitsschicksal wieder selbst in die Hand zu nehmen. Sie schrieb aus ihrer Krankheitserfahrung ein Buch mit großer Rezeptsammlung *(10)*. Das Entscheidende darin ist die Zubereitung schmackhafter Frischkost.

Patientenbeispiel: Erythema nodosum seit 20 Jahren. Chronische Obstipation

Anamnese: M. L., 65, als Kind Aversion gegen Milch, kein Milchschorf. 1946 Kindbettfieber, 1953 Peritonitis bei Appendizitis, seither gravierende Verstopfung. 1967 Hysterektomie, später Schädeltrauma, wochenlanges Erbrechen, viele Medikamente und Infusionen. Ein dreiviertel Jahr später knotenartige Entzündungen auf der Haut des ganzen Körpers, die sich z.T. phlegmonös ausbreiten, so schlimm, daß eine Amputation des rechten Unterschenkels erwogen worden sei. Schwere Gelenkbeteiligung. 1968 dermatologische Diagnose eines Erythema nodosum.

Die Extraktion von drei beherdeten Zähnen löste keinen Schub aus, bringt aber auch keine Besserung.

Monatelang hochdosierte Kortisonbehandlung mit 100 mg (?), jahrelang mit 50 mg (Präparat ?). Damit vorübergehende Besserung der Symptomatik, jedoch zunehmend erschwerte Denkleistung, Sprachstörungen, Vergrößerung der Leber, Kollapsneigung. Erwerbsunfähigkeitsrente.

Therapeutische Konsequenz

Selbsttherapie: Ernährungsumstellung 1975 zu einer strengen, rohkostreichen, tierisch-eiweißfreien Ernährung, zusätzlich homöopathische Medikation. *»Seit dieser Zeit bin ich wieder normal, kann wieder denken, werde kaum noch ohnmächtig und brauche kein Kortison mehr«.* Entzündungsherde blühten gelegentlich auf, seien aber um 90 % besser als damals. Gelenkbeschwerden gebe es nicht mehr, die BSG sei ständig erhöht, z. B. 20/45 n. W.

Stationäre Therapie: Heilverfahren 1989 in unserer Klinik. 18 Fastentage, sieben Tage vegetarische Vollwertkost ohne tierisches Eiweiß, 1200 kcal. Verzicht auch auf die homöopathische Medikation. Ein apfelgroßes subakutes Erythem am rechten Unterschenkel heilt in den ersten zehn Fastentagen ab; über Nacht liegende Kohlwickel tun außerordentlich wohl.

Bemerkenswert ist die erschwerte Stuhlentleerung – auch auf die obligatorischen Einläufe. Es wird diätetisch nachgeholfen: täglich zweimal Gemüsemoste, dreimal ein Eßlöffel Leinsamen, reichlich Tee und Wasser. Jetzt fördern die Einläufe zu reichliche Stuhlmengen zu Tage, und die Patientin fühlt sich danach ungewöhnlich wohl, daß wir an einen Zusammenhang zwischen chronischer Stuhlretention und entzündlicher Erkrankung denken. Die Patientin verläßt uns schmerz- und erscheinungsfrei, bei bestem Befinden. *»Eigentlich bin ich jetzt ganz gesund«.*

Kommentar

Der Darm als »Herd«? Der verstopfte Darm könnte in diesem Fall Anlaß sein, daß der Organismus mangels Ausscheidungspotenz mit der chronischen Erkrankung nicht fertig geworden ist. Er könnte retiniertes Material resorbiert und damit den Körper – und die Gelenke, vielleicht auch die Haut – zusätzlich zur Autoimmunkrankheit belastet haben, zumal nach Erfahrung der Patientin eine Allergie gegen tierische Eiweiße vorliegt. Was sich im Bindegewebe durch die Ernährungs-

umstellung und während des Fastens immunologisch ereignet hat, wissen wir nicht.
Eine Verstopfung jedenfalls ist so gut wie immer eine Zusatzbelastung und bedarf der Therapie (s. S. 292 ff.).

Immunschwäche und Hauterkrankungen

Auf bereinigtem Stoffwechselterrain heilen Dermatosen von selbst ab. Die Haut als Ausscheidungsorgan bedarf der Entlastung nach innen bzw. über den Darm.

So ließen sich zwei Fälle einer *Dermatomyositis rheumatica* durch Fasten und anschließende frischkostreiche Ernährung positiv beeinflussen. Nachdem die Erytheme während des Fastens kurzfristig exazerbierten, blaßten sie ab, und die behindernden Muskelschmerzen konnten entscheidend verringert werden.
Auch eine schwere *therapieresistente Dermatomykose* bei einem 23jährigen Mann heilte mit 21 Fastentagen und Ernährungsumstellung in vier Wochen komplett ab.

Allergien

> Pathogenetisches Grundprinzip:
> Allergeneinstrom durch die »offene« Schleimhautschranke des Darms
> Hypersensibilisierung
>
> Therapeutische Aufgabe:
> Allergenkarenz;
> Regeneration des Darms
> Desensiblisierung (durch Abbau von Antikörperkomplexen im Fasten)

Sollen wir von Nahrungsmittelallergien oder -unverträglichkeiten sprechen? Im anglo-amerikanischen Sprachraum hatte man das Wort »allergy« zunächst weit gefaßt als »im Laufe der Zeit auftretende individuelle Reaktion auf eine Umweltsubstanz«, später und besonders im europäischen Sprachraum engte man Allergie auf die immunologische Dimension der Antigen-Antikörper-Reaktion ein, womit sie meßbar und testbar wurde. Damit aber sind am wenigsten die Nahrungsmittelallergien erfaßbar. Hinzu kommt, daß erst spät und noch keineswegs allgemein anerkannt ein weiter Bereich von Nahrungsmittel-Unverträglichkeiten entdeckt wurde. Es ist das Verdienst der 1965 gegründeten Gesellschaft für Klinische Ökologie in den USA *(Rinke, Randolph, Moss u. a., 138)*

Phänomene für unser Verständnis zu ordnen und für praktisches Handeln nutzbar zu machen, die zwar von nahezu allen diätetisch tätigen Ärzten gesehen, aber nicht sehr einheitlich interpretiert wurden.

> ● Es gibt viel mehr ernährungsabhängige »Allergien« als bekannt sind und therapiert werden.
> ● Je mehr Symptome ein Patient hat, desto wahrscheinlicher ist es, daß er an einer umweltbedingten Krankheit leidet.

Hier stehen wir am Scheideweg; gelernt hatten wir: je mehr ein Patient Symptome »produziert«, desto eher gehe man auf Distanz und betrachte ihn als Hypochonder oder eingebildeten Kranken. Das Problem unserer täglichen Praxis ist: wie gelingt es, das eine vom anderen zu unterscheiden?
Bezeugen kann ich aus der diätetischen Erfahrung, daß eine Vielzahl von Beschwerden – welchen Namen sie auch immer tragen mögen – durch die gründliche Entleerung des Darms und zeitweise totale Nahrungskarenz ohne jede andere Therapie zum Verschwinden zu bringen ist. Für mich ist dies der erste Hinweis, daß es sich um eine ernährungsabhängige

Krankheit handeln könnte. Die Nahrungsexposition und der Rückfall – die experimentelle Wiederholbarkeit des Phänomens – sind dann der Beweis.

Randolph geht weiter: Er bezieht die chemischen Umweltgifte und die Luftverschmutzung in sein Handlungsprofil ein und erkennt den Suchtcharakter, den auch Nahrungsmittel haben können *(138)*.

Auch dann, wenn sie täglich gegessen, geliebt, gesucht und primär auch vertragen werden, können sie alle denkbaren Gesundheitsstörungen auslösen – und vorübergehend bessern, wenn das gleiche Nahrungsmittel gegessen wird! Auf ein Hoch folgt ein Tief in der Entziehungsphase – wie bei jeder Sucht. *Ziegler* hat – wohl unabhängig von den amerikanischen Kollegen – gleiches im Hinblick auf Zukker gefunden *(186)*.

Das weite Feld aktiver Diätetik der Nahrungsmittel-Unverträglichkeiten kann hier nicht durchschritten werden. Wir werden es markieren durch drei Patientenbeispiele. Zwei andere finden sich als Polyarthritis mit Asthma bronchiale (s. S. 215) und als Morbus Reiter (s. S. 208).

Patientenbeispiel: Urtikaria, Allergie vom Soforttyp
Anamnese: 50jährige Schweizerin, Infektanfälligkeit in der Kindheit, dann recht gesund. Später wenig Beschwerden durch einen Blähbauch und eine Neigung zur Obstipation. Seit gut acht Jahren juckende Hautrötung und -bläschen, sich steigernd bis zu einer generalisierten Urtikaria, die außerordentlich quälend wird, vor allem nachts. Medikamente helfen vorübergehend, ändern aber die Erkrankung nicht.
Zwei dermatologische Universitätskliniken testen und stellen Listen von verbotenen Nahrungsmitteln zusammen. Vergleicht man beide, dann schließen sie sich gegenseitig aus; die Patientin dürfte so gut wie gar nichts mehr essen. So kam sie zum Fasten.

Therapeutische Konsequenz
Diätetik: 18 Tage Teefasten (da auch allergisch gegen viele Bestandteile der Gemüsebrühe: Sellerie, Lauch, Gewürze, Hefe), anschließend Ausschlußdiät: kein Honig, keine Milchprodukte, glutenfreie Getreide, Auswahl von Gemüsen, weder Fisch, Fleisch noch Wurst.
Die Darmentleerung förderte übelriechende Kotmengen zu Tage, deshalb täglich Einläufe.
Physiotherapie: Temperaturabsteigende Vollbäder mit Weizenkleie (die vertragen wird; beides wirkt reizdämpfend), morgendliche Teilwaschung nach *Kneipp* (kurz kalt; Verträglichkeit muß getestet werden), Reflexzonenbehandlung am Fuß (reizdämpfend), keine Massagen, keine parfümierten Öle, Süßmandelöl wird vertragen: nach jedem Duschen selbst einölen.

Verlauf
Die Patientin fühlt sich schon nach den ersten Fastentagen erleichtert. Zwei schwere Urtikariarezidive gibt es am 7. und 13. Fastentag, danach jeweils besonderes Wohlbefinden und Beruhigung der Haut. Die Nacht kann durchgeschlafen werden. Am 18. Fastentag ist die Patientin beschwerdefrei und glücklich: »*Seit Jahren habe ich mich nicht mehr so gut gefühlt!*«
Die hohe Eosinophilie von 30% geht auf 8% zurück, das deutlich erhöhte IgE ist nahezu normalisiert.
Während des Kostaufbaus – die gefährlichste Phase bei Nahrungsmittelallergikern – kann zunächst die Verstopfung durch Leinsamen, viel Wasser und viel Rohkost behoben werden.
Rohe Gemüse werden vertragen, glutenfreie Suppen und Brot sind möglich, Obst und Honig wird wieder toleriert ohne Hautreaktion.
Anweisung für zu Hause: Weiter Ausschlußdiät; für je drei Tage je ein neues Nahrungsmittel zulegen oder weglassen, falls die Haut reagiert. Für ausreichende Darmentleerung sorgen, notfalls Einlauf; Verstopfung nicht dulden. Nahrungsmittel aus biologischem Anbau besorgen.
Zweites Heilverfahren: Nach einem Jahr wird die Patientin erneut stationär behandelt. Sie berichtet, daß sie etwa 50% der vorher verbotenen Nahrungsmittel wieder essen kann, andere hat sie als ungünstig

erkannt. »*Meine persönliche Liste sieht schon freundlicher aus*«.

Sie fastet ein zweites Mal, jetzt 15 Tage, und wählt einen längeren Aufbau, um mehr über Ernährung zu lernen. Diesmal kann sie nach *Buchinger* fasten, läßt nur Zitrusfrüchte weg und erlebt während des frischkostreichen Kostaufbaus, daß sie viel mehr toleriert als vor zwei Jahren vorstellbar war. Eosinophilie jetzt bei 5%. Beginn einer begleitenden Mikrobiologischen Therapie (s. S. 236).

Kommentar

Fasten bedeutet bei Allergien:

- Allergenkarenz,
- Entleerung des Allergenpools im Darm und der pathologisch veränderten Darmflora,
- Erholung der Schleimhautschranke,
- Desensibilisierung des hyperergischen Organismus.

Die Nachfastenzeit bietet:

- Erkenntnisse über Nahrungsmittelunverträglichkeiten im Selbstexperiment,
- Entdeckung, daß vorher Unverträgliches wieder genossen werden darf – in kleiner Menge und nicht täglich,
- Rückfälle sind Lernobjekte. Körpereigene Signale sagen besser als jedes Labor, was falsch war.

Patientenbeispiel: Ekzem, Nahrungsmittelallergie vom Spättyp

Herr H. L. hat lebenslange Probleme. 15 Jahre hat es gedauert, bis die Ernährungsabhängigkeit des Ekzems erkannt wurde, 15 weitere, bis ganz klar war, *welche* Nahrungsmittel unbedingt gemieden werden müssen und welche zu welcher Tageszeit und in welcher Menge tolerabel sind: eine Odyssee von Erfahrungen und Sackgassen. Herr L. ist jetzt völlig hautgesund – unter der Bedingung konsequenter Ernährungs-Disziplin.

Anamnese: Die Familienanamnese zeigt die genetische Prägung: quer durch die Verwandtschaft finden sich Nahrungsintoleranzen mit verschiedensten Symptomen. Nie ist dafür diagnostisch ein gemeinsamer Nenner gefunden worden. Der Patient hatte schon als Säugling Ekzeme an Körper und Kopf, als Schul-

junge nässende Ekzeme in den Ellbeugen und Kniebeugen, was ihn zum Außenseiter machte. In der Jugend- und Studentenzeit kam es wechselnd zur Generalisierung, während des Krieges und danach zur wesentlichen Verbesserung: je spartanischer die Ernährung und je härter die körperliche Belastung, desto besser die Haut. Mit dem Wohlstand und mit der Kantinenverpflegung blühte die Haut auf. Alle denkbaren Externa und Interna wurde ausprobiert – ohne irgendwelchen Erfolg. Die Psychogenie wurde erforscht – ohne greifbaren Anhalt.

Therapeutische Konsequenz

Ernährungstherapie: Hilfreich war der ärztliche Rat: Lassen Sie für drei Monate alle erhitzten Milchprodukte weg (pasteurisierte Milch, alles, was daraus gemacht wird: auch Quark, Joghurt, Käse, Schmelzkäse. Erhitzte Butter: in jedem Keks, Kuchen, allen panierten Speisen, in Schokolade, Pralinen) und lassen Sie alles weg, was mit Schweinefett zu tun hat (jede Art von Wurst, auch Wienerle, Speck oder Schweineschmalz in den Speisen, natürlich Schweinskotelett etc.). Das war zwar schwierig und in einer Gemeinschaftsverpflegung kaum durchführbar, aber es half: das Ekzem heilte von selbst ab; die Haut war vollkommen glatt. Damit war klar: es handelt sich um eine ernährungsabhängige Erkrankung und die Frage heil oder nicht heil liegt in der eigenen Hand.

Verlauf

Die nicht seltenen Rückfälle forderten zur genauen Analyse auf: was ist in den letzten drei Tagen gegessen worden?, machten auch die *Pathophysiologie* dieser Erkrankung in ihrem immer gleichen Ablauf erfahrbar:

- Der Ernährungsfehler steht am Anfang.
- Es folgt in den nächsten Stunden ein Mißbehagen im Abdomen: Blähleib, gelegentlich Galledruck, übelriechende Winde, Neigung zur spastischen Obstipation, leichte Übelkeit.
- Allgemeinsymptome: Müdigkeit, depressive Verstimmung, unruhiger, traumbeladener Schlaf, am nächsten

Tag Denk- und Konzentrationsschwäche.

● Erste Hautsymptome: am zweiten und dritten Tag Juckreiz an den Lidrändern, dann an einzelnen Körperstellen, früher zunächst in den Knie- und Ellenbeugen.

Dies alles kann jetzt durch einen Einlauf o. ä., jedenfalls ausgiebige Entleerung des Darms und Weglassen des Fehlers gestoppt werden. Wenn nicht, geht es weiter:

● Nummuläres Ekzem an Stamm und Extremitäten, gelegentlich auch an der Kopfhaut, Blepharitis, Begleitkonjunktivitis, dann papulöses, großflächiges Ekzem mit unwiderstehlichem Juckreiz, schließlich nässend mit blutigen Kratzeffekten.

● Die Tagesarbeit wird zur Qual, der Patient (der wirklich »Leidende«) im Wechsel depressiv und reizbar.

Wie schon gesagt: heute ist er gesund – nicht nur an der Haut, sondern auch im Gemüt und im Wohlbefinden – solange er tut, was er in mühsamer Kleinarbeit erfahren hat, lebenslang.

Seine Haut/sein Befinden sind ihm zum Barometer für richtiges oder falsches Essensverhalten geworden.

Kommentar

»Neurodermitis«sagt man heute; ich finde den Begriff zu einseitig auf die neuralpsychische Seite verschoben.

Die Ekzem- oder Neurodermitisbehandlung umfaßt so weitgehende Sonderprobleme, daß auf zwei gute Bücher verwiesen werden soll (10, 53). Ernährung, Darmpflege und Symbioselenkung sind dort Basistherapie, die in vielen Fällen zur entscheidenden Haupttherapie wurde.

Patientenbeispiel: Maskierte Nahrungsmittelunverträglichkeit, Migräne

Anamnese: Frau I. K. leidet seit Jahren an Kopfschmerzen, die sich in letzter Zeit ins Unerträgliche gesteigert haben, migränoid erscheinen. Man hat an ein HWS-Syndrom gedacht und mit Neuraltherapie und manueller Reposition gewisse Erfolge erzielt. Kopfschmerzmittel, zeitweise mit Antidepressiva kombiniert, hal-

fen symptomatisch, konnten an dem Leiden aber nichts ändern. Die erforderliche Dosissteigerung flößte der Patientin Angst ein. So kam sie zum Fasten, weil sie im Indikationsverzeichnis das Stichwort »Migräne« gelesen hatte.

Die Ernährungsanamnese förderte eine Merkwürdigkeit zutage: nach einer Tasse Kaffee und einem Riegel Schokolade geht es ihr besser, nach vier bis fünf Stunden jedoch ist der Kopfschmerz heftiger als zuvor, verbunden mit Unruhe, Herzflattern und Zittrigkeit der Hände. Dies verschwindet, wenn sie eine Tasse Kaffee trinkt und einen Riegel Schokolade ißt, für die nächsten fünf Stunden. Die Nächte sind gestört. Auf Reisen werden rechtzeitig Kaffeepausen eingelegt; Schokolade gibt es überall, die Notpackung liegt in der Handtasche.

Das Heilmittel also ist gefunden? Das Suchtmittel? Das, wonach die Patientin sucht und was sie vom Kopfschmerz befreit.

Therapeutische Konsequenz

Probatorischer Entzug und danach Exposition. Die Patientin wurde auf die wahrscheinlichen Entzugserscheinungen aufmerksam gemacht. Trotzdem begann sie zu fasten.

Die nächsten fünf Tage seien »höllisch« gewesen: rasende Kopfschmerzen mit Unruhe und Herzflattern; heiße Nacken- und kalte Stirnkompressen halfen ein wenig, die Reflexzonenbehandlung am Fuße erleichterte, die Nachtschwester erbarmte sich mit einer Tasse Kaffee, die zwar den Kopfschmerz milderte, aber die Nacht zum Tage werden ließ. Analgetika wurden zur Verfügung gestellt, von der Patientin aber abgelehnt.

Ab dem sechsten Tag ging es aufwärts, und am 14. Fastentag war der Kopf frei, die Unruhe verschwunden, das Herz ruhig und beim Wandern und Bergsteigen voll leistungsfähig.

Einzelgespräche und das meditative Bilderleben hatten zwar Lebensprobleme zutage gefördert, die zur Schokolade greifen ließen, vielleicht auch zum Kaffee, die Frage aber: »ernährungsabhängiger oder psychogener Kopfschmerz?« konnte in diesem Fall durch den Expositi-

onsversuch geklärt werden:
Nach drei Wochen Karenz gönnte sich die Patientin eine Tasse Kaffee und »ihren« Riegel Schokolade. Die Folge waren heftige Kopfschmerzen, Unruhe und Herzflattern. Jetzt wußte sie: ich bin allergisch gegen etwas, das mir scheinbar half. Sie vermied es so konsequent wie sie konnte und war erscheinungsfrei. Bei jeder Verführung (Einladungen, Feste, »vielleicht darf ich jetzt wieder?«) bekam sie die Quittung in Form der alten Symptomatik. Erst Jahre später durfte sie sich hin und wieder ihre Lieblingskombination leisten, ohne Beschwerden zu haben.

Kommentar
Fasten bedeutet bei maskierten Nahrungsmittelallergien *(138)* außer der Allergenkarenz auch Unterbruch eines suchtähnlichen Verlangens und Überwindung der Entziehungserscheinungen.
Die Nachfastenzeit gewährt zunächst Stabilität im Verzicht und enthält das notwendige Expositionserlebnis, das für Patient und Arzt gleichermaßen wertvoll ist.

Diagnostische Möglichkeiten der Allergenfindung in der Praxis

Hagener-Klinik-Praxis-Modell *(Kingreen, 77)*:
Fünf Tage Fasten in der dermatologischen Akutabteilung, dabei Allergentestung und Ernährungsinformation durch eine Ökotrophologin, dann in der Ambulanz allergenverminderte Vollwertnahrung, zunächst ohne alle tierischen Eiweiße, bei Neurodermitikern bis zu einem Jahr ohne Milch und -produkte. Bei jedem Praxisbesuch Feedback mit der Ernährungsberaterin.
Als besonderer Vorteil wird gewertet, daß die Patienten schon während der kurzen Fastenzeit beschwerdefrei werden und dann weit offener gegenüber einer einschneidenden Ernährungsumstellung sind als ohne diese Vorperiode.

Rotationsdiät *(Rinkel* und *Randolph, 138)*
Sie beruht auf der Erkenntnis, daß gerade täglich gegessene Nahrungsmittel zur maskierten Allergie führen können und deshalb nicht erkannt werden. Diese Diät hat wenige Regeln:

- so einfach wie möglich und abwechslungsreich essen, Nahrungsgemische eine Zeit lang meiden,
- möglichst naturbelassene Lebensmittel aus biologischem Anbau, d. h. Vermeidung jeder Art von chemischer Beigabe,
- nicht mehr als drei Mahlzeiten pro Tag (Nahrungspausen!),
- »Rotationsplan« aufstellen. Jedes irgendwie verdächtige Nahrungsmittel nur alle *vier* Tage essen. Das gilt für alles, was daraus gemacht wurde. Zum Beispiel Weizen: dann auch Brot, Brötchen, Nudeln, Soßen und sonstiges Gebäck weglassen – nicht ganz einfach, aber erkenntnisreich.

Auf diese Weise findet der Patient bald selbst heraus, was für ihn ungünstig ist. Der Körper wird wegen der Vier-Tage-Pause deutlich genug reagieren.

Instinktive Nahrungswahl
Es wäre die ideale Allergenfindung, wenn wir mehr von unserem ursprünglichen Nahrungsinstinkt bewahrt hätten. Er läßt sich unter zwei Voraussetzungen wiedergewinnen: nach einem langen oder wiederholten Fasten und in einer Meditationsgemeinschaft.
Beispiel: eine Gruppe von acht oder zehn Menschen sitzen um einen Tisch, in dessen Mitte schön geputzte und bereitete natürliche Lebensmittel aufgebaut sind. Die Gruppe schweigt, entspannt, findet zur eigenen Mitte und wendet sich dann der Nahrung zu. Jeder greift zu dem, was ihn gerade lockt; er riecht, kostet, ißt und spürt Ja oder Nein seines Körpers, ob so weiter, was anderes, wieviel oder gar nicht gegessen werden soll. Nach diesem Vortraining ersetzt man das Angebot durch ein Gemisch von natürlichen und weniger

natürlichen Lebensmitteln, bis die Ablehnung durch den Instinkt deutlich genug geworden ist.

Spürsinn

Nicht verschwiegen werden soll, daß es Menschen gibt, die aufgrund ihres Spürsinns einem Allergiker helfen können, sein Nahrungsallergen zu finden – ob mit oder ohne Gerät spielt dabei keine Rolle. Die Seriosität der Person ist entscheidend. Der Patient muß trotzdem das Selbstexperiment durchführen; er möge lange genug weglassen, was als unverträglich »getestet« wurde. Der Patient wird selbst erkennen, ob die Empfehlung richtig war.

Unverträglichkeiten

»Schlecht gekaut ist halb verdaut« – natürlich gibt es eine Fülle von schlechten Eßgewohnheiten. Sie werden bei der Ernährungsanamnese selten erfaßt, weil sie dem Patienten nicht bewußt sind; der Ehepartner kann da schon eher helfen.

Wie oft wurden alle Diätvarianten durchprobiert, und die Küche hatte sich viel Mühe gegeben: die Magen-Darm-Erkrankung ließ sich erst ändern, als das hastige Hinunterschlingen der Mahlzeiten vom Tischnachbarn bemerkt und berichtet wurde. Eßverhaltenstraining war dann die erfolgreiche »Diätetik«.

Hier sei skizzenhaft auf Problemfelder hingewiesen, die für den Diätetiker wichtig sind.

Die für den *Gesunden* empfohlene Vollwertnahrung wird oft vom älteren Menschen und schon gar nicht vom Kranken vertragen. Es ist zu erspüren, wann grob geschrotetes Korn nicht im Müsli, sondern in Form einer Schrotsuppe, vielleicht auch als Mehlsuppe angeboten werden kann – noch immer können, ja sollten diese vollwertig sein.

Ein altes Vorurteil: *Rohkost* sei schlecht verdaulich. Genau das Gegenteil ist der Fall für den, der Rohkost gewöhnt ist. Frischkost kann vom Untrainierten schlecht vertragen werden. Er bekommt sie zunächst in kleiner Menge, dann als Blattsalat und erst nach ein oder zwei Wochen auch als Wurzelrohkost, zuletzt als Krautrohkost – *vor* dem Essen, weil dann besser verträglich. Frischkost setzt intakte Kauwerkzeuge voraus, sie ist kontraindiziert bei gestörtem Gebiß oder während einer Generalreparatur.

Für den alten Menschen kann Frischkost immer noch in Form von Preßsäften, passiert oder klein geschnitten, angeboten werden, für den Kolitiker biete man wenig Frischkost in feinster Form in einer Frischkornsuppe an, in steigender Dosis mehr. Für beide sind sie unentbehrlicher Nahrungsbestandteil!

Auch der kachektische Karzinompatient hat oft einen Heißhunger nach »Frischem«: Gemüsesäfte, besser noch die säuerlichen Gemüsemoste, z. B. der roten Bete, als Aperitif vor der Mahlzeit werden sehr gern genommen und – schluckweise getrunken – vertragen.

Hektik beim Essen, vieles Reden, kalte Füße, mitgebrachter Ärger und Streitgespräche hemmen den »Saftstrom« nachweislich; sie sind oft Ursachen für eine Nichtverträglichkeit von Speisen. Angst kann die Verdauungssäfte blockieren. Dann nicht essen, sondern zuerst die Angst abbauen!

Zuviel gegessen und dann nicht vertragen wird, wenn die Aufmerksamkeit beim Fernsehen, beim Arbeitsgespräch oder der Konversation ist und nicht beim Essen. Nahrung braucht Zuwendung.

Die Verträglichkeit hängt von der Tageszeit ab. Wer morgens keinen Hunger hat und trotzdem ausgiebig frühstückt, braucht sich über Müdigkeit, Blähbauch oder übelriechende Winde nicht zu beklagen. Ärzteessen um 22 Uhr nach der abendlichen Fortbildung sind ein Unsinn für alle, deren Verdauungsfähigkeit um 18 Uhr endet. Das gleiche Nahrungsmittel wird vielleicht zu Mittag vertragen und am Abend nicht. Da ist eine Fülle von Innengesetzen, die nur der einzelne von sich selbst kennengelernt haben kann. Der Arzt muß wissen, daß Nahrungswahl und -verträglichkeit streng individuell und höchst verschieden sind.

Diätetik – gleich welcher Art – sollte mit der Eßkultur eines Volkes und dem Eßverhalten des einzelnen Patienten beginnen. Die meisten Nahrungsunverträglichkeiten sind auf dieser Ebene lösbar.

Wenn es um echte Nahrungsintoleranzen geht – besonders im Zusammenhang mit Magen-Darm-Erkrankungen – kann die Diätetik nach dem Internisten *F. X. Mayr* wärmstens empfohlen werden. Es ist ein bewährtes System von Intensivdiätetik, Kauschulung und Leibbehandlung, begleitet von einer ganzheitsbezogenen Fünf-Sinne-Diagnostik *(140)*.

Wer nicht zu den »Verdauungshelden« zählt, könnte auch von der *Hay*schen Trennkost profitieren. Sie empfiehlt, den Verzehr von Kohlehydraten und Eiweiß auf verschiedene Mahlzeiten zu verteilen, ausgehend von der Beobachtung, daß sie

getrennt besser verdaut werden. Außerdem hat *Hay* schon früh für die biologische Wertigkeit der Ernährung in Amerika plädiert *(171)*.

Ähnliche Erfahrungen hat das Ehepaar *Diamond (40)* gemacht. Hier einige Regeln, die probierenswert sind:

● Obst zu jeder Tageszeit, besonders aber morgens, nichts sonst.
● Salate und Gemüse bevorzugen: alle wasserreichen Lebensmittel.
● Konzentrierte Nahrungsmittel nicht mischen, nur je eins; überhaupt nicht zuviel durcheinander essen.
● Eiweiß sei schwer verdaulich; niemals zwei Eiweißspeisen gleichzeitig verzehren, mischen nur mit Salat oder Gemüse oder Obst.
● Die natürlichen Körperzyklen beachten. (Diese jedoch sind nicht uniform, wie dargestellt.)

Alle Diätetiker fanden *für sich* den empfohlenen Ernährungsstil bekömmlich, und sie fanden auch die Theorie dazu. Für wieviel andere Menschen gelten andere Regeln? Jeder finde die seine – dies allerdings ist oft ein Lebenswerk.

Offen bleiben und tolerant, trotzdem führen – das ist unsere ärztliche Aufgabe.

Morbus Crohn

Die Forschungen der Psycho-Neuro-Immunologie bestätigen den innigen Zusammenhang zwischen Psyche, Immunsystem, Verdauungssystem und chronischer Krankheit. Sie steckt erst in den Anfängen. Wahrscheinlich wird sie Beobachtungen bestätigen, die vom erfahrenen Patienten und vom erfahrenen Arzt im Zusammenhang mit komplexen chronischen Krankheiten gemacht werden.

Patientenbeispiel: Morbus Crohn
Anamnese: Frau C. H., 37 Jahre alt. Bis zum 23. Lebenjahr gehäufte Anginen (Antibiotika, Zystitiden, Neigung zu Aph-

then und Herpes an den Lippen, Neigung zu Übelkeit und Kopfschmerzen). Im 24. Lebensjahr Beginn der Durchfallerkrankung (15 bis 20 Stuhle täglich). Zunehmende Müdigkeit, Antriebsschwäche, Leistungsabstieg.

Psychosoziale Belastung: Trennung vom depressiv veranlagten Ehemann, Studium, zweijähriger Sohn (Alleinerziehende), Zweifel an der eigenen Identität, Wohnungswechsel, Mißverhältnis zwischen Leistungsanspruch und krankheitsbedingtem Leistungsabstieg.

Erstdiagnose eines Morbus Crohn in Universitätsklinik, histologisch gesichert, stenosierender Befall, Therapie: Kortison,

Azulfidine®, Operationsempfehlung wegen erheblichen und ständigen Blutverlusts.

Therapeutische Konsequenz
1983 Heilverfahren in unserer Klinik, fünfeinhalb Wochen lang.
Diätetik: 21 Tage Fasten, Kostaufbau mit Reisschleim, dann vegetarische Vollwertkost, die gut vertragen wird.
Physiotherapie: Temperaturansteigende Teilbäder mit nachfolgendem Leibwickel; Reflexzonenbehandlung am Fuß; während des Fastens täglich Leberpackung; kleine Kneippsche Hydrotherapie. Gymnastik und Wandern. Absaugen der Tonsillen (»Roedern«).
Psychotherapie: Die Patientin berichtet: »*Ich war als wissenschaftlich gebildete und diplomierte Frau völlig verkopft, meinte genug von Psychologie zu verstehen (der universitären) und habe lange die Bemühungen der mehr emotional arbeitenden Psychotherapeutin abgeblockt – bis das große Weinen und der ›Zusammenbruch‹ kam, das heißt, die Aufgabe meines Hochmuts und damit meines Widerstandes. Von da an ging es aufwärts mit mir; ich kann mich jetzt fallenlassen, kann körpereigene Signale annehmen, und seelische Belastungen emotional verarbeiten und auch mit meinem protestierenden Darm reden.*«

Ergebnis
Die Patientin hat keine Durchfälle mehr, fühlt sich wohl und leistungsfähig. BSG von 20/55 auf 6/20 n.W. normalisiert. Hämoglobin von 12 auf 14 g% angestiegen.

Nachsorgeberichte
Weiter strenge, fleischlose Kost, Vermeidung von gehärteten Fetten, wenig Käse, Quark, viel Frischkost, die gut vertragen wird.

Rückfälle durch Inkonsequenz in der Ernährung und beruflichen Streß. Mehrere Fastenzeiten pro Jahr werden als hilfreich empfunden. Die Neigung zum Durchfall bei nervlich-seelischer Überlastung zwingt zur Lebensordnung. Seit 1986 lebt die Patientin wieder gemeinsam mit Mann und Kind und ist erfolgreicher bei der Gestaltung des Alltags. Die Patientin ist eine hoch engagierte, belastungsfähige und einsatzbereite Frau, die am Durchfall ihre Belastungsgrenze zu erkennen gelernt hat. Das gleiche gilt für die Ernährung. Sie wertet die Anteile beider Einflüsse auf ihre Darmerkrankung:

● 80% ernährungsabhängig,
● 20% nervlich-seelische Einflüsse.

Bis heute – fast zehn Jahre nach dem Heilverfahren ist sie praktisch gesund, voll berufstätig mit vielen außerordentlichen Sondereinsätzen. Bis vor kurzem wurde sie halbjährlich in der Universitätspoliklinik nachuntersucht; ihre unverminderte Gesundheit und Beschwerdefreiheit rufe dort Kopfschütteln und ungläubiges Staunen hervor.

»Heilung«? Ja – unter der Voraussetzung aktiver Diätetik in eigener Verantwortung. Erfahrung: Zu Durchfällen führen Zucker, Schokolade, Kuchen, Eier, Wurst und Obstsäfte.
Sehr gut vertragen werden Rohkost, auch gekochtes oder rohes Sauerkraut, trockener Weißwein, alle Vollkornprodukte einschließlich Frischkornmüsli und gekeimte Getreide. Psychosomatische Zusammenhänge: Die Verdauungsfähigkeit sei eindeutig besser in seelisch ausgeglichener Stimmung, schlechter bei inneren Spannungen oder Überlastung, berichtet die Patientin.

Porphyrie

Die Porphyrie ist eine zum Teil erbliche, zum Teil erworbene Stoffwechselerkrankung mit einer Anhäufung von Porphyrinen im Gewebe wegen erschwerter Elimination und vieldeutigen Krankheitserscheinungen. Über die Klinik der Porphyrie und die lebensrettende Anfallstherapie soll hier nicht gesprochen werden. Eminent wichtig ist die Vermeidung von Alkohol und einer Vielzahl von Medikamenten, die anfallsauslösend wirken. Der Porphyrie-Kranke braucht nicht-medikamentöse Therapieformen – nicht nur für seine Grunderkrankung, sondern für jede andere ihn betreffende Krankheit!

Das eigentliche therapeutische Ziel muß die Elimination der Porphyrine sein. Dies gelingt durch Aderlässe und durch Fasten, den »physiologischen Aderlaß«; er hat den Vorteil, daß er einen unnötigen Ausstrom wertvoller Substanz vermeidet.

Patientenbeispiel: Porphyria cutanea tarda bei chronisch rezidivierender Hepatitis.
Anamnese: Dr. B., 54 Jahre alt, in leitender Position.
Reichliche und immer wiederkehrende Alkoholaufnahme seit der Studentenzeit. Hepatitisinfektion während des Krieges. Hauterkrankung vor sechs Jahren als Porphyrie erkannt, mehrere stationäre Aufenthalte in Leberkliniken. Wenig Änderung der Hautulzera an Händen und Stirn.

Therapeutische Konsequenz
Diätetik: Während vier kürzerer Fastenzeiten fällt auf, daß die Hautulzera bereits nach 14 Tagen zum Teil, nach weiteren 13 Tagen komplett abheilen *(Abb. 58)* und daß die Urinfarbe in dieser Zeit extrem dunkel wird, nicht jedoch in den zwischenzeitlichen Diätphasen. Das gleiche wiederholt sich ein Jahr später mit 20 und im dritten Jahr mit 27 Fastentagen. Dabei werden Uroporphyrin und Koproporphyrin quantitativ im 24-Stunden-Urin erfaßt. Die Befunde zeigen eine entscheidend verbesserte Ausscheidung der Porphy-

rine während der Fastenzeit, nicht in der anschließenden Diätphase. Dies erfolgt jeweils parallel zur dreimaligen Abheilung der Ulzera und der dreimaligen Normalisierungstendenz von SGPT und SGOT *(Abb. 58)*.

Kommentar
Bei der therapeutischen Hilflosigkeit gegenüber einer Porphyrie sollte dieses Phänomen weiter beobachtet werden.
Trotz starker Sonnenexposition sind die Ulzera auch in den Wochen nach dem Fasten nicht aufgetreten, erst später im Zusammenhang mit neuerlichem Alkoholkonsum.
Begleitporphyrien bei chronischen Lebererkrankungen konnten durch eine hohe Eliminationsrate von Porphyrinen während des Fastens günstig beeinfluß werden, wie wir erstmals in unserem Hause zeigen konnten.
Ob dies auch für die Porphyria abdominalis gilt, blieb lange Zeit zweifelhaft, zumal Experten vor Fasten und Hypoglykämien warnen *(Ippen, Pienach, 73)*. Andererseits erschien die nicht-medikamentöse Therapie durch diätetische Entlastung des Abdomens und die erhöhte Entgiftungstendenz des Körpers im Fasten erfolgversprechend zu sein. Ein über Jahre beobachteter Fall gab uns Aufschluß. Die Patientin war über das Risiko eines diätetischen Experimentes aufgeklärt worden; sie ging es mit dem Wagnis eines akuten Porphyrie-Anfalls ein, von dem sie allerdings wußte, daß er durch hochdosierte Glukoselnfusionen kupiert werden konnte.

Patientenbeispiel: Intermittierende abdominelle Porphyrie, Hypercholesterinämie, labile Hypertonie, Übergewicht 20%
Anamnese: H. Ch., 55jährige Frau, Porphyrie seit 26 Jahren bekannt, gekoppelt mit einer Hypercholesterinämie (wie beim Vater). Genaue diagnostische Beobachtung durch die Universität Homburg/Saar. Zunehmend schwere abdominelle

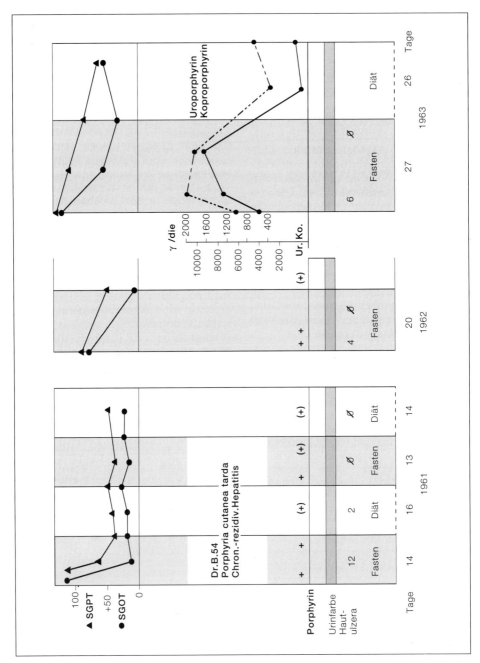

Abb. 58: Hepatogene Porphyria cutanea tarda bei einem 54 Jahre alten Mann. Jede der
vier Fastenzeiten zeigt neben der Abheilung der Hautulzera und einer Verbesserung
der Lebertransaminasen eine erhöhte Ausscheidung von Uro- und Koproporphyrin
durch den Urin.

Porphyrieanfälle, zunächst lebensbedrohlich, dann durch Glukoseinfusionen jeweils abfangbar. Zunehmend Hypoglykämien.

Therapeutische Konsequenz

Diätetik: 14 Tage Tee-Saft-Fasten nach *Buchinger,* zusätzlich Haferschleim, mit dem geringe Hungerreste abgefangen werden. Hypoglykämien werden nicht beobachtet. Anschließend gestufter Kostaufbau bis zu 1200 kcal frischkostreicher vegetarischer Vollwertnahrung. Die berichteten Hypoglykämien treten unter dieser Kostform nicht auf (langsam resorbierbare Kohlehydrate!).

Bewegungs- und Physiotherapie: Normale Belastungsfähigkeit durch Gymnastik, Schwimmen, Wandern, *Kneipp*sche Hydrotherapie und die übliche feuchtheiße Leibpackung während des Fastens. Speziell: Bindegewebsmassagen im Segmentbereich Darm-Leber-Pankreas; temperaturansteigende Halbbäder mit Prießnitzleibwickel wegen einer auffälligen chronischen Blähungsdyspepsie (im Rahmen der Porphyrie?).

Verlauf

Tabelle 33 zeigt einen Anstieg der Gesamt-Prophyrine im 24-Stunden-Urin, vorwiegend in der ersten bis zweiten Fastenwoche (im vorhergehenden Fall anhaltend bis zur vierten Fastenwoche) und dann niedrigere Werte in der Aufbauphase.

Die Patientin erlebt ein beschwerdefreies Fasten mit steigendem Wohlbefinden und sich verbessernder Kondition; früher oft erlebte Schwächezustände treten nicht auf. Die Blähungsdyspepsie ist weit geringer ausgeprägt als in den Jahren zuvor.

Zwischen den beiden ersten Heilverfahren gab es nur zwei abdominelle Porphyrieschübe, die Glukoseinfusionen nötig machten; zwischen dem zweiten und dritten Heilverfahren blieb die Patientin praktisch beschwerdefrei, während sie noch 1983 alle acht Wochen einen spastischen Schmerzschub gehabt habe.

Kommentar

Wir schließen aus der vermehrten Elimination von Porphyrinen während des Fastens und aus dem klinischen Langzeiterfolg, daß Fasten und anschließende Vollwertdiätetik als einsetzbares Therapeutikum auch bei der abdominellen Form der Porphyrie gesehen werden kann.

Tab. 33: Porphyrinausscheidung im Fasten im 24-Stunden-Urin; Patientin H. Ch.

	vor Fasten	3. FT	5. FT	13. FT	15. FT	3. Aufbautag	6. Aufbautag	
Gesamt-	341	1132	384	209		265		1986
porphyrine	580		702	858	398		559	1988
µg/l	312		308	630			351	1990

Die biologische Krebsabwehr

Ernährungstherapie bei Krebs? Natürlich! Es wäre ein ärztlicher Kunstfehler, diese Frage bei den bekannten negativen Wirkungen einer Zivilisationskost und den exogenen Noxen unreflektiert zu belassen.

»Essen Sie, was Sie wollen und was Ihnen schmeckt« bedeutet Resignation oder fehlendes Vertrauen in die Gesundungsmöglichkeiten auch eines Krebskranken.

Das Thema ist so komplex und so umfassend, daß es in einem kurzen Abschnitt eigentlich nicht abgehandelt werden kann. Trotzdem muß es möglich sein, wenigstens eine kurze Stellungnahme zu diesem brennenden Problem abzugeben. Sicher ist, daß Intensivdiätetik, insbesondere Rohkost sehr viel mit Krebs zu tun haben – in positiver wie auch negativer Richtung! – und daß sich der Krebspatient wie auch der Krebsarzt sehr viel mehr um Ernährung kümmern muß als das üblicherweise geschieht. Es gibt viele wissenschaftliche Untersuchungen zu diesem Thema. Ärzte und Wissenschaftler haben sich zusammengeschlossen, um dieses Wissen zu sichten und sowohl dem Hausarzt wie dem Krebspatienten in sorgfältiger Abwägung zur Verfügung zu stellen (Adresse s. Anhang S. 296).

Es geht hier nicht um eine alternative Krebsbehandlung, sondern um additive Therapie mit vier Säulen der begleitenden biologischen Krebsbehandlung:

- psychische Stabilisierung,
- körperliche Aktivierung,
- Stoffwechselaktivierung,
- Stimulation des Immunsystems.

Die Gesellschaft wurde vorwiegend von Onkologen gegründet, die einen ganzheitlichen Therapieansatz kennen, biologische Verfahren verwenden und interdisziplinär arbeiten. Sie sind auf interkollegialen Austausch mit allen Disziplinen der Onkologie angewiesen.

Der mit Karzinompatienten erfahrene Diätetiker hätte da einen notwendigen Platz. Die Fragen von Betroffenen nach Ernährung bei Krebs oder Fasten und Krebs sind zahlreich. Ich kann nur von relativ seltenen Begegnungen mit Krebskranken in der diätetischen Therapie berichten und die Erfahrungen von Fastenärzten zusammenzufassen versuchen. Krebs ist nicht gleich Krebs, und jeder an Krebs erkrankte Patient hat eine andere Grundgesundheit. Telefon- oder Briefberatungen sind deshalb nicht möglich.

Die persönliche Beratung enthält neben der exakten onkologischen Diagnose und dem momentanen Zustandsbericht die Feststellung der verbliebenen Gesundheit. Die Frage nach Reaktionsfähigkeit oder Reaktionsstarre ist im Hinblick auf alle biologischen Verfahren zu stellen. Eine Abschätzung der psychischen Belastung sowohl durch das Faktum Krebs als auch durch die Einstellung der sozialen Umgebung ist entscheidend für die diätetisch wichtige Frage nach der Belastbarkeit des Kranken durch eingreifende Ernährungstherapie und die Tragfähigkeit für eine Langzeitdiätetik.

Es gibt keine »Krebsdiät«; es gibt aber eine diätetische Strategie zur Verbesserung der Abwehrlage eines Krebskranken. Diese Strategie ist deckungsgleich mit dem, was in diesem Buch als »aktive Diätetik« für den chronisch Kranken gezeigt worden ist. Auch für den Krebskranken gilt: Nach der fachspezifischen diagnostischen Abklärung ist ein diätetisch orientiertes Heilverfahren in einer Spezialklinik anzustreben, das Diätetik im Sinne von *Hippokrates* einschließt: die umfassende Ordnung aller Lebensverhältnisse mit dem Ziel der Gesundheitsförderung. Sie ist deckungsgleich mit der »Basistherapie des Krebskranken« wie von o.g. Gesellschaft vorgeschlagen wird.

Dies bedeutet, daß zunächst die Basis des Lebens: alle Grundfunktionen des Körpers, in Ordnung gebracht werden müssen, bevor man zu spezialisierten Verfahren greift. In der Klinik wird gleichzeitig die einzuschlagende Langzeiternährungstherapie begonnen.

In einem stationären Heilverfahren, in dem klassische Naturheilverfahren bevorzugt werden, wird man zunächst die Akzeptanz einer Vollwertkost und ihre Verträglichkeit prüfen, wird für geregelte Ausscheidungen über Haut, Nieren und Darm sorgen. Die schwesterliche Betreuung und das Einzel- oder Gruppengespräch mit Arzt und Psychologin werden Geborgenheit vermitteln.

Die Indikation zum Fasten hängt entscheidend von den Gewichtsreserven ab. Es verbietet sich von selbst in einem kachektischen Stadium. Drei bis fünf Kilogramm Gewichtsreserve reichen aus, um zumindest ein kurzfristiges entgiftendes und entschlackendes Fasten, verbunden mit einer gründlichen Darmentleerung,´ durchzuführen. Damit wird man über eine rohkostreiche Nachfastenkost in die Langzeitdiätetik einsteigen, die der Patient verträgt und die er schätzen und herzustellen lernt.

Alle Indizien weisen darauf hin, daß schon ein kurzfristiges Fasten von sieben oder 14 Tagen eine wesentliche immunstimulierende Wirkung haben kann. Das steigende Wohlbefinden des Krebskranken veranlaßt ihn, sich die Fortführung des Fastens zu wünschen. Der Fastenarzt wird die Entscheidung für ihn treffen müssen, ob dies noch im risikofreien Bereich geschehen darf.

Nach einer Operation oder Bestrahlung wird nekrotisches Material beschleunigt abgebaut, das verletzte Gewebe »entsorgt«. Die vom Fasten bekannte reparative Potenz wird zu einer verbesserten Heilung von Restwunden, Fisteln oder flächenhaften Hautschäden führen.

Die verbesserte Abwehrlage des Patienten kann durch eine frischkostreiche, biologisch optimale Ernährung über lange Zeit erhalten und ganz sicher auch weiter verbessert werden. Sie bietet alle Einzelelemente an, die in der amerikanischen Ernährungs-/Krebsstudie *(34)* und die auch in deutschen Arbeiten durch Sammlung von Fakten und Erfahrungen bekannt geworden sind *(2)*.

Ein hoher Frischkostanteil dieser Nahrung ist notwendig, weil wir wissen, daß unerhitzte Nahrung hitzelabile Inhaltsstoffe enthält, die durch jedes Kochen zerstört werden. Jahrzehntelange Erfahrung sagt, daß diese Ernährungsweise gleichzeitig der bedeutsamste Stimulator für Abwehr und Gesamtgesundheit ist. Man wird also bemüht sein, den Frischkostanteil von 50 auf 60, vielleicht sogar 70 Prozent in der Nahrung zu erhöhen. Zentrale Rolle spielt die Verträglichkeit; man muß sehr gut und schmackhaft zubereiten und auch so dosiert oder zerkleinert anbieten, daß die Rohkost optimal verdaut wird.

Berichte, daß ein Langzeitfasten nach *Breuß* oder ausschließliche Rohkost erstaunliche Heilwirkung gezeigt hätte, können von mir weder bestätigt noch widerlegt werden. Eine genaue Dokumentation solcher Fälle erscheint mir dringend notwendig.

Unbestritten ist der hohe Stellenwert von Diätetik und klassischen Naturheilverfahren in der Prävention des Karzinoms und in der Begleit- und Nachbetreuung bzw. der Rehabilitation des Krebskranken.

Akuterkrankungen und akute Schübe chronischer Erkrankungen

Fieberhafte Infekte

Ziemlich gleichgültig, um welche Infekte es sich handelt: die Grundbehandlung bleibt die gleiche. Die Natur weist den primär-therapeutischen Weg – auch dann, wenn die Diagnose der Erkrankung noch nicht gestellt werden kann:

- Die *Inappetenz* fordert spontan den Nahrungsverzicht. Der Fiebernde reagiert damit sinnvoll; er spart sich kraftraubende Verdauungsarbeit und nutzt den Gewinn für »Heilarbeit«. Wie der Fastende bleibt er ohne Hunger, bis der Infekt überwunden ist. Dann meldet sich der erste Appetit auf Weniges, Einfaches, ohne kalorische Belastung – wie beim Kostaufbau nach einem Fasten.
- Der *Durst* verlangt nach viel Flüssigkeit: Wasser, kühle Tees, frische, ungesüßte, vitaminreiche Säfte – verdünnt mit Wasser.
- Die *Hitze* der Haut und der *Schweiß* sind mit kalten Prießnitzwickeln (Hals-, Brust-, Stamm- oder Wadenwickel) bestens versorgt. Sie werden je nach Temperatur häufig oder selten gewechselt – und gut gespült, denn sie transportieren ja nicht nur Wärme ab, sondern auch ausscheidungspflichtige Stoffe. Man rieche den Schweiß und besichtige das Spülwasser, um zu wissen, daß da viel Ungutes abgeführt wird.
- Die Kopf-, Glieder- oder Weichteil-*Schmerzen* rufen nach dem Einlauf. Sie verschwinden mit der gründlichen Darmentleerung. Und weil im Fieber toxische Stoffe ständig nachgeliefert werden, sollte der befreiende Ausleitungsprozeß zweimal täglich durch einen Einlauf gefördert werden. Schmerzmittel sind meist entbehrlich.
- *Schwäche* und Kollapsneigung verlangen Bettruhe. Die Ruhigstellung des kranken Organismus ist eine sinnvolle,

kategorische Forderung, die nicht mit Hilfe von Stimulanzien überhört werden darf.

- Das *Frischluftbedürfnis* des Kranken entspricht einer natürlichen Sauerstofftherapie. Frische Luft ins Zimmer; in der Genesungsphase Frischluftliegen, dann der Spaziergang in der frischen Luft – das sind uralte Rezepte, die nur von »modernen« Medizinern nicht mehr verstanden und realisiert werden.

> Fieber und Fasten sind die stärksten Partner in der natürlichen Infektabwehr.

Das fiebersenkende Zäpfchen – welches Mißverständnis naturgegebener Hilfen! Wer es vorschnell verordnet, schlägt der Natur die Waffen aus der Hand! Es kann höchstens Nothilfe sein. Niemals darf es die notwendige Erziehungsarbeit am Patienten und seiner Familie ersetzen, deren Angst vor dem Fieber es abzubauen gilt. Dafür stehen genügend Argumente zur Verfügung:
Die milde »*Antipyrese*«, die dem Kranken Linderung verschafft und Komplikationen durch zu hohes Fieber vermeidet (wichtig bei Kindern), wird durch Einläufe und Wickel geleistet. Bei letzteren – häufigen Wechsel vorausgesetzt – ist es Erfahrungstatsache. Für einen einmaligen, körperwarmen Einlauf wies *Ulbricht (166)* die antipyretische Wirkung an fiebernden Kindern in einer kontrollierten, klinischen Studie nach. Nach ein und drei Stunden lag die rektal gemessene Körpertemperatur um 0,59 und 0,71° C niedriger als bei der Kontrollgruppe. Nach sechs Stunden hatte die Fiebersenkung ihr Maximum mit 1,1° C erreicht. Dies genügte, um Wohlbe-

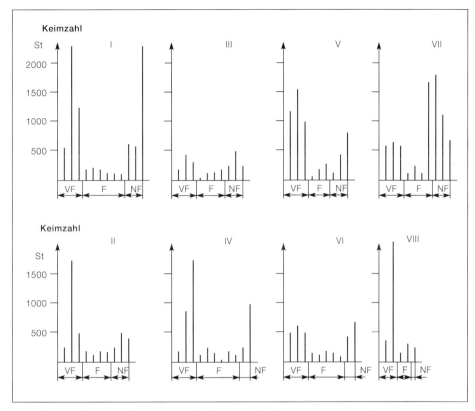

Abb. 59: Einfluß des Fastens auf die Bakterizidie des Serums gegenüber Staphylo-
kokken. ST = Staphylococcus aureus haemolyticus, VF = Vorfastenperiode, F =
Fastenzeit, NF = Nachfastenperiode (nach *Krauß* und *Lenz, 87)*

finden und Beschwerdefreiheit bei den Kindern zu erreichen.

Bewiesen, aber kaum bekannt ist die gesteigerte *Bakterizidie* des Blutes bei Fastenden. *Schenk* konnte sie schon 1938 bei seinem Selbstexperiment eines 26-Tage-Fastens gegenüber hämolysierenden Streptokokken zeigen. *Krauß/Lenz* prüften etwa 1958 am zellfreien Blut die Bakterizidie des Fastenden gegenüber Staphylococcus aureus haemolyticus und konnten ähnliches berichten, wenn auch in etwas abgeschwächter Form als mit Vollschüttelblut und den von *Schenk* verwendeten Keimen *(Abb. 59)*.

> Fasten bedeutet Steigerung der körpereigenen Antibiose.

Vertrauen in die erstaunlichen Wirkungen einfacher natürlicher Behandlungswege beim akuten Infekt gewinnen Sie am ehesten durch das Selbstexperiment oder durch die Beobachtung am noch gesunden Menschen, also an sich und Ihren Kindern.

Die Vertrauensfrage ist von allen Ärztegenerationen gestellt worden *(Brauchle* und *Grote, 23)*; Sie haben es heute vielleicht besonders schwer damit, weil die klassische Basistherapie des Fiebers weithin nicht mehr gelehrt wird und nicht mehr aus dem Wissen um die Physiologie gesunder Abwehr lebt. Halten wir fest:

> Der akut Kranke ist zumeist ein Gesunder mit der Begabung zu einer gesunden Abwehrleistung.

Die Einstellungsveränderung des Arztes für Naturheilverfahren heißt schlicht: die Krankheitssymptome sind nicht zu bekämpfen, sondern zu pflegen, weil sie Zeichen gesunder Abwehrvorgänge sind. Die gleiche Grundeinstellung finden Sie beim homöopathisch orientierten Kollegen oder bei der Theorie der Akupunktur – bei allen traditionsreichen Heilverfahren.

Der akute fieberhafte Infekt ist der Prüfstein für den Arzt, ob er ein Arzt für Naturheilverfahren ist oder (noch) nicht.

Das schließt ein, daß er die *Grenzen* seines Tuns erkennt. Der Handlungsspielraum für Naturheilverfahren ist begrenzt,

- wenn eine Abwehrschwäche des Kranken vorliegt,
- wenn seine zentrale Regulationsfähigkeit geschädigt ist,
- wenn der Patient sich in einem Schock oder einer anderen Blockierung seiner körpereigenen Möglichkeiten befindet,
- wenn Angst oder Gegeneinstellung einen nicht ordnungsgemäßen Ablauf natürlichen Heilgeschehens vermuten lassen. Akzeptanz und Freiwilligkeit sind wie im Fasten wichtige Parameter für das Gelingen,
- wenn die Zumutbarkeit von Fieber und Fasten begrenzt ist, z. B. infolge Alters, Schwäche, schwerer Grundkrankheit etc.

Man wird immer dann zusätzliche Hilfen einsetzen, wenn nicht volle Abwehrfähigkeit vermutet werden kann. Hier stehen zunächst Phytotherapeutika, Homöopathika, Immunstimulanzien zur Verfügung. Schließlich wird jeder Kollege allgemein übliche symptomatische Hilfen verabreichen, sobald die oben genannten Grenzen überschritten sind.

Der akute Durchfall

Ganz im Gegensatz zu den Durchfallkrankheiten oder den infektiösen Diarrhoen soll der akute Durchfall *gefördert,* nicht verhindert werden. Ob kurzfristiger enteraler Infekt (Sommerdiarrhoe) oder Reaktion auf unverträgliche/verdorbene Nahrung: die Selbsthilfe des Körpers heißt rasche Elimination per vias naturales – so gründlich wie möglich. Der gesunde, z. B. kindliche Organismus reagiert mit Erbrechen und Durchfall; dem älteren, oft verstopften, muß nachgeholfen werden, nach *Aschner (5)* sogar mit einem kurzfristig wirksamen Drastikum. Wir bevorzugen den *Einlauf* als mildeste und rascheste Hilfe ohne »Nachkleckern«, wohl wissend, daß er nur den Dickdarm erreicht. Da es sich vorwiegend um Dünndarmdurchfälle handelt, die Dickdarmmotorik jedoch

träge und die Enddarmfunktion oft behindert ist, genügt der Einlauf, um den Ausgang zu öffnen. Ein Mikroklistier aus der Tube leistet nicht dasselbe!

Sodann wird ein *Absorbens* zur Bindung toxischer Reste gegeben: Kaffeekohle, Bolus alba oder Heilerde. Wir bevorzugen die Heilerde, weil sie geschmacklich neutral und am angenehmsten zu nehmen ist. Verordnung beim akuten Durchfall: 4 Teelöffel Luvos® Heilerde »ultra« oder 6 Teelöffel Luvos® Heilerde »1« über den Tag verteilt, trocken nehmen und mit Wasser hinunterspülen, *nicht* mit Tee, Fruchtsaft oder Nahrung; die Absorptionskraft wäre verbraucht. Am nächsten Tag – sofern noch Übelkeit besteht und die Zunge belegt ist oder üble Darmgerüche auffallen – wird Heilerde mit 1 Teelöffel empfohlen, immer nüchtern bzw. eine halbe Stunde vor irgendeiner anderen oralen Einnahme.

Diätetik bei akutem Durchfall

Fasten ergibt sich von selbst – je nach dem Grad der Inappetenz und Übelkeit für ein, zwei oder mehr Tage. Wir geben nur Tees (Kamille, Fenchel oder Leinsamentee) und reichlich Wasser, denen wir bei massivem Durchfall etwas Salz zufügen, vermeiden jede Art von Frucht- oder Gemüsesäften, selbstverständlich auch Limonaden oder Honig.

Der Leib beruhigt sich unter einer feuchtwarmen *Leibauflage* oder einem kühlen Prießnitzwickel, nachdem kalte Füße mit einer Wärmflasche versorgt wurden.

Sobald sich der Appetit einstellt, gibt es zunächst einen Gerstenschleim, dann eine Gersten- oder Haferflockensuppe (gesalzen), getoastetes Weißbrot, Schwarztee nach Verträglichkeit, einen geriebenen, durch Stehenlassen braun gewordenen Apfel – streng orientiert nach dem Bedürfnis des Kranken und seinem noch geringen Appetit.

Der vielleicht noch aufgeregte Darm und der labile Kreislauf brauchen *Bittertees* (Wermut, Tausendgüldenkraut, Ginseng) oder Bittertropfen (Uzara, Enzian) und gerbsäurehaltige Tees wie z.B. den Heidelbeertee *(Weiss, 174).*

> *Diätetische Strategie bei akutem Durchfall:*
> - Entleerung,
> - Absorption,
> - Fasten,
> - Stopfkost,
> - begleitende Phytotherapie.

Schubartige Ereignisse

Wie bei den Akuterkrankungen ist bei den akuten Schüben chronischer Erkrankungen die Soforthilfe gefragt. Ihr Gelingen oder Mißlingen bringt gleichzeitig wertvolle diagnostische Hinweise.

- Kopf- und Gliederschmerzen (siehe auch »Der ernährungsabhängige Schmerz«, S. 200),
- allergische Exazerbation (siehe auch »Allergien«, S. 217),
- rheumatischer Schub (siehe auch »Rheumatischer Formenkreis«, S. 208).

Diese chronisch rezidivierenden Krankheitsereignisse auf dem Boden von Grunderkrankungen mit sehr verschiedenen Namen könnten eine gemeinsame Wurzel haben und deshalb eine gemeinsame Therapie, die außerordentlich simpel, aber oft erstaunlich wirksam ist. Zu klären ist die Frage, ob die Schübe ernährungsabhängig sind.

> Der Schub ist die beste Gelegenheit, Ernährungsabhängigkeiten zu erkennen.

Differentialdiagnose der Schubauslösung: es könnte sich handeln

- um eine fokaltoxische Streuung z.B. aus einem Zahnherd (s.u.),
- um einen bindegewebigen Toxinspeicherherd (Schub im Fasten, z.B. eines chronisch rezidivierenden Erysipels),
- um einen Flächenherd, z.B. bei chronisch rezidivierenden Infekten,
- Wetterabhängigkeit z.B. bei Frontendurchzügen,
- um seelische Traumen – zeitlicher Zusammenhang!
- um einen enteralen Flächen»herd« in Gestalt der ca. 300 m^2 großen inneren Oberfläche des Darms.

Chronische Erkrankungen sind multikausal. Beim schubartigen Geschehen spielt neben der Zahnbeherdung die enterale Verursachung eine wichtige Rolle. Deshalb ist die gezielte Anamnese für eine mögliche diätetische Schubtherapie wichtig.

Schubanamnese: Wir suchen nach zeitlichen und dinglichen Zusammenhängen, nach möglichen Auslösern und Hinweisen aus den Nebenbeschwerden. »Was geht dem Schub voraus oder begleitet ihn?« Leibbeschwerden? Verstopfung? Durchfall? Blähungen? Übelriechende Winde? Neben dem Schubort wird auch der Leib genauestens mit untersucht (Diagnostik nach *F. X. Mayr, 140),* die Zunge inspiziert und nach Hauterscheinungen gefahndet (Vikariation Darm–Haut nach *Reckeweg).* Die *diätetische Therapie des Schubs* liefert oft die Klärung ex iuvantibus:

> Diätetik des akuten Schubs:
> - totale Nahrungskarenz (Fasten),
> - Darmentleerung durch Einläufe oder Salze,
> - vorsichtiger Kostaufbau – wie bei Allergien,
> - im übrigen frischkostreich – wegen der antientzündlichen Wirkung der Rohkost.

Bis hierher handeln Sie medikamentenfrei, denn Kortison, Schmerzmittel, nicht-steroidale Antirheumatika, Kombinationen mit Psychopharmaka oder Antihistaminika verwischen den Schubablauf und damit die Diagnose »abhängig von Nahrung, Genußmitteln, Nahrungszusatzstoffen oder anderen Chemikalien«. Zur Linderung der Schubsymptome sollten Sie weitgehend mit den Mitteln der klassischen Naturheilverfahren auskommen. Sie werden erleben, daß damit die meisten Beschwerden zu »beherrschen« sind. Wenn nicht, ist immer noch Zeit für das lindernde Medikament. Nur wirft das dann neue und drängendere diagnostische Fragen auf: Warum reagiert dieser Organismus nicht auf eine natürliche Basistherapie?

Keine Frage ist die Notfallversorgung des akuten Ereignisses mit allen medikamentösen Hilfen, die uns glücklicherweise zur Verfügung stehen! Selbstverständlich darf nicht gezögert oder experimentiert werden, wo keine Zeit zum Abwarten ist: Quincke-Ödem und Kortison hochdosiert – ja. Aus der dermatologischen Praxis gibt es jedoch auch andere Berichte: »Beim Quincke-Ödem bewährte sich sofortiger Einlauf und Fasten; Kortison war dann selten notwendig« *(Kingreen, 77).* Beim subakuten Anfall, möchte ich hinzufügen, und mit der Kortisonspritze in der Hand.

Beherdung und Fasten

Das Thema ist innerhalb der Diätetik in fünffacher Hinsicht interessant.

1. Bei Zahnbeherdung ist Fasten kontraindiziert

Die starke resorptive Tendenz des Fastens kann eine akute toxische Streuung in Richtung Herz, Niere, Gelenke oder Kopforgane verursachen. Ruhende Herde können ähnlich wie durch große Höhenunterschiede beim Bergsteigen oder Fliegen (Druckdifferenzen zwischen innen und außen) akuisiert werden.

2. Fasten als Herdsuchtest

Die gleiche resorptive Tendenz nutzen wir, um ruhende Herde zu erkennen: die chronische Adnexitis, Appendizitis oder Cholezystitis werden »sich melden«, schmerzen, druckempfindlich sein oder durch einen Anstieg der BSG kenntlich werden. Sie können damit einer gezielten konservativen oder operativen Therapie zugänglich gemacht werden.

Der Zahnherd meldet sich nicht; der devitale Zahn kann nicht schmerzen. Er kann auch nicht konservativ behandelt werden;

in den Knochen eingemauert, ist er für keine Therapie zugänglich. Hier kommt nur die Extraktion in Frage.

Hinweisend auf den Herdcharakter sind ansteigende BSG im Fasten, fibrilläres Zucken herdseitig, livide Verfärbung der Gingiva über dem verdächtigen Areal, fleckige Rötung im unteren Gesichtsbereich.

Weil mit einer Beherdung nicht selten die Wurzel eines chronisch rezidivierenden Leidens zu finden ist und Entscheidendes für eine Wende zu erreichen wäre, muß jetzt die sorgfältige zahnärztliche Herddiagnostik betrieben werden:

- Inspektion der Zahnreihen,
- Prüfung aller Zähne auf Devitalität,
- Panoramaaufnahme wegen der Möglichkeit von Restostitiden und gezielte Einzelaufnahmen,
- Provokationstest (Elektrostimulation, Kautest/Leukozytenzählung) zur Lokalisation des/der vermutlichen Hauptherde.

3. Zahnsanierung während des Fastens in der Klinik

Sie hat mehrere Vorteile:

- Der Patient muß nicht kauen; das Gebiß kann maximal geschont werden.
- Die körpereigene Abwehrlage ist im Fasten optimal; die bei der Extraktion oder kieferchirurgischen Intervention zu erwartende toxische Streuung trifft auf einen entgiftenden Organismus.
- Die sorgfältige Beobachtung und Pflege in der Klinik bietet eine möglichst komplikationsfreie Sanierung.
- Die Wundheilung ist im Fasten besser als sonst.
- Die oft schwierige Motivationsarbeit zu einem für den Patienten nicht leicht zu verstehenden Eingriff kann besser geleistet werden.

Die Zusammenarbeit mit dem Zahnarzt, der sich in Herdfragen weitergebildet hat, wird zu einer stabilen, sich gegenseitig befruchtenden Kooperation.

4. Fasten ist die dritte Stufe eines Herdsanierungsprogramms

Nach Extraktion des Granuloms oder der Restostitis bleiben die geweblichen Folgen einer jahrelangen Beherdung – im Bindegewebe, in Form Aschoffscher Knötchen im Interstitium, als Weichteilrheumatismus oder Fibromyalgie. Nach der Sanierungsarbeit im »Quellbetrieb« kommt die Entsorgung des Grundgewebes in allen Zielorganen der fokaltoxischen Belastung. Herdfolgen zu beseitigen und damit Endausheilung zu erreichen ist Aufgabe eines langen Fastens.

5. Vor jeder intensivdiätetischen Heilmaßnahme Zahnsanierung

Das war noch vor wenigen Jahren Bedingung für die Aufnahme zu einem Heilverfahren. Sie entsprach der Erfahrung, daß jeder Heilmaßnahme – gleich welcher Art – wenig Chancen auf Erfolg beschieden ist. Bei bestehendem Störfeld treffen Heilimpulse einen in seinen Regelmöglichkeiten gestörten Organismus; die Selbstheilung ist blockiert. Dies gilt ganz besonders für intensivdiätetische Eingriffe: ein atypischer Fastenverlauf (einschließlich der Laborwerte) spricht für eine blockierende Beherdung – sofern seelische Ursachen der Störung ausgeschlossen sind.

Generell: man wird sich in der Behandlung von chronischen Krankheiten »die Zähne ausbeißen«, wenn nicht als simple Voraussetzung für natürliche Selbstheilungsmöglichkeiten die Beherdungsfrage mit aller Sorgfalt geklärt ist.

Mikrobiologische Therapie/»Symbioselenkung«

Die Bakterienflora des Darmes ist nicht nur mit dem Speisebrei vermischt und übernimmt wichtige Funktionen für die Gesundheit des ganzen Menschen, sondern sie lebt auch in enger Symbiose mit der Schleimhautoberfläche. Elektronenoptische Bilder zeigen die enge morphologische Verbindung zwischen Epithelzelle und Bakterium *(146)*. Wenn die Bakteriologen große Mühe haben zu sagen, was eine gesunde Flora sei, so soll uns das hier nicht hindern, die Möglichkeiten einer Therapie mit lebenden Keimen und ihren Stoffwechselprodukten zu nutzen, die *Kolb* und *Rusch* aufgebaut haben und die sich seit gut 40 Jahren bewährt *(84)*.

Es ist einleuchtend, daß sich die Bakterienflora des Dünn- und Dickdarms mit der Art der Ernährung verändert, so auch beim Fasten und jedem anderen diätetischen Eingriff. Keine Anzeichen gibt es, daß sich die physiologische enterale Bakterienflora etwa durch Einläufe oder durch das Fasten selbst letztendlich stören ließe, auch wenn sie sich im Fasten laufend verschiebt. Eine möglichst naturbelassene Ernährung in der Nachfastenphase spielt wahrscheinlich eine wichtige Rolle beim Wiederaufbau einer stabilen Flora, insbesondere die Zufuhr von Frischkost.

Chronische Krankheiten sind fast immer mit enteralen Dysbiosen vergesellschaftet. Ihre Vorgeschichte ist gekennzeichnet durch rezidivierende Infekte – Zeichen zunehmender Abwehrschwäche. Gehäufte Antibiotikagaben bekämpfen und erzeugen eine Dysbiose der Keimbesiedlung. Zunehmende Sensibilisierung gegenüber den Fremdkeimen des Darmkanals führt schließlich zu hyperergischen Reaktionsweisen an verschiedenen Organsystemen.

Nur die gezielte Befragung fördert Hinweise auf; die anscheinend harmlose Dysbiose zutage: vermehrte Blähungen, übelriechende Winde, Neigung zu Durchfall oder Verstopfung, zerfetzter, nicht geformter Stuhl, verminderte Verträglichkeit von Speisen, darmassoziierte Fernreaktionen.

Therapeutische Konsequenz:

- Entleerungsstrategie wie beim Fasten.
- Ordnung der Grundfunktionen des Magen-Darm-Kanals.
- Angepaßte Fasten- und Ernährungstherapie (Zivilisationskost, besonders Zukker in jeder Form meiden, Verträglichkeit und Menge der Nahrung kritisch prüfen, Frischkost – in welcher Form auch immer – anbieten).
- Probiotika statt Antibiotika – wo immer möglich. Nach notwendiger Antibiotikagabe probiotische Therapie!
- Mikrobiologische Therapie bei chronischen Krankheiten.

Wir sind aufgerufen, gegenüber der »Therapia sterilisans magna« der vergangenen Jahrzehnte neue Akzente zu setzen, indem wir die Fähigkeit körpereigener Abwehr *und* ihre lebenslange Pflege an die oberste Stelle unserer Heilverantwortung setzen.

Wir brauchen in unserem Denken nur weniges zu verändern: Die bisherige Vernichtungsstrategie gegenüber Fremdkeimen trifft auch die physiologische, symbiotische Flora der gesamten inneren und äußeren Oberfläche des Menschen. Auch wenn nicht sofort erkennbar, resultiert eine zunehmende Dysbiose. Der Satz »Die Keimflora regeneriert schon von selber« ist ein verhängnisvolles Ruhekissen des ärztlichen Gewissens. Wir sind verantwortlich für die biologische Unversehrtheit auch der mikrobiologischen Gesundheit des Menschen.

Es ist nicht wahr, daß die Antibiotikagabe der eine, »legale« Weg zur Infektbekämpfung sei. Der Arzt für Naturheilverfahren kennt viele Möglichkeiten der biologischen Infektsteuerung – von der Immunmodulation durch Phytotherapeutika und frischkostreicher Ernährung bis hin zu den großen physiologischen »Antibiotika« Fieber und Fasten (s. S. 230).

Die mikrobiologische Therapie ist differenziert und will ebenso gelernt sein wie jedes andere natürliche Heilverfahren *(84)*. Mit einer »Aufforstung« der Darmflora ist es nicht getan.

Schleimhaut»toilette« der oberen Luftwege

Ein besonders dankbares Feld der Symbioselenkung – sichtbar und spürbar – ist die »Diätetik« des Schleimhautorgans Nase, Nasennebenhöhlen, Rachen und Mundhöhle.

Der chronisch rezidivierende Infekt dieses Organs ist der flächenhafte, bakterienbesiedelte Herd für den nächsten Infekt – ein Circulus vitiosus also. Der zäh gewordene Schleim wird zum Nährboden für zahlreiche pathogene Keime; der abtransportierende Schleim funktioniert nicht mehr; die Schleimhäute sind schlecht durchblutet.

Für die Wiederherstellung der Schleimhautfunktion hat sich uns folgendes Vorgehen bewährt (*Krauß, 89):*

● Morgens nach dem Zähneputzen »Aufschnüffeln« einer milden Meersalzlösung aus der hohlen Hand (die Schwester zeigt das), so heftig, daß sie über den Rachen abläuft.

● Ausschneuzen, Abräuspern, Abhusten festsitzenden Altschleims.

● Einbringen von Symbioflor I – mit ein wenig Wasser verdünnt – entweder ebenfalls durch »Aufschnüffeln« oder durch eine Nasenpipette bei zurückgebeugtem Kopf (am besten im Liegen).

● Zusätzlich 20 Tropfen Symbioflor I (physiologische Rachenkeime) in den Mund und mit der Zunge in alle Richtungen verteilen.

Dies wird zur angenehmen Gewohnheit (wie das Zähneputzen), weil sich ein »gesundes Schleimhautgefühl« als Ausdruck von Wohlbefinden einstellt und die Infektanfälligkeit in der kommenden Zeit auffällig vermindert ist.

Einen sehr viel kräftigeren funktionsverbessernden Reiz setzen wir durch das *»Roedern«,* eine Methode aktiver Schleimhautpflege, die von *Fahrner* beschrieben wird *(50).*

Die Eiweißfrage.
Speicherung und selektive Katabolie

Die therapeutischen Wirkungen des Fastens lassen zwingend die Notwendigkeit des Abbaus auch von gespeichertem Eiweiß vermuten und in einer selektiven Katabolie die hohe Weisheit selbstregulatorischer Fähigkeiten des Körpers erkennen.

Eiweiß im Fasten – kritisch hinterfragt

Drei der wichtigsten Fragen werden jedoch kontrovers diskutiert:

- Kann Eiweiß im menschlichen Körper gespeichert werden? Sind wir sicher, daß der Fastende aus Eiweißreserven leben kann, oder muß Eiweiß zugeführt werden?
- Verliert man im Fasten Eiweiß – und welches? Wird Muskulatur, auch Herzmuskulatur abgebaut, wie behauptet wird?
Ist das durch Eiweißzufuhr zu verhindern?
- Kann es therapeutisch sinnvoll, ja wichtig sein, auf eine Eiweißzufuhr zu verzichten?

Es wird versucht werden, aus physiologischer bzw. pathophysiologischer Sicht und aus der praktischen Erfahrung von Fastenärzten zu antworten *(Lützner, Wilhelmi de Toledo, 116)*.

Die physiologische Eiweißreserve

Das durchschnittliche Gesamtprotein des Menschen wird mit 6 bis 8 kg angegeben, nach *Cahill (zit. in 173)* mit 10 bis 12 kg. Die Hälfte bis zwei Drittel finden sich in der Muskulatur – je nach Trainingszustand, ein beträchtlicher Anteil als Struktureiweiß extrazellulär wie z.B. Kollagen, Fibrin, die Proteoglykane des Bindegewebes, als Funktionseiweiß vorwiegend intrazellulär in Form von Nukleoproteiden, Enzymen, Hormonen und schließlich als Transportprotein in Form von Albumin, Globulin, als Eiweißanteil der Lipoproteide, der Erythrozyten und Leukozyten.

Vorwiegend ruhende und vorwiegend fließende Eiweißkörper sind in sich selbst einem ständigen Auf- und Abbau von verschiedener Schnelligkeit unterworfen: Struktur- und Muskeleiweiße haben eine Halbwertszeit von 40 bis 60 Tagen, Funktionseiweiß von Stunden bis Tagen. Das Epithel des Dünndarms erneuert sich komplett innerhalb von 1,8 Tagen. Untereinander befinden sich die Eiweißkörper in einem »dynamischen Fließgleichgewicht« *(Schönheimer)*.

Der tägliche endogene Umsatz von Struktur- und Funktionseiweiß bedeutet gleichzeitig Erneuerung aus sich selbst und untereinander als auch Ergänzung durch die Nahrung oder aus einer physiologischen Eiweißreserve. Da die Nahrungsproteine nie sofort in körpereigene Proteine umgewandelt werden können – dazu bedarf es eines zeitraubenden und energiefordernden Umwandlungsprozesses – ist die Annahme eines »Eiweißzwischenlagers« bzw. »Eiweißpools« zwingend. Die Größe des Pools hängt vom Ernährungszustand des Menschen ab. Nach *Rapoport* gibt es zwar kein eigentliches Speicherorgan für Eiweiß; einzelne Organe jedoch können – besonders bei hoher Zufuhr – Eiweiß speichern. Bei Adipositas sind die Proteinreserven des Körpers erhöht *(Cahill),* meßbar als Hypertrophie auch der »Lean body mass«, nicht nur des Fettanteils *(zit. in 173).*

Der tägliche Eiweißverlust kann durch die Stickstoffausscheidung im Urin gemessen werden (1 g N = 6,25 g Protein). Er wird ersetzt durch eine maßvolle Nahrungszufuhr, deren Eiweißanteil wiederum durch den Stickstoffanteil gemessen wird. Eine ausgewogene Stickstoffbilanz ist identisch mit dem physiologischen Gleichgewicht von Eiweißbestand und Eiweißverlust. Durch Eiweißüberernährung kann es in Richtung Eiweißspeicherung (oder Glukoneogenese z. B. beim Sport) und durch Fasten in Richtung Eiweißkatabolie verschoben werden.

Der endogene Eiweißumsatz übrigens kann dadurch nicht bestimmt werden; er ist sehr viel größer und komplizierter, in Gewichtsanteilen etwa 3 g Protein pro kg Körpergewicht täglich: dies entspricht dem Vierfachen der notwendigen Zufuhr.

Eiweißüberernährung

Die Proteingesamtaufnahme pro Person und Tag betrug 1985 in der BRD 98 Gramm und liegt somit fast doppelt so hoch wie die von der Deutschen Gesellschaft für Ernährung empfohlene Zufuhr: 50 g/Tag. Sie war bereits 1965 überhöht und hat in den letzten 20 Jahren um weitere 18 % zugenommen. Unsere Patienten konsumieren nicht selten 300 g Protein/ Tag – das Sechsfache der Norm, und das 10 oder 20 Jahre lang! Wo bleibt das Eiweiß – besonders bei gleichzeitiger Bewegungsarmut?

Eiweißopfer

Im Fasten geht unstreitig Eiweiß verloren – gemessen an der Stickstoffausscheidung im 24-Stunden-Urin. Beim Buchinger-Fasten sind es anfangs 13 g N, entsprechend 81 g Eiweiß, nach der ersten Woche 6 g N = 37 g Eiweiß, nach zwei Wochen 4 g N = 25 g Eiweiß und nach drei Wochen nur noch 3 g N = 19 g Eiweiß pro Tag. Die abnehmend negative Stickstoffbilanz zeigt eine interessante Fähigkeit des Körpers: er »lernt«, mit seinem Eiweißhaushalt sparsam umzugehen. Die Nachfastenphase zeigt eine positive Stickstoffbilanz als Zeichen der Eiweißanabolie. In einem Heilverfahren von vier Wochen (21 Tage Fasten, sieben Tage Kostaufbau) beträgt das Eiweißopfer bei überernährten Männern etwa 600 bis 700 g, bei übergewichtigen Frauen rund 500 g. Dies entspricht nicht mehr als 5 % des Eiweißbestandes (76).

Für die Nulldiät wird der Eiweißverlust in 28 Tagen mit 1145 g und bei eiweißsubstituiertem Fasten mit 300 bis 400 g Protein angegeben (173). Muß der Verlust aber als Nachteil gesehen werden?

Fastenerfahrene Stoffwechselexperten (z. B Ditschuneit) sehen in dem Proteinverlust bei einem vierwöchigen Fasten gesunder Menschen unserer Zeit keine Gefahr, Fastenärzte eher den wünschenswerten Ausgleich einer relativen Eiweißüberernährung.

> Fasten darf als Wiederherstellung des Eiweißgleichgewichts in Zeiten erhöhten Eiweißkonsums verstanden werden.

Bei der Therapie extrem Übergewichtiger muß anders gewertet werden: Hier geht es um gezielte Fettabnahme und bei einer Nulldiät von sechs bis zwölf Wochen auch um die Bewahrung des physiologischen Eiweißbestandes.

Quantitativ allein läßt sich das Problem Eiweiß im Fasten nicht erfassen. Die Frage nach dem biologischen Wert eines Eiweißbestandes führt weiter, und dieser kann schwerlich ohne die Frage nach Leistung, Wohlbefinden und gesundheitlichem Gewinn abgeschätzt werden.

Physiologischer Eiweißumsatz

Es ist bekannt, daß innerhalb des Körpers täglich ein grandioser Umsatz von Zellen und damit Proteinen stattfindet. Die Turnover-Rate von einzelnen Organen bei normaler Ernährung ist recht gut bekannt, leider weniger von einer Fastenphase. Indizien sprechen für eine Beschleunigung des

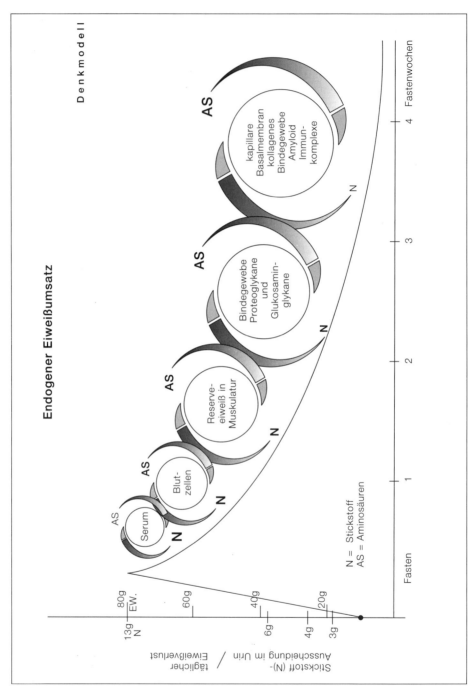

Abb. 60: Eiweißsparmechanismus im Fasten zugunsten anaboler, reparativer Aufgaben im Organismus. N = Stickstoff; AS = Aminosäure.

Zellumsatzes: vermehrte Abschilferung von Haut- und Schleimhautepithelien; beschleunigter Abbau von Erythrozyten, deren Bestand sich nicht verringert, weil sie ebenso beschleunigt aufgebaut werden, was am Anstieg der Retikulozytenzahl beobachtet werden kann *(87)*.

Wenn man weiß, daß Alterungsprozesse mit einer Verlangsamung der Turnover-Rate einhergehen, dann darf man den beschleunigten Zellab- und aufbau getrost als einen Verjüngungsprozeß sehen, der im bemerkenswerten Wohlbefinden des Patienten erfahrbar wird. Verdauungsenzyme werden im Fasten zum Teil abgebaut und in dieser Zeit nicht resynthetisiert, was logisch erscheint, da der Magen-Darm-Trakt ruhiggestellt wird.

Relative Konstanz der Serum-Proteine

Insulin, bestimmte Transportproteine wie Retinol binding protein, Thyroxin binding protein, Präalbumin und Komplement C3 werden im 21-Tage-Fasten vermindert, jedoch im Normbereich gefunden. Das gleiche gilt für Prothrombin, Caeruloplasmin, Transferrin und Haptoglobin. Dagegen bleiben andere Proteine, etwa Serum-Albumin oder -Globuline wie z.B. die Immunglobuline IgE, IgG, IgM auch während langer Fastenzeiten konstant *(80)*. Auch Muskulatur wird ständig ab- und aufgebaut. Bei Inaktivität verläuft der Umbau in Richtung Abbau und bei Training in Richtung Aufbau – das ist eine Binsenweisheit. Nicht bewußt dagegen scheint zu sein, daß dies ganz unabhängig von der Nahrungszufuhr oder dem Nahrungsverzicht geschieht, nämlich aus den endogenen Nahrungsreserven (s. »Leistung im Fasten«, S. 70).

Eiweißspeicherung

Eiweißreserven bestehen zunächst einfach in den gut ausgestatteten Organen eines wohlernährten Menschen. Dabei hat der

Trainierte in Form von Muskulatur einen größeren Eiweißspeicher als der Nichttrainierte. Hochnormale Erythrozyten- oder Serum-Proteinwerte bedeuten gegenüber unternormalen Werten gleichzeitig, daß der Betreffende einen größeren Eiweißspeicher besitzt. Bei ihm wird man genügend entbehrliche Eiweißreserven vermuten dürfen.

Beim Schwergewichtigen besteht neben der Vergrößerung der Fettmasse auch eine Hypertrophie der fettfreien Masse, z.B. der tragenden Muskulatur. Mit dem Abbau des Gewichts wird auch ein Teil dieser Halte- und Tragefunktion entbehrlich: Muskulatur kann abgebaut werden. Die bekannte Hypertrophie der Herzmuskulatur eines Schwergewichtigen oder eines sportlich übertrainierten Menschen ist reversibel durch Gewichtsabnahme (leider auch durch ein Trainingsdefizit).

Pathologische Eiweißspeicherung

Wo beginnt die Eiweißspeicherung eine pathologische Dimension zu bekommen und welche Bedeutung hat sie? Hier muß *Wendt* genannt werden, dessen Lebensleistung als Forscher darin bestand, aus der Weltliteratur Indizien für oder gegen eine Eiweißspeicherung zusammenzutragen *(175)*.

Drei Beispiele:

● Wenn der Hämatokrit beim Überernährten von 42 auf 60 Vol.% steigt, hat der Körper zusätzlich 1 kg Eiweiß gespeichert. Damit sinkt die Hirnleistung, und die Gefahr eines Apoplexes steigt.

● Wenn die kapillare Basalmembran von 700 bis 1200 Ångström auf 3000 bis 5000 Ångström verdickt ist, wurden etwa 3 kg zusätzlichen Eiweißes im Körper gespeichert. Dies ist der Weg zur Arteriosklerose und zum Herzinfarkt.

● Und wenn das Interstitium der Organe von einer oberen Normbreite von 10μm auf 20 bis 40 μm angefüllt ist, dann bedeutet dies – auf den gesamten Körper umgerechnet – etwa 6 kg Speichereiweiß.

Heute, im Zeitalter der Elektronenmikroskopie und der verfeinerten biochemischen Meßmethoden, kann man Eiweißspeicherung sicht- und meßbar machen. Die Amyloidforschung ist dabei, Proteinfeinstrukturen aufzuzeigen, die mit pathologischer Eiweißspeicherung identisch sind *(101)*.

Heine sieht die bindegewebige Grundsubstanz des gesamten Organismus als Ort einer Eiweißspeicherung:»Eiweiß kann in Form von Kollagen, Proteoglykanen und Glukosaminoglykanen gespeichert werden« *(63)*. Für ihn ist der Weg vom nochphysiologischen Eiweißspeicher bis zur pathologischen Speicherung (mit Begriffen wie »Verschlackung« oder »Blockade des Bindegewebes«) mit einer Behinderung der Stofftransportfunktion des Bindegewebes identisch. Die Verdichtung der Grundsubstanz besteht nicht nur aus verdickten Strukturorganellen, sondern auch aus im Bindegewebe abgelagerten Immunkomplexen: durch Bindung an Eiweiß untätig gemachte Antigene, Bakterienreste und Toxine, im Alter enzymatisch unvollkommen abgebaute Eiweißreste.

Ist Eiweißspeicherung reversibel, und wer garantiert, daß nicht »die falschen Eiweiße« abgebaut werden?

Selektive Eiweißkatabolie

Diese besagt, daß Organismen auch im Hinblick auf Eiweiß physiologischerweise sinnvoll gesteuert sind und zunächst nur abbauen, was sie funktionell nicht brauchen. Aus Tierexperimenten (Meerschweinchen) weiß man, daß protektiv abgebaut wird, das heißt in der Reihenfolge der Wichtigkeit für die Lebenserhaltung: zuerst Fettgewebe, dann Muskulatur und subkutanes Bindegewebe, das Interstitium der Organe und ganz zuletzt das Zentralnervensystem. Daraus und aus der klinischen Beobachtung wird die Hypothese abgeleitet, daß entbehrliche, gealterte, im Mesenchym gespeicherte Proteine unter Schonung der Organ- oder Funktionsproteine bevorzugt abgebaut werden. Die Steuerung des physiologischen Proteinumsatzes, die Erfahrung aus der Immunologie und aus der Transplantationspathologie legen die Annahme nahe, daß der Körper nicht nur zwischen »körpereigen« und »körperfremd« zu unterscheiden vermag, sondern auch zwischen »gesund« und »krank«.

Als Fastenärzte haben wir gelernt, uns auf diese körpereigene Selbststeuerung zu verlassen. Die Summe der Erfahrung aus jahrzehntelanger Beobachtung in den Fastenkliniken läßt uns zwingend annehmen, daß der Körper tatsächlich selektiv abbaut: zunächst Entbehrliches und Belastendes, später Behinderndes und schließlich pathologische Ablagerungen, die ein langes Fasten (21 bis 32 Tage) oder ein wiederholtes Fasten zum Abbau benötigen.

Risiko

Gefahren hat man dem Fasten angelastet, die es bei genauerem Hinsehen nicht treffen. Dafür wenige Beispiele.

Aufgeschreckt haben jene 60 Todesfälle einer 400-kcal-Diät in Amerika *(173)*, bei denen myofibrilläre Schäden, Herzrhythmusstörungen und Zeichen eines Abbaus von Herzmuskulatur festgestellt worden sind. Diese »Liquid protein diet« kann niemals mit dem von uns definierten Fasten verglichen werden; die Zufuhr von biologisch minderwertigen Proteingemischen muß als höchst unphysiologisch bezeichnet werden. Ob diese Proteine überhaupt resorbiert worden sind, läßt sich nicht mehr klären; die extrem langen Diätzeiten von vier und mehr Monaten(!) können auch zu einem Eiweißmangelsyndrom geführt haben.

Andere Autoren berichten über Todesfälle bei ambulanter Protein-Niedrigkaloriendiät bei erheblichen Vorerkrankungen. *Fahrner* hingegen kann von 40 000 Fastenpatienten in 25 Jahren nur von 4 Todesfällen bei erheblichen Vorerkrankungen berichten. Hier handelte es sich um ein klinisch streng überwachtes Buchinger-Fasten, zumeist ohne oder mit nur geringer Eiweißzugabe *(50)*.

Tragisch geendete Einzelfälle müssen mit gravierenden methodischen Fehlern in Zusammenhang gebracht werden. So der Herztod eines 16jährigen Mädchens in England, das man 13 Wochen (!) bei Bettruhe und weiterlaufender Medikation von Digitalis, Diuretika und Sedativa »fasten« ließ. Der ausgebildete Fastenarzt weiß, daß Digitalis rascher als sonst seine Toxizitätsgrenze erreicht und Diuretika absolut kontraindiziert sind.

Schwere Komplikationen hat es bei unsachgemäßem Kostaufbau gegeben. Die »normale« Proteinzufuhr durch ein Steak wurde nach Nulldiät von 20 Tagen nicht metabolisiert und führte zur akuten Pankreasinsuffizienz mit Zeichen der Nekrose.

Ich selbst habe in 30 Jahren fastenärztlicher klinischer Tätigkeit kein Mittel der inneren Medizin kennengelernt, das risikofreier und nebenwirkungsärmer bei hoher Effizienz gewesen wäre. Ähnliches wird von den Fastenärzten bezeugt, die in den letzten 50 Jahren rund 300 000 Patienten mit chronischen Krankheiten und einer überdurchschnittlichen Risikobelastung, nicht selten akuter Lebensbedrohung betreut haben. Hierdurch hat sich ein Erfahrungspotential angehäuft, das von rund 50 ausgebildeten Fastenärzten im deutschsprachigen Raum reflektiert wird (Ärztlicher Arbeitskreis Heilfasten e. V., s. S. 295).

Eiweißfreies Fasten als Therapie

Beim nur kohlehydratsubstituierten Buchinger-Fasten gehört die selektive Eiweißkatabolie zur diätetischen Strategie in einer eiweißüberernährten Wohlstandsgesellschaft. Begriffe wie

- »Entspeicherung« betrifft auch den Eiweißspeicher,
- »Entschlackung« (s. S. 203) zu verstehen als Abbau von tastbaren, oft schmerzenden Einlagerungen im subkutanen Bindegewebe und in der Muskulatur (s. S. 201), auch im Sinne des Abbaus von Cholesterin und Amyloidablagerungen in der Media der Gefäße, der Reversibilität der Basalmembranverdickung, Verminderung einer Polyglobulie mit Normalisierung des Hämatokrits und der Zellzahlen, auch in Form einer Entkopplung der Lipoproteide in Cholesterin und Triglyzeriden, die verbrannt werden, und den Proteinträgerrest, der für den Baustoffwechsel zur Verfügung steht.
- »Entgiftung«, wobei die Entkopplung von proteingebundenen Toxinen sowohl das Gift, als auch den Eiweißrest freimacht.

Es bleibt fraglich, ob dies geschehen würde, wenn wir Eiweiß zufütterten. Interessant ist, daß trotz Eiweißfreiheit bedeutsame reparative Vorgänge im Körper für den gleichzeitigen Neuaufbau von Substanz sprechen: z. B. die beschleunigte Wundheilung nach Operationen und die verbesserte Heilungstendenz therapieresistenter Ulcera cruris (s. S. 187). Die reproduzierbaren therapeutischen Ergebnisse lassen vermuten, daß die Hypothesen *Wendt*s vom Vorhandensein eines sehr fein über den gesamten Körper verteilten Eiweißspeichers und von der Pathologie der Eiweißspeicherkrankheit richtig sind *(178)*. Ohne diese Vorstellungen wären die meisten therapeutischen Phänomene des Fastens nicht erklärbar.

> Der bewußte Verzicht auf Eiweißsubstitution im Fasten ist Bedingung für eine kausale Behandlung der Eiweißspeicherkrankheiten.

Die Indikation zum Proteinverzicht und zur Proteinsubstitution setzt eine diagnostische Abschätzung des vermutlichen

Eiweißspeichers voraus. Dazu gehört die vertiefte Ernährungsanamnese mit den zwei Fragen: Wie groß war die Eiweißaufnahme in den letzten zehn Jahren und welche körperliche Belastung stand ihr gegenüber?

Eiweißorientierte Fastenindikationen

Differenziert werden muß nach der Zielrichtung und der Dauer des Fastens.

- Eiweiß-Fett-Überernährte können und müssen lange eiweißfrei fasten. Sie haben eine Hypertrophie auch der fettfreien Masse.
- Fehlernährte Übergewichtige – nach häufigen, einseitigen Diäten, langfristigen Reduktionskostformen ohne ausreichende biologische Wertigkeit, Bewegungsmangel – mit hohem Fettanteil und geringer fettfreier Masse (geringe Leistung!) fahren besser mit proteinsubstituiertem Fasten (bei uns: Zusatz von Buttermilch oder Molke zum Buchinger-Fasten).
- Für eiweißmangelernährte Patienten kommt höchstens aus therapeutischen Gründen ein Kurzzeitfasten in Frage, im übrigen aber eine lange Ernährungsphase mit an die Verdauungsfähigkeit angepaßter Vollwertnahrung.
- Jeder gesunde, normal ernährte Mensch kann fünf oder zehn Tage ohne Gefahr und ohne Eiweiß-Zugabe fasten.
- Jeder ältere Mensch (über 60) darf zwar fasten, sollte aber bei notwendig werdenden längeren Fastenzeiten proteinsubstituiert werden.
- Beim Langzeitfasten Schwergewichtiger bedarf es nach Aussage *Ditschuneit*s in den ersten vier Wochen keiner Eiweißsubstitution, dann aber der regelmäßigen und kontrollierten Einnahme eines biologisch hochwertigen Eiweißgemisches.
- Die Therapie der Eiweißspeicherkrankheiten erfordert die konsequente und langdauernde (bis zu 40 Tage) proteinfreie Fastenstrategie.

Einigkeit besteht wohl darin, daß Training nicht durch Eiweiß ersetzt werden kann, Eiweißmast nur vertretbar ist, solange hart trainiert wird; ihre Fortführung ohne ausreichendes Training führt vermutlich zur Eiweißspeicherkrankheit nach *Wendt*. Wir sahen eiweißgemästete Ex-Sportler und immobile Bauarbeiter mit pathologisch verdickter und schmerzhafter Muskulatur und minimaler Leistung, denen nur durch sehr langes Fasten und vorsichtig dosiertes Aufbautraining zu helfen war. Zahlreiche *ungeklärte Fragen* bedürfen weiterer *Forschung:*

- Weiß man eigentlich, ob das während eines Fastens zugeführte Eiweiß gerade dahin gelangt, wo Eiweiß gebraucht wird?
- Verhindert eiweißmodifiziertes Fasten auch nur zum Teil den Abbau von Muskulatur?
- Könnte es den therapeutischen Effekt bremsen, den wir im Hinblick auf ernährungsabhängige Krankheiten erwarten?

Eiweißkatabolie: Verlust und Gewinn?

Nehmen wir die Erfahrung des Fastenarztes und das Erlebnis des fastenden Menschen hinzu, dann läßt sich zusammenfassen:
In einer Zeit, die alle Begriffe in Frage stellt, ist es besonders wichtig, Urteile nicht nur aus einer Ansammlung von wissenschaftlichen Daten zu fällen, sondern das Erlebnis- und Erfahrungspotential als Fundament der Betrachtung mindestens gleich zu werten. Gegenüber einem alten Kulturgut wie dem Fasten besteht erhöhte Sorgfaltspflicht bei einer Prüfung der Wirklichkeit; dies gilt für beide Seiten.
Die Patientenerlebnisse (rund 3000 Patienten pro Jahr in beiden Überlinger Kliniken) können also eindeutig gebündelt werden: Mit der Verminderung des Gewichts vermindern sich die Beschwer-

den und steigen körperliche Leistungsfähigkeit, Wohlbefinden und geistige Frische. Die vegetativ-seelische Erholung ist
abhängig von der Dauer des Heilverfahrens und dem ausgewogenen Wechsel
zwischen Fasten- und Ernährungsphase

sowie der psychosomatischen Begleittherapie. Die Akzeptanz des Fastens ist ungewöhnlich hoch *(105)*, nicht minder die
Wiederholungstendenz (völlig unabhängig vom Gewicht!). Das freiwillig einge-
gangene Opfer wird als Gewinn erlebt.

Teil IV: Innenstruktur einer Fastenklinik

Es lohnt sich – so meine ich – einen Blick »hinter die Kulissen« einer Fastenklinik zu tun, genauer: unserer Fachklinik für ernährungsabhängige Krankheiten. Sie unterscheidet sich wesentlich von einem Krankenhaus, aber auch von mancher Rehabilitationsklinik, sicher auch von einem Sanatorium allgemeinen Verständnisses. Die Grundstruktur der Fastenklinik stammt von *Otto Buchinger;* seine Nachfolger haben weiter daran gestaltet und manches Neue eingefügt, ohne feste Grundregeln zu verletzen.

Die Graphik »Fastenklinik« *(Abb. 61)* enthält zwei Strukturelemente: einen passiven Teil (oben) und einen »aktiven«, aktivierenden Teil (unten). Der erste fördert die verständliche und notwendige Regressionstendenz des Kranken: sich zurückziehen dürfen, behandeln lassen, sich geborgen fühlen: Schutzmilieu. Ihm entsprechen das gute Sanatorium, das Kurhotel, das Kur- und Erholungsheim, manche Kurklinik (die mehr medizinische Einrichtungen und fachärztliche Überwachung aufweisen kann).

Dem zweiten Strukturelement »aktiv« entsprechen die Rehabilitationsziele: herauslocken aus der Resignation, aktivieren für das Leben im sozialen Umfeld, Impulse für einen anderen Lebensstil geben, Einsichten über die eigene Persönlichkeit und Fähigkeiten für »draußen« vermitteln. Regression soll überwunden, Verselbständigung angestrebt werden.

Daß der Patient, in unserem speziellen Fall der Faster, im Mittelpunkt aller Strukturüberlegungen stehen muß, ist eigentlich eine Selbstverständlichkeit. Sie wird trotzdem erwähnt, weil die Versuchung überall groß ist, wirtschaftliche und finanzielle Erwägungen voranzustellen. Natürlich sind sie die ökonomische Basis für die Existenz einer Klinik und müssen ständig mit der Prämisse »Patient im Mittelpunkt« in Einklang gebracht werden. Personotropes Handeln sollte nicht nur für Ärzte und Behandler gelten, sondern auch für Verwaltungs- und Geschäftsleitung. 30jährige Erfahrung mit Fastenkliniken hat mich gelehrt, daß sich dieser Grundsatz auch für das wirtschaftliche Wohl der Klinik lohnt. »Mehr Menschlichkeit ins Krankenhaus« – dieser aktuellen Forderung können Rehabilitationskliniken eher nachkommen als Akutkrankenhäuser; der chronisch Kranke braucht ihre Erfüllung am meisten.

Der Grundsatz wäre mißverstanden mit einer Parallele zu »der Kunde ist König« oder der Patient sei Hotelgast, dessen Wünsche und Launen unreflektiert zu erfüllen seien. Der Patient hat sich Bedingungen zu stellen, ohne die eine Fastenklinik nicht funktionieren kann. Der Faster lebt mit anderen Fastern zusammen – in Einzel- oder Doppelzimmern mit Innentoilette, Dusche und Balkon. Er unterwirft sich freiwillig festen Hausregeln, die ihm Alkohol und Nikotin verbieten, ihn auf Bohnenkaffee, Limonaden oder Schokolade, Eis etc. verzichten lassen (er wird vergeblich nach Automaten suchen), die eine ausreichende Mittags- und Nachtruhe garantieren und das Fernsehen (nicht im Zimmer!) auf bestimmte Zeiten beschränken. Diese notwendige Strenge – *Buchinger* hat sie in seinem Buch »Heilfasten« *(28)* begründet – wird reichlich aufgewogen durch ein betont angenehmes Wohnen mit frohen Farben und Formen, durch ein bedacht ausgewähltes Angebot von Erlebnis und Kultur.

Eine Fastenklinik sollte nichts von Krankenhausatmosphäre haben, trotzdem aber Klinik mit den erforderlichen Diagnose- und Sicherungseinrichtungen sein. Unver-

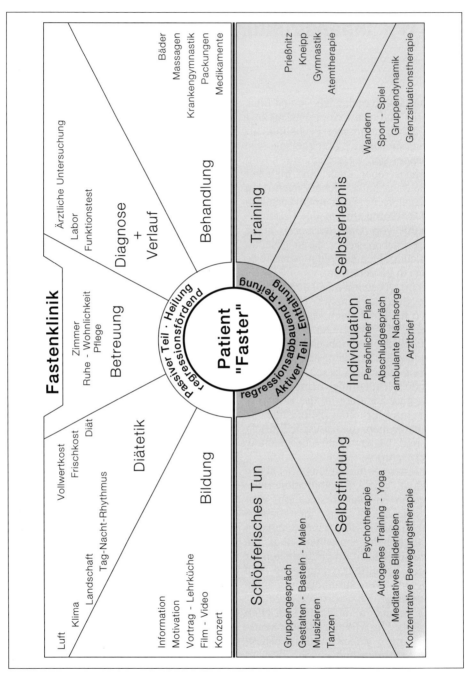

Abb. 61: Struktur einer Fastenklinik. Der eher passive Teil einer konventionellen Kurklinik wird ergänzt durch einen aktivierenden Teil zu einer modernen Rehabilitationsklinik mit ganzheitlichem Konzept.

kennbar jedoch bleibt die Betonung der Therapie gegenüber der Diagnostik:

> Eine Fastenklinik ist vorwiegend eine Therapieklinik.

Entscheidend für das Gelingen eines langen Fastens ist die gute psychologische Betreuung durch Menschen, die Fasten an sich selbst erfahren haben.

Das Wort Klinik beinhaltet gleichzeitig alle Forderungen, die von Krankenkassen und privaten Krankenversicherern an uns gestellt werden und die wir aus der Sache heraus bejahen:

- ganztägige ärztliche und schwesterliche Sicherung des Heilverfahrens durch speziell ausgebildete Mitarbeiter,

- Tag- und Nachtbereitschaftsdienst von Ärzten und Schwestern,
- Behandlungsplan, Krankengeschichte und Arztbrief.

Nicht zuletzt ist die Forderung erfüllt:

> Das klinisch-stationäre Heilfasten ist eine wissenschaftlich fundierte Behandlungsmethode – in der Hand fastenerfahrener Ärzte.

Die Fastenklinik ist ein anerkanntes privates Spezialkrankenhaus, sofern dort Heilbehandlungen durchgeführt werden, nicht jedoch Regenerations- oder Genesungskuren. Dies ist im Arztbrief zu dokumentieren.

Einblick in einzelne Abteilungen
Die Küche als Hauptbehandlungsabteilung

Wenn Diätetik im Mittelpunkt des Therapieplans eines ganzen Hauses steht, muß die Hauptküche gleichzeitig Diätküche sein, und wenn Fasten und Vollwertnahrung Kennzeichen dieser Diätetik sind, dann muß die Großküche gleichzeitig Fasten- und Vollwertküche sein. An diese hohe Forderung knüpfen sich eine Reihe von Bedingungen, die keineswegs selbstverständlich sind.

Der Küchenleiter/Chefkoch muß weitgehend *selbständig* sein können. Ihm gehört die volle Kompetenz für Einkauf, Warenannahme, Qualitätskontrolle, Speiseplangestaltung, Materialeinsatz, Qualitätskontrolle der Speisen und für den Personaleinsatz.

Beim Einkauf vertritt er die Regeln der Vollwertigkeit:

- Lebensmittel möglichst aus ökologischem Anbau,
- der Saison entsprechend und bevorzugt regional,
- so frisch wie möglich.

Dem Küchenleiter steht ein mit der Verwaltung festgelegter *Verpflegungssatz* zur Verfügung, mit dem er auskommen muß. Er ist nicht höher als in vergleichbaren Kliniken, obwohl Diätetik Haupttherapiemittel ist. Trotzdem gelingt es, eine biologisch hochwertige Nahrung herzustellen: was während der Fastenzeiten (ca. 50 %) gespart wird, kann in die Qualität der Aufbaukost bzw. Nachfastenkost investiert werden.

Bei der Einstellung seines *Personals* hat der Küchenleiter das fachliche Vorwahlrecht; die Einstellung erfolgt in Absprache mit der Verwaltungsleitung. Leitlinien sind: Ausbildungsstand, Interesse an der Sache, äußeres Erscheinungsbild und Bereitschaft zur Teamarbeit.

Personalstruktur (126-Betten-Klinik)/Ausbildungsstand:

- Küchenchef (Küchenmeister, Diätkoch, Vollwertkoch),
- sein Stellvertreter (Diätkoch, Vollwertkoch),
- ein Diätkoch (Diätkoch, Vollwertkoch),
- zwei Köchinnen (Grundausbildung – Gehilfenjahre),
- ein Auszubildender,
- eine angelernte Kraft,
- fünf Küchenhilfen.

Den Köchinnen wird die Ausbildung zur Diätköchin und zur Vollwertköchin empfohlen; die Klinik trägt die Hälfte der Ausbildungskosten, das Küchenteam die Hälfte der Arbeitszeit. Für die Fachkräfte ist es Pflicht, im Rhythmus von zwei Jahren an berufsbezogenen Fortbildungsveranstaltungen teilzunehmen.

Die Fachleute in der Küche bieten *Ernährungsinformation* für Patienten an

- durch Vorträge über Dickmacher und Vollwertprinzip, verbunden mit eindrucksvollen Sichtbeispielen,
- durch eine »Salatbuffet«-Demonstration, wie eine gute Frischkost auch zu Hause gemacht werden kann,
- durch eine Diabetiker-Gruppenberatung mit BE-Berechnung und Aufstellung von Speiseplänen,
- ferner durch Einzelberatung von Patienten mit Sonderdiäten.

Informationsblätter für Patienten zu den einzelnen Kostformen finden Sie ab S. 271. Sie wurden von unserem Küchenteam erarbeitet. Die Bücher unseres Küchenchefs (s. Anhang S. 302 f.) enthalten den reichen Erfahrungsschatz aus 15 Jahren Vollwertdiätetik in der Kurpark-Klinik.

Der Dienst im *Speisesaal*, »Service« genannt, hat einen hohen Stellenwert. Die sorgfältig zubereiteten Speisen sind so »an den Mann« oder die Frau zu bringen, daß sie nicht nur gern gegessen, sondern auch verstanden werden. Die strengen Reduktionskostformen müssen vermittelt werden. Die Fastenden werden in einem bestimmten Speisesaalteil zusammengesetzt, während des Aufbaus in einem anderen. Es bedarf eines großen Einfühlungsvermögens, um vorauszusehen, wer zu wem paßt, welches Gesprächsniveau am Tisch herrschen wird und Störenfriede elegant zu versetzen.

Die Leiterin des Speisesaals muß außerdem ein Organisationstalent sein, sie braucht ein glänzendes Gedächtnis und eine hohe Kombinationsgabe: es sind mehr als 17 verschiedene Diätformen an den richtigen Platz zu befördern; ihre drei Helferinnen sind in die verwirrende diätetische Vielfalt einzuarbeiten, diätetisch und psychologisch zu schulen.

Die Serviceleiterin informiert die jeweils neuen Patienten über die Mahlzeiten, den Serviceablauf, das Prinzip der Selbstbedienung beim Frühstück und bei der Frischkostvorspeise zu Mittag. Sie oder ihre Stellvertreterin geben jederzeit Auskunft über einzelne Kostformen oder Rezepte und vermitteln verständliche Einzelwünsche der Küche.

Jeden Mittwoch berichtet die Serviceleiterin dem Ärzteteam die Probleme »des Speisesaals« und ihre Sorgen mit schwierigen Patienten bzw. Sonderdiäten.

Das »Eßverhaltenstraining« findet im Speisesaal statt und kann nur vom dort diensttuenden Personal »hautnah« erlebt und beobachtet werden.

> Der Speisesaal ist die diätetische Schaltstelle zwischen Patient, Arzt und Küche und gleichzeitig Trainingsfeld für Eßverhaltensfragen.

Ernährungsdiagnose

Anamnese, Untersuchungsbefund, Labor und apparative Verfahren (Röntgen, Sonographie etc.) führen zur Krankheitsdiagnose, Funktionsbelastungen zur Funktionsdiagnose. Ernährungsabhängige Krankheiten bedürfen einer zusätzlichen Ernährungsdiagnose.

Der Arzt hat festzustellen:

● Ist die Erkrankung ernährungsabhängig?
● Vermutlich zu 20 % – 50 % – 80 %?
● Erkennt der Patient die Ernährungsabhängigkeit seiner Erkrankung?
● Welche Ernährungstherapie verspricht im Heilverfahren die besten Erfolge? Wird sie vom Patienten akzeptiert werden können?
● Welche Langzeitstrategie gegenüber der chronischen Krankheit ist notwendig? Was muß geschehen, um Verständnis und Bereitschaft des chronisch Kranken für eine jahrelange Weiterarbeit an seinem Problem zu gewinnen?

Die *Anamnese* des Arztes enthalte eine erste und grobe Orientierung über Ernährungsgewohnheiten.

● Was ist falsch? Der Patient weiß dies oft recht gut.
● Was ißt/trinkt der Patient besonders gern und viel? Betont Süßes oder Salziges? Fleisch, Wurst? Wieviel? Brot, Teigwaren? Milchprodukte/Rohkost/Vegetarisch?
● Genußmittel (am besten beiläufig gefragt).
● Essensstil (regelmäßig? Hauptmahlzeit wann? nebenbei? unterwegs? zwischendurch? Nahrungspausen?)
● Essensstörung: Ärger-Essen/Freßwellen/suchtartiges Verlangen?

Die *Untersuchung* klärt neben dem allgemeinen Ernährungszustand des Patienten auch den Zustand der sicht- und tastbaren Gewebe:

● Sichtdiagnose: gedunsen, gestaut, schlaff, fleckig, Kapillarveränderungen, -funktion.

- Tastdiagnose: teigig, verquollen, induriert, schmerzhaft beim Abheben oder Kneifen, verschieblich oder nicht.
- Beweglichkeitsdiagnose: steif, unbeholfen, behindert, schmerzgebremst, Fehlstatik etc.

Die *Ökotrophologin* trägt wesentlich zur Ernährungsdiagnose bei:

- Sie vertieft die Ernährungsanamnese,
- quantifiziert Über- und Fehlernährung,
- verbindet sie mit den psychosozialen Gegebenheiten,
- klärt die Vorprägung des Konsumverhaltens durch Familie, Wohn- und Arbeitswelt, Gesellschaft,
- ortet das Verständnis des Patienten für seine Ernährungssituation und seine Bereitschaft, etwas zu ändern,
- listet fördernde und hindernde Ernährungsfaktoren auf,
- erstellt eine Prognose: was wäre zu tun? Was kann und will der Patient ändern?

Die Befunde des Arztes, der Ökotrophologin und des Stoffwechsellabors ergeben die *Ernährungsdiagnose.*

Eine *vertiefte Ernährungsdiagnose* sollte nur für die Patienten erstellt werden,

- deren chronische Krankheit in hohem Maße ernährungsabhängig ist,
- deren Erkrankung durch Ernährungsumstellung entscheidend beeinflußt werden kann,
- bei denen ein hohes Maß an Compliance vermutet werden darf (Gefährdung/Leidensdruck),
- die fähig erscheinen, ihren Lebensstil auf Dauer zu verändern.

Fallstricke einer vertieften Ernährungsanamnese

Die Ernährungsanamnese ist immer mit einer persönlichen Beratung des Patienten und der Erstellung eines Protokolls für den Arzt verbunden.
Unsere Ökotrophologin bestellt sich den Patienten zur Einzelsprechstunde; sie rechnet 1,5 bis 2,5 Stunden pro Patient,

dies hängt vom Intelligenzgrad, der Bereitschaft zur Mitarbeit und vom Ausmaß der Verdrängungsmechanismen ab (Hausfrauen z. B. sprechen ständig davon, was die Familie zu essen bekommt; nur schwer zu erfahren ist, was sie selbst essen).
Erfolgreich kann nur eine Ökotrophologin sein, die einen weiten Sprung von ihrer Fachsprache zur Sprachebene einfacher Patienten machen kann; wer deren Dialekt spricht, kommt schneller zum Ziel.
»Wurzelgemüse« wird nicht verstanden; man muß nach Karotten, Radieschen, Sellerie und roter Bete einzeln fragen.
Unter »Milchprodukten« stellen sich drei verschiedene Menschen drei verschiedene Dinge vor; kaum jemand denkt dabei an Käse. »Wie oft essen Sie Fleisch?« kann nur beantwortet werden, wenn nicht nur Kotelett und Braten gemeint sind, sondern auch Hackfleisch und Geflügel. Wurst wird nicht zu Fleisch gerechnet.
Psychosoziale Gegebenheiten müssen miterfaßt werden. Die Mutter von vier Kindern und mit einem pflegebedürftigen Vater im Haushalt hat sich nie Gedanken um ihre eigene Ernährung gemacht.
Die Ernährung ist in den Alltag eingebunden, »wie es nun mal so ist, der Mann will es so, die Frau ist dafür verantwortlich«. Sie ist nicht ein bewußt reflektierter Vorgang. Die Bewußtwerdung durch die Befragung zeigt dann bald, mit wieviel Eigenbestimmung überhaupt gerechnet werden kann.
»Den Patienten abholen, wo er steht« bedeutet weiterhin, zu erkennen, ob er den Zusammenhang zwischen seiner Erkrankung und seiner Ernährung – oder seinen Trinkgewohnheiten verstanden hat. Er muß auch wissen, daß er einen Einfluß auf sein Gesundheitsschicksal nehmen kann. Dann werden die Lebensmittelgruppen durchgesprochen, in denen etwas geändert werden müßte. Gemeinsam werden die nächsten, möglichen Schritte festgelegt.
Hemmschwellen müssen überwunden werden: es darf nicht mehr kosten als vor-

her; wo kann gespart werden? »Was wird die Familie sagen?«»Die Kollgegen halten mich für verrückt: Wasser statt Bier!« Brücken bauen: einen Kasten Mineralwasser mitbestellen. Tricks beim Kochen helfen, die Familie unbemerkt zu einer vollwertigeren Ernährung zu bewegen: »Gehen Sie mal in die Lehrküche, da wird Ihnen das gezeigt«.

Welche Chancen zu einer Veränderung haben Fernfahrer, Facharbeiter auf Montage, Geschäftsleute unterwegs?

Die Ernährungsberaterin muß sehr ideenreich sein! Und sie muß geduldig hinhören können: die besten Vorschläge fallen den Patienten selbst ein.

Die Versuche zur Objektivierung von Ernährungsdaten sind jahrelang betrieben worden; sie sind schwierig und aufwendig. Niemand lebe in der Illusion, das könne mit ein paar geschickten Fragebögen erledigt werden!

Befragungen unserer Patienten mit gebündelter Darstellung wurden im Rahmen von Diplomarbeiten durchgeführt und zeigen sowohl die Ernährungssituation als auch die nach Monaten erfolgte Veränderung *(58, 59)*.

Eine grobe Erfassung einer Veränderung der Ernährungssituation in zwei Jahren nach einem Heilverfahren erfolgte im Rahmen der Reha-Studie Baden, deren Ergebnisse *Tabelle 34* zeigt.

Tab. 34: Patientenantworten aus einer Befragung zur Ernährungssituation vor dem Heilverfahren (HV) und nach zwei Jahren (Reha-Studie Baden, *Lützner, 107).*

Ernährungsfragebogen	vor Heilverfahren (n = 261) %	nach zwei Jahren (n = 217) %
zu Hause		
richtig ernährt	12	50
überernährt	34	8
falsch ernährt	17	16
in der Kantine		
richtig ernährt	3	7
überernährt	8	1
falsch ernährt	9	3
unterwegs		
richtig ernährt	6	5
überernährt	1,5	2
falsch ernährt	10	7

Die Schwesternschaft

Die diätetisch orientierte Schwester und die Fastenschwester sind nahezu identisch. Beide müssen mehr und anderes wissen als die übliche Krankenschwesternausbildung anbietet. Die Qualifikation zur *Fastenschwester* wird in zwei Jahren Tätigkeit an einer Fastenklinik und Teilnahme an den wichtigsten Patienteninformationen, nicht zuletzt durch ein Fastenselbsterlebnis erworben.
Neben der positiven Grundeinstellung zum Konzept des Hauses muß sie Kenntnisse in klassischen Naturheilverfahren haben und mit einem psychosomatischen Führungsstil vertraut sein.
Ihre Tätigkeit ist anders als die einer Krankenhausschwester. Morgens hat sie »Sprechstunde« in ihrem Schwesternzimmer. Jeder (gehfähige) Patient kommt jeden zweiten Tag zu ihr, wird gewogen, nach seinem Befinden gefragt und an Hand des Behandlungsplans beraten: »Was geschieht heute?« »Woran nehmen Sie teil?« »Wie ist was zu verstehen?«, »Was muß getan oder weggelassen werden?«, »Heute genug getrunken?«, »Lesen Sie im Fastenbuch nach«, »Gehen Sie in den Vortrag« – das heißt, sie ist

- Fastenleiterin,
- Motivatorin,
- der ruhende Pol in der Vielfalt der Geschehnisse und
- Vertrauensperson neben ihren Aufgaben als Krankenschwester.

Der Einlauf alle zwei Tage und die tägliche Leberpackung für Fastende bringen sie dem Patienten noch näher. All dies ergibt eine Gesprächsdichte, die sich für eine gute Fastenführung seit Jahrzehnten bewärt hat. Die Fastenschwester ist für den Fastenarzt eine der entscheidenden Kontaktpersonen zur Sicherung eines methodisch richtigen Fastens oder anderer Formen der Intensivdiätetik.
Im Rahmen dieser Aufgabe ist die erfahrene Fastenschwester sehr *selbständig*: sie

tut sofort, was ihr gegenüber den vielerlei möglichen Fastenbeschwerden notwendig und hilfreich erscheint. Der Weg über die Verordnung des Arztes ist zu lang und umständlich; hier besteht ein gegenseitiges Vertrauensverhältnis, das trägt und für den Patienten sehr angenehm ist. Über den Behandlungsplan, bei der wöchentlichen Mitarbeiterbesprechung oder am Telefon wird informiert und werden die Zuständigkeitsfelder abgesteckt.
Für den Notfall oder bei Bedarf muß auch die Fastenschwester alle Hilfen bereit haben, die sie im Krankenhaus kennengelernt hat.
Im Alltag einer Fastenklinik allerdings dominieren:

- Heilerde- und Quarkpackungen, heiße Kompressen,
- Hals-, Brust- und Wadenwickel, Prießnitzauflagen,
- Glaubersalz, Einlauf oder Bittersalz,
- Kräutertees, Getreideschleime,
- Phytotherapeutika, Homöopathika,
- Das Anlegen von Blutegeln und Kompressionsverbänden,
- Wundtoilette, die Versorgung von Fiebernden,
- die Schleimhautpflege des Nasen-Rachen-Raums,
- Soforthilfen durch Akupressur, soweit bekannt,
- Lagerungen, Sorge für frische Luft im Patientenzimmer.

Das Einzelgespräch, »Bedside teaching«, der disziplinarische Appell und die freundliche Gestaltung der Station gehören dazu. Die Schwester führt auch Gruppengespräche:

- zum Einstieg ins Fasten beim Glaubersalztrinken,
- zum Ausstieg beim Fastenbrechen mit dem Apfel,
- und je nach Neigung und Begabung leitet sie eine Diät-Stammtisch-Gruppe.

Nicht jede Schwester ist als Fastenschwester geeignet, und nicht jede mag diese Art von umfassender Patientenversorgung. Die Nachtschwester trägt erhöhte Verantwortung. Sie ist für ein 126-Betten-Haus allein zuständig, erledigt noch Abendverordnungen und ist im übrigen rufbereit.

Die Physiotherapie-Abteilung

Der *Stellenwert* der Bade- und Massageabteilung wird von allen Patienten, besonders den schmerzgeplagten, hoch angesehen. Von Ärzten wird der Wert physiotherapeutischer Maßnahmen meist unterschätzt. Sie ist eben nicht nur eine angenehme »Begleitmusik« zur Kur, sondern enthält in Begleitung der Diätetik wichtige, den abbauenden Gewebsstoffwechsel mobilisierende, in Richtung Ausscheidung lenkende Behandlungsverfahren, die gleichzeitig vegetativ harmonisierend und regulativ steuernd eingreifen. Wir erwarten von hochwertiger Physiotherapie nicht nur, daß sie das Wohlbefinden des Patienten fördert, sondern auch sinnvoll in den Gesundungsprozeß eingreift. In welcher Weise das z. B. für Massagen zutrifft, kann Ihnen am besten ein Informationsblatt für Patienten sagen, das vom Leiter unserer Badeabteilung verfaßt wurde (s. S. 273).

Die *Qualität* der Behandlung hängt von der Kunst des Behandlers ab – eigentlich eine Binsenweisheit. Wir Ärzte sollten wissen, daß eine einjährige Ausbildung niemals einen Künstler hervorbringen kann, sondern höchstens Grundlagen liefert, mit denen ein Masseur oder Bademeister einen jahrelangen Reifungsprozeß durchmacht, meist mit dem Besuch fachbezogener Weiterbildungskurse und unter Anleitung eines Meisters. Deutlich gesagt: Dies gehört nicht zur Regel; man muß gute Mitarbeiter suchen. Bei der Personaleinstellung haben der erfahrene Arzt und der Leiter der physiotherapeutischen Abteilung Priorität, nicht die Verwaltung. Der tastende, geschulte Finger des guten Masseurs stellt manche Diagnose, die weder vom Arzt noch vom Röntgenapparat gestellt werden kann. In wöchentlichen Mitarbeitergesprächen werden solche Informationen zwischen Behandler und Ärzten ausgetauscht. Sie hilft, ein gegenseitiges, sehr persönliches Vertrauen aufzubauen.

Auch der Patient erkennt, daß da sehr gezielt und nicht pauschal gearbeitet wird. *Grundsätze* steuern die richtige und wirksame Anwendung:

● immer unterhalb der Schmerzgrenze arbeiten,
● der richtig gelagerte Patient kann auch entspannt liegen,
● Pflege des Wärmehaushaltes: für warme Füße sorgen, offene, im Moment nicht bearbeitete Körperteile bedecken,
● Lärm abwehren, kein Radio! Kein Geschwätz! Ruhe im Raum,
● atemkonforme Methoden verbieten das Gespräch; wenn Gespräch, dann situationsangepaßt,
● Nachruhe erforderlich.

Physiotherapie hat eine *Erlebnisdimension:* Der zivilisatorisch Verweichlichte wird zwar vom kalten Wasser zunächst schokiert sein, dann aber herausfinden, daß der kurze Reiz warm macht und nicht nur seine Durchblutung, sondern auch sein Wohlbefinden fördert. Der positive Erlebnisgehalt führt über das Gefühl von Lebendigkeit zur Akzeptanz und auch zur Bereitschaft, ähnliches auch zu Hause wieder aufzunehmen oder fortzuführen.

Die *personotrope Dimension* der Physiotherapie kann nur in Stichworten skizziert werden. Der Kranke wird in und an die Hand genommen; Bäder, Packungen, Wickel bieten Wärme, Umhüllung und Geborgenheit an. Die Massagekabine ist

auch Beichtstuhl; Gesundheitsbildung wird »unter die Haut massiert«.
Die Auseinandersetzung mit kaltem Wasser ist gleichzeitig Übungsmodell für die Auseinandersetzung mit der Umwelt. Behandlungsregeln für den Physiotherapeuten s. S. 274.

Krankengymnastik und Bewegungstherapie

Sie gehören zur Physiotherapie im weiteren Sinne wie auch die Diätetik. Das Wort *Physiotherapie* wurde oben im engeren Sinne gebraucht. Leider wird in Deutschland und in Europa sehr verschiedenes mit dem Wort Physiotherapie bezeichnet. Im Ostteil Deutschlands gibt es einen Facharzt für Physiotherapie und einen Berufsweg zum Physiotherapeuten. Letzterer sieht eine nahezu ideale, gestufte Ausbildung zum Physiotherapeuten im Wechsel mit der notwendigen Praxis vor: Ein Jahr Ausbildung zum Bademeister, dann ein Jahr Praxis, sodann ein Jahr Massageausbildung, wieder ein Jahr Praxis und schließlich ein Jahr krankengymnastische Weiterbildung; nach wiederum einem Jahr Praxis wird der anspruchsvolle Berufstitel »Physiotherapeut« verliehen.
Über Krankengymnastik und Bewegungstherapie in unserem Hause wurde ausführlich auf den Seiten 69 ff. berichtet.
Ein Informationsblatt für Patienten »Aktive Bewegung – richtig dosiert« finden Sie auf Seite 276.

Verordnungswegweiser für Ärzte

Krankengymnastik
● Einzelgymnastik

Bei Schmerz, Verspannung, Versteifung, Fehlhaltung, Krankheit, die die Teilnahme an der Gruppe verhindert bzw. sehr erschwert.
Zur Prophylaxe und Therapie:
– Atem-Lösungstherapie,
– Bewußtheit durch Bewegung

Frühgymnastik
● täglich außer Sonntag, Samstag im Wasser
Spiel und Sport
● 4 x wöchentlich vormittags (2 x trocken, 2 xWG)

Für sportliche Patienten, der Schwerpunkt liegt auf Kondition, abgestuft in zwei Leistungsgruppen; diese Patienten gehören auch in Spiel und Sport

Heilgymnastik in der Gruppe
● 2 x wöchentlich im Turnsaal
● 2 x wöchentlich im Bewegungsbad
● Möglichkeit: nur Trocken- oder nur Wassergymnastik

Wiedergewinn bzw. Erhalt der Bewegungsmöglichkeiten. Mäßige Behinderungen.

Fuß-/Handgymnastik
in der Gruppe
● 2 x wöchentlich

Ergänzung zur Heil- bzw.
Frühgymnastik.
Stärkere Behinderung

Wassergymnastik
für Nichtschwimmer
● 2 x wöchentlich
● Bei Bedarf auch
  Einzelgymnastik

Abbau von Wasserangst.
Hinführen zum »Schwimmen«
Ergänzung zur Heil- bzw.
Frühgymnastik

Gruppe E
● 2 x wöchentlich trocken
● Bei Bedarf Heilgymnastik
  im Wasser zusätzlich

für ältere – unsichere –
und bewegungseingeschränkte
Patienten.
Auch als Ergänzung zur
Krankengymnastik

Die Wanderleiterinnen

Ein Bewegungsprogramm »in die Land-schaft hinein« wäre nicht möglich ohne unsere kenntnisreichen, mutigen und improvisationsgewohnten Helferinnen aus dem Ort. Bei Wind und Wetter, früh-morgens um 6 Uhr oder nachmittags um 14.30 Uhr – viermal in der Woche – führen sie je vier Gruppen durch die schöne Umgebung von Überlingen.
Die Gruppen sind zwar leistungsabgestuft (s. S. 276), ziehen sich aber trotzdem oft weit auseinander, und es bedarf schon eines besonderen Geschicks, die »Schafe in der Herde zu halten«, ohne die berech-tigten Freiheiten des einzelnen allzu sehr zu beschneiden.
Die *Wanderleiter/innen* sind erfahrene Erwachsene,

● ausgebildet in Erster Hilfe,
● ortskundig, wandergewohnt (Sport-oder Alpenverein),

● meist trainiert, Menschen zu führen (Familienmütter/-väter).

Sie vermitteln Kenntnisse über Land und Leute, Pflanzen und Steine, Geologie und Kultur, die Liebe zur Natur.
Ärztliche *Verantwortung* kann auch hier nur vertrauensvoll abgegeben werden. Würden wir nach strengsten Sicherungs-regeln vorgehen müssen: Kreislauftest, Sportarzt als Begleiter, Defibrillator im Gepäck – wir hätten nie eine nennens-werte Bewegungstherapie »draußen« auf-bauen können, schon weil das viel zu teuer ist. Unsere Wanderleiter/innen sind mit Hilfe eines Sprechfunks untereinander und mit der Klinikzentrale verbunden; Hilfe kann jederzeit gerufen werden. Im kleinen Handgepäck befinden sich die not-wendigsten Kreislaufhilfen, Verbandmit-tel und sowohl Kalzium als auch Zucker. In 15 Jahren Wanderführung mit Tausen-den von Menschen sind keine Zwischen-

fälle geschehen, die als bedrohlich bezeichnet werden könnten. Eine nicht unwesentliche Absicherung bedeutet uns die Haftpflichtzusage: dem Heilverfahren dienende, sinnvolle Bewegung außerhalb der Klinik ist in die Haftung eingeschlossen.

Gesundheitsbildung
Die Lehrküche

Es gibt komfortable Lehrküchen mit zwei Kochzeilen und sechs Arbeitsplätzen und viel Raum ringsherum. Mehr als acht bis zwölf Personen können da nicht teilnehmen. Sie brauchen drei Stunden, um ein Gericht von Anfang bis Ende herzustellen und dann auch genüßlich zu verzehren. Der Personalaufwand ist hoch: zwei Mitarbeiterinnen gleichzeitig.

Unsere *Lehrküche* in der Klinik ist *improvisiert.* Die Hausmeisterwohnung wurde entsprechend umgestaltet (Wohn- und Schlafzimmer, kleine Haushaltsküche) und reichte aus, eine Gruppe von 15 Menschen dicht an praktische Fragen der Ernährung heranzuführen. Heute ist sie größer; erforderliches Raummaß: 6 x 7,5 m, gut belüftbar und hell.

Ausstattung:

● zwei große Arbeitstische, die umstanden werden können,
● lange Ablageflächen an den Wänden,
● zwei Spülbecken,
● Geschirrspülmaschine, Kühlschrank und Tiefkühlschrank,
● transportable Kochplatten, Waffeleisen,
● verschiedene Getreidemühlen und Küchenmaschinen zum Vorführen,
● Grundausstattung für die Vollwerternährung: Getreidemühle – Flockenquetsche – Rohkostraffel (Trommelsystem).

Eine Kochküche kann das trotzdem nicht sein. Und wer kochen kann (die meisten unserer Hausfrauen können es allzu gut) und einige Schritte in Richtung auf Vollwerternährung gehen möchte, ist hier willkommen. Sie ist eine Küche zum »Neugierigmachen«.

In einer 3 m langen Regalwand, dem *»Musterlädele«,* findet sich eine Vielzahl von leeren Lebensmittelpackungen und Flaschen; sie sind von links nach rechts so geordnet und mit großen bunten Punkten beklebt, daß man ihren Fett- und Eiweiß-gehalt, vor allem aber ihre biologische Wertigkeit erkennen kann. Rot steht für entwertete Nahrungsmittel, grün für vollwertige, rot-grüne stehen in der Mitte. Gelbe Punkte sind Zeichen für die »Dickmacher«. Also rot – gelb – grün – wie an einer Ampel. Blaue Punkte bezeichnen den Gehalt an tierischem Eiweiß.

Beim Einkauf zu Hause werden die Punkte im Gedächtnis aufleuchten – so hoffen wir wenigstens. Eingeladen wird mit: »Einkaufstips für zu Hause. Auch Ihre Gäste sind herzlich willkommen«. Eine Unterrichtseinheit dauert 45 Minuten, damit niemand überfordert ist. Die Lehrküchenleiterin ist Pädagogin; sie versteht es, die Zuschauer in ihr Frage- und Antwortspiel einzubeziehen, ein Quiz daraus zu machen, niemand auf der Anklagebank sitzen zu lassen, für Neues zu motivieren.

Auf der anderen Seite des Raumes befindet sich das *Aktionsfeld.* Beim Thema »Herzhafte Brötchen« sitzen die Patienten um zwei große Arbeitstische, auf denen zwei kleine Sichtbacköfen stehen und die vielen Zutaten für das, was man jetzt gemeinsam machen will. Auf den Arbeitstischen wird das Mehl mit der Getreidemühle gemahlen und der Grundteig vorbereitet, dann werden einzelne Patienten gebeten, Mehl und Gewürze zu mischen, andere kneten die Mischung; schließlich bekommt jeder seinen Anteil Grundteig, er hat ein Holzbrett auf dem Schoß und kann jetzt darauf sein Brötchen oder auch Figuren formen.

Dann wird das Teigstück mit Sesam, Kümmel, Leinsamen und Pinienkernen verziert. Alle fertigen Brötchen werden auf Bleche gelegt und in einen kleinen Tischbackofen mit Sichtfenster geschoben. Dies alles geschieht in 45 Minuten und kann notfalls auch mit 25 Patienten durchgeführt werden – von einer Person. Die Vorbereitungszeit dazu allerdings beträgt das Vierfache der Unterrichtseinheit, auch dann, wenn die Patienten beim Abspülen helfen.

Das Schönste sind die Kostproben! Für die Faster werden sie tiefgefroren aufbewahrt und in der Aufbauphase genußreich gegessen.

Die *Wandtafel* in der Lehrküche trägt das »Rezept des Tages«, z. B. »Herzhafte Zwiebelbrötchen« und dazu ein anregendes Foto aus einem der vielen Rezeptbücher, die hier vorgestellt und bewertet werden. Die Tafel gibt Gelegenheit, auch auf Umwelt- und Dritte-Welt-Probleme hinzuweisen.

Unsere *Lehrküchenleiterin* weiß sehr viel Praktisches über Nahrung, Einkauf und Zubereitung und kennt die Probleme einer Hausfrau. Obwohl etwa 80 % unserer Patienten weit entfernt von Vollwerternährung leben, bringt sie es fertig, die Unterrichtsstunden in gelöster, entdeckungsfreudiger Atmosphäre zu gestalten, so daß die Kostumstellung nicht zum Zwang, sondern zum Abenteuer wird. Auch hier geht es darum, die Patienten abzuholen, wo sie sind und auch den einfachsten Patienten ernstzunehmen. Sie spüren, daß sie von der Lehrküchenleiterin nicht nur geachtet, sondern auch mit Wärme umgeben werden. Oftmals bewirkt allein das gegenseitige Verständnis füreinander die Motivation zur Verhaltensänderung.

Vermittelt werden auch die *Zusammenhänge* zwischen Garten und Küche, Produktion, Überkonsum und Dritter Welt. Beim Gang durch unseren kleinen Lehrgarten geht manchem auf, daß er in seinem eigenen Hausgarten mehr für den Komposthaufen, einen gesunden Boden, gesunde Pflanzen und eine natürliche Welt tun könnte.

Der Besuch in der Lehrküche ist *freiwillig;* er wird nicht verordnet. Von der Ausstrahlungskraft der jeweiligen Leiterin hängt es ab, ob ihre Stunden gut besucht sind. Sie sollte nicht nur von Ernährung etwas verstehen, sondern pädagogische Fähigkeiten haben und von innen her vom tiefen Sinn des Ernährens und Verzichtenkönnens bewegt sein.

Stammtisch-Gespräche

Sie sind das dritte Bein, auf dem unsere diätorientierte Gesundheitsbildung steht, nicht weniger wichtig als Vorträge und Lehrküche. Unsere sozialversicherten Patienten sind gewöhnt, am Stammtisch zu sitzen; dort werden Meinungen und Informationen ausgetauscht.

Zielgruppe dieses Diät-Stammtisches bei uns sind Patienten mit Metabolischem Syndrom. Form: Geschlossene Gruppe, Treffen zweimal wöchentlich für je eine Stunde – fünf Stunden insgesamt (> 6 Unterrichtseinheiten). Die Teilnahme an der ersten Stunde wird ärztlich verordnet; die weitere Teilnahme ist freiwillig. Verordnung heißt nicht Zwang, sondern Empfehlung: »Das halte ich für wichtig für Sie«.

Stammtischleiter sollten nicht wechseln; sie werden zu persönlichen Ansprechpartnern. Jeder Leiter pflegt *seinen* Stil, bringt sich selbst ganz persönlich ein und wirkt damit lebendig und überzeugend. Grob bindend sind für alle Diät-Stammtische – bei uns laufen fünf bis sechs Stammtischgruppen parallel – die folgenden *Leitlinien* und *Lernziele.*

Die Gruppen arbeiten *themenzentriert.* Es geht um den Zusammenhang von Gewicht – Krankheit – Ernährung – Konsumgewohnheiten – Verhalten und Selbsterkenntnis. Diese Themen stehen zwar im Mittelpunkt des Gesprächs, aber auch der einzelne Mensch, seine Vorlieben, Probleme und Eigenarten kommen nicht zu kurz. Es werden *patientenzentriert* nur

Informationen ausgetauscht, die die anwesenden Stammtischgäste angehen und interessieren, und in einer Weise, die sie verstehen und in ihren persönlichen Alltag umsetzen können. Die *Ziele* dieser Gruppenarbeit:

• Praktisches Wissen über Ernährung vermitteln,
• Erfahrungen austauschen, jeder ist hier Fachmann,
• Scheu und Problemflucht abbauen,
• den einzelnen ermutigen, sich zu äußern, denn reden will gelernt sein,
• dabei helfen, zu erkennen, was wirklich war und ist, Versuche unterstützen, zu sich selbst ehrlich zu sein,
• »Handwerkszeug« zur Selbsthilfe zu Hause anbieten,
• Vorsätze für zu Hause sammeln und notieren.

Die idealen Stammtischleiter dürfen nicht überheblich und belehrend sein; sie verzichten auf Moralität und Vorwurf. Sie haben Achtung auch vor dem Einfachsten und Widerspenstigsten, bringen es fertig, Wärme und Zuneigung zu verbreiten. Sie sorgen dafür, daß jeder zum Sprechen kommt; dominierende Teilnehmer müssen gebremst, scheue ermutigt werden.
Alle sind solidarisch – »wir sitzen im gleichen Boot«. Jedes Problem wird ernst genommen, durch Fragen ergänzt und wiederholt und mit den Problemen der anderen Teilnehmer sinnvoll verbunden. Die Stammtischleiter sprechen einfach und vergessen am besten ihre Fachsprache. Jede Stammtischrunde war gut, wenn sich sowohl die Teilnehmer wie der Leiter dabei wohlgefühlt haben. Wohlbefinden und Begeisterung haben Vorrang vor dem Erreichen der Lernziele. Falls einer Gruppe beides gelingt, war sie perfekt. Detaillierte Leitlinien und Lernziele einer fünfstündigen Stammtischrunde finden sie auf Seite 280 ff..

Nahrungsbilanz

Haben Sie schon einmal aufgelistet, *was Sie essen?* Täglich – im Wochendurchschnitt – und am Sonntag oder Feiertag, wenn es mal viel war? Es ist schwerer als man glauben mag. Wir erinnern uns eben nur ungenau an etwas, was wir täglich tun, und schon gar nicht an genaue Mengen. Wissen Sie, wieviel Gramm Butter oder Spätzle Sie essen, wieviel in einer »normalen« Mittagsmahlzeit steckt, wie schwer Ihr Schnitzel ist und wieviel Gramm Öl Ihre Frau dem Salat beigibt?
Zwei Stammtischrunden sind dem Thema »Wieviel« gewidmet. Die Gruppe wird zur Arbeitsgruppe, sitzt an Tischen, jeder hat das vorgedruckte Blatt »Nahrungsbilanz« vor sich (s. S. 281). Er schreibt auf, was ihm einfällt: zum Frühstück, zu Mittag, am Abend – die Stammtischleiterin hilft: und zwischendurch? Am Eisstand? Beim Fernsehen? Trinken nicht vergessen!
Nach dem Was kommt *Wieviel:* Mengen werden an Hand von Plastikmodellen abgeschätzt, sich gegenseitig gesagt, in Bildern gezeigt. Erst jetzt gibt es ein Kalorienheftchen, dessen Handhabung gezeigt wird.
Kalorien zählen wird niemand zu Hause, aber er soll hier einmal vergleichen können, wieviel in der einen Wurstsorte und daß weniger in einer anderen steckt, daß Torte und Obstkuchen sehr verschiedene Kalorienzahlen haben und daß Limonde, Bier oder Obstsaft ganz beachtliche Energieträger sind – vor allem Milch, woran niemand denkt.
Für die meisten gibt es eine Überraschung, wenn sie die Kalorien eines Tages zusammenzählen – und erst die eines Festtages! Niemand war sich klar, wieviel er eigentlich ißt.
Unsere übergewichtigen Frauen kommen auf 2200 bis 3000 kcal, unsere übergewichtigen Männer auf 3000 bis 5000 kcal täglich.
Entscheidend ist für uns nicht eine Wertung der Zahlen, sondern das Aha-Erlebnis des Patienten.
Erst später wird über die *biologische Wertigkeit* gesprochen (s. S. 260).

Freizeitgestaltung

Freizeitgestaltung ist nicht nur da, um den Aufenthalt so angenehm wie möglich zu machen oder vom »Hungern« abzulenken, sondern *Therapie*. Es ist bekannt, daß die Frustration im Umgang mit freier Zeit einer der erfolgreichsten Produzenten von Stoffwechselentgleisungen ist. Wenn es gelingt, Oralität in die Hände abzuleiten und Befriedigung im Schöpferischen zu vermitteln, werden Patienten befähigt, Konsumverzicht und Selbstdisziplin zu leisten. Die geschulte Freizeitberaterin, ihre Helferinnen, ebenso wie zweckentsprechende, lichtvolle Räume sind unentbehrliche Bestandteile der Therapie.

Freizeit will wirklich gestaltet werden; dafür braucht es Begabung und berufliche Ausbildung, in der Klinik dann Organisationstalent und genaue Planung in Abstimmung mit allen anderen Aktivitäten des Hauses.

In unserer *Nachsorgestudie* erfuhren wir, daß sich mit dem Stichwort »Hobby« nur von 40 % der 300 befragten Patienten etwas erfahren ließ. Aktivitäten in einem Sport- oder Freizeitverein werden von 33 % mit Ja und von 67 % mit Nein angegeben. Die genaue Hinterfragung im Gespräch läßt erkennen, daß Langeweile in den arbeitsfreien Zeiten als eine der Hauptanlässe für Essen, Rauchen, Trinken oder Naschen ist.

Organisation von Gesundheitsbildung und Freizeitaktivitäten

Beides liegt in der Hand einer *Programmleiterin*. Sie ist entweder selbst die Freizeitgestalterin oder eine Gesundheitsberaterin oder auch die Chefarztsekretärin. Entscheidend ist, daß sie sich mit dem Klinikkonzept identifiziert und lange genug am Hause ist, um mit dem täglichen Klinik- und Behandlungsablauf genügend vertraut zu sein. Sie sollte guten Kontakt mit allen Abteilungen pflegen und dies heißt: Referenten aus allen Berufszweigen für die Gesundheitsberatung gewinnen, deren Zeitwünsche in den Gesamtplan integrieren und dafür sorgen, daß die Veranstaltung auch ordentlich abläuft.

Natürlich muß sie improvisieren können. Oft nimmt sie eine Pufferfunktion zwischen ärztlicher und verwaltungstechnischer Abteilung ein. Notwendig sind örtliche Kenntnisse und Kontakt mit den Busunternehmen, dem Reisebüro, der Kurverwaltung und den Museen der Umgebung.

Schließlich muß sie gut zuhören können – offen sein, sowohl dem Personal als auch den Patienten gegenüber und natürlich Diskretion wahren können.

Räumliche Bedingungen

Notwendig ist ein *Vortragssaal* mit audiovisuellen Vorrichtungen wie: Mikrofonanlage, Musikanlage, Platten- und Kassettenspielern, Leinwand, Filmprojektor, Diavorführgerät, Videogerät, Overhead-Projektor, Flipchart, Rednerpult, erhöhte Bühne, Dimmlichtanlage, gute Lüftungsanlage, genügend Steckdosen.

Der Vortragssaal wird benützt für ärztliche Vorträge mit oder ohne Dia- bzw. Filmvorführung, für Diät-Gruppengespräche, Volksliedersingen, Reiseberichte, Kinofilme und Tanzabende sowie Musikvorführungen, die oft von den Patienten selbst gestaltet werden. Auch diese Aktivitäten anzuregen und zu begleiten ist Sache der Freizeitgestalterin bzw. Programmleiterin.

Außerdem werden multifunktionelle Räume, die ohne großen Aufwand umgestaltet werden können (Faltwände), benötigt. Sie werden benutzt für Gesundheitsbildungsgruppen und Freizeitaktivitäten (Basteln, Seidenmalerei, Hinterglasmalerei, Töpfern und ähnliches).

Die *Aufenthaltsräume* müssen gleichzeitig für Gesellschaftsspiele brauchbar sein, Möglichkeiten zum Radiohören und Strikken wie zum Unterhalten anbieten. Einer dieser Räume ist mit Plattenspieler, Tonband- und CD-Gerät ausgestattet und für das Hören von klassischer Musik bestimmt. Ein anderer Raum dient Jugendlichen als Diskothek, ein anderer wieder als Tischtennis-Raum.

Wanderungen, Ausflüge und Tanzabende kombinieren Freizeitgestaltung mit Bewegungstherapie. In der Sommerzeit werden Wanderungen schon um 6 Uhr morgens angeboten – als morgendlicher Schweigegang oder als Vogelstimmen-Pirsch.

Auch *Ausflüge* zu landschaftlichen oder kulturellen Sehenswürdigkeiten sind nicht nur einfach Touristik, sondern dienen der Horizonterweiterung und sollen vermitteln, daß das Leben aus Neugierde und Freude besteht und nicht nur aus engem Konsum.

Die *Tanzabende* werden durch eine kleine Kapelle oder einen Allein-Unterhalter begleitet, gesellige Abende mit Singen und Klavier- oder Akkordeonbegleitung. Gesellschaftsspiele unter Anleitung (Skat, Bingo, Kniffeln) bedürfen der Animationskunst der Freizeitgestalterin. Es ist nicht einfach, die Trägheit des bequemen Wohlstandsbürgers zu überwinden! Oft aber sind es einfach Hemmungen der Schwergewichtigen, sich wieder in der »Öffentlichkeit« zu bewegen.

Das *finanzielle Engagement* des Hauses lohnt sich. Je besser das Gesundheitsbildungs- und Freizeitprogramm ist, desto bessere Stimmung herrscht im Hause und umso weiter strahlt das, was gelernt worden ist, in den Alltag hinaus. Schließlich wird die Tendenz zum Wiederkommen gefördert; es ist ja nicht selbstverständlich, daß man ein disziplinierendes Haus mit einer verzichtreichen Therapieform wieder aufsuchen möchte.

Psychologische Betreuung

Psychosomatisches Denken und Handeln gehört zum Stil einer Fastenklinik. Der Mensch ist eine körperlich-seelisch-geistige Ganzheit. Fasten, die ungewöhnliche Sondersituation im Leben eines Menschen, berührt den seelisch-geistigen Bereich sehr stark. Da sind die historischen Wurzeln der Fastenerfahrung in allen Kulturen, zu allen Zeiten. Fasten bricht auf, verändert, vertieft – wenn es begleitet wird von Menschen, die führen können.

Bemerkenswert sind spontan aufkommende Gedanken und Gefühle. Sie können an der Oberfläche bleiben oder tiefe Schichten berühren. Aktuelle oder vergangene Lebenskonflikte werden wach und bedürfen der Bearbeitung. Chronisch Kranke und Patienten des Metabolischen Syndroms brauchen zu etwa 70 % die Lebensberatung, zu 30 % die Kurzzeitpsychotherapie.

Klar ist, daß während eines vier-, höchstens sechswöchigen Heilverfahrens keine analytisch orientierte Psychotherapie möglich ist. Auch »antherapieren« wäre falsch; den Patienten dann fallen lassen müssen, ist schlimmer als sein Problemfeld nicht berühren. Unsere beiden Psychologinnen sind lebenskluge Frauen; sie haben Gespür genug, um zu erkennen, wieweit sie in jedem einzelnen Fall gehen können. Man bemüht sich, die Brücke zum Psychotherapeuten am Wohnort zu schlagen; leider stehen zu wenige zur Verfügung.

Erstfaster sind nicht selten anfangs ängstlich und aufgewühlt, offen oder verdeckt. Hier genügt es nicht, daß irgendwann eine psychologische Beratungsstunde gebucht werden kann. Die den Patienten umgebenden Mitarbeiter müssen erkennen und raten, trösten und Geborgenheit vermitteln. Dies sind primär die Ärzte, die Schwestern, besonders die Nachtschwestern, aber auch die Behandler und oft die Mitarbeiterinnen an der Zentrale oder im Sekretariat. Es genügt ja schon, wenn für psychische Ausnahmezustände Verständnis aufgebracht wird. Diese treten gelegentlich und nur kurzfristig auf, für Stunden, selten länger als ein oder zwei Tage. Ihre Ursache ist nicht immer psychogen, sondern auch als metabolisches Durchgangssyndrom zu deuten. Der Einlauf, reichliches Trinken und das Gespräch mit Schwester oder Arzt schaffen rasch Klarheit.

Einzelgesprächstherapie

Spätestens nach einem aktuellen »Aufbruch« wird das Einzelgespräch notwendig; es versucht zunächst, Kontakt aufzubauen und mögliche Hilfen verständlich zu machen. Der aufnehmende Arzt hatte schon bei der biographischen Anamnese sondiert, ob ein psychosomatisches Krankheitsbild vorliegen könnte, und versucht, unmittelbar zur psychologischen Beratung zu überweisen. Doch stabile Verdrängungsmechanismen und das Vorurteil, »doch nicht verrückt« zu sein, sind Grund genug, das Angebot einer psychischen Gesprächshilfe weit von sich zu weisen. Wir lassen uns Zeit. Der Fastenverlauf selbst signalisiert, wann psychotherapeutische Hilfe angebracht ist.

Der kleinere Teil unserer Patienten ist dankbar, daß solche Möglichkeiten bestehen. Nicht selten bricht der psychische Innendruck schon beim Aufnahmegespräch durch, und wir sind froh, ihn unmittelbar zur Psychotherapeutin hin kanalisieren zu können. Das Feedback erhalten wir bei der wöchentlichen Besprechung mit ihr bzw. beiden. Die wirklichen Konflikthintergründe lassen sich erst sehen, wenn beide Sichtweisen zusammengefügt werden, die eines Arztes und der Psychologin. Beide übrigens tauschen Informationen innerhalb des gemeinsamen Schweigebereiches aus, der nach außen stabil sein muß.

Gruppengespräche

Die andere, unverbindlichere Kontaktfläche sind die themenzentrierten Gruppengespräche: »Woher kommt mein Übergewicht?«, »Habe ich eine Eßsucht?«, »Wie geht es zu Hause weiter?« oder auch die allgemeine »Selbsterfahrungsgruppe«. Da kann man stufenweise in psychosoziale Problemfelder einsteigen und an irgendeinem Punkt – falls erforderlich – zum Einzelgespräch oder zum Meditativen Bilderleben überwechseln.

Natürlich spart das Gruppengespräch Fachpersonal, und es genügt für die meisten unserer Patienten, um bewegt oder betroffen zu sein. Wenn das Nachdenken über sich und seine psychosozialen Bezüge angestoßen ist, wurde Wichtiges erreicht.

»Glücklicherweise« haben unsere meist einfachen Menschen eine untergründige Scheu, die fastentypische Tendenz zur *Wendung nach innen* ganz bewußt werden zu lassen. Bei der Gelegenheit eines zweiten oder dritten Fastens erfahren wir dann die Bereitschaft dazu; offenbar bedarf auch das der schrittweisen Annäherung bzw. einer größeren Reife. Nonverbale bzw. halbverbale Techniken bewähren sich bei unseren Patienten vorzüglich, die nicht gelernt haben, über ihre Gefühle zu sprechen.

Entspannungsanleitungen

Sie werden zweimal wöchentlich für jedermann angeboten, zum Teil auch verordnet. Die Gruppengröße schwankt zwischen 15 und 25 Patienten. Man liegt auf Matten in der lärm- und lichtabgeschirmten Gymnastikhalle. Wir setzen keine Kenntnisse voraus. Begonnen wird mit alltäglicher *Körpererfahrung:* bei geschlossenen Augen den Arm, die Beine, die Lage des Körpers und seine Schwere oder Leichtigkeit spüren, sich auf bequemes Liegen einrichten – jeder wie er mag –; Spannung und Entspannung entdecken: im Gesäß, am Arm, im Gesicht; sich dann liegenlassen können, den Atem spüren, faul sein dürfen. Von hier aus lassen sich Elemente des *autogenen Trainings* einfügen – behutsam, nie zuviel fordernd, als Extraschritt für die, die schon öfter dabei waren und schon Schwere- oder Wärmeerlebnisse haben.

Zwei *Zwischengespräche* (nach Aufsetzen) innerhalb einer Übungszeit von insgesamt einer dreiviertel Stunde locken Berichte über Körpergefühle hervor. Die Fortgeschrittenen lehren den Anfänger, daß man über sich und über Gefühle sprechen kann, ohne lächerlich zu wirken, und sie erfahren, daß *Körpersignale* wichtige Leitfunktion für richtiges oder falsches Verhalten haben. Die Rückkoppelung zu Eßerfahrung und Eßverhalten wird bei dieser Gelegenheit angeboten. (Wie sitze ich bei Tisch? Bin ich gespannt, nervös oder ruhig? Wie esse ich? Was kann ich tun, um vorher zur Ruhe zu kommen?)

Meditatives Bilderleben

Vertiefte Erkenntnisse lassen sich nur gewinnen, wenn man lernt, mit der inneren Bilderwelt umzugehen. Wir wissen zwar, daß sie in uns ist, nehmen sie aber kaum noch wahr, weil wir mit Bildern, Begriffen und Vorstellungen von außen überschwemmt werden. Als Angehörige des westlichen Kulturkreises sind wir es gewöhnt, uns erst dann wohlzufühlen, wenn wir alles verstandesmäßig erklären und einordnen können. Doch der Verstand ist nur die bewußtere Seite unseres Seins. Die Kräfte des Unterbewußtseins sind stark und prägen uns gemeinhin mehr, als uns das klar und manchmal auch lieb ist. Glücklicherweise ist die Fähigkeit, Bilder aus unserem Inneren zu sehen und Signale aus der Tiefe unseres Seins wahrzunehmen, noch nicht verloren gegangen; wir müssen nur wieder lernen, sie zu nutzen. *Ziel* der Meditation ist es, mit den unbewußten Teilen der eigenen Persönlichkeit Kontakt aufzunehmen, in Einklang mit den eigenen Gedanken zu kommen, aber auch in Harmonie mit den eigenen Träumen, Wünschen und den im Unterbewußtsein gespeicherten Vorstellungen und Kräften. Meditatives Bilderleben setzt die *Fähigkeit* zur Wahrnehmung des eigenen Körpers, zum Stillesein und zum Nach-innen-Lauschen voraus, vor allem aber die Offenheit, einen solchen Weg zu gehen. Er wird aus ökonomischen Gründen in Gruppen bis zu zehn Personen angeboten, kann aber auch einzeln unter Anleitung gegangen werden. Der Zeitaufwand beträgt je 1,5 Stunden. Notwendig zum Kennenlernen der Methode sind mindestens drei Sitzungen. Jeder einigermaßen seelisch gesunde Mensch findet sich dann mit der Trainingsanleitung in Buchform zurecht *(71)*. Patienten mit Eßverhaltensstörungen oder anderen seelischen Problemen brauchen mindestens die doppelte bis dreifache Zeit an Gruppensitzungen, die geprägt sind durch Anleitung zur Entspannung, Bild-erleben, Gespräch danach und Beratung. Entscheidend ist *»inneres Bildmaterial«* als Grundlage für das psychotherapeutische Einzelgespräch. Die »Bildqualität« kann bei verstandesbetonten Menschen sehr nüchtern und sachlich sein, während beim gefühlsbetonten Menschen häufig eine Fülle von Bildmaterial erscheint. In beiden Fällen bedarf es der ordnenden Hand der *Leiterin*. Bilder sind nicht vergleichbar, ihre Deutung von außen ist gefährlich; jeder Patient versteht am besten seine eigenen Bilder. Der Leiter hilft, indem er den Blickwinkel vergrößert, Deutungen mit aller Vorsicht anbietet und mit dem Patienten gemeinsam Verknüpfungen zum realen Sein versucht. Auch hier gilt als oberer Grundsatz: Dem Patienten Raum gewähren, um selbst erkennen zu können. Erstaunt wird später gelernt, daß man Bilder wandeln und sich damit selbst helfen kann, Veränderungen im Lebensstil vorzunehmen. In einer Zwischenphase ist es oft nützlich, auf der Ebene der inneren Bilder auszuprobieren, was man gerne tun würde oder wie man mit Hindernissen umgehen könnte, die dabei auftreten. Für den *chronisch Kranken* geht es oft darum, sein Schicksal anzunehmen, unnötige Widerstände abzubauen, dann aber um die innere Bereitschaft, die große Ernährungsveränderung zu realisieren. Demgegenüber geht es bei der übergewichtigen Frau um die Selbstannahme, die Konfrontation mit dem Spiegel und den eigenen Körper trotz allem zu lieben, nicht zu hassen. Ein »Sich-nicht-darauf-einlassen-wollen« bleibt in der Regel nur über ein bis drei Stunden erhalten, sie lösen sich von selbst. Nicht selten jedoch können Barrieren nicht überstiegen werden, die man mit seelischer Blockiertheit, Verkopfung oder innerem Widerstand bezeichnen kann. Mit der Bildmeditation sind schon viele Knoten gelöst worden. Wir möchten sie in unserem Therapieangebot nicht mehr missen.

Patienteninformationen/Merkblätter
Informationen zum Beginn des Heilverfahrens

»Gebrauchsanweisung«
für den ersten Tag in der Kurpark-Klinik

Herzlich willkommen bei uns!

Jede neue Umgebung ist fremd. Wir wollen versuchen, Sie Ihnen so rasch und so gut wie möglich heimisch zu machen.
Bis Sie ganz »da« sind, braucht es eine Weile.
Am einfachsten geht es so:

● Ins Zimmer setzen, sich gründlich umschauen.
● Alles ausprobieren.
● Koffer auspacken.
● Die Schwester kommt.

Was geschieht weiter?

Ihre erste Mahlzeit erhalten Sie um _____ Uhr im Speisesaal.
(Essenszeiten: 8.00, 12.00, 18.00 Uhr). Eine halbe Stunde vorher Frühstücks- und Salatbüffet.

Um _____ Uhr bitte zur *Anfangsuntersuchung* bei _____ .
Am besten vorher duschen, bequem kleiden, so daß Sie sich rasch ausziehen können. Medikamente und Hausarztbefunde mitbringen.

Wichtig ist die *erste Information* am _____ um _____ Uhr.
Sie treffen sich mit den anderen Neuen in der Sonnenstube im zweiten Stock.

Dort wird Ihnen auch der *Kurplan* erklärt. Lesen Sie ihn immer wieder einmal durch. Er enthält die wichtigsten Informationen: Die Haus- und Kurregeln, den Tagesplan, die Gruppeneinteilung, die Anwendungstermine, die Sprechstunde beim Arzt und die Zeit der gemeinsamen Sprechstunde und Fragestunde.

Ins Schwesternzimmer gehen Sie zum erstenmal am _____ um _____
Uhr. Im übrigen immer an den Wiegetagen, wie sie auf dem Kurplan stehen. Zum Wiegen immer die gleiche Kleidung tragen: entweder Bade- oder Turnhose, besser Nachthemd oder Schlafanzug, den Morgenmantel darüber.

Ins Labor gehen Sie bitte am _____ um _____ Uhr.
Nehmen Sie den Kurplan mit und den Urinbecher. Eine Blutprobe wird aus dem Arm genommen. Der Kurplan bleibt zunächst im Labor, geht von dort in die Badeabteilung und kommt – mit den Anwendungsterminen versehen – in Ihr Schlüsselfach (Eingangshalle) zurück.

Jetzt möchten Sie natürlich wissen, wie die Behandlung hier sein wird. Erzählen Sie dem Arzt, was Sie am meisten beschwert und welche Erfahrungen Sie mit anderen Behandlungen gemacht haben. Er wird Sie untersuchen und dann die Kur zusammenstellen, die Ihnen am besten helfen kann.

Die Ernährungsbehandlung steht bei uns im Mittelpunkt.
Vollwertkost fördert Ihre Gesundung, Fasten und Frischkost heilen. Die Frage, ob Sie Fasten sollten oder nicht, ergibt sich aus Ihrem Krankheitsbild. Durch ein Buch, das Ihnen der Arzt gibt, werden Sie erfahren, was Fasten ist und was man damit heilen kann.

Jetzt wünschen wir Ihnen einen guten Anfang.
In drei Tagen werden Sie bei uns ganz »daheim« sein.

Die Klinikleitung

Der Küchenchef informiert

Vollwertkost – was ist das?

Vollwertige Ernährung ist der Boden, auf dem Ihre Gesundheit wachsen kann.

Vollwertkost ist eine Ernährungsweise, in der viele naturbelassene pflanzliche Lebensmittel verwendet werden.

Bei der Speisenzubereitung für Sie beachten wir folgende *Grundsätze:*

- Wir verarbeiten nur erntefrisches Obst und Gemüse.
  Dabei bevorzugen wir Produkte aus biologischem Anbau.
- Wir bieten Ihnen reichlich Frischkost an, d.h. unerhitztes Obst und Gemüse und das sogenannte Frischkornmüsli.
- Wir verwenden kaltgepreßte Öle und naturbelassene Fette.
- Wir würzen mit frischen Kräutern und sparsam mit Meersalz.
- Wir verarbeiten nur frischgemahlenes Vollkornmehl.
- Wir achten auf schonende Zubereitung durch Dünsten, Dämpfen oder kurzes Garen.
- Wir süßen sparsam – mit unerhitztem Bienenhonig oder süßen Früchten.
- Wir wählen hochwertige Milchprodukte für Sie aus, wie: Rohmilchkäse, Quark, Bioghurt.
- Wir bieten keine direkten Eiergerichte an.
- Wir suchen Fleisch und Wurst besonders sorgfältig aus.

Wir bieten *drei Grundkostformen* an, je nach Krankheitsbild und ärztlicher Verordnung.

Erweiterte Frischkost
eine rohkostreiche Vollwertkost mit warmen Beilagen.

Vegetarische Vollwertkost
ohne Fleisch, mit pflanzlichen Eiweißspendern wie Getreide, Hülsenfrüchten, Nüssen, Frischkost, Gemüse und Kartoffeln.

Gemischte Vollwertkost
mit dreimal wöchentlich Fleisch, zweimal wöchentlich Fisch; die übrigen Mahlzeiten sind vegetarisch – zum Kennenlernen.

Alle drei Grundkostformen gibt es als *Reduktionskost* (1200 oder 1600 kcal). Weil sie vollwertig ist, sättigt und befriedigt sie auch.

Auch wenn Ihnen dieses oder jenes fremd sein mag; probieren Sie bitte ohne Vorurteile unsere schmackhafte Vollwertkost; sie ist Ihre Chance für Gesundheit und Wohlbefinden!

Guten Appetit wünscht Ihnen der Küchenchef und sein Team.

Frischkost (Rohkost) – wozu?

Jeder Koch- und Backprozeß verändert die Nahrung. Viele »Lebensstoffe« gehen leider dabei zugrunde. Eine gekochte Pflanze enthält weniger Vitamine als eine rohe – und fast gar keine aktiven Fermente mehr. Rohe Pflanzenkost ist deshalb weit »lebendiger« und wirksamer als gekochte. Sie nährt nicht nur, sondern sie heilt. Auch Honig und Milch verlieren zum Teil ihren Wert, wenn sie erhitzt werden.

Wozu?
1. Frischkost gehört auf den Tisch jedes Menschen, der gesund bleiben will. (Für Kinder und Schwangere doppelt wichtig.)
2. Frischkost ist die Idealnahrung für Übergewichtige. Sie macht satt und bremst die Eßgier. Außerdem liefert sie bei Mini-Kalorien-Diät alle Vitamine.
3. Frischkost ist Heilnahrung.
   Rohkostkuren sind berühmt geworden. Man kann damit chronische Krankheiten heilen, die mit Medizin oft nicht zu beeinflussen sind.

Wann?
● Frischkornmüsli am Morgen.
● Täglich etwas Frisches vor dem Essen (Obst oder Salat).
● Zwischendurch oder am Fernseher – warum nicht rohe Karotte oder Kohlrabi knabbern?
● Eine Mahlzeit auslassen – dafür Frischkost,
  (das ist auch in den meisten Kantinen möglich).
● **Frischkosttag** – jede Woche einen als Entlastungstag.

Wie?
Frischkost – für mehrere Tage bis zu vier Wochen – täglich 800 kcal

früh	Obst, Beerenobst oder kleines Frischkornmüsli
(vormittags	*Buttermilch, Molke, Kräutertee)*
mittags	Frischkostplatte
(nachmittags	*1 Stück Obst mit 10 Haselnüssen, falls nötig. Trinken! s. o.)*
abends	Frischkostplatte, 1 Glas Buttermilch oder Magerjoghurt

Erweiterte Frischkost – kann man monatelang essen – **Heilkost**
mit 2000 kcal als Vollkost für Schlanke;
mit 1200 kcal als Dauerkost für Übergewichtige, die langsam und stetig abnehmen möchten:

früh	Frischkornmüsli, Vollkornbrot, Butter, Kräuterquark
mittags	Große Frischkostplatte mit Pellkartoffeln, Reis oder Hirse, Quarknachspeise
(nachmittags	*Bioghurt, Vollkornkeks oder Knäckebrot, evtl. Obst)*
abends	Obst oder Frischkostplatte, Vollkornbrot, Butter, Käse, Quark oder Tofu (Sojaquark)

Wichtig:

> Frisch bereitet und frisch auf den Tisch. Kaum Salz – aber gut gewürzt. Sehr gut kauen, sonst kann es Blähungen geben. (Schlechtes Gebiß; Frischkost kleinschneiden.)
> Zwischenmahlzeit nur bei Hunger; Trinken nicht vergessen.

Informationen während des Heilverfahrens

Massagen

Warum werden Massagen verordnet?

Um mit natürlichen Mitteln Störungen zu beseitigen. Das natürlichste Mittel sind die Hände des Behandlers. Sie können Veränderungen in der Haut, in der Unterhaut, im Bindegewebe und in der Muskulatur erfühlen. Da gibt es Ablagerungen, Verklebungen, Verspannungen und Verkrampfungen. Sie verursachen Schmerzen und Mißbehagen bis hin zur schlechten Stimmung, und sie behindern die Beweglichkeit.

Was bewirken Massagen?

- Die abgelagerten Schlacken werden »mobilisiert«, d h. aufgelockert.
- Die Durchblutung des Gewebes wird angeregt und der Gewebsstoffwechsel verbessert. Damit können die Schlakken auch ausgeschieden werden.
- Der Teufelskreis Schmerz → Verspannung → schlechte Durchblutung → dadurch erneuter Schmerz wird durchbrochen. Die Selbstheilungskräfte des Körpers werden angeregt.
- Verspannte Muskulatur wird gelockert, gedehnt und damit entspannt; Entschmerzung und bessere Beweglichkeit sind die Folge.
- Die Haut- und Gewebsnerven werden beruhigt. Der Energiefluß im Körper kann wieder gleichmäßig und harmonisch fließen.
- All dies bewirkt Wohlbefinden, Durchwärmung, Schmerzfreiheit und bessere Beweglichkeit. Daran erkennen wir, daß die Selbstheilungskräfte im Körper wirksam werden.

Die Kombination von Massagen mit Fasten und Ernährungsbehandlung ist geradezu ideal, weil sie sich gegenseitig helfen, Heilarbeit im Körper zu leisten. Sie gehören zu den klassischen Naturheilverfahren und vermitteln Jahrtausende alte Heilerfahrung.

Was ist vom Patienten zu beachten?

Vor den Behandlungen

- Sollten Blase und Darm entleert sein.
- Bitte sauber sein, gewaschen und geduscht.
- In Ruhe kommen (nicht abgehetzt oder verschwitzt).
- Der Körper darf nicht ausgekühlt sein. Warme Füße! Am besten Wollsocken.
- Keine zu enge Kleidung. Alles, was einengt, macht einen Venen- und Lymphstau: der Abtransport von schlechten Stoffen wird behindert.
- Nikotin verengt die Blutgefäße, Massagen erweitern sie. Massagen bleiben wirkungslos, wenn Sie vorher oder nachher rauchen.

Besonders wichtig: *Nachruhe*. Nach jeder Behandlung mindestens eine halbe Stunde, besser noch eine Stunde ins Bett legen, Augen schließen, Schultern und Arme locker lassen. Beobachten Sie, wie der behandelte Körper reagiert und was alles in ihm geschieht: die Selbstheilungskräfte der Natur arbeiten jetzt in Ihnen.

Welche Massagearten werden angeboten?

Teilmassagen (TM), Unterwassermassagen (UWM), Unterwassermassagen im Bewegungsbad (UWiB) bei Beschwerden der Muskulatur.
Bindegewebsmassagen (BGM), Segmentmassagen (SM) bei vegetativen oder organbezogenen Störungen.
Manuelle Lymphdrainage (ML) bei lymphatischen Stauungen.
Colonmassagen (CB) bei Störungen im Darmbereich.
Spannungs-Ausgleichsmassage (SAM) bei Energieflußstörungen.
Reflexzonenbehandlung am Fuß (RZF) bei Regulationsstörungen in den Organen des ganzen Körpers.

Aufgrund der bekannten Reflexzonenbehandlung an den Füßen verstehen Sie, wie wichtig die *Pflege der Füße* ist; die Füße sind die Spiegelbilder des Menschen. Deshalb: Entfernen Sie selbst oder lassen Sie Hornhaut, Hühneraugen, eingewachsene Zehennägel entfernen. Bevorzugen Sie bequeme Schuhe, die nirgendwo einengen. Der spitze Schuh mit hohem Absatz ist ein Abendschuh, aber kein Gehschuh (das Polsterfett im Vorfuß wird verdrängt, es kommt zu Schmerzen). Ihr Fuß sollte immer gut abrollen können; dies macht einen elastischen und schwingenden Gang. Zuletzt ein Tip für zu Hause: Sprechen Sie mit Ihrem Hausarzt über die Behandlungen, die Sie bei uns bekommen haben. Berichten Sie ihm, welche Hilfe Sie durch eine gute Massage erfahren haben. Erbitten Sie von ihm die Fortsetzung oder Wiederholung einer Behandlungsserie, wenn diese notwendig ist.

Suchen Sie einen Behandler auf, der gut arbeitet und der Ihnen auch eine Nachruhe in seinen Räumen ermöglicht.

Merkblatt für Physiotherapeuten

Allgemeine Behandlungsregeln:
1. Wir behandeln selten »nur, daß etwas geschieht«. Jede Behandlung hat ein Behandlungsziel, entweder *für den einzelnen Tag:* (Entschmerzung, Erwärmung, Schlaf, Entspannung, Überwindung eines akuten Infektes und – nicht zuletzt: Wohlbefinden nach jeder Behandlung). Hierfür muß die Anwendung dem momentanen Befinden bzw. der sich täglich ändernden Ausgangslage des Patienten angepaßt werden. Der Erfolg oder Mißerfolg ist sofort erfahrbar.
Für den Erfolg des Heilverfahrens: Überwindung lange bestehender Beschwerden, chronischer Krankheit, einen Trainings- oder Abhärtungserfolg. Hierfür braucht es einen Behandlungsplan, der auf die Konstitution des Patienten und sein Gesundheitsproblem zugeschnitten ist. Kennzeichnend sind Behandlungsserien.
Die Häufigkeit der gleichen Behandlung pro Woche und die Gesamtzahl pro Monat entscheiden über den Kurerfolg. Das Behandlungsergebnis kann erst am Ende der Kur, oft aber auch erst einige Wochen später erfahren werden.

2. *In den ersten Tagen:* Der abgearbeitete oder seelisch-nervlich erschöpfte Patient braucht zunächst Ruhe, Anpassung an Klima, Haus und ungewohnte Situation.
Je nach Fall sind dafür zwei bis sieben Tage nötig. Der Faster braucht etwa drei Tage Zeit zur Eingewöhnung und Kreislaufumstellung.
- In dieser Phase sind die schwesterliche Betreuung, das Gespräch und die Information vorrangig.
- Für die Behandlungsplanung: Kleine, wenig beanspruchende Anwendungen zuerst eintragen, Sauna und belastende Warmbäder (Heu, Moorlauge) erst nach dem dritten Fastentag.
- Das Aussteigen aus der Badewanne überwachen (als Kreislaufstütze kalte Gesichts- oder Unterarmdusche).
- Massagen großflächig, Kontakt aufnehmend, lösend, vertrauenaufbauend.
- Bestandsaufnahme mit der tastenden, findenden Hand.

3. *Bettruhe* nach jeder Anwendung, mindestens eine halbe, besser eine Stunde.

4. *Kneipp-Therapie:* Sie beginnt mit dem Wassertreten, das gezeigt wird und das der Patient dann selbst am Abend weiter durchführen soll (20.00 bis 22.00 Uhr). Vor jedem Kneipp-Guß »Wärmediagnose«! Die ärztliche Verordnung,

entsprechend dem momentanen Befinden des Patienten, sinnvoll umgestalten (z. B. statt eines verordneten Kniegusses bei kalten Füßen einen Wechsel-Knieguß). Nach jedem kleineren Kneipp-Guß Bewegung, nach jedem großen ins Bett (Wechseldusche, Vollguß, Blitzguß).

5. Auch für Wickel, Prießnitz-Auflagen und Kompressen gilt die alte Kneipp-Regel: Kalt nur auf warmen Körper; nach jeder Kaltanwendung muß wohlige Wärme folgen.

6. Während der Periode (roter Strich in der Datumreihe des Kurplans) keine Bäder, keine Behandlung unterhalb der Gürtellinie (z. B. statt Bindegewebsmassage eine Schulter-Nacken-Behandlung). Am Tage einer Zahnextraktion keine Anwendungen.

7. Ausfallende Anwendungen so früh wie möglich melden. Wird nur ein anderer Behandlungsstil verlangt, Termin belassen.
Der Patient muß seine Behandler informieren oder die ärztlich verordnete Änderung vorzeigen.

8. Eine Verordnung wegen Ausfall eines Behandlers zu streichen ist psychologisch schlecht. Neuen Termin für die verordnete Behandlung anbieten: Umschalten von der großzügigen 30-Minuten- auf die straffere 20-Minuten-Behandlung; notfalls eine kleinere

Ersatzanwendung (z. B. Teilbad, Wärmebestrahlung, Höhensonne oder ähnliches).

9. In der Behandlungsplanung gehen Gruppenbehandlungen vor Einzelbehandlungen (z. B. Heilgymnastik-Gruppe vor Massage).

10. Behandlungsabstand: > eine Stunde. Sinnvolle Behandlungskombination: Heusack vor Massage. Vorwärmung des Körpers mit Wärmebestrahlung oder Fußbad vor Massage, Unterwassermassage im Bewegungsbad mit nachfolgendem Schwimmen. Niemals aber Anwendung vor einer Gymnastik oder einem Fahrrad-Ergometer-Leistungstest.
Eher vertretbar ist eine Anwendung eine halbe Stunde nach Gymnastik oder Ergometrie.

11. Psychologische Betreuung:
Bitte niemals dem Patienten Diagnosen stellen oder Vermutungen äußern! Das ist dem Gespräch zwischen Behandler und Arzt vorbehalten.
Bei der Behandlung möglichst wenig reden.
Sinnvoller Gesprächsinhalt: Positive Information des Patienten über seine Anwendung, über richtiges Verhalten in der Kur, ruhiges Anhören von Klagen, Beschwerden oder Sorgen.
Kurz: Der kluge Behandler ist kein Schwätzer, sondern er stellt sich samt seiner Lebenserfahrung als Mitmensch zur Verfügung.

Aktive Bewegung – richtig dosiert

Wir Menschen sind von Natur als **Bewegungswesen** geschaffen.

Auch zur Erhaltung und Festigung unserer Gesundheit benötigen wir ausreichend aktive Bewegung.

Sie bewahrt nicht nur Gelenke und Wirbelsäule vor dem »Einrosten«, sondern auch Seele und Geist.

Richtig dosierte Bewegungsübungen regulieren Herz, Kreislauf und Blutdruck, trainieren Atmung und Lunge, regen den Stoffwechsel an, setzen erhöhte Werte von Blutzucker und Blutfetten herab, verbessern die Hirndurchblutung, verlangsamen dadurch die Alterungsprozesse.

Versuche haben gezeigt, daß schon ausdauernde Wanderungen in diese Richtung wirken.

Um uns in Form zu halten, brauchen wir also nicht Leistungssport zu treiben – zumal es dabei nicht selten zur Überlastung und Erschöpfung des Körpers kommen kann. Kampfsport wie Fußball, Handball und Bodybuilding ist nur für Trainierte.

Stattdessen empfiehlt sich Gehen in zügigem Tempo (Wandern), auflockernde, belebende Gymnastik, gut geführtes Laufen (Lauftreff) mit Gehpausen, sowie alle anderen, nicht kraftbetonten Sportarten: Schwimmen, Tanzen, Tennis, Golf, Radfahren usw.

Wandergruppen in 4 Stufen

Gruppe D   Dreiviertel bis eine Stunde langsames Gehen mit Stehpausen, geeignet als Einstieg für untrainierte Patienten oder bei Gelenkerkrankungen, sehr starkem Übergewicht.

Gruppe C   Eine bis eineinhalb Stunden zügiges Gehen.
Nach den ersten Anlauftagen ist es keine Plage mehr, sondern man kann die Freude des Wanderns und die schöne Landschaft genießen.

Gruppe B   Eine bis eineinhalb Stunden flottes Gehen.
Hier kommen Herz und Kreislauf in Schwung, man kommt schon mal ins Schwitzen, aber »in der frohen Gruppenrunde geht's munter rauf und runter«.

Gruppe A   Eineinhalb Stunden Wander-Fit-Training.
Grundlage für diese Gruppe ist eine gewisse Fitness:
– leistungsfähiges Herz
– trainierte Muskulatur
– stabilisierte Gelenke.

Man kann Fitness nicht im Schnellverfahren erwerben, sondern sie ist das Ergebnis eines gezielten, ausdauernden Aufbautrainings.

Beginnen Sie Ihr Training mit der Gruppe, die im Augenblick Ihrem Leistungsvermögen entspricht. Ihr Arzt schätzt das bei der Aufnahme ab: siehe Kurplan. Dann wählen Sie von Woche zu Woche neu die richtige Gruppe selbst, also z.B. die nächstschnellere.

Wanderungen finden Montag, Dienstag, Donnerstag und Freitag statt (siehe Tafel).

Gleichzeitig lernen Sie die schöne Bodensee-Landschaft kennen.

Ihre Wanderleiterin

Gruppe E   ist ein Gehen »von Bank zu Bank« für Behinderte unter Führung unserer Krankengymnastin, eine halbe Stunde durch den Kurpark, rings ums Haus.

Übrigens: auch im Fasten baut Training die Muskeln auf, nicht ab! Nur Muskeln, die nicht geübt werden, schwinden. Das geschieht bei voller Verpflegung genauso wie im Fasten (da hilft auch Eiweiß nicht).

Rauchen und Wandern geht nicht zusammen!
Im Bus, Schiff oder in der Gruppe ist Rauchen untersagt –
wie in der Klinik

Einladung in die Lehrküche

Für wen?   Für alle, die schmackhafte, vollwertige Ernährung kennenlernen möchten.
Dazu persönliche Beratung, Einkaufstips und vieles mehr.

Wann?   Das Tagesprogramm und die Uhrzeiten finden Sie am schwarzen Brett, *nicht im Kurplan.*
Der Kurs dauert 45 Minuten. Kommen Sie bitte möglichst nur, wenn Sie die volle Zeit zur Verfügung haben.

Was tun bei Terminüberschneidungen?
Bitte mit Ihrem Arzt oder mit der Bade- und Gymnastikabteilung darüber sprechen. Sie helfen Ihnen, einen freien Termin zu finden.

Also: Herzlich willkommen in unserer Lehrküche!

Ernährungslehrgang für Angehörige

Auf vielfachen Wunsch haben wir einen einwöchigen Kurs eingerichtet, der dem Lebenspartner unserer Patienten helfen soll, Gewichtsprobleme oder ernährungsabhängige Krankheiten zu verstehen und gemeinsam in die Hand zu nehmen. Gemeinsam lernen und handeln bringt erst dauernden Erfolg!

Vollwert-Ernährung

arm an Kalorien – reich an allem, was der Körper braucht.

Angebot
- Drei Mahlzeiten täglich in der Klinik, sieben Tage lang.
- Eine Arztberatung mit beiden Partnern: Auswahl der Dauerernährung, die für den Patienten zu Hause notwendig sein wird.
- Teilnahme am Stammtisch (zweimal wöchentlich), an den Ernährungs- und Arztvorträgen und
- in der Lehrküche.

Kosten
DM 35,– pro Tag.
Eine Vergütung durch die Krankenkasse ist nicht möglich.
Anmeldung und Teilnahmegebühr an der Zentrale entrichten.

Beginn
Jederzeit, aber dann auch volle sieben Tage.

Die Teilnehmerzahl ist begrenzt. Bitte fragen Sie vorher an, ob für Ihren Angehörigen ein Platz frei ist.
Unterbringung in der Klinik ist nicht möglich.

Aufbautage

Fastenbrechen

	mittags	*abends*
	1 reifer Apfel	Gemüse-Kartoffel-Suppe

1. Tag

Frühstück	*Mittagessen*	*Abendessen*
2 Backpflaumen	Blattsalat	Klare Gemüsesuppe
Pikanter Quark	Kartoffelpüree	Möhrenquark
2 Knäcke	Blattspinat	2 Knäcke
Caro oder Tee	1 Becher Sanddorn-Joghurt	Tee
	Gesamt kcal 742	

2. Tag

Frühstück	*Mittagessen*	*Abendessen*
2 Backpflaumen	Blattsalat und	Blattsalat
Frischkäsequark	Karottensalat	1 Tomate
1 Scheibe Vollkornbrot	Naturreis mit Gemüse	1 Scheibe Vollkornbrot
Caro oder Tee	Apfelquark	
	Gesamt kcal 963	

3. Tag

Frühstück	*Mittagessen*	*Abendessen*
Frischkornmüsli	Bunter Salatteller	Hirseklößchensuppe
Hüttenkäse	Bircherkartoffel	Marinierte Gurken-scheiben
2 Knäcke	Quark	$1/4$ Camembert
Caro und Tee	Obstsalat	10 g Butter
	Bioghurt natur	1 Scheibe Vollkornbrot
	Gesamt kcal 1156	

Informationen für die Ernährungsumstellung zu Hause

Stammtisch-Gespräche

Leitlinien und Lehrinhalte

Stammtisch I
»Wie halte ich mein Gewicht – und den Kurerfolg?«

Die erste Stunde dient der Kontaktaufnahme, dem Aufbau der Gruppe, dem Einstieg in die Thematik des Stammtisches und dem Programmentwurf der nächsten vier Stunden.
»Stammtisch?« Was heißt das?
Wir sitzen zusammen – immer die gleichen – am Tisch oder in der Runde, wir reden miteinander, wir treffen uns wieder – noch viermal, – unter dem gleichen Symbol (Kurplan; s. schwarze Tafel).
Einander kennenlernen: – Wer? Name? Woher?
Aus welcher Gegend? Wer noch von dort?
Welche Probleme führen uns zusammen?
Wann hat es begonnen? (Mit dem Gewicht oder der Krankheit).
»Ernährungsabhängige Krankheiten« – wieso?
»Wie halte ich mein Gewicht« – so steht's auf der Tafel.
Gewicht – Übergewicht,
Übergewicht – Krankheit – Leistung,
Gewicht – Essen und Trinken – richtige Ernährung.
Welche Erklärung bietet der Patient an?
Woran hängt es? Kann man etwas tun?
(Patientenmeinung, -überzeugung, -beobachtung, Selbstdiagnose, vom Arzt übernommene Diagnose, übernommene Traditionsmuster, Vorurteile). Hilfsfrage: »Was essen Sie gern?« »Was trinken Sie gern?«
Wie geht's am Stammtisch weiter?
Nächste Stunde; wann – wo – was?

Muß man mitmachen? – nein; freiwillig.
Bitte Schreibstift mitbringen.
Was in den anderen Stunden?
Keine Zensuren! Kein Bericht an die LVA. »Bleibt unter uns«.

Stammtisch II
Nahrungsbilanz
Die zweite Stunde: »Wie habe ich mich bisher ernährt?«
Zettel: »Unter die Lupe genommen« *(Tab. 35)* oder leeres Blatt mit Linien.
Sinn: Eigene Ernährung überdenken, ganz klar werden. Essensgewohnheiten zu Hause. Gesprächsgundlage für alle anderen Stunden. Zettel also immer mitbringen.
Wer vom Arzt eine Diätberatung will, bringt den Zettel in die Sprechstunde mit (Abschlußgespräch). Der Zettel gehört aber dem Patienten und bleibt bei ihm.

Was und wieviel?
Vom Aufstehen bis zum Schlafengehen: stufenweise durchsprechen, vielleicht nur eine Mahlzeit als Beispiel. Mengen zeigen (Plastiken, Kollagen, Lehrpackungen usw.). Beim Aufschreiben helfen.

Vergleiche: Ich esse gewöhnlich . . .
Morgens am meisten oder abends? Ziemlich regelmäßig oder ganz wie es kommt? Dreimal am Tag oder zweimal oder sechsmal? Zwischendurch? Nachts? (Zettel ergänzen).

Ich esse am liebsten . . .
Süßes – Saures – Fleisch – Teigwaren – Salat . . . Unterstreichen auf dem Zettel.
Ich trinke am liebsten . . .
Zur Mahlzeit? Zwischendurch? Wann sonst? Wieviel? (Zettel ergänzen)
Mit anderen; allein?

Tab. 35: Unter die Lupe genommen: *Was esse und trinke ich zu Hause?*

	Normalerweise; jeden Tag	kcal	Wenn es mal *viel* war, z. B an einem Sonn- oder Festtag	kcal
erstes Frühstück:				
zweites Frühstück:				
Mittag-essen:				
nach-mittags:				
Abend-essen:				
beim Fern-sehen, vor dem Schla-fengehen oder nachts:				
	Zusammen:		Zusammen:	

Schreiben Sie alles auf: auch den Apfel, das Stück Schokolade, das Schnäpschen oder auch das Glas Bier oder Limonade, auch das Eis, das man so leicht vergißt. Diese Nahrungsbilanz bringen Sie bitte immer zum Diätstammtisch mit.
Bestimmt wollen Sie wissen, wieviel Energie (kcal) Sie an einem Tag aufnahmen. Setzen Sie sich mit anderen zusammen und lassen sich beim Kalorienrechnen helfen oder helfen Sie anderen.
Diesen Zettel behalten Sie. Er hilft Ihnen, zu Hause mit der neuen Ernährung zurecht zu kommen.

Das will ich mir merken:

Stammtisch III
Was war zuviel?

Dritte Stunde: Wie kann man wissen, was zuviel ist? Kann man es merken? (am Hosenbund, vor dem Spiegel, am Atmen). Kann man das fühlen? (Völle, Leere). Kann man es messen?

Was sind *Kalorien?*
Kraftstoff, wie Benzin fürs Auto. Energie-Einheiten, gemessen in Kalorien, wie Liter (neues Maß: Joule = viermal Kalorien).

Umgang mit Kalorien lernen, messen lernen, vergleichen, jedoch nicht die tägliche Nahrung abmessen!

Umgang mit dem grünen Kalorien-Büchlein (z. B. *79*). Wo steht was? Wie finde ich was? Wie schwer ist was? Portion oder 100 g. Wieviel ist was? Kalorienunterschiede entdecken. Wo stecken die »Kalorienbomben« oder die täglichen Dickmacher? Was war zuviel? (Nicht kleinlich, grob überrechnen).

Lernziel: Kalorienbüchlein als Handwerkszeug auch allein benützen lernen, *hier:* täglich hineinschauen; nachschauen, auf was verzichtet wurde; nachschauen, wenn gesündigt wurde! *Zu Hause:* Drei Wochen weiter so. Bewußt und maßgerecht essen lernen. Richtig einkaufen → Lehrküche.

Wieviel braucht der Mensch?
Jeder anders! Es gibt Dicke, die wenig essen, und Dünne, die viel essen, gute und schlechte Futterverwerter.

Kalorienbeispiele:

Frauen	25 J. bis	50 J. alt
leichte Tätigkeit, (klein 1,50 m)	1500 kcal	1200 kcal
(groß, 1,70 m) Hausarbeit mit drei Kindern	2000 kcal	1800 kcal
Männer		
leichte Arbeit (Büro) (klein, 1,60 m)	2000 kcal	1800 kcal
(groß, mittelschwere Arbeit oder Fließband und Sport)	2500 kcal	2200 kcal
Schwerarbeit (oder Fußballprofi)	3500 kcal	3000 kcal

. . . und wenn die Nahrung *vollwertig* ist! Sonst mehr, weil die Nahrung »leere Kalorien« enthält.

Was brauche ich? Was ist zuviel für mich? Die *Waage* sagt es eindeutig:
Gewicht steigt: ich esse und trinke zuviel,
Gewicht bleibt: ich esse und trinke soviel, wie ich brauche,
Gewicht fällt: ich zehre vom Übergewicht, lebe aus meiner »Speisekammer«.
Wiegeregel: täglich morgens – in der gleichen Kleidung, am besten nackt; aufschreiben! Wiegekarte und Stift liegen griffbereit! Mindestens einmal wöchentlich aufschreiben.

Was muß noch abgebaut werden, damit ich gesund sein und bleiben kann?

Was will ich erreichen?

1. Normalgewicht?
   Größe minus 100 = Kilogramm
   Ist-Gewicht (Kurplan)   . . . . . kg
   –/– Normalgewicht   . . . . . kg
   = Übergewicht   . . . . . kg

2. Persönliches Normalgewicht (»Bestgewicht«)
   Wieviel wogen Sie in Ihrem Leben als Sie am gesündesten, am leistungsfähigsten waren und sich am wohlsten gefühlt haben?
   Ist-Gewicht   . . . . . kg
   –/– pers. Normalgewicht   . . . . . kg
   = Übergewicht   . . . . . kg

Welches ist Ihr *Wunschgewicht?* (Fernziel): Was möchten Sie im nächsten halben Jahr erreichen? Zielgewicht (Nahziel): aufschreiben lassen!

Ergänzungen:
Schwere und leichte Knochen – Unterschied höchstens 2 kg. Fettsucht »erblich«: übernommene Essensgewohnheiten. Erbanlage gibt's – man muß lernen, damit fertig zu werden. Drüsenstörung? diese gibt's auch, aber sehr, sehr selten. Auch der Drüsengestörte muß essen

und trinken lernen. Bewegungsmangel – Kalorienverbrauch durch Sport – und Sättigungsgefühl.

Nächste Stunden:
Richtige und falsche Ernährung; von der Fehlernährung zur Vollwertnahrung. Zettel, Stift, Kalorienbüchlein wieder mitbringen.

Stammtisch IV
Iß das Richtige

Vierte Stunde: »F. d. H.« – weniger essen – Reduktionskost, z. B. 1000 kcal – »Minikalorien«: Ist das wirklich der Schlüssel zum Erfolg?
Gewichtsabnahme: ja, wer's durchhält.
Hunger? – oft ja.
Zufrieden? – natürlich nicht.
Gesund? – oft nein, bedeutet oft Fehlernährung oder Mangelernährung.
Beispiel: 4000 Kalorien aus Brot, Butter, Wurst, Fleisch, Nudeln und Bier. Was fehlt? . . .
Fehlernährung: falsch, obwohl genug, einseitig (z. B. Fleischmast, Fettmast, Kohlehydratmast).

F. d. H. von 4000 Kalorien = 2000 Kalorien. Gut für's Gewicht, aber Fehlernährung bleibt, dazu kommt noch die Mangelernährung. Was fehlt noch mehr?
Mangelernährung: Fehlen von Vitaminen, Mineralien, Ballaststoffen und Frischkost. Der Bundesbürger ist überernährt, aber fehlernährt. Er ist nicht zufrieden und hat deshalb Hunger auf mehr. Was eigentlich?
Salzhunger – wer kennt ihn?
Zuckerhunger – wer kennt ihn?
Fetthunger – wer kennt ihn?
Genußmittelsucht – wer leidet darunger?
Vollwerternährung löst die Probleme.

Was ist *Vollwerternährung?*

a) Grundnährstoffe im richtigen Verhältnis
Eiweiß ca. 15 %   Sichtbeispiele!
Fett ca. 30 %
Kohlehydrate ca. 60 %
                          Nicht berechnen.

b) von jedem etwas, vielseitig:

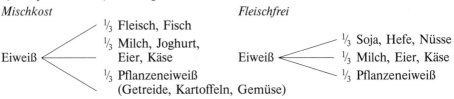

Mischkost

Eiweiß ← ⅓ Fleisch, Fisch
⅓ Milch, Joghurt, Eier, Käse
⅓ Pflanzeneiweiß (Getreide, Kartoffeln, Gemüse)

Fleischfrei

Eiweiß ← ⅓ Soja, Hefe, Nüsse
⅓ Milch, Eier, Käse
⅓ Pflanzeneiweiß

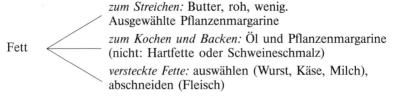

Fett ← *zum Streichen:* Butter, roh, wenig. Ausgewählte Pflanzenmargarine
zum Kochen und Backen: Öl und Pflanzenmargarine (nicht: Hartfette oder Schweineschmalz)
versteckte Fette: auswählen (Wurst, Käse, Milch), abschneiden (Fleisch)

→ Lehrküche

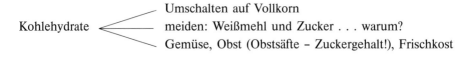

Kohlehydrate ← Umschalten auf Vollkorn
meiden: Weißmehl und Zucker . . . warum?
Gemüse, Obst (Obstsäfte – Zuckergehalt!), Frischkost

Unterschiede:
Zucker/Weißmehl – Blutzuckerkurve, Zähne, »Strohfeuer«, leere Kalorien (s. S. 286).
Vollkorn – Aufbau des Korns, Wert, Blutzuckerkurve, »Dauerbrenner«, lebendig.

c) *Vitalstoffe* – Lebensstoffe . . . wozu?
richtig kochen – Werterhaltung!
→ Lehrküche
frisch aus dem Garten – wertvoll vom Boden her
so natürlich wie möglich – Konservierung, Schönung, Färben etc.
Rohkost als Musterbeispiel: Heilwert – Sättigungswert, Kauschule – lebendigste Nahrung. Warum *vor* dem Essen?
Ballaststoffe: Kleie, Leinsamen, in Rohkost und Obst, Weichmacher – Schlakkenentferner – Giftvertilger.
Weizenkeime, Vitaminkonzentrate – Wertergänzung bei Großküchenkost, Hotelkost, oder während Krankheit, Schwangerschaft, im Alter.
Vollkorn enthält alles – frisch gemahlen.
Wie bereiten?
→ Lehrküche

Stammtisch V
Essen und Trinken halten Leib und Seele zusammen
Fünfte Stunde
Nicht mehr was und wieviel, sondern *wie* essen und trinken.
Wie war das zu Hause – wie ist es jetzt?
Im Fasten ist alles anders: kein Hunger, trotzdem fröhlich und leistungsfähig.
Verzichten ist möglich – auf was alles?
Die alten Gewohnheiten schlafen; werden sie wieder wach?
Im Aufbau ist vieles anders als zu Hause.
Gut beobachten! *Erlebnisse berichten.*
Wer ist schon im Aufbau?
Erster Apfel: hinuntergeschlungen? Oder gegessen – gekaut – genossen? Wann satt?
Wie war das mit dem ersten Stück Brot?
Mit dem ersten Salat?

Essen lernen, neue Eßgewohnheiten einüben.

Neu erleben: »Genug« (damit kann man noch abnehmen),
»satt« (der Körper hat, was er braucht),
»voll« (Vorsicht! Gewicht und Schlacken kommen wieder!).
Die wichtigsten Grunderfahrungen des Aufbaus wirken zu Hause weiter:
Wer genießt, braucht wenig und hat mehr davon (auch Freude).
Wie *genießen?*
Mit allen Sinnen (Augen, Geschmack, Geruch). Zeit nehmen, auf die Uhr sehen (Hetze verdirbt Geschmack und Bekömmlichkeit). Nett vorbereiten (die Augen essen mit). Hinschauen, nicht zerstreuen (Zeitung, Geschwätz, Fernsehen). Danken für das, was ich genießen durfte.

Wer *kaut,* hat mehr von dem, was er ißt, und spart Kalorien und Geld. Jeden Bissen 35mal kauen, zählen!

Der Körper braucht weniger, als wir meinen.

»Wenn ich satt bin, höre ich auf.« Stehen lassen können.
Wohin mit dem Rest? (Kompost/Biotonne).
Nur Essen, wenn Hunger da ist, zweimal täglich? Dreimal täglich? Warum nicht sechsmal täglich?
Fasten im Alltag? Morgenfasten, gut für wen? Mahlzeit weglassen, warum nicht?
Nie aus Langeweile, nie nebenbei essen.
Trinken: was der Körper wirklich braucht, nur Wasser! Durst mit Wasser löschen – oder kalorienarmen Getränken. Genußmittel (was gehört dazu?) sind zum Genießen, nie zum Durstlöschen. Wasser hilft auch gegen Hunger – Sie wissen das als Faster. Milch ist Nahrung.
Trinken zum Essen? Durst vorher löschen!

Maßvolles Essen und Trinken halten Leib und Seele in der richtigen Form.

Zusammenfassung: »Wie halte ich mein Gewicht?«
Was werden Sie ändern? Was haben Sie sich fest vorgenommen? Wo steht das?

(Blatt »Nahrungsbilanz« Rückseite). Aufschreiben!

Was hilft zu Hause?

Grundregeln auf dem Zettel »Wie halte ich mein Gewicht . . .«. Selber anstreichen, was jeder als wichtig für sich erkannt hat. Zielgewicht eintragen. Zettel immer wieder zur Hand nehmen! In der Küche aufhängen.

Entlastungstage (Rückseite des Zettels): aussuchen, ankreuzen, fest einplanen. Jede Woche einen oder zwei.

Vollwertkost zu Hause einführen *(Tab. 36)*.

Selbsthilfegruppen suchen oder aufbauen. Mit Leidensgenossen geht es leichter. Sich zusammensetzen, Erfahrungen austauschen. Jeder hilft jedem. Einladen zum Kosten, Kochen, Backen, wenn es um gute, kalorienarme und vollwertige Speisen geht. Ideen mitnehmen und schenken.

> Die Arbeit an sich und seiner Ernährung ist eine der wichtigsten Lebensaufgaben, die jeder für sich und seine Familie zu erfüllen hat. Sie läßt uns reif werden.

Aufstellung »Zuckerreiche Kleinigkeiten«

	Kohlenhydrate	Würfelzucker (à 3 g)
1 Tüte Gummibärchen (75 g)	57,0 g	19 Stück
1 Tüte Lakritze (75 g)	44,1 g	15 Stück
8 Bonbons (50 g)	49,0 g	16 Stück
1 Rolle Pfefferminz (30 g)	29,1 g	10 Stück
1 Päckchen Kaugummi (35 g)	25,6 g	9 Stück
1 Tafel Vollmilchschokolade (100 g)	56,0 g	19 Stück
1 Milchschnitte (28 g)	7,5 g	3 Stück
1 Ballisto Müsli-Riegel (40 g)	24,0 g	8 Stück
1 Duplo (18 g)	10,4 g	3 Stück
1 Rolle Smarties (40 g)	29,4 g	10 Stück
1 Milky Way (30 g)	21,3 g	7 Stück
1 Hanuta (25 g)	13,3 g	4 Stück
1 Glas Nutella (400 g)	236,0 g	79 Stück
1 Dose Limonade (0,3 l)	39,9 g	13 Stück
1 Dose Cola (0,3 l)	36,6 g	11 Stück
1 Tüte Fruchtsaftgetränk (0,2 l)	24,0 g	8 Stück
Capri Sonne (0,2 l)		8 Stück
Orangennektar (0,2 l)		8 Stück
Traubensaft (0,2 l)		12 Stück

Wie halte ich mein Gewicht und den Kurerfolg?

I. Wiegeregel	Regelmäßig wiegen! Gewicht aufschreiben: Wiegekarte. Wenn Hosen- oder Rockbund spannt: Alarm!
II. Weglaßregel	Vorsicht beim Einkauf: nie hungrig, nur nach Zettel. Gehen Sie den »Dickmachern« aus dem Wege: Wenig Fett – die Hälfte ist genug. Fleisch oder Wurst nur einmal am Tag, dreimal pro Woche ohne Fleisch und Wurst. Zucker nur zum Würzen – sehr sparsam! Süßigkeiten machen besonders dick – und krank. Knapp Weißmehl – und alles, was daraus gemacht wird: Teigwaren, Kuchen, Gebäck, Semmeln, Brot. Wenig Salz – lieber frische Kräuter und Gewürze. Alkohol hat viele Kalorien und kann vom Genußmittel zum Suchtmittel werden.
III. Gesunde Ernährung	Reichlich frische Salate – vor dem Essen. Auf Vollkorn umsteigen (Knäcke, Vollkornbrot, Vollreis, Haferflocken). Besser Pflanzenöle statt tierische Fette (außer Butter) (Sonnenblumen-, Lein-, Olivenöl, kalt gepreßt).
VI. Essensregel	Der Körper braucht weniger als wir meinen. Täglich auf eine Kleinigkeit verzichten = täglich ein Sieg. Essen genießen statt hinunterschlingen. »Wenn ich satt bin, höre ich auf.« Nie nebenbei oder zwischendurch essen. Trinken zwischen den Mahlzeiten.
V. Trinkregel	Wasser hilft auch gegen Hunger – das wissen Sie als Faster. Durst mit Wasser löschen, mit Kräutertee/Malzkaffee. Genußmittel sind nur zum Genießen: wenig! (Bier, Wein, Schnaps, Kaffee, Coca)
VI. Bewegungsregel	Sport sättigt und hält fit. Mindestens einmal täglich in frischer Luft ausarbeiten: außer Atem sein oder ins Schwitzen kommen.
VII. Denkregel	Eine positive Lebenseinstellung hilft. Ich vermag mehr als ich meine. Ich setze mir ein erreichbares Ziel.

Kurendgewicht **88**   Zielgewicht **85**   Wunschgewicht **75**

Beim Arzt: Ernährungsberatung nur mit diesem Zettel, vorher unterstreichen, was Ihnen wichtig ist; zum Abschlußgespräch mitbringen.

Tab. 36: Ernährungsumstellung in zwei Schritten

	von der Zivilisationskost	→	in Richtung Vollwertkost	→	bis zur Heilnahrung
Getreide	Cornflakes		Müsli mit Vollkornflocken		Frischkornbrei, gekeimte Körner
	Weißbrot/Graubrot Semmel/Brötchen		Vollkornbrot/Knäcke Vollkornsemmel/-gebäck		Backen mit frisch gemahlenem Korn; Weizen, Roggen, Gerste, Dinkel
	Teigwaren/Weißmehl weißer Reis		Vollkorn–Teigwaren Vollreis		Hirse-, Grünkern-, Haferspeisen Vollreis, Buchweizen
Gemüse und	Gemüsesalate als Beilage		Frischkost vor der Hauptmahlzeit		Frischkostplatte im Mittelpunkt der Hauptmahlzeit
Blattsalate	gekochtes Gemüse		gedünstetes/gedämpftes Gemüse		gedünstetes/gedämpftes Gemüse
	Konservengemüse		– besser Tiefkühlgemüse und selbst Eingemachtes		Frischgemüse aus dem Garten, seltener Tiefkühlgemüse
Kartoffel	gekochte Salzkartoffel Püreepulver/Chips		gedämpfte Pellkartoffel oder Backkartoffel		Pellkartoffel am besten aus biologischem Anbau
Hülsenfrüchte	gekocht, mit Speck o. ä.		gekocht und gesäuert, mit Gemüse und Getreide		langsam gegart (»Kochkiste«), gekeimt (z. B. Soja)
Obst	selten Frischobst Konservenobst Kompott		täglich Frischobst Tiefkühlobst gedämpftes Obst		reichlich Frischobst, auch Beerenobst, je nach Jahreszeit frischer Obstsalat
Säfte	gesüßte Säfte: »Frucht-Nektar« »Fruchtsaftgetränk«		Obst-»Säfte« mit ½ Wasser verdünnt		frisch gepreßte Säfte, ungesüßt »Muttersäfte« in der Flasche, verdünnt Gemüse-»Moste« (milchsauer vergoren)
Milch	gekochte Milch/H-Milch Kondensmilch		pasteurisierte Milch, ungekocht		frische Vorzugsmilch, nie erhitzt höchstens erwärmt
	(Mix-)Joghurt		Sauermilch/Joghurt/Kefir Dickmilch/Buttermilch		Bioghurt/Sanoghurt/Kefir Dickmilch/Buttermilch
	Hartkäse, Schmelzkäse fettreiche Käse		Frischkäse, Hüttenkäse Quark, wenig Hartkäse gereifte Käse, fettarm		– in kleiner Menge Quarkspeisen Rohmilchkäse
	Schlagsahne, viel, süß saure Sahne, erhitzt		– wenig, sparsam gesüßt – roh, sparsam		– ohne Zucker – zu den Salaten und Kornspeisen

Verträglichkeit prüfen (Milch)

Fette	Butter zum Braten, Schwenken und Backen	Butter zum Streichen, evtl. zum Backen	wenig Butter, nie erhitzt
	Schweineschmalz Schlachtfette von Masttieren Hartfette; Margarine, gehärtet Speiseöle, raffiniert	Olivenöl zum Backen, Kochen Kokosfett ungehärtet zum Braten Pflanzenmargarine ungehärtet kaltgepreßtes Öl zum Salat	möglichst wenig Gebratenes Leinsamen/Sonnenblumenkerne, Nüsse Nuß-, Mandelmilch, Nußmus kaltgepreßtes Öl zum Salat
Eier	Billigeier aus Intensivhaltung, hartgekocht oder gebraten	Landei, frisch, weichgekocht	selten (zwei Eier/Woche) oder gar nicht
Fleisch	Schweinefleisch Mastfleisch	Rind/Wild/Geflügel kein Mastfleisch	kein Fleisch Pflanzen enthalten genug Eiweiß
	Wurst/Speck/Leberkäse panierte Fleischgerichte Fleischkonserven, Fleisch- brühwürfel	magere Wurstsorten Bündner Fleisch, Tartar Gemüsebrühwürfel	keine Wurst dafür Eiweiß aus: Nüssen, Soja Hefe und Getreide
Fisch	Mastfische panierte, fettreiche Fischkonserven	Bach- oder Seefisch gegrillt, gekocht, gedünstet luftgetrocknet, tiefgefroren	kein oder wenig Frischfisch (1- bis 2mal wöchentlich)
Süßspeisen	Marmelade//Konfitüre	wenig, sparsam gesüßt	Trockenfrüchte, eingeweicht
	Kakao-Zucker-Nuß-Aufstriche Importhonig, erhitzt	Fruchtmus/Nußmus mit Honig Imkerhonig	Nußmus Imkerhonig sparsam, nicht erhitzt
	Puddings	Vollkornpuddings	Fruchtspeisen/-grützen
Süßwaren	Kuchen/Gebäck	Vollkornkuchen/-gebäck	Gebäck aus frisch gemahlenem Getreide, ohne Zucker
	Zucker/Schokolade Zuckerwaren, Bonbons, Pralinen	nur zum »Würzen« sehr sparsam und selten	keine Schoko- oder Süßwaren süße Früchte, Trockenfrüchte
	Eis	nur gelegentlich	Obstsalat mit Sahne, ungezuckert
	künstliche Süßstoffe	Honig, Birnen- u. Apfeldicksaft	wenig Honig, Birnen- u. Apfeldicksaft
Getränke	Bier, Wein u. Spirituosen	wenig oder selten Bier, Wein und Most	keine alkoholischen Getränke Mineralwasser und $1/2$ Obstsaft
	Kaffee und Schwarztee	– nur als Anregungsmittel	Kräutertees, Getreidekaffee
	Limonade/Coca Cola/ Instant-Kakao-Zucker-Getränke	– Fruchtsaft mit $1/2$ Wasser Kakao, Milch, Honig	Früchtetees (mit Zitrone), Quellwasser Johannisbrot-Getränke (Carob)

Am besten aus biologischem Anbau

Entlastungstage für Gewicht, Herz und Blutdruck

Schon jetzt planen! In Ihren Kalender eintragen: z. B. jeden Montag oder jeden Freitag – vielleicht sogar an zwei Tagen in der Woche.
Nach jedem Festtag einen Entlastungstag. Wählen Sie, was Ihnen schmeckt und was Sie wirklich durchführen können.

1. Reistag

Morgens 1 Apfel oder 1 Grapefruit.
Für mittags und abends 100 g Reis, am besten Naturreis, in 200 g Wasser ohne Salz dünsten.
Mittags die Hälfte davon mit zwei gedünsteten Tomaten, gewürzt mit Kräutern.
Abends die zweite Hälfte als Reis-Obst-Salat oder mit Apfelmus (ohne Zucker).

2. Obsttag

Drei Pfund Obst/Beerenobst, auf drei Mahlzeiten verteilen. Gut kauen!
Auch so: Melonentag, im Frühsommer Erdbeertag, im Herbst einen Traubentag.

3. Frischkosttag

Morgens Obst, Obstsalat oder kleines Birchermüsli mit hohem Obstanteil.
Mittags Rohkostplatte (und eine Schalenkartoffel): Blattsalate, geraspelte Wurzelgemüse, Sauerkraut – mit Öl, Zitrone und Gewürzen, nicht Mayonnaise.
Abends kleine Rohkostplatte mit einigen Nüssen und Rosinen. Gut kauen!

4. Safttag

1 Liter Obst- oder Gemüsesaft, mit einem halben Liter Wasser oder Mineralwasser vermischen, auf 5 Mahlzeiten aufteilen.

5. Kartoffeltag

Morgens 1 Stück Obst oder kleines Birchermüsli.
Mittags 300 g Kartoffeln in der Schale, gewürzt mit Kümmel und Majoran, ohne Salz, mit zwei Tomaten, einer Gurke oder Blattsalat. Eventuell 50 g Hüttenkäse.
Abends 300 g Backkartoffeln (ohne Fett) mit zwei frischen Tomaten, geschnitten mit Zwiebeln. Eventuell 50 g Magerquark.

6. Sauerkrauttag

1 kg Sauerkraut ohne Salz (Reformhaus), in 3 Portionen geteilt, angemacht mit etwas Öl und Zwiebeln oder Wacholderbeeren.

Getränke für alle Entlastungstage: Kräutertee, Malzkaffee, Mineralwasser.

Darmpflege
mit natürlichen Mitteln

Pflanze, Tier und Mensch leben von der Nahrungsaufnahme und Schlackenausscheidung. Ihre Lebendigkeit, Leistung und Gesundheit hängen vom harmonischen Stoffwechselspiel dieser zwei Grundfunktionen ab. Solange der Mensch genauso wie Pflanze und Tier in der ihm bestimmten natürlichen Umwelt lebt, scheidet sein Darm täglich alle Stoffwechselreste, Schlacken und Gifte aus. »Verstopfung« als Ausscheidungsstörung kennt er nicht. Erst die Veränderung unserer Umwelt schafft das Problem:
> Wir leben und arbeiten vorwiegend sitzend.
> Wir essen zu viel, zu einseitig und häufig das Falsche.
> Wir hetzen durch unseren Alltag, machen die Nacht zum Tage und kommen morgens nicht aus dem Bett.

Nur 30% aller Erwachsenen haben einen **normalen Stuhlgang:**
> sie entleeren 1- bis 2mal täglich,
> regelmäßig zur gleichen Zeit,
> gut geform (weder knollig, noch breiig, noch durch Gase zerrissen)
> und mit dem angenehmen Gefühl, richtig entleert zu sein.

70 von 100 erwachsenen Bundesdeutschen sind **verstopft.** 20 davon halten die Sache für harmlos. 30 spüren, daß eine wichtige Grundfunktion des Körpers gestört und damit ihr Wohlbefinden beeinträchtigt ist. 20 erleben ihre Verstopfung als Krankheit mit Völlegefühl, Müdigkeit, Kopfschmerzen, Glieder- und Muskelschmerzen, Veränderungen des Appetits und manchem anderen. Das Kranke häuft sich im Körper an, wenn die Stoffwechselgifte nicht rechtzeitig durch den Darm entleert, sondern wieder aufgesogen werden.

Abführmittel erwecken den Eindruck, sie könnten die Störung »über Nacht« lösen. Sie verhelfen zwar zu einem Stuhlgang. Als Nothilfe sind sie wichtig und gut. Aber eine Verstopfung beheben können sie nicht. Wer Abführmittel regelmäßig und seit langem nimmt, kann sich empfindlich schädigen. Die »abführmittelbedingte Verstopfung« ist kein Märchen!

Solange es Ihnen gelingt, das Problem **auf natürlichem Wege** zu lösen, sind Sie damit besser dran. Falls nicht, weiß Ihr Arzt die für Sie richtige Darmhilfe. Bitte nehmen Sie keine Abführmittel auf eigene Faust! Eine Darmpflege mit natürlichen Mitteln packt die Sache an der Wurzel an.
Im Mittelpunkt der **Selbstbehandlung** steht die Ernährung.
Ohne schlackenreiche Vollwertnahrung kein ordentlicher Stuhlgang!
Die Mühe einer Ernährungsumstellung lohnt sich nicht nur für den Darm, sondern für den ganzen Körper, nicht zuletzt für die Erhaltung der Zahngesundheit. Eine »schlacken- oder ballaststoffreiche« Kost enthält
> Quellstoffe – Gleitmittel – Weichmacher – Anregungsstoffe.

Die Ernährungsumstellung muß ergänzt werden durch eine Regelung der übrigen Lebensweise. Der Darm als Teil des Ganzen wird umso besser arbeiten, je mehr es gelingt, Ordnung in seinen eigenen täglichen Lebensablauf zu bringen.

Grundregeln

Der gesunde, viel mehr noch der verstopfte Darm braucht, um ordentlich funktionieren zu können:

1. Eine natürliche **Ernährung**; sie soll enthalten:

> Vollkornbrot
> reichlich Gemüse und Obst,
> täglich Rohkost, am besten **vor** dem Essen.

Besonders **anregend** für eine normale Darmfunktion sind:

> Leinsamen (zweimal täglich 1 Eßlöffel voll zum Essen),
> Sauermilchprodukte wie Joghurt, Bioghurt, Kefir, Buttermilch, Dickmilch,
> rohes Sauerkraut,
> milchsaures Gmüse,
> Gemüsesäfte (Moste im Reformhaus),
> Senfkörner, Kleie,
> Backpflaumen, Feigen.

Verstopfend wirken:

> alle Weißmehlprodukte wie
> Kuchen, Kekse, Weißbrot, Brötchen, Teigwaren, Pudding etc.,
> alle Süßigkeiten wie
> Schokolade, Bonbons, Zucker in jeder Form.

2. Ausgiebige Bewegung und Atmung:

> Gymnastik, Wandern, Schwimmen, Gartenarbeit, Radfahren,
> Treppensteigen, usw.

3. Warme Hände und Füße:

> warmes Hand- oder Fußbad,
> besser noch:
> Wärmehaushalt trainieren mit
> Tautreten, Wechselbädern,
> Kneippgüssen und Barfußlaufen.

4. Seelische Gelassenheit:

> der Darm braucht Ruhe und Zeit;
> er sperrt sich bei Hetze,
> Termindruck und gegen Zwang.

Morgenregel

für alle, die das Gefühl haben, daß der Darm nicht befriedigend von selbst arbeitet. Jeden Morgen nach dem Zähneputzen einen »**Frühschoppen**« für den Darm:

1. am einfachsten	1 Glas Wasser **warm** *für den empfindlichen, aufgeregten, krampf-bereiten Darm*	1 Glas Wasser **kalt** *für den trägen Darm*
2. Grundrezept	1 Eßl. Leinsamen 1 Teel. Milchzucker 1 Glas Wasser	$\frac{1}{2}$ Glas Sauerkrautsaft (6 kcal) $\frac{1}{2}$ Glas Wasser
3. gemildert	1 Eßl. Leinsamen 1 Teel. Milchzucker 1 Teel. Teepulver (Kamille- oder Leber-Galle-Tee) 1 Glas heißes Wasser	1 Eßl. Leinsamen (60 kcal) in $\frac{1}{2}$ Glas Wasser (einige Minuten quellen lassen) und $\frac{1}{2}$ Glas Sauerkrautsaft
4. anregend	1 Eßl. Leinsamen 1 Teel. Milchzucker $\frac{1}{2}$ Glas heißes Wasser (2 Min. quellen lassen) $\frac{1}{2}$ Glas Sauerkrautsaft *wer es warm nicht mag, darf dies auch kalt nehmen*	$\frac{1}{2}$ Glas Diabetiker- Sauerkirschsaft (60 kcal) und $\frac{1}{2}$ Glas Wasser und 1 Eßl. Leinsamen (60 kcal) *natürlich darf dies auch warm getrunken werden*
5. oder auch	2 Backpflaumen (30 kcal) oder 1 Feige (30 kcal) eingeweicht, samt Wasser nehmen	1 Glas Buttermilch (60 kcal) und 1 Eßl. Leinsamen (60 kcal)

Entscheidend ist: **Jeden Tag!** Wochen- bis monatelang. Probieren, was schmeckt und wohltut, eventuell Grundrezept wechseln.

Regeln für den Enddarm-Verstopften

1. Morgens nach dem Wasserlassen in den After einführen:
    entweder 1 Glyzerin-Zäpfchen
    oder   Mikroklist in der Tube
    oder   Bleibeklistier
    (ca. 50 ml körperwarmes Wasser mit dem Gummibällchen)

2. Nach dem Zähneputzen »Frühschoppen« (siehe »Morgenregel«).

3. Bewegung:
    in der Wohnung umherlaufen,
    Morgengymnastik, Atemübungen, Yoga o.ä.

4. Für warme Hände und Füße sorgen:
    Hände unter fließendem Warmwasser reiben,
    knöchelhohes Fußbad
    oder Spaziergang in der Badewanne mit 10 cm warmem Wasser.

5. Auf die Toilette setzen:
    immer zur gleichen Uhrzeit!
    mit Ruhe und genügend Zeit
    und mit der Morgenzeitung.

Abwarten, was kommt – nicht pressen – geschehen lassen.

Wenn nichts passiert:
    am nächsten Tag genau das gleiche von 1 bis 5
    – wochenlang, bis der Darm »anspringt«

Bei Beschwerden oder Völlegefühl nötigenfalls Einlauf machen.

Bei kompletter Verstopfung abends zusätzlich das verordnete Abführmittel nehmen.
Nr. 1 bis 5 jedoch nicht weglassen.

Grundsatz:
Keine Verstopfungsbehandlung ohne Ernährungsumstellung und Verhaltenskorrektur! (siehe Merkzettel »Grundregeln und Morgenregeln«).

Anhang

Kontaktadressen

Deutsche Gesellschaft
für Ernährung (DGE)
Feldbergstraße 28
60323 Frankfurt

Deutsche Gesellschaft für
Adipositasforschung
Med. Klinik und Poliklinik
der Universität Ulm
(Prof. Ditschuneit und Prof. Wechsler)
Abteilung: Innere Medizin II
Robert-Koch-Straße 8
89081 Ulm

Deutsche Gesellschaft für
Ernährungs-Medizin (DGEM)
(Prof. Schauder)
Med. Univ. Klinik
Robert-Koch-Straße 40
37075 Göttingen

Wissenschaftliches Archiv für Ernährung
und Diätetik
(Dr. Anemueller)
Bergham 32
83233 Bernau am Chiemsee

Ärztlicher Arbeitskreis Heilfasten e.V.
(Dr. Lützner/Dr. Kuhn)
Wilhelm-Beck-Straße 27
88662 Überlingen

Weiterbildung für Ärzte:
Akademie für Ernährungsmedizin e.V.
(Prof. Kluthe)
Reichsgrafenstraße 11
79102 Freiburg

Zentralverband der Ärzte
für Naturheilverfahren
Geschäftsstelle (Frau Trefz)
Bismarckstraße 3
72250 Freudenstadt

Weiterbildung in Ernährung (Dr. Anemueller)
und Intensivdiätetik (Dr. Lützner)

Seminare »Fasten und Naturheilverfahren im Selbsterlebnis«
(Dr. Lützner)
jedes Jahr im März und September
für Ärzte, Medizinstudenten und ihre
Angehörigen

Gesellschaft der Mayr-Ärzte e.V.
(MR Dr. Rauch)
Gesundheitszentrum am Wörthersee
A-9082 Maria Wörth-Dellach

Ärztlicher Arbeitskreis Heilfasten e.V.
(Dr. Lützner/Dr. Kuhn)
Wilhelm-Beck-Straße 27
88662 Überlingen

**Ausbildung im Bereich Erwachsenen-
bildung:**

Ernährungsberater, Gesundheittrainer

UGB – Verband unabhängiger
Gesundheitsberater
(Th. Männle, Dipl. oec. troph.)
Keplerstraße 1
35390 Gießen

Ausbildung von Fastenleiter/innen

Deutsche Ferienakademie (Dr. Lützner)
Mühlenweg 22
88633 Heiligenberg/Steigen
vermittelt Fastenwochen für Gesunde
unter Leitung ausgebildeter Fastenleiter/
innen

Ausbildung von Gesundheitspädagogen/innen

Sebastian-Kneipp-Akademie
86825 Bad Wörishofen

Ausbildung von Ernährungsberatern/innen
(Dr. Bruker)

GGB Gesellschaft für Gesundheitsberatung e. V.
Taunusblick 1
56107 Lahnstein

Ernährungs- oder Fasteninformation am Wohnort

Hierzu nehmen Sie am besten Kontakt auf
mit den örtlichen

● Volkshochschulen,
● Familienbildungsstätten,
● Krankenkassen,
● anderen Erwachsenenbildungseinrichtungen.

**Auskunft zur Ernährung Krebskranker
und zu Fragen biologischer Krebsabwehr:**

Gesellschaft für biologische
Krebsabwehr e. V.
Hauptstraße 27
69117 Heidelberg

Tabellen

Tab. 37: Gewichtstabelle nach *Krebs.* Abweichungskorrigierte Gewichtstabelle in Anlehnung an Metropolitan Life Insurance Tabellen

Gewichtstabelle Frauen	Körpergröße	Normalgewicht in kg	+5%	+10%	+15%	+20%	+25%	+30%	+35%	+40%	+45%	+50%
	148 cm	48,9	51,3	53,8	56,2	58,6	61,1	63,5	65,9	68,3	70,8	73,2
	149 cm	49,4	51,9	54,3	56,8	59,3	61,8	64,2	66,7	69,2	71,6	74,1
	150 cm	50,0	52,5	55,0	57,5	60,0	62,5	65,0	67,5	70,0	72,5	75,0
	151 cm	50,5	53,0	55,5	58,1	60,6	63,1	65,6	68,1	70,7	73,2	75,7
	152 cm	51,0	53,6	56,1	58,7	61,2	63,8	66,3	68,9	71,4	74,0	76,5
	153 cm	51,6	54,2	56,8	59,3	61,9	64,5	67,1	69,7	72,2	74,8	77,4
	154 cm	52,2	54,8	57,4	60,0	62,6	65,3	67,9	70,5	73,1	75,7	78,3
	155 cm	52,6	55,2	57,9	60,5	63,1	65,8	68,4	71,0	73,6	76,3	78,9
	156 cm	53,2	55,9	58,6	61,2	63,8	66,5	69,1	71,8	74,5	77,1	79,8
	157 cm	53,7	56,4	59,1	61,7	64,4	67,1	69,8	72,5	75,1	77,8	80,5
	158 cm	54,3	57,0	59,7	62,4	65,1	67,9	70,6	73,3	76,0	78,7	81,4
	159 cm	54,8	57,5	60,3	63,0	65,8	68,5	71,2	74,0	76,7	79,5	82,2
	160 cm	55,3	58,1	60,9	63,6	66,4	69,2	71,9	74,7	77,5	80,2	83,0
	161 cm	56,0	58,8	61,6	64,4	67,2	70,0	72,8	75,5	78,4	81,2	84,0
	162 cm	56,8	59,6	62,5	65,3	68,2	71,0	73,8	76,7	79,5	82,4	85,2
	163 cm	57,5	60,4	63,2	66,1	68,9	71,9	74,7	77,6	80,3	83,2	86,2
	164 cm	58,2	61,1	64,0	66,9	69,2	72,8	75,7	78,6	81,5	84,4	87,3
	165 cm	58,9	61,8	64,8	67,7	70,7	73,6	76,5	79,5	82,5	85,4	88,3
	166 cm	59,9	62,9	65,9	68,9	71,9	74,9	77,8	80,8	83,8	86,8	89,8
	167 cm	60,7	63,7	66,8	69,8	72,8	75,9	78,9	81,9	84,9	88,0	91,0
	168 cm	61,5	64,6	67,6	70,7	73,8	76,9	79,9	83,0	86,1	89,1	92,2
	169 cm	62,2	65,3	68,4	71,5	74,6	77,8	80,9	84,0	87,1	90,2	93,3
	170 cm	62,9	66,0	69,2	72,3	75,5	78,6	81,7	84,9	88,0	91,2	94,3
	171 cm	63,6	66,8	70,0	73,1	76,3	79,5	82,7	85,9	89,9	92,2	95,4
	172 cm	64,3	67,5	70,7	73,9	77,1	80,3	83,6	86,8	90,0	93,2	96,4
	173 cm	65,1	68,4	71,6	74,9	78,1	81,4	84,6	87,9	91,1	94,4	97,6
	174 cm	65,8	69,1	72,4	75,7	78,9	82,3	85,5	88,8	92,1	95,4	98,7
	175 cm	66,5	69,9	73,1	76,5	79,8	83,1	86,4	89,8	93,1	96,4	99,7
	176 cm	67,2	70,6	73,9	77,3	80,6	84,0	87,4	90,7	94,1	97,4	100,8
	177 cm	67,8	71,2	74,6	78,0	81,4	84,8	88,1	91,5	94,9	98,3	101,7
	178 cm	68,8	72,0	75,5	78,9	82,3	85,8	89,2	92,6	96,0	99,5	102,9
	179 cm	69,3	72,8	76,2	79,7	83,2	86,7	90,1	93,6	97,1	100,6	104,0
	180 cm	70,1	73,6	77,1	80,6	84,1	87,7	91,2	94,7	98,2	101,7	105,2
	181 cm	70,8	74,3	77,9	81,4	85,0	88,5	92,0	95,6	99,1	102,7	106,2
Gewichtstabelle Männer	**Körpergröße**	**Normalgewicht in kg**	**+5%**	**+10%**	**+15%**	**+20%**	**+25%**	**+30%**	**+35%**	**+40%**	**+45%**	**+50%**
	157 cm	58,2	61,1	64,0	66,9	69,8	72,7	75,6	78,5	81,4	84,3	87,2
	158 cm	58,9	61,8	64,7	67,6	70,5	73,4	76,3	79,2	82,1	85,0	87,9
	159 cm	59,6	62,6	65,6	68,5	71,5	74,5	77,5	80,5	83,4	86,4	89,4
	160 cm	60,3	63,3	66,2	69,4	72,4	75,4	78,4	81,4	84,4	87,4	90,5
	161 cm	60,9	63,9	67,0	70,0	73,1	76,2	79,2	82,3	85,4	88,4	91,4
	162 cm	61,4	64,5	67,5	70,6	73,7	76,7	79,8	82,8	85,9	89,0	92,1
	163 cm	61,9	65,0	68,1	71,2	74,3	77,4	80,5	83,6	86,7	89,8	92,8
	164 cm	62,5	65,6	68,0	71,9	75,0	78,2	81,3	84,4	87,6	90,7	93,8
	165 cm	63,0	66,2	69,3	72,5	75,6	78,8	82,1	85,1	88,1	91,2	94,4
	166 cm	63,7	00,0	70,1	73,2	76,4	79,6	82,8	86,0	89,1	92,3	95,5
	167 cm	64,4	67,6	70,8	74,0	77,2	80,5	83,7	86,9	90,1	93,3	96,5
	168 cm	65,1	68,4	71,6	74,9	78,1	81,4	84,6	87,9	91,1	94,0	97,6
	169 cm	65,8	69,1	72,4	75,7	79,0	82,3	85,5	88,8	92,1	95,4	98,7
	170 cm	66,6	69,9	73,3	76,6	79,9	83,3	86,6	89,9	93,2	96,6	99,9
	171 cm	67,4	70,8	74,1	77,5	80,9	84,3	87,6	91,0	94,4	97,7	101,1
	172 cm	68,3	71,7	75,1	78,5	81,9	85,4	88,8	92,1	95,6	99,0	102,4
	173 cm	69,1	72,6	76,0	79,5	82,9	86,4	89,8	93,3	96,7	100,2	103,6
	174 cm	69,9	73,4	76,9	80,4	83,9	87,4	90,9	94,4	97,8	101,3	104,8
	175 cm	70,6	74,1	77,7	81,2	84,7	88,3	91,8	95,3	98,8	102,4	105,9
	176 cm	71,3	74,9	78,4	82,0	85,6	89,2	92,7	96,3	99,9	103,4	106,9
	177 cm	72,0	75,6	79,2	82,8	86,4	90,0	93,6	97,2	100,8	104,4	108,0
	178 cm	72,8	76,4	80,1	83,7	87,4	91,0	94,6	98,2	101,9	105,5	109,0
	179 cm	73,6	77,3	81,0	84,6	88,3	92,0	95,7	99,4	103,0	106,7	110,4
	180 cm	74,5	78,2	81,9	85,7	89,4	93,1	96,8	100,5	104,3	108,0	111,7
	181 cm	75,4	79,1	82,9	86,7	90,5	94,2	98,0	101,8	105,5	109,3	113,1

182 cm	76,3	80,1	83,9	87,7	91,5	95,3	99,1	103,0	106,8	110,6	114,4
183 cm	77,2	81,1	85,0	88,8	92,6	95,5	100,4	104,2	108,0	111,9	115,8
184 cm	78,1	82,0	86,0	90,0	93,9	97,9	101,8	105,8	109,7	113,7	117,6
185 cm	79,0	83,0	86,9	90,9	94,8	98,8	102,7	106,7	110,6	114,6	118,5
186 cm	79,9	83,9	87,9	91,9	95,9	99,9	103,8	107,8	111,8	115,8	119,8
187 cm	80,8	84,8	88,9	92,9	97,0	101,0	105,0	109,0	113,2	117,2	121,2
188 cm	81,7	85,8	89,9	93,9	98,0	102,1	106,2	110,3	114,3	118,4	122,5
189 cm	82,6	86,7	90,9	95,0	99,1	103,3	107,4	111,5	115,6	119,8	123,9
190 cm	83,5	87,7	91,8	96,0	100,2	104,4	108,5	112,7	116,7	121,0	125,2

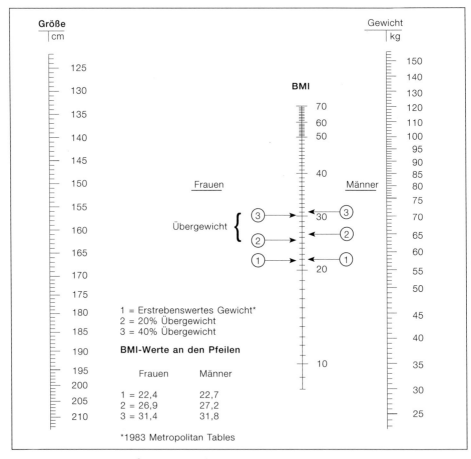

Abb. 62: Nomogramm für den BMI (Body mass index). Gewichte und Größen ohne Kleider und Schuhe. 1983 Metropolitan Tables nach *Forster* und *Burton*.

Abrechnungsmöglichkeiten

Zwei praxiserfahrene Fastenärzte und Diätetiker äußern sich gutachterlich zur Honorierung von Leistungen, die im Dienste aktiver Diätetik vom niedergelassenen Arzt persönlich erbracht werden müssen.

Leistungstext
(Gunzelmann)

	Kasse BMÄ/E-GO bzw. EBM	Privat GoÄ
1. Einfache Beratung .... (auch bei Gesunden)	1	1
2. Eingehende Beratung .... (auch bei Gesunden) (Dauer mindestens 15 Minuten)	–	16
3. Eingehende Erörterung bei chronischen Erkrankungen oder Erkrankungen mehrerer Organsysteme (z.B. Adipositas, Fettleber, Blutfetterhöhung, Gicht, Rheuma u.a.) mit Therapieplanung (z.B. Fasten)	10	–
4. Ausführliche Untersuchung dazu:	–	65
wahlweise: – Gesamtstatus	60	–
– 1 vollständiges Organsystem	61	–
– 2 Organsysteme mindestens (unvollständig)	8	–
– 1 Organsystem unvollständig	4	–
5. Diätberatung mit *individuellem* schriftlichem Diätplan * bei schweren Ernährungs- oder Stoffwechselstörungen	76*	18
6. Erhebung einer biographischen psychiatrischen Anamnese *bei Kindern oder Jugendlichen* unter Einschaltung der Bezugs- und Kontaktpersonen, auch in mehreren Sitzungen (z.B. Anorexia nervosa, Bulimie: ausführliche Ernährungsanamnese)	840	807
7. wie 6., aber bei Erwachsenen * psychotherapeut. Ausbildung mit KV-Genehmigung erforderlich!	860*	860
8. Psychosomatische Differentialdiagnostik (z.B. bei schweren Ernährungsstörungen, Anorexie, Bulimie, Kolitis, M. Crohn, Magengeschwüren u.a.)	850+	
9. Psychosomatisches Therapiegespräch (Dauer mindestens 20 Minuten) + psychosomatische Ausbildung erforderlich für Abrechenbarkeit	851+	–
10. Psychotherapeutisches Gespräch (z.B. bei schweren Fastenkrisen psychischer Natur)	825	849

11. Übende Verfahren in Gruppenbehandlung 856*   847
                        in Einzelbehandlung 855*   846
    * Qualifikationsnachweis erforderlich!

12. Verhaltenstherapie als Gruppenbehandlung 886   –
                        als Einzelbehandlung 885   –

Stellungnahme zu diesem Leistungstext
(Struck)

**Abrechnungsmöglichkeiten der
Diätberatung und Fastenbegleitung
in einer Kassenpraxis**

Allgemeines: Eine über dem Durchschnitt
der Kollegen liegende Abrechnung der
hierfür in Frage kommenden Ziffern des
EBM wird von unserer KV regelmäßig
gekürzt. Dies kann eventuell umgangen
werden, wenn dafür andere Leistungen
weniger abgerechnet werden und das Heilfasten als Praxisbesonderheit anerkannt
wird. Bei den Vergütungen aber der in
Frage kommenden Ziffern kann es sich
keine Praxis leisten, auf zusätzliche
Abrechnungsmöglichkeiten im techni-
schen Bereich zu verzichten. Dieses
Dilemma kann nur umgangen werden,
wenn die Beratungsziffern so honoriert
werden, daß die Praxis dadurch, betriebswirtschaftlich gerechnet, gesund bleibt.
Die Betriebskosten einer Praxisstunde liegen je nach Ausstattung und Personal bei
ca. 150 bis 350 DM. Die Leistungen, die
parallel zu der ärztlichen Beratung von
den Helferinnen allein durchgeführt werden können, erwirtschaften nur einen
Marginalbeitrag hierzu. So wird z.B. die
Reizstrombehandlung mit 3,60 DM honoriert (Helferin benötigt hierfür einschließlich Reinigung des Gerätes 10 Minuten).
D.h. diese Leistung wird wie die meisten
Leistungen aus dem physikalisch-thera-
peutischen Bereich nicht kostendeckend
bezahlt.
Im Detail: Von den vorgeschlagenen Ziffern sind viele (850, 851, 855, 856, 860, 885,
886) nur bei psychotherapeutischer Weiterbildung abrechnungsfähig und können

somit für die Allgemeinheit der Kassen-
ärzte nicht empfohlen werden.
Abrechenbare Leistungen nach EBM sind
daher nur folgende Ziffern (bei der Vergütung wurde ein Punktwert von 9 Pfennig
zugrunde gelegt, wie er 1993 zu erwarten
ist):
EBM Nr. 1: Beratung (7,20 DM) nur einmal im Quartal neben einer anderen Leistung abrechenbar.
EBM Nr. 4: Beratung und kurze Untersuchung (10,80) ebenfalls nur einmal im
Quartal neben einer anderen Leistung
abrechenbar. Wenn z.B. bei einem Folge-
besuch noch einmal nachgeschaut wird
und zusätzlich eine Injektion erforderlich
ist, so machen wir die Injektion gratis.
EBM Nr. 8: Beratung und unvollständige
Untersuchung von zwei und mehr Organsystemen (13,50 DM). Einschränkungs-
klauseln wie bei Ziffer 4.
EBM Nr. 10: Dies wäre die eigentliche
Diätberatungsziffer. Sie darf ohne Begrün-
dung nur einmal im Quartal eingesetzt
werden. Von den Kollegen in Westfalen-
Lippe wird diese Ziffer nur sehr spärlich
eingesetzt, so daß man leicht über den
Kollegenschnitt gerät und einem die ganze
Beratung wieder weggekürzt wird. Vergütung: 16,20 DM.
EBM Nr. 76: Ist der individuell schriftlich
erstellte Diätplan, nicht die Beratung
(6,30 DM). Diese Ziffer ist nur einmal im
Quartal berechnungsfähig und darf nicht
neben der Ziffer 10 abgerechnet werden.
EBM Nr. 60: Komplette Körperuntersu-
chung einschließlich neurologischer
Abklärung (28,80 DM). Da hoffnungslos
unterbewertet und auch wegen der Doku-

mentation aller Befunde wird diese Ziffer von den Kollegen praktisch nicht abgerechnet.

EBM Nr. 61: Vollständige Untersuchung mindestens eines Organsystems einschließlich Befragung, Beratung und Dokumentation (18,00 DM). Für eine Untersuchung vor einer Heilfastentherapie sicher nicht ausreichend.

EBM Nr. 825: Behandlung eines psychopathologisch definierten Krankheitsbildes durch syndrombezogene verbale Intervention (22,50 DM). Sicher eine geeignete Ziffer, aber durch Ausschöpfung bei anderen Fällen kaum noch Möglichkeiten, diese im Diätbereich einzusetzen.

EBM Nr. 840: Für Beratung bei Heilfastentherapie ungeeignet, da selten psychiatrische Kinder-Fälle in der Praxis in Verbindung mit Heilfasten therapiert werden.

Die KV-Prüforgane sind gehalten, auf exakte Erfüllung der Leistungsinhalte zu achten.

Zusammenfassung: Betriebswirtschaftlich ist selbst bei einer einfach ausgestatteten Praxis mit obigen Ziffern keine Kostendeckung, geschweige denn eine Vergütung für den Arzt erreichbar. Es fehlt eine Ziffer für die ausführliche Anamnese, die z. B. mit 150 DM vergütet werden müßte. Eine Diätberatungsziffer müßte einem Zeitaufwand von einer Viertelstunde entsprechend mit 40,– DM vergütet werden und mehrfach abrechenbar sein. Einem Mißbrauch bei der Abrechnung kann durch Qualifizierung in der Weiterbildung und eventuell durch direkte Abrechnung über die Patienten, welche dies dann von der Kasse erstattet bekommen, effektiv vorgebeugt werden.

Die Ganzkörperuntersuchung, welche eine halbe Stunde in Anspruch nimmt und unser ganzes ärztliches Können erfordert, muß mit mindestens 100,00 DM vergütet werden.

Gruppengespräche müssen nach betriebswirtschaftlichen Kriterien bezahlt werden. So kann es sich kein Arzt leisten, autogenes Training mit einer Gruppe von 10 Teilnehmern für 81,00 DM (EBM Nr. 855) durchzuführen, es sei denn, er hat keine Praxis und macht dies ausschließlich z. B. in Räumen der VHS.

Kommentar
(Lützner)

Dringlich erscheint mir der Protest aller diätetisch tätigen Ärzte gegenüber dieser Unterbewertung zuwendungsintensiver Leistungen, Ernährungstherapie – die alle öffentlich befürworten! – wird mit der Lösung dieser Frage stehen oder fallen. Es ist deshalb wohl einfache Tatsache, daß ernsthafte und langfristige Ernährungstherapie heute in nur wenigen Praxen noch stattfindet.

Stationäre Rehabilitationsmedizin hingegen bietet weit größere Chancen, aktive Diätetik im Rahmen eines pauschalen Vergütungssystems zu realisieren. Alle dafür notwendigen Leistungen werden im Pflegesatz untergebracht.

Grundlagen-Literatur

Folgende Bücher werden angehenden Diätetikern, Neugierigen und Kritischen zum Studium empfohlen. Sie ergänzen das vorliegende Buch und liefern den geistigen und wissenschaftlichen Hintergrund bzw. verdichten diätetische Erfahrung.

Medizinhistorische Grundlagen von Diätetik und Naturheilverfahren, Positionsbestimmungen einer neuen Medizin

Bircher-Benner, M: Mein Testament (Vom Werden des neuen Arztes). Bircher-Benner-Verlag, Bad Homburg 1989
Bircher-Benner, M.: Ordnungsgesetze des Lebens. Bircher-Benner-Verlag, Bad Homburg 1992
Buchborn, E.: Ärztliche und wissenschaftliche Erfahrung als komplementäre Richtmale der Therapie. Internist 29 (1988) 459–462
Capra, F.: Die Wendezeit. Scherz, München 1983
Groh, W., Brauchle, A.: Geschichte der Physiotherapie (Naturheilkunde in Lebensbildern). Haug, Heidelberg
Pietschmann, A.: Das Ende des naturwissenschaftlichen Zeitalters. Ullstein, Berlin 1983
Schaefer, H.: Plädoyer für eine neue Medizin. Piper, München 1979
Schaefer, H.: Brückenschläge. Zum Verständnis zwischen Schulmedizin und außerschulischen Methoden. Verlag für Medizin, Heidelberg 1983
Schipperges, H.: Wege zu neuer Heilkunst. Haug, Heidelberg 1978
Schipperges, H.: Was erwarten wir vom Arzt von morgen? Therapiewoche 29 (1979)
Schipperges, H.: Ursprung und Auftrag natürlicher Heilkunde. Ärztezeitschr. f. Naturheilverf. 7 (1992) 541–550

Naturheilverfahren

Bachmann, R. M: Naturheilverfahren für die ärztliche Praxis, Bd. I. Perimed Spitta, Nürnberg 1989
Hentschel, H.-D. (Hrsg.): Naturheilverfahren in der ärztliche Praxis. Deutscher Ärzteverlag, Köln 1991
Lützner, H. (Hrsg.): Arzt und Naturheilverfahren. Arzt-Patienten-Verständnis; eine Positionsbestimmung. Schriftenreihe des Zentralverbandes der Ärzte für Naturheilverfahren. ML-Verlag, Uelzen 1983
Rost, J.: Die Quintessenz der Naturheilverfahren, Bd. I und II. 2. Aufl. Hippokrates, Stuttgart 1990

Ernährungstherapie / Diätetik

Anemueller, H.: Das Grunddiät-System. 4. Aufl. Hippokrates, Stuttgart 1993
Kousmine, C.: Gesundheit auf dem Teller. Delachaux und Niestle, Neuchatel 1984

Klinische Ernährungstherapie

Kasper, H.: Ernährungstherapie in der Praxis. Lehmanns, München 1975

Vollwerternährung

Bruker, M. O.: Unsere Nahrung – unser Schicksal. Emu-Verlag, Lahnstein 1972
v. Koerber, K., Männle, T., Leitzmann, C.: Vollwerternährung, Grundlagen einer vernünftigen Ernährungsweise. 5. Aufl. Haug, Heidelberg 1986
Kollath, W.: Die Ordnung unserer Nahrung. 9. Aufl. Haug, Heidelberg 1981
Krauß, H.: Die gesunde Küche. Verlag Volk und Gesundheit, Leipzig 1958 (Neuauflage in Vorbereitung)
Lützner, H., Million, H.: Richtig essen nach dem Fasten. 6. Aufl. Gräfe und Unzer, München 1991
Schnitzer, J. G.: Der alternative Weg zur Gesundheit. Mosaik, München 1982
Walb, L., Heintze, M., Heintze, T.: Original Haysche Trennkost. 41. Aufl. Haug, Heidelberg 1990

Ernährung ohne tierisches Eiweiß
Becker, W.: Praktischer Ratgeber bei Allergien. Cölle, Stuttgart 1990
Mandani, M.: Meine erfolgreiche Rheumadiät. Gräfe und Unzer, München 1991
Lützner, H., Million, H.: Gicht und Rheuma – Selbstbehandlung durch Ernährung. 4. Aufl. Jungjohann, Neckarsulm 1990

Intensivdiätetik

Fasten nach Buchinger

Zum Einstieg
Buchinger, A., Buchinger, O.: Das heilende Fasten. Jopp, Wiesbaden 1991

Lützner, H.: Wie neugeboren durch Fasten. 27. Aufl. Gräfe und Unzer, München 1992
Wilhelmi-Buchinger, M. (Hrsg.): Heilfasten ist nicht Hungern. TRIAS, Stuttgart 1990

Zur Vertiefung
Buchinger, O.: Das Heilfasten. 22. Aufl. Hippokrates, Stuttgart 1992
Fahrner, H.: Fasten als Therapie. 2. Aufl. Hippokrates, Stuttgart 1991
Lützner, H., Million, H., Hopfenzitz, P.: Fasten. Gräfe und Unzer, München 1992

Rohkost nach Bircher-Benner
Bircher-Benner, M. O.: Frischsäfte, Rohkost und Früchtespeisen. 6. Aufl. Bircher-Benner-Verlag, Bad Homburg–Zürich 1979

Rohsäftekur nach Heun
Heun, E.: Die Rohsäftekur. Hippokrates, Stuttgart 1960

F.-X.-Mayr-Kur
Rauch, E.: Diagnostik nach F. X. Mayr. 4. Aufl. Haug, Heidelberg 1980
Rauch, E.: Die Darmreinigung nach F. X. Mayr. 38. Aufl. Haug, Heidelberg 1990

Pathophysiologische Grundlagen der Diätetik
Das, S.: Entgiften und Entschlacken. TRIAS, Stuttgart 1990
Heine, H.: Lehrbuch der biologischen Medizin. Hippokrates, Stuttgart 1991
Pischinger, A., Heine, H.: Das System der Grundregulation. Haug, Heidelberg 1990
Randolph, T. G., Moss, R. W.: Allergien: Folgen von Umweltbelastung und Ernährung. 3. Aufl. C. F. Müller, Karlsruhe 1988
Wendt, L.: Die Eiweißspeicherkrankheiten. Haug, Heidelberg 1984
Wendt, L.: Das teleologisch-physikalische Weltbild. 2 Bde. Haug, Heidelberg 1988

Psychologie
Berbuer, E.: Zwischen Ethik und Profit; Arzt und Patient als Opfer eines Systems. Access-Verlag, Königstein 1990
Bundesvereinigung für Gesundheitserziehung: Gesundheit im Gespräch. Bonn 1989
Dahlke, R.: Gewichtsprobleme
Hopfenzitz, P.: Schlank – das 9-Tage-Erlebnisprogramm. Gräfe und Unzer, München 1991
Hopfenzitz, P.: Fasten und Meditation. Gräfe und Unzer, München 1991
Pudel, V.: Zur Psychogenese und Therapie der Adipositas. Springer, Berlin 1982

Literatur

1. *Adam, O.:* Gibt es eine Rheumadiät? Therapeutikon 9 (1992) 402–408
2. *Anemueller, H.:* Das Grunddiät-System. 4. Aufl. Hippokrates, Stuttgart 1993
3. *Anemueller, H.:* Die Molke-Trinkkur. Haedecke Verlag, Weil der Stadt (o. J.)
4. *Anemueller, H.:* Ernährungstherapie. In: Naturheilverfahren in der ärztlichen Praxis, hrsg. von N. Hentschel. Deutscher Ärzteverlag, Köln 1991
5. *Aschner, B.:* Lehrbuch der Konstitutionstherapie. 8. Aufl. Hippokrates, Stuttgart 1986
6. *Assmann, G.:* Lipidstoffwechsel und Atherosklerose. Schattauer, Stuttgart 1982
7. *Assmann, G. (Hrsg.):* Fettstoffwechselstörungen und koronare Herzkrankheit. MMV-Verlag, München 1990
8. *Bachmann, R. M.:* Naturheilverfahren für die ärztliche Praxis, Bd. I. Perimed-Spitta, Nürnberg 1989
9. *Beck, M., Eissenhauer, W., Löffler, H.:* Rehabilitation heute. Die Reha-Studie Baden. Braun, Karlsruhe 1982
10. *Becker, W.:* Praktischer Ratgeber bei Allergien. Cölle, Stuttgart 1990
11. *Berbuer, E.:* Zwischen Ethik und Profit; Arzt und Patient als Opfer eines Systems. Access-Verlag, Königstein 1990
12. *Bergdolt, H.:* Wieslocher Modell. Forum Galenus, Mannheim 1982
13. *Bergis, K. H.:* Diabetesschulung ist Therapie. Z. Allg.-Med. 65 (1989) 551–556
14. *Bircher, R.:* Schriftenreihe zu Ernährungsfragen, Wendepunkt. Bircher-Benner-Verlag, Bad Homburg–Zürich 1980
15. *Bircher-Benner, M. O.:* Handbücher der Diätetik. Bircher-Benner-Verlag, Bad Homburg–Zürich 1979
16. *Bircher-Benner, M. O.:* Frischsäfte, Rohkost und Früchtespeisen. Bircher-Benner-Verlag, Bad Homburg–Zürich 1979
17. *Bircher-Benner, M. O.:* Handbuch für Rheuma- und Arthritiskranke. Bircher-Benner-Verlag, Bad Homburg–Zürich 1981
18. *Bircher-Benner, M. O.:* Mein Testament (Vom Werden des neuen Arztes). Bircher-Benner-Verlag, Bad Homburg 1989
19. *Bircher-Benner, M. O.:* Ordnungsgesetze des Lebens. Bircher-Benner-Verlag, Bad Homburg 1992
20. *Bommer, S.:* Getreidegerichte aus vollem Korn. Müller, Krailling 1957
21. *Bottenberg, H.:* Biologische Therapie des praktischen Arztes. Lehmanns, München 1936
22. *Brauchle, A.:* Handbuch der Naturheilkunde. Reclam, Leipzig 1933
23. *Brauchle, A., Grote, L. R.:* Ergebnisse/Gemeinschaftsarbeit zwischen Naturheilkunde und Schulmedizin. Reclam, Leipzig 1938
24. *Bruker, M. O.:* Unsere Nahrung – unser Schicksal. Emu-Verlag, Lahnstein 1972
25. *Buchborn, E.:* Ärztliche und wissenschaftliche Erfahrung als komplementäre Richtmaße der Therapie. Internist 29 (1988) 459–462
26. *Buchinger, A., Buchinger, O.:* Das heilende Fasten. Jopp, Wiesbaden 1991
27. *Buchinger, O.:* Vom Marinearzt zum Fastenarzt. Hyperion, Freiburg 1955
28. *Buchinger, O.:* Das Heilfasten. 22. Aufl. Hippokrates, Stuttgart 1992
29. *Bühler, H.:* Die Persönlichkeit des Fastenleiters bestimmt den Seminarerfolg. Natura med 6 (1989)
30. *Bundesminister für Forschung und Technologie:* Ernährung und Krebs. Bonn 1984
31. *Camerini-Davalos, R. A., Velasco, C., Glasser, M., Bloodworth, J. M. B.:* Drug induced reversal of early diabetic microangiopathy. New Engl. J. Med. 309/25 (1983) 1551–1556
32. Cannes, Augenärztekongreß »Diabetische Retinopathie«. Selecta 5 (1985) 338–350
33. *Capra, F.:* Wendezeit. Scherz, Bern–München–Wien 1983
34. *Committee on Diet, Nutrition and Cancer:* Executive Summary. Assembly of Life Sciences, National Research Council, Washington 1982 (übersetzt: »Ernährung und Krebs«, anfordern bei GSF, Josephspitalstraße 15, 8000 München 2)
35. *Conradi, E.:* Schmerz und Physiotherapie. Verlag Gesundheit, Berlin 1990
36. *Dahlke, R.:* Gewichtsprobleme. Knaur, München 1989
37. *Das, S.:* Ohne Inweltentgiftung keine ganzheitliche Therapie. Sonntag, München 1990 a
38. *Das, S.:* Entgiften und Entschlacken. TRIAS, Stuttgart 1990 b
39. *Deutsche Gesellschaft für Ernährung e. V. (DGE):* Ernährungsbericht. Eigenverlag, Frankfurt 1988

40. *Diamond, H., Diamond, M.:* Fit fürs Leben. Goldmann, München 1991
41. *Dienst, C., Gross, R.:* Das Reiter-Syndrom. Dtsch. Ärztebl. 27 (1982)
42. *Ditschuneit, H., Wechsler, J. E.:* Das modifizierte Fasten. Witzstrock, Baden-Baden 1981
43. *Ditschuneit, H., Wechsler, J. E.:* Ergebnisse der Adipositastherapie. Perimed-Spitta, Nürnberg 1984
44. *Dolhofer, R.:* Biochemie des diabetischen Spätsyndroms. In: Das Diabetische Spätsyndrom. Schriftenreihe der Diabetes Akademie 7, Bad Mergentheim 1985
45. *Eisenberg, W.:* Zur Behandlung des primär-chronischen Rheumatismus durch Fasten. Hippokrates, Stuttgart 1956
46. *Eissenhauer, W.:* Rehabilitation und Nachsorge. Ärztez. Naturheilverf. 8 (1987)
47. *Elies, N.:* Psyche und Schmerz. Ärztez. Naturheilverf. 1 (1988) 9–16
48. *von Essen, R.:* Regression der Koronarsklerose durch Behandlung der Fettstoffwechselstörung? Internist 33 (1992) 62–66
49. *Fahrner, H.:* Zur Immunologie des Fastens. Natura med 1 (1986) 22–27
50. *Fahrner, H.:* Fasten als Therapie. 2. Aufl. Hippokrates, Stuttgart 1991
51. *Faßbender, H. E.:* Morphologie und Pathogenese des Weichteilrheumatismus. Therapiewoche 23 (1973)
52. *Fischer, B., Lehrl, S.:* Patienten-Compliance. 2. Klausenbacher Gesprächsrunde, Boehringer Mannheim 1982
53. *Flade, S.:* Neurodermitis natürlich behandeln. Gräfe und Unzer, München 1991 a
54. *Flade, S.:* Allergien natürlich behandeln. Gräfe und Unzer, München 1991 b
55. *Gries, F. A.:* Diätetische und medikamentöse Therapie der Adipositas. Vortr. anl. des Kongresses Adipositasforschung, Hannover 1990
56. *Groth, W., Brauchle, A.:* Geschichte der Physiotherapie in Lebensbildern. Hippokrates, Stuttgart 1971
57. *Grohmann, U., Roberts, R.:* Projekt Ernährungsverhalten. Diplomarbeit Universität Gießen 1986
58. *Gsänger, M.:* Auswirkungen des Fastens auf Stoffwechsel und Ernährungsverhalten. Diplomarbeit Fachhochschule Fulda 1991
59. *Hahn, B., Leitzmann, C.:* Fastenstoffwechsel und therapeutische Möglichkeiten mit Ergebnissen des Saftfastens. Ernährungsumschau 29 (1982) 114–118
60. *Hamacher, F.:* Rehabilitation: Medizin auf neuen Wegen. LVA-Mitteilungen Württemberg 9, Stuttgart 1986
61. *Hare, Pillmann, Williams:* Diet treatment of rheumatoid arthritis. Lancet (1938)
62. *Hauss, W. H.:* Pathogenese und medikamentöse Therapie der Koronarinsuffizienz. Intern. Prax. 22 (1982) 15
63. *Heine, H.:* Lehrbuch der biologischen Medizin. Hippokrates, Stuttgart 1991
64. *Heinitz, M.:* Welche Rolle spielen Ernährung und Stoffwechsel für die Ätiopathogenese degenerativer Gelenkerkrankungen? Schweiz. Rundschr. Med. 67 (1980) 249–259
65. *Heinitz, M.:* Definiertes Stufenschema zur prolongierten diätetischen Behandlung von Hyperurikämie/Gicht. Rheuma 4 (1984) 31–35
66. *Hentschel, H.-D. (Hrsg.):* Naturheilverfahren in der ärztlichen Praxis. Deutscher Ärzteverlag, Köln 1991
67. *Hesseln, E.:* Die Schrothkur und ihre klinische Bedeutung. Phys. Med. Rehab. 8 (1977) 359–368
68. *Heun, E.:* Die Rohsäftekur. Hippokrates, Stuttgart 1960
69. *Heyden, S.:* Blutlipide und Ernährung. PMI Verlag, Frankfurt 1985
70. *Hopfenzitz, P.:* Schlank – das 9-Tage-Erlebnisprogramm. Gräfe und Unzer, München 1991
71. *Hopfenzitz, P., Lützner, H.:* Fasten und Meditation. 2. Aufl. Gräfe und Unzer, München 1991
72. *Hufeland, U. W.:* Die Kunst, das menschliche Leben zu verlängern. Makrobiotik. Hippokrates, Stuttgart 1975
73. *Ippen, H., Pierach, C. A.:* Verhütung und Behandlung von Attacken induzierbarer Porphyrien. Dtsch. Ärztebl. 43 (1983) 43–50
74. *Janietz, K.:* Kombination von Fasten und Leistungstraining. Vortr. anl. der 5. Überlinger Stoffwechseltagung 1991
75. *Kasper, H.:* Ernährungsmedizin und Diätetik. 5. Aufl. Urban und Schwarzenberg, München 1985
76. *Kienzle, P.:* Einfluß von körperlicher Belastung bei kohlenhydratsubstituiertem Fasten. Dissertation, Universität Heidelberg 1990
77. *Kingreen, J. C.:* Hagener-Klinik-Praxismodell. In: Neurodermitis und Vollwerternährung, hrsg. von J. Haugen, C. F.

Borchgrevink, E. Laerum, M. Eek, P. Mowinkel, K. Hovi, O. Forre. Haug, Heidelberg 1991

78. *Kjeldsen-Kragh, J. et al.:* Controlled trial of fasting and one-year vegetarian diet in rheumatoid arthritis. Lancet 338 (1991) 899–902

79. *Klever, U.:* Klevers Kalorien-Joule-Kompaß. Gräfe und Unzer, München 1992

80. *Kling, S.:* Einfluß totaler Nahrungskarenz auf klinisch-chemische Befunde bei adipösen Patienten unter besonderer Berücksichtigung der Serum-Proteinveränderungen. Dissertation, München 1978

81. *Kluthe, R., Quirin, H.:* Diätbuch für Nierenkranke. TRIAS, Stuttgart 1989

82. *Koerber, K. von, Hamann, B., Willms, G.:* Vollwerternährung für Diabetiker. Gräfe und Unzer, München 1991

83. *Koerber, K. von, Männle, T., Leitzmann, C.:* Vollwerternährung. 5. Aufl. Haug, Heidelberg 1986

84. *Kolb, H.:* Symbioselenkung. In: Lehrbuch der Naturheilverfahren, hrsg. von K.-C. Schimmel. Bd. 1, 2. Aufl. Hippokrates, Stuttgart 1990

85. *Kollath, W.:* Die Ordnung unserer Nahrung. 9. Aufl. Hippokrates, Stuttgart 1981

86. *Kousmine, C.:* Gesundheit auf dem Teller. Delchaux und Niestle, Neuchatel 1984

87. *Krauf, H.:* Fasten als Heilmittel. Ernährung und Diät. Thieme, Leipzig 1960

88. *Krauß, H.:* Vollwertkost für Kranke und Erholungssuchende. Verlag Volk und Gesundheit, Berlin 1964

89. *Krauß, H.:* Leitfaden der physikalisch-diätetischen Therapie. Thieme, Stuttgart 1980

90. *Krauß, H.:* Physiotherapie zuhause. Hallwag, Stuttgart 1985

91. *Krauß, H.:* Nach 40 Jahren getrennter Entwicklungen: Physiotherapie in West und Ost. Therapeutikon 5 (1991) 479–482

92. *Krone, W.:* Das Metabolische Syndrom und seine Beziehung zu Übergewicht und Hypertonie. Vortr. anl. des Adipositaskongresses, Hannover 1990

93. *Krüger, K., Schattenkirchner, M.:* Pathogenetisch orientierte Therapieansätze in der Behandlung der chronischen Polyarthritis. Internist 30 (1989) 656–663

94. *Kuhn, C.:* Fasten bei Rheumatoider Arthritis. Ärztez. Naturheilverf. 9 (1988) 702–714

95. *Leitzmann, C., Laube, H., Million, H.:* Vollwertküche für Diabetiker. Falken, Niedernhausen 1990

96. *Lelbach, W. K.:* Internationales Symposium Alkohol und Leber. Hamburg, Oktober 1970. Dtsch. med. Wschr. 92 (1967) 233

97. *Lewis, B., Schettler, G.:* Arteriosklerose 47 (1983)

98. *Liebermeister, H., Hilgensauer, B., Morath, D.:* Spätergebnisse nach Gewichtsreduktion bei Fettsüchtigen. Akt. Ernähr.-Med. 14 (1989) 143–148

99. *Lindahl, O., Myrnerts, R.:* Treatment of rheumatoid arthritis with a dietary regimen. Biologisk Medicine, Linköping/ Schweden 1978

100. *Lindberg, E.:* Alimentary factors in rheumatoid arthritis. Biologisk Medicine 2/1979, Linköping/Schweden

101. *Linke, R. P.:* Die Amyloidosen. Klassifizierung und Möglichkeit einer Therapie. Nieren- und Hochdruckkr. 3 (1987) 144–152

102. *Lüth, P.:* Sprechende und stumme Medizin (Patienten-Arzt-Verhältnis). In: Aschner, B.: Lehrbuch der Konstitutionstherapie. 8. Aufl. Hippokrates, Stuttgart 1986

103. *Lützner, H.:* Aktive Diätetik des rheumatischen Formenkreises. Phys. Med. und Rehab. 3 (1979) 115–118

104. *Lützner, H. (Hrsg.):* Arzt und Naturheilverfahren. Arzt-Patienten-Verhältnis; eine Positionsbestimmung. Schriftenreihe des Zentralverbandes der Ärzte für Naturheilverfahren. ML-Verlag, Uelzen 1983

105. *Lützner, H.:* Didaktik, eingreifender Ernährungstherapie. Ärztez. Naturheilverf. 5 (1984) 258–268

106. *Lützner, H.:* Diätetische Therapie der Mikroangiopathien. Ärztez. Naturheilverf. 6 (1986) 413–416

107. *Lützner, H.:* Langzeitergebnisse aktiver Diätetik. Therapeutikon 9 (1988) 512–519

108. *Lützner, H.:* Lipidstoffwechsel und Atherosklerose. Therapeutikon 4 (1989) 204–214

109. *Lützner, H.:* Ernährung und Rheuma. Z. Allg.-Med. 66 (1990 a) 215–218

110. *Lützner, H.:* Intensivdiätetik des chronisch Immunkranken. Therapeutikon 4 (1990 b) 94–108

111. *Lützner, H.:* Rheuma und Ernährung. Bundesgesundheitsblatt 3 (1991) 122–125

112. *Lützner, H.:* Wie neugeboren durch Fasten. 27. Aufl. Gräfe und Unzer, München 1992

113. *Lützner, H., Million, H.:* Rheuma und Gicht – Selbstbehandlung durch Ernährung. 4. Aufl. Jungjohann, Neckarsulm 1990

114. *Lützner, H., Million, H.:* Richtig essen nach dem Fasten. 6. Aufl. Gräfe und Unzer, München 1991

115. *Lützner, H., Schwiedergoll, D.:* Problem Rheuma und Ernährung. mobil 6 (1983)

116. *Lützner, H., Wilhelmi de Toledo, F.:* Kritisches zum Fasten. Therapeutikon 6 (1991) 655–664

117. *Lützner, H., Million, H., Hopfenzitz, P.:* Fasten. Gräfe und Unzer, München 1992

118. *Luft, F. C., Weber, M., Mann, J.:* Kochsalzkonsum und arterielle Hypertonie. Dtsch. Ärztebl. 89 (1992) B 898–903

119. *Madani, M.:* Meine erfolgreiche Rheumadiät. Gräfe und Unzer, München 1991

120. *May, W.:* Immunmodulation durch Ernährung. Therapeutikon 4 (1990) 94–108

121. *Mehnert, H.:* Stoffwechselkrankheiten. Thieme, Stuttgart 1975

122. *Mertz, D. P.:* Gicht. 5. Aufl. Thieme, Stuttgart 1975

123. *Miehle, W.:* Die chronische Polyarthritis – Syndrom oder Entität? Internist 30 (1989) 650–655

124. *Mielands, H., Veys, E. M., Cuvelier, C., de Vos, M.:* Ileocolonoscopic Findings in seronegative Spondyloarthropathies. Brit. J. Rheumatol. 27 (1988) 95–105

125. *Mühleisen, I.:* Gute Argumente: Ernährung. Beck, München 1988

126. *Noack, R., Steininger, J., Karst, H., Steglich, H. D.:* Energieverwertung und Risikofaktoren für Herz-Kreislaufkrankheiten. Z. klin. Med. 41 (1986) 2081–2083

127. *Nöcker, R. M.:* Heilerde. Heyne, München 1985

128. *Nüssel et al.:* Studie Wiesloch-Eberbach (WIIO). Galenus, Mannheim 1983

129. *Ornish, D., Brown, F. S., Schwerwitz, L. W., Billings, J. H., Armstrong, W. T., Ports, T. A., McLanahan, S. M., Kirkcide, R. L., Brand, R. J., Gould, K. L.:* Can lifestyle changes reverse coronary heart disease? Lancet 336 (1990) 129–133

130. *Parenti, M., Biagini, G., Giovanni, A., Pasquali, R., Cavazzini, M. G., Sorrenti, G., Preda, P.:* Conjunctival Capillary Basement Membrane Thickening in Prediabetic and Diabetic Subjects. In: Recent Advances in Obesity and Diabetes Research, hrsg. von N. Melchionda et al. Raven Press, New York 1984

131. *Peterson, Ch. M., Jones, R. L., Esterly, J. A., Wantz, G. E., Jackson, R. L.:* Change in Basement Membrane Thickening with Improved Glucose Control and Exercise in Patients with Insulindependent Diabetes mellitus. Diabet. Care Vol. 3 No. 3 (1980) 586–589

132. *Pietschmann, A.:* Das Ende des naturwissenschaftlichen Zeitalters. Ullstein, Berlin 1983

133. *Pirlet, K.:* Klinische und naturheilkundliche Diätetik. Heilkunst 5 (1988)

134. *Pirlet, K.:* Was versteht man unter Stoffwechselschlacken? Erfahrungsheilkunde 4 (1989) 223–225

135. *Pirlet, K., Schlepper, P.:* Physikalisch-diätetische Behandlung der progressiven chronischen Polyarthritis. Arch. phys. Ther. 20 (1068) 487–491

136. *Pischinger, A.:* Das System der Grundregulation. 8. Aufl. Haug, Heidelberg 1990

137. *Preusser, W.:* Regulationstherapie über palpable Kolloidveränderungen im Bindegewebe. Haug, Heidelberg 1987

138. *Randolph, T. G., Moss. R. W.:* Allergien: Folgen von Umweltbelastung und Ernährung (Klinische Ökologie). Müller, Karlsruhe 1988

139. *Raskin, P., Pietri, A. O., Unger, R., Shannon, W. A. Jr.:* The effect of Diabetic Control on the width of skeletal-muscle capillary basement membrane in patients with type I diabetes mellitus. New Engl. J. Med. 309/25 (1983) 1546–1550

140. *Rauch, E.:* Diagnostik nach F. X. Mayr. 4. Aufl. Haug, Heidelberg 1980

141. *Rauch, E.:* Die Darmreinigung nach F. X. Mayr. 38. Aufl. Haug, Heidelberg 1990

142. *Ritz, E., Bühler, F. R.:* Dtsch. med. Wschr. 116 (1991) 1930–1932

143. *Romen, W.:* Morphologische Spätschäden beim Diabetes. In: Das Diabetische Spätsyndrom. Schriftenreihe der Diabetes Akademie 7, Bad Mergentheim 1985

144. *Rost, J.:* Die Quintessenz der Naturheil verfahren. Quintessenz-Verlag, Berlin 1990

145. *Rottka, H.:* Leichte Vollkost. Akt. Ernähr.-Med. 3 (1978) 15

146. *Rusch, V. (Hrsg.):* Mikroökologie und Therapie. Schriftenreihe des Instituts für Mikroökologie, Herborn-Dill. 1981

147. *Saurbier, B.:* Ernährungsmosaik, Patienteninformation. TR-Verlagsunion, München 1985

148. *Schaefer, H.:* Plädoyer für eine neue Medizin. Piper, München 1979
149. *Schaefer, H.:* Brückenschläge. Zum Verständnis zwischen Schulmedizin und außerschulischen Methoden. Verlag für Medizin, Heidelberg 1983
150. *Schäfer, G. N., Weylo, A.:* Tips und Hinweise für die Ernährung bei Psoriasis. Selbstverlag, Laufenburg 1985
151. *Schenk, E. G.:* Das Fasten in Theorie, Geschichte und Praxis der Ernährungsbehandlung, Bd. I. Hippokrates, Stuttgart 1938
152. *Schettler, G.:* Pathophysiologie, Klinik und prognostische Bedeutung der Hyperlipoproteinämien. Dtsch. Ärztebl. 661 (1980)
153. *Schimmel, K.-C. (Hrsg.):* Lehrbuch der Naturheilverfahren, 2. Bde, 2. Aufl. Hippokrates, Stuttgart 1990
154. *Schipperges, H.:* Wege zu neuer Heilkunst. Haug, Heidelberg 1978
155. *Schipperges, H.:* Was erwarten wir vom Arzt von morgen? Therapiewoche 29 (1979) 5501–5510
156. *Schipperges, H.:* Ursprung und Auftrag natürlicher Heilkunde. Ärztez. Naturheilverf. 7 (1992) 541–550
157. *Schlemmer, J.:* Gesundheit in Eigenverantwortung. Atrios, Bad Mergentheim 1984
158. *Schlierf, G.:* Fettstoffwechsel. In: Klinische Pathophysiologie, hrsg. von W. Siegenthaler. 6. Aufl. Thieme, Stuttgart 1987
159. *Schlierf, G., Wolfram, G.:* Ernährungstherapie in der Praxis. Lehmanns, München 1975
160. *Schnitzer, J. G.:* Gesund und schlank durch Schnitzer-Intensivkost. Schnitzer-Verlag, St. Georgen 1974
161. *Schnitzer, J. G.:* Der alternative Weg zur Gesundheit. Mosaik, München 1982
162. *Stange, E. F.:* Arteriosklerose bei Diabetes mellitus. Internist 30 (1989) 297–305
163. *Steiniger, J., Janietz, K., Schneider, A.:* Energiestoffwechsel bei Ausdauertraining und hypokalorischer Diät. Akt. Ernähr.-Med. 17 (1992) 20
164. *Steiniger, J., Karst, H., Noack, R., Steglich, H. D.:* Diet. Induced Thermogenesis in Man: Thermic Effects of Single Protein and Carbohydrate Test Meals in Lean and Obese Subjects. Ann. Nutr. Metab. 31 (1987) 117–125
165. *Thomas, T. B.:* Vollkorn bietet mehr. Diaita Verlag, Bad Homburg 1986

166. *Ulbricht, M.:* Antipyretische Wirkung körperwarmer Einläufe. Z. Allg.-Med. 67 (1991) 964–968
167. *Verband für Unabhängige Gesundheitsberatung e. V. (Hrsg.):* Neurodermitis und Vollwerternährung. Haug, Heidelberg 1991
168. *Vogler, P.:* Lehrbuch der Physiotherapie. Volk und Gesundheit, Berlin 1954
169. *Volkheimer, G.:* Persorption. In: Gastroenterologie und Stoffwechsel, Bd. II, hrsg. von H. S G. Bartelsheimer. Thieme, Stuttgart 1972
170. *Wagener, P.:* Ernährung und Rheuma. Z. Allg.-Med. (1989) 841–846
171. *Walb, L, Heintze, M., Heintze, T.:* Original Haysche Trennkost. 41. Aufl. Haug, Heidelberg 1990
172. *Wechsler, J. G., Ditschuneit, H.:* Langzeitergebnisse der Adipositastherapie. Med. Klin. 75 (1980) 544–550
173. *Wechsler, J. G., Wenzel, H., Swobodnik, W., Ditschuneit, H.:* Proteinverlust bei Adipositas während Gewichtsreduktion. In: Ergebnisse der Adipositasforschung. Perimed, Erlangen 1984
174. *Weiss, R. F.:* Lehrbuch der Phytotherapie, 7. Aufl. Hippokrates, Stuttgart 1991
175. *Wendt, L.:* Krankheiten verminderter Kapillarmembranpermeabilität. Koch, Franfurt 1972
176. *Wendt, L.:* Immunologie auf neuen Wegen. Koch, Frankfurt 1975
177. *Wendt, L., Mertè, H. J.:* In: Die Eiweißspeicherkrankheiten. Haug, Heidelberg 1984, S. 257–269
178. *Wendt, L., Wendt, T.:* Die Eiweißspeicherkrankheiten. Haug, Heidelberg 1984
179. *Wendt, L., Wendt, T.:* Die essentielle Hypertonie der Überernährten. Haug, Heidelberg 1985
180. *Wilhelmi, G.:* Arthrose und Ernährung. Der informierte Arzt/Gazette Medical 17/18/19 (1991) 1641–1929
181. *Wilhelmi-Buchinger, M. (Hrsg.):* Heilfasten ist nicht Hungern. TRIAS, Stuttgart 1990
182. *Wilhelmi de Toledo, F.:* Fasten bei Adipositas und Bulimie. Vortr. anl. der 2. Überlinger Stoffwechseltagung 1985
183. *Willms, B.:* Praktische Hinweise zur Diabetesbehandlung. Aktuelles Wissen Hoechst 6 (1989)
184. *Wirth, A.:* Änderung der Körperzusammensetzung durch hypokalorische Kost und Ausdauertraining. Vortr. anl. des

Kongresses Adipositasforschung, Hannover 1990

185. *Wolfram, G.:* Das moderne Konzept der Ernährung bei Gicht. Akt. Ernähr.-Med. 17 (1992) 24–32

186. *Ziegler, E.:* Zucker, die süße Droge. Birkhauser, Basel 1987

Sachverzeichnis

Hippokrates

Fasten als Therapie

Buchinger-Heilfasten; Pathophysiologie; Indikationen und
Verläufe; Fastenpsychologie

Von **H. Fahrner**, Überlingen
1985. 212 Seiten, 80 Abbildungen, 20 Tabellen, 15 Diät-
pläne, 15,5 × 23 cm, kartoniert, DM 56,–/ÖS 609,–/SFr. 77,60
ISBN 3-7773-0685-1

Physiologie und Pathophysiologie des Buchinger-Fastens werden anhand typischer Fastenverläufe dokumentiert und, soweit angezeigt, mit
den Ergebnissen anderer Fastentherapie-Formen verglichen. Indikationen sind mit Fallbeispielen angeführt, die Methode wird erläutert, Diät-
pläne sind eingefügt. Ein Exkurs in die Philosophie des Fastens rundet
dieses ärztliche Buch ab.

Das Heilfasten
und seine Hilfsmethoden als
biologischer Weg

Von **O. Buchinger**
1992, 22. Auflage, 212 Seiten, 15,5 x 23 cm,
broschiert, DM 38,–/ÖS 297, /SFr. 38,10
ISBN 3-7773-1050-6

Mit diesem Buch, seit dessen 1. Auflage inzwischen 58 Jahre vergangen
sind, wurden die Grundlagen der klinischen Fastentherapie geschaffen –
so wie sie auch heute noch aktuell sind.
»Ein wahrhaft ärztliches Buch, das den hervorragenden Platz des Heilfastens in der ärztlichen Behandlungsmethodik auf jeder Seite beweist.«